本著作得到以下项目经费支持：
湖南省教育厅高等教育研究一般资助课题(编号：XJK17BGD084)
湖南省科技厅青年基金项目(编号：2018JJ3792)

健康评估

主编 ◎ 王秀华　秦莉花

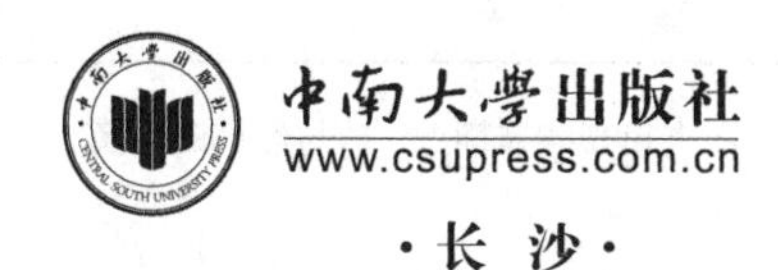

中南大學出版社
www.csupress.com.cn
·长 沙·

图书在版编目(CIP)数据

健康评估 / 王秀华, 秦莉花主编. —长沙: 中南大学出版社, 2021.11

百校千课共享联盟护理学专业融媒体教材

ISBN 978-7-5487-3696-7

Ⅰ. ①健… Ⅱ. ①王… ②秦… Ⅲ. ①健康—评估—医学院校—教材 Ⅳ. ①R471

中国版本图书馆 CIP 数据核字(2021)第 161923 号

健康评估

JIANKANG PINGGU

主编　王秀华　秦莉花

□**责任编辑**　陈　娜　孙娟娟

□**封面设计**　李星星

□**责任印制**　唐　曦

□**出版发行**　中南大学出版社

社址: 长沙市麓山南路　　邮编: 410083

发行科电话: 0731-88876770　　传真: 0731-88710482

□**印　　装**　长沙印通印刷有限公司

□**开　　本**　787 mm×1092 mm 1/16　□**印张** 33　□**字数** 819 千字

□**互联网+图书 二维码内容**　字数 80 千字　视频 706 分钟　PPT 1006 张　图片 1 张

□**版　　次**　2021 年 11 月第 1 版　□**印次** 2021 年 11 月第 1 次印刷

□**书　　号**　ISBN 978-7-5487-3696-7

□**定　　价**　96.00 元

图书出现印装问题, 请与经销商调换

编委会

主　编　王秀华(中南大学湘雅护理学院)

秦莉花(湖南中医药大学)

副主编　李　兵(湖南医药学院)

易琦峰(中南大学湘雅三医院)

蒋　芬(湖南师范大学)

参　编　邓玉玲(中南大学湘雅三医院)

印　琼(湖南医药学院)

阎　青(湖南医药学院)

贺　彬(湖南医药学院)

张　琼(中南大学湘雅医院)

杨若雪(武汉大学中南医院)

师　亚(扬州大学护理学院·公共卫生学院)

欧阳煜(中山大学附属第七医院)

秘　书　莫懿晗(中南大学湘雅护理学院)

百校千课共享联盟组织结构

理事会

理 事 长： 严继昌　全国高校现代远程教育协作组秘书处　秘书长

副理事长： 侯建军　全国高校现代远程教育协作组秘书处　常务副秘书长

副理事长： 陶正苏　上海交通大学继续教育学院　院长

副理事长： 马国刚　中国石油大学(华东)教育发展中心　党委书记

副理事长： 张　震　北京网梯科技发展有限公司　总裁

专家委员会

主　任： 陈　庚　全国高校现代远程教育协作组秘书处　副秘书长

副主任： 吴湘华　中南大学出版社　社长

副主任： 李　弘　中国工信出版传媒集团　出版科研部主任

副主任： 武丽志　华南师范大学网络教育学院　副院长

副主任： 陈　健　北京网梯科技发展有限公司　副总裁

秘书处

秘 书 长： 武丽志　华南师范大学网络教育学院　副院长

副秘书长： 王佳静　北京网梯科技发展有限公司高校产品线　总监

百校千课共享联盟护理学专业融媒体教材丛书编委会

主　　　任： 唐四元　中南大学护理学院　院长

常务副主任： 吴湘华　中南大学出版社　社长

副　主　任： 章雅青　上海交通大学护理学院　院长

副　主　任： 刘　理　南方医科大学继续教育学院　院长

副　主　任： 李惠玲　苏州大学护理学院　院长

丛书序一

20世纪早期，熊彼特提出著名的“创造性毁灭”理论：一旦现有的技术受到竞争对手更新、效率更高的技术产品的猛烈冲击，创新就会毁灭现有的生产技术，改变传统的工作、生活和学习方式。今天，网络技术的影响波及全球，各种教育资源通过网络可以跨越时间、空间距离的限制，使学校教育成为超出校园向更广泛的地区辐射的开放式教育。而融媒体教材，正在以一种新型的出版形式影响着教育和教学。

随着社会的进步，人民大众对享有高质量的卫生保健需求日益增加，特别是目前国内外对高层次护理人才的需求增加，要求学校护理教育更快、更多地培育出高质量的护理人才。为加强高校优质课程资源共享，实现优势互补，共建共享高质量融媒体课程，推动我国护理专业教育质量的提升，针对远程教育的教学特点，我们组织全国三十余所高等院校有丰富教学经验的专家编写了这套“百校千课共享联盟护理学专业融媒体教材”。

融媒体教材建设的实质就是将纸质图书与多媒体资源进行链接，使资源的获取变得更加容易，使读者能高效、深度地获取知识。在本套教材中，我们以纸质教材为载体和服务入口，综合利用数字化技术，将纸质教材与数字服务相融合。学生可以随时随地利用电脑和手机等多个终端进行学习。纸质教材的权威、视频的直观以及其中设计的互动内容，可以让学习更生动有效。

另外，本套教材在编写中根据《国家中长期教育改革和发展规划纲要(2010—2020年)》《全国护理事业发展规划(2016—2020年)》提出的“坚持以岗位需求为导向”“大力培养临床实用型人才”“注重护理实践能力的提高”“增强人文关怀意识”的要求，注重理论与实践相结合、人文社科学与护理学相结合，培养学生的实践能力、独立分析问题和解决问题的评判性思维能力。各章前后分别列有“阅读音频”“学习目标”“预习案例”“本章小结”“学习检测”，便于学生掌握重点，巩固所学知识。能切实满足培养从事临床护理、社区护理、护理教育、护理科研及护理管理等人才的需求。

由于书中涉及内容广泛，加之编者水平有限，不当之处在所难免，恳请专家、学者和广大师生批评指正，以便再版时修订完善。

唐四元

2020 年 6 月

丛书序二

教材是学生学习一门功课最基本，也是最权威的学习资源。过去如此，“互联网+”时代的今天也不例外。国家教材委员会认为“课程教材是学校教育工作的核心内容，集中体现了教育思想和理念、人才培养的目标和内容”。习近平总书记在2016年全国高校思想政治工作会议上明确提出“教材建设是育人育才的重要依托”，在2018年全国教育大会上更是明确地指出“要把立德树人融入思想道德教育、文化知识教育、社会实践教育各环节，贯穿基础教育、职业教育、高等教育各领域，学科体系、教学体系、教材体系、管理体系要围绕这个目标来设计”。足见教材在回答教育“培养什么人”“如何培养人”“为谁培养人”这一根本问题中的重要根本价值。

教材之于高等教育（无论是全日制高等教育，还是非全日制高等教育，即高等学历继续教育）同样意义重大。2016年10月15日，教育部陈宝生部长在武汉高等学校工作座谈会上首次提出高等教育要实现“四个回归”，分别是“回归常识”“回归本分”“回归初心”“回归梦想”。当谈到“回归常识”时，他首先阐述的内涵就是“教育的常识就是读书”。当然，这里的“书”不仅仅是教材，还包括其他类型的“书”，甚至“社会书”“国情书”“基层书”，但首选是“教材”！这是毫无疑问的。

在高等学历继续教育领域，特别是师生多处于分离状态的远程高等教育领域，教材肩负着更加重要的使命——它不仅要呈现教的内容，而且要承担部分教师教的职能，也就是让学习者通过阅读教材产生“对话”，就仿佛学习者在与教师（编者）进行双向交流。这在远程教育领域叫做“有指导的教学会谈”。过去，由于教材受到表现形式的束缚，要实现这类“对话”，只能通过编写指导性文字的方式来实现。伴随以互联网为主的现代信息技术的发展，传统印刷教材可以通过二维码、配套学习卡等方式，与网络上的在线学习平台、微信小程序、多媒体资源、在线学习服务等建立链接。这不仅打破了传统图书内容封闭、无法更新的不足，还使学习者能通过教材获得相应的资源，服务更加便捷，获取知识更加高效、个性化，且更有深度。我们称这样的教材为“融媒体教材”。

显然，融媒体教材的编写不是一件简单的事情，编者既需要掌握扎实的学科专业知识，做到深入浅出；又需要丰富的媒体技术运用能力，尤其是要掌握在线学习资源的设计能力。融媒体教材已经不是简单的图文著述，而是变成了一个相对完整的教学资源系统的开发。除了传统教材所需要的文字、图表等内容外，还需要作者配套相应的授课微视频、测试题、学习活动（如投票、讨论等）、拓展学习资料等。根据课程特点，还可以有动画、音频、VR（AR、MR）等更加富有表现力的资源。因此，开发高质量的融媒体教材，需要专业化的团队合作。

2018年，为贯彻落实党的十九大提出的“办好继续教育”要求，推动我国远程与继续教育事业健康、可持续发展，由全国高校现代远程教育协作组发起，在全国范围力邀了一大批志同道合的高水平大学、出版社，与北京网梯（技术支持）共同组建了“百校千课共享联盟”。很荣幸，我任联盟理事长。我们成立这个联盟的初心就是以开发融媒体教材为突破口，加强高校优质课程资源的共建共享，避免低水平重复建设，打破高校、出版社、企业的合作壁垒，实现优势互补，共建共享高质量课程，推动我国在线教育质量的提升。可喜的是，联盟得到了会员单位，以及各方面的大力支持，迅速发展壮大，已经有不少学科专业组建了专业编委会，成立了教材研发团队，启动了相关教材编写、资源制作工作，将传统图书与网络资源相融合成新型立体化融媒体教材。这套丛书有如下特点。

一是立德树人，育人为本。丛书注重知识、技能与价值观的综合，将学科知识与人文知识、人文精神有效融合，坚持以文化人、以文育人。丛书编写注重增进文化自信，在具体内容的取舍上，既瞄准世界前沿，又紧密结合国情，坚持古为今用，推陈出新。

二是语言活泼，对话风格。丛书改变传统教科书刻板、艰涩的语言风格，倡导使用轻松活泼的语言，以对话的方式，深入浅出地将要教给学生的知识点、技能点呈现出来，帮助图书使用者更好地学习。

三是既有内容，也有活动。丛书绝不是知识点的简单罗列，而是将要教的内容与教学的活动在技术的支持下有机组合，以实现印刷教材与网络资源、学习平台的有效结合，实现学习者“学—练—测—评”一体化。

四是版面活泼，模块设计。丛书版面设计活泼，在适应读者阅读习惯基础上，注重提升读者的阅读舒适度和使用教材的便捷度（如可以方便地做笔记、扫码等）。此外，模块化的栏目设计让读者更容易区分不同内容的价值，有利于提升阅读。

五是链接资源，开放灵活。丛书通过二维码、学习卡等方式，实现了传统教材与在线学习课程、微信学习小程序的无缝链接。通过扫描教材内页的资源码，学习者能够轻松地访问配套学习资源。

丛书是多方面共同努力的结果和集体智慧的结晶。每一本融媒体教材的诞生，都有着至少4支队伍的共同贡献。第一支队伍是由主编带领的学科专业编写团队，这支团队往往由国内同领域多个大学的老师组成，共同编写、共同审校；第二支队伍是协助完成图书配套视频、动画、测试等资源建设的多媒体资源开发团队和北京网梯科技发展有限公司的平台、小程序研发团队，他们是立体化资源的建设者和技术研发者；第三支队伍是负责教材设计和图文资源审校的出版社工作团队，他们从出版的专业角度，为丛书的每一个细节进行把关；第四支队伍是“百校千课联盟”的所有成员单位及专家委员会，他们参与了需求研判、丛书设计、标准拟定、制作开发、推广应用等全过程。在此，一并表示衷心的感谢！

是以为序。

严继昌

2018年12月于清华园

前言

随着新的医学模式的转变以及护理学科的发展，健康评估已经成为护理学专业本科学生必修的主干课程。为了适应国家新的中长期教育改革的需要，进一步落实中国护理事业发展规划，培养一专多能的新型护理人才，在中南大学出版社的规划和组织下，确定了《健康评估》教材的出版。

《健康评估》是护理学专业学生的专业基础课，也是过渡到临床护理各专科的桥梁课程，涵盖了健康评估的理念、方法和技能。就护理程序而言，健康评估是其首要环节，是保证高质量护理不可或缺的基本条件。本课程以培养学生整体护理评估理念、良好的评估技能和评判性思维能力作为指导思想，注重理论与实践相结合，使学生掌握对服务对象身体、心理、家庭及社会文化的健康评估方法，具备运用科学的临床思维去评估服务对象健康问题的技能，提高分析问题、处理问题的能力，这对于未来从事临床护理、社区护理等相关工作极其重要。

为了满足应用型、复合型、技能型护理人才的培养要求，体现国家护士执业资格考试的新动向，本教材在编写上进行了新的探索，具有以下特点：①紧扣培养目标。教材内容从护理人才培养目标出发，充分考虑学生必须掌握的理论知识和技能，内容广泛、重点突出、难度适中，使教材更具有实用性。②注重结合实践。除了章节中的案例源自于临床实践，健康评估涉及的问诊、体格检查、心电图检查等许多实践内容，教材中都有详细的操作方法，并运用大量图片加以说明。③创新编写模式。每章设有“学习目标”，每节有“预习案例”，章后有“学习测验”，为掌握重点内容提供思路。绝大部分的操作实践均设有二维码，学习者扫码即可观看实操过程，方便大家学习并模拟练习。此外，教材内容中引入了知识拓展，并配有二维码，目的是引导学生主动学习和思考，掌握相关前沿知识，同时加深对学习内容的理解和印象。

本教材共十一章，第一章绪论、第二章问诊由王秀华编写；第三章临床常见症状评估中，第一至第十五节由王秀华、杨若雪编写，第十六节至第二十一节由邓玉玲编写；第四章心理评估由阎青编写；第五章社会评估由欧阳煜编写；第六章体格检查中，第一节至第四节由贺彬编写，第五节至第七节由印琼编写，第九节至第十二节由李兵编写；第七章实验室检查中，第一节至第四节由秦莉花编写，第五节至第七节由蒋芬编写；第八章心电图检查由张琼编写；第九章影像学检查由易琦峰编写；第十章护理诊断与思维及第十一章健康评估书写记录由师亚编写。本教材理念正确、内容完整、形式新颖，不仅适合高等医学院校护理学专业本科生的教学需求，对临床护理、社区护理工作者而言也是一本良好的参考书。

本教材在编写过程中，得到了出版社陈海波老师的精心指导，得到了主编单位、各位编者及其单位的大力支持和帮助，在此一并表达诚挚的谢意。限于编者的能力和水平，加之时间仓促，本教材难免存在错误和疏漏之处，恳请使用本教材的师生、读者和护理界同仁谅解，并惠于指正。

王秀华　秦莉花

2021 年 4 月

目录

第一章 绪论

绪论PPT

微课：绪论

一、健康评估的概念和重要性

健康评估(health assessment)是从护理的角度动态地收集和分析患者的健康资料，以发现患者健康问题在其生理、心理、社会等诸多方面的反应，从而确定其护理需求、提出护理诊断的过程。随着新的医学模式的转变以及护理学科的发展，健康评估的重要性逐渐凸显。首先，护理的内涵要求“以患者为中心”，按护理程序进行人性化护理服务，而评估是护理程序的首要环节，全面、系统、准确的健康评估是护理人员提供高质量护理服务必备的条件；其次，健康评估是一门“桥梁”课程，是护理专业学生学习医学基础课程之后，为过渡到临床各专科护理课程学习而设立的必修课，通过该课程所习得的知识和技能，将成为后续临床课程学习的重要工具；再者，目前，护理学已成为一级学科，随着医学科学的发展和医疗改革的不断深入，医生多点执业、开业护士制度在我国将成为可能，护士的作用将越来越重要，问诊、体格检查等技能将成为现代护士必须具备的核心能力。掌握并应用好健康评估的方法与技巧能及时、准确地发现患者的健康问题，为医疗护理提供准确的信息，从而提高救护水平，改善患者的生命质量。因此，无论是对于护士还是对于患者来说，正确的健康评估都极其重要。

二、健康评估的发展

早在19世纪中期，人们已经对健康评估的重要性有了一定的认识。现代护理学的创始人南丁格尔(Florence Nightingale)认为，评估即“对疾病的观察”。她还认为，因为护士与患者接触的时间远比医生多，所以护理观察非常重要。她曾在著作中提出，护士需要具备收集资料、分析资料的能力，在进行评估时评估内容还应该包括环境。1955年，美国护理学者Lydia Hall第一次提出了护理程序的概念。1961年，Orando撰写了《护士与患者的关系》一书，书中首次使用了护理程序一词。1967年，Yura和Walsh将护理程序划分为评估、计划、实施和评价四个部分。同年，Black在有关护理程序的国际会议上明确提出评估是护理程序的第一步，是一个系统的、有目的的护患互动过程，其重点在于个体的功能能力，并建议采用 Maslow 的需要层次理论作为框架来指导评估。1975 年北美护理诊断协会（NANDA）将护理程序分为五个步骤，即评估、诊断、计划、实施、评价。由此可见，随着护理学科的发展，健康评估逐渐被护理人员所认识、接纳和应用。1982 年 Marjory Gordon 在美国波士顿大学教授护理评估和护理诊断期间，最早发展了功能性健康形态框架（functional health patterns，FHPs），形成了具有明显护理特征的、系统的、标准化的资料收集和分析方法，对健康评估的进一步发展和普及产生了深远的影响。2012 年，《NANDA-I 护理诊断手册 2012—2014》共收录了 216 个护理诊断，涉及个体的功能能力、日常生活能力、心理以及社会适应等问题，要求评估的内容涵盖生理、心理以及社会等方面，充分体现了整体护理的理念。健康评估课程在国外开设较早，美国护士协会和澳大利亚护理联合会分别于 1980 年和 1983 年宣称护士必须具备整体护理评估的能力。在中国，自开设护理学专业本科和专科教育以来，健康评估知识和技能的教学长期沿用临床医学专业“诊断学”的课程和教材，直至 20 世纪 80 年代，护理程序被美国波士顿大学的护理专家介绍到我国，“按护理程序进行护理”才开始在少数医院试行。20 世纪 90 年代，随着我国整体护理的开展，健康评估在护理工作中的重要性才逐渐凸显。1998 年，复旦大学率先出版了我国第一本《健康评估》教材，随后，在护理界广大同仁的共同努力下，“健康评估”课程在我国护理教育课程的设置中逐步取代了“诊断学”，成为护理专业的主干课程之一。

三、健康评估的主要内容

1. 问诊与症状评估

问诊（inquiry）是指护士通过对患者或其亲属的系统询问和交谈获取病史资料，经过综合分析作出临床判断的过程。症状（symptom）是指疾病引起的、患者主观感受到的生理功能变化（如头痛、咳嗽等）和病理形态改变（如皮疹、肿块）。一般来说，此感受只有患者本人体会最早、最清楚，因此，它是患者就医的主要原因。通过与患者交谈听取其陈述，了解各种症状的发生、发展过程，以及由此而引起的患者身、心等方面的反应，在形成护理诊断、指导临床护理实践方面发挥着极其重要的作用。

2. 心理评估与社会评估

心理与社会评估是护士运用心理学与社会学的相关知识和方法对患者心理状态和社会关系、功能所作的评估。根据 WHO 提出的健康概念，健康不仅是没有病和不虚弱，而且是身体、心理、社会适应三方面的完满状态。身体的健康状况可影响其心理及社会适应，而心理问题及社会适应不良同样影响人的生理健康，因此，通过对患者心理社会的评估，可全面了解疾病在患者心理及社会方面的反应，以及心理与社会因素对疾病的影响。

3. 体格检查

体格检查（physical examination）是指护士运用自己的感官（视、触、听等）或借助简单的检查工具（听诊器、血压计、体温表等）对患者进行系统的观察和检查，以揭示机体正常和异常征象的临床评估方法。通过体格检查发现的异常征象称为体征（signs），如胸壁压痛、肺部啰音等，是护士提出护理诊断的重要依据。体格检查具有极强的技术性，不仅要求检查者手法规范、步骤正确、获得满意的检查结果，还需要对检查结果进行识别和判断，这就需要反复磨练、不断实践，才能获得可靠的体征。

4. 实验室检查

实验室检查(laboratory examination)是通过物理、化学和生物学等实验室方法对患者的血液、体液、分泌物、排泄物、细胞取样和组织标本等进行检查，从而获得病原学、病理形态学或器官功能状态等资料，结合病史、临床症状和体征进行全面分析的评估方法。实验室检查与临床护理有着十分密切的关系，一方面，大部分实验室检查的标本需要护士去采集；另一方面，实验室检查的结果作为客观资料的重要组成部分，又可指导护士观察、判断病情。当实验室检查结果与临床表现不符时，应分析其原因，是标本采集、处理不正确所致，还是存在其他临床问题。

5. 辅助检查

辅助检查(supplementory examinations)包括心电图、影像学检查(放射学检查、超声检查、核医学检查)等，通过辅助检查可以了解相应器官的病理改变或功能状态。其中心电图检查是一种常规检查方法，不仅对心脏疾病，而且对其他疾病的诊断和病情判断以及重症监护都有很重要的作用，是护士必须掌握的技能。本书对上述辅助检查进行了详细的阐述，为学生了解检查的原理、方法、正常参考值范围、疾病诊断标准等奠定了一定的基础。

6. 护理诊断与思维

护理诊断(nursing diagnosis)是否正确，关键在于是否拥有正确的临床思维(clinical thinking)。面对大量的临床资料，如何去粗取精、去伪存真，是护士面临的一大挑战。对患者而言，表现出来的不仅有症状、体征、实验室检查和特殊检查的异常，而且还会有心理、家庭、社会环境的变化，护士如何从众多的资料中有效地挑选出符合科学的、客观的证据，以作出合理的护理诊断，需要护士采用缜密的逻辑思维和正确的临床思维方法对资料进行分析。需要强调的是：护士必须强化循证护理的理念，善于提出临床问题，寻求解决问题的途径，注重将临床经验与循证资料相结合，使科学的诊断措施得以用于临床。同时，将所学的知识、方法、技能与患者的临床实践紧密结合，即理论联系实际，解决患者的临床护理问题。只有不断学习、反复实践，才能逐步提高自己的诊断性推理能力和评判性思维能力，从而提高临床护理诊断水平。

7. 健康评估记录

健康评估记录(medical record)是将采集到的健康史、身体评估、心理社会评估、实验室及其他辅助检查结果、护理过程中观察到的情况等资料，经过医学的思维模式思考后形成的书面记录。它既是医疗活动的重要文件，也是患者病情的法律文件，而且，书写的质量是衡量护理专业水平和护理质量的标志，因此，必须高度重视，不得流于形式。各种记录的格式与内容均有严格的要求，必须真实、规范、完整地记录。

四、健康评估的学习要领

1. 明确健康评估的学习目标

学习健康评估主要有三大目标，一是学会与患者沟通交流，能熟练地进行问诊，通过问诊全面、客观地收集患者的主观病史资料；二是能熟练进行体格检查，运用视、触、叩、听、嗅诊等物理检查方法收集患者的客观资料(体征)；三是养成良好的评判性思维，学会反复推敲、分析病史资料，以区分正常表现与异常改变，结合实验室检查及辅助检查结果并运用临床思维方法对患者作出护理诊断。本课程是过渡到临床护理的桥梁课程，对护士而言，虽然目前难以对临床各专科疾病的患者作出精准的护理诊断，但必须掌握健康评估的基本步骤和方法，并且，反复实践和不断训练，只有这样才能为学习临床其他各专科知识奠定较好的基础。

2. 全面了解并综合分析临床资料

临床资料包括病史、体格检查、实验室检查、其他辅助检查以及心理社会资料等，它是护理诊断的基础，必须从整体上进行把握，因为，某些局限于系统器官的疾病可有全身的临床表现，而某些全身性的疾病也可反映出某些局部器官的临床征象；某些症状可以是生理性的，也可以是病理性的。如检查发现患者血压高，应该分析这到底是患者由于精神紧张引起的一过性血压高，还是确实存在高血压病。总之，应全面分析临床资料，不仅要分析生理性的资料，而且要对其心理、社会等方面的资料进行综合分析和思考，力求判断准确。

3. 重视体格检查

视、触、叩、听、嗅是基本的体格检查方法，检查者的直观感受和临床思维是其他辅助检查不可替代的，但是，护士往往对此不够重视，有的护士认为这些技能主要该由医生掌握，还有的护士认为现代高、精、尖的医疗检查技术和设备能给诊断带来极大的方便，无须再用手工技能获取患者的体征资料。这是一个误区。实际上很多基本的物理检查能直接反映病变的状况，比如护士观察患者尿量发现几小时无尿时，需要判断这是由于肾脏发生了病变导致无尿，还是膀胱有尿却难以尿出？这时，只要做一次膀胱叩诊就清楚了。再比如，肺部感染患者往往可以在肺部闻及湿啰音，经过抗炎治疗后，病情是否好转，需要根据临床症状结合肺部听诊情况进行判断。这些操作对于护士观察病情十分重要，同时，护理学科的不断发展，也要求护士具有高水平的护理技能，为患者提供高质量的护理服务，因此，护士必须掌握这些操作技能。

五、健康评估的学习要求

健康评估是一门实践性很强的课程，学习内容除了基础理论，还包括实验室技能操作训练和医院临床见习，因此，学生不仅要掌握好健康评估的基础理论、基本知识、检查方法以及临床思维，还必须学会与患者交流沟通，取得患者的信任和合作，做到关心、体贴、爱护患者，一切以人为本、以患者为中心。技能操作是一种技术性较强的评估检查方法，必须自己反复练习，或通过各种模型教具、教学课件等进行学习，只有勤学苦练，才能熟能生巧、学以致用。同时，在学习健康评估这门课的过程中，必须温习之前学习过的医学基础课程的知识，如解剖学、生理学、病理学、心理学等，以加深对本课程内容的理解、正确地对患者的健康状况作出评价。课程学习的基本要求如下：

(1)树立良好的医德医风，养成规范的行为准则。

(2)掌握健康评估的基本知识、基本技能及临床思维，熟悉健康评估程序。

(3)能独立地通过问诊收集病史资料，并了解主诉和症状的临床意义。

(4)能使用规范、熟练的手法对患者进行全面、重点、有序的身体评估。

(5)掌握心电图机的操作，能对正常心电图及常见异常心电图图形进行分析。

(6)掌握常用实验室检查项目的标本采集要求、注意事项、参考值范围及其临床意义。

(7)掌握辅助检查的检查前准备和检查后处理。

(8)能通过病史、体格检查、实验室及其他辅助检查结果，按照护理程序进行分析与综合，作出初步的护理诊断，并能按照护理病历的格式，书写出文字简洁、表达清晰、完整的评估资料。

课程思政

从绪论开始端正学习态度，培养敬业精神

“没有正确的诊断，就没有正确的治疗”。临床上的误诊通常有两个方面的原因：一方面是责任性误诊，指由于医务人员对工作不负责而造成误诊；另一方面是技术性误诊，是由于医务人员专业技术水平低下而造成误诊。所以从一开始就要树立学好健康评估的信心，恪守医学生准则：“忠于人民、恪守医德、救死扶伤、不辞艰辛”“刻苦钻研、孜孜不倦、精益求精、全面发展”。

本章小结

健康评估是从护理的角度动态地收集和分析患者的健康资料，以发现患者健康问题在其生理、心理、社会等诸多方面的反应，从而确定其护理需求、作出护理诊断的过程。它是护理程序的首要环节，是提高护理量的必备条件。健康评估的主要内容包括问诊、症状评估、心理评估与社会评估、体格检查、实验室检查及辅助检查、护理诊断与思维、护理病历书写。健康评估的学习目的在于通过收集病史资料、运用临床思维方法分析资料、提出患者的护理问题、作出护理诊断，为后续制定护理方案提供依据。因此，护生需学会与患者沟通交流、熟练进行体格检查、养成良好的评判性思维习惯，同时，始终将“以患者为中心”贯穿于整个评估过程，树立良好的医德医风。

客观题测验

主观题测验

第二章

问诊

问诊PPT

微课：问诊

学习目标

1. 掌握问诊、主诉、现病史、既往史、个人史的概念。
2. 熟悉问诊的内容。
3. 了解问诊的重要性。
4. 能熟练地进行病史采集及与患者进行交流沟通。

预习案例

患者，男，64岁。1年前开始出现运动后心前区闷痛，休息后缓解，未予重视。3小时前，无明显诱因出现心前区疼痛，呈绞痛，休息后不能缓解，遂来院就诊。因疼痛剧烈，患者表现出烦躁不安。

问题

1. 作为护士如何进行健康资料收集？
2. 问诊时需要询问哪些内容？
3. 如何与患者交流沟通？

第一节　概述

一、问诊的概念及重要性

问诊(interview)是指护士通过与患者或其知情者交谈、询问，以获取患者病史资料的过程。问诊是健康评估的首要环节，通过问诊护士可以全面了解患者所患疾病的发生、发展、诊治及护理经过、既往身心健康状况以及疾病在患者生理、心理和社会等方面的反应，从而发现护理问题，为制定护理措施提供依据。问诊是护士与患者交流沟通的重要环节，具有重要的意义，主要体现在以下几个方面。

1. *建立良好护患关系的契机*　问诊是护患沟通的开端，是建立良好护患关系的最重要时机，正确的问诊方法和良好的沟通技巧，不仅可以与患者建立互信，从而获得其重要的健康信息，而且可以向患者传递健康知识和战胜疾病的信念，使患者主动配合治疗及护理工作，有利于患者恢复健康。另外，良好的护患关系能在一定程度上减少医疗纠纷的发生。

2. *获得病史资料的重要手段*　通过问诊获取的健康资料对护理诊断具有极其重要的意义，一位具有深厚专业知识和丰富临床经验的护士，通过单独的问诊就能对常见疾病作出正确的判断，如感冒、支气管炎、心绞痛、消化性溃疡、糖尿病等。同时，通过详细的问诊，护士能提出准确的护理诊断，包括现存的和潜在的健康问题。此外，深入的问诊有时能解释医疗过程中难以解释的现象或解决护理难题，如患者血糖控制不理想，仔细询问后才发现原来是患者夜间悄悄起床吃东西所致，而不是降糖药剂量不足。

3. *了解病情变化的主要方法*　通过问诊可以全面了解患者所患疾病的发生、发展变化以及可能的病因和诱因等，为疾病的救治和科学的护理提供重要信息，如心房颤动患者突然出现一侧肢体功能障碍，很可能是血栓脱落引起了脑梗死所致。

二、问诊的内容

(一)一般项目

一般项目(general data)包括姓名、性别、年龄、民族、籍贯、婚姻状况、职业、文化程度、医疗费支付方式、住址、工作单位、通讯地址、入院日期、入院方式、资料收集日期、病史陈述者及可靠程度等。若资料来源不是患者本人，则应注明陈述人与患者的关系。在问诊过程中，需要特别注意下列几点。

1. *姓名*　姓名应正确无误，注意音同字不同的情况，以免给患者在医疗费用报销、病历证明等方面带来麻烦。

2. *年龄*　许多疾病与年龄有一定的关系，如肺结核多见于青年，动脉硬化、肿瘤等多见于中老年人。问诊时应注意患者的实际年龄，不能笼统地称作“成人”或“儿童”。成人以周岁计，1岁以内的婴儿以月计，1月以内的新生儿以日计。

3. 婚否　结婚与否对诊断妊娠、流产、宫外妊娠等不可缺少，应问明未婚、已婚、离婚、再婚、丧偶等详细情况。

4. 籍贯、民族　患者的籍贯、民族等信息可以帮助护士了解患者的生活环境与习惯，作为诊断某些疾病的参考，如长江流域的血吸虫病、牧区容易患的布氏杆菌病。

5. 职业　某些工种应问清楚患者从事该工作的年限，以供诊断参考。如坑道作业和矿井工作可能与矽肺等有关。

6. 医疗费支付方式　不同的医疗费支付方式导致了患者住院经济负担的不同，需详细问明具体情况。

7. 家庭住址或工作单位　应询问详细、确实可靠，如在农村，应具体到县、乡、村、组，以便随访。

8. 入院日期　入院日期为年、月、日，急诊或危重患者应精确到时、分。

9. 入院方式　要详细问明是步行、扶送入院，还是使用轮椅、平车抬送入院等。

（二）主诉

主诉（chief complaints）是促使患者本次就诊的最主要的症状或（和）体征及持续时间。主诉不是患者的原话，而是符合患者原意的医学术语。如患者自诉一个多月来吃东西发噎，且越来越厉害，那么该患者的主诉应为“进行性吞咽困难 1 月余”。主诉尽可能反映患者的症状，不可采用诊断用语（病名），如“患糖尿病 1 年”，而应为“多饮、多尿、多食伴消瘦 1 年”。注意时间先后顺序，先出现的症状写在前面，如“如发热、胸痛 20 天，呼吸困难 10 天，下肢浮肿 1 天”。若患者确实没有症状，可根据具体情况实事求是地反映病情。比如，某高血压病患者，半年前体检时发现血压升高，当时没有症状，主诉应为“发现血压升高 6 个月”。主诉一般很简洁，常用一两句话概括，并能初步反映患者某系统疾病信息以及病情轻重缓急，同时，需注明主诉中的症状自发生到就诊的时间。

（三）现病史

现病史（history of present illness）是疾病发生发展的全过程，包括疾病的发生、发展、演变和诊治、护理经过，是病史的主体部分，具体包括下列内容。

1. 起病情况及患病时间　询问患者的症状是急起还是缓起，不同疾病的起病方式不同，有的起病急骤，如脑梗死、肺炎、动脉瘤破裂等；有的起病缓慢，如高血压病、肺结核、肿瘤等。患病的时间是指自起病到就诊或入院的时间，根据患者的情况可用数年、数月、数日计算，发病急骤者可按小时、分钟为计量单位描述。与本次疾病有关的病史虽年代已久，仍属于现病史，如风湿性心瓣膜病患者应询问风湿热初发时的状况。若先后出现几种症状，应明确症状出现的时间顺序。

2. 主要症状特点　包括主要症状出现的部位、性质、持续时间、程度、缓解或加剧的因素，以及伴随症状，这些信息为寻找症状出现的原因提供了很好的线索。以腹痛为例，中上腹痛多为胃、十二指肠或胰腺疾病，右下腹痛为阑尾炎或附件疾病，右上腹痛为胆囊疾病，全腹痛可能为急性腹膜炎。对于慢性病患者以及旧病复发患者，应详细询问第一次发作时的情况和本次发作情况。

3. 病因与诱因　问诊时尽可能地了解本次发病的有关病因(如感染、外伤、中毒等)或诱因(如气候变化、环境改变、情绪、运动、饮食失调等)，有助于对疾病的诊治和预防。例如胸痛发生在跑步或者骑车过程中，休息即可缓解，诊断心绞痛的可能性较大；如果高血压病患者在饮酒、情绪激动后突然出现头痛、呕吐、昏迷、肢体运动障碍等，则诊断脑出血的可能性大。

4. 病情的发展与演变　病情的发展与演变是指在患病过程中主要症状加重、减轻或出现新的症状。例如肺结核合并肺气肿的患者常可在活动后气促，如突然出现胸痛和严重呼吸困难，应考虑有自发性气胸的可能。有心绞痛病史的患者，此次发作心绞痛程度加重、疼痛时间延长，应考虑心肌梗死的可能。

5. 伴随症状　在主要症状的基础上又出现一系列其他症状即为伴随症状。这些伴随症状常是诊断和鉴别诊断的依据，因为不同疾病可出现相同的症状。因此，单凭某种症状无法判断是哪种疾病，必须问清楚伴随症状诊断才有方向。例如，急性上腹痛可有多种原因，若患者同时伴有恶心、呕吐、发热，特别是又出现了黄疸和休克时，应该考虑急性胆道感染的可能。当按一般规律应出现的伴随症状而实际上没有出现时，也应将其记录于现病史中以备进一步观察，因为这种阴性症状往往也具有重要的鉴别诊断意义。

6. 诊疗与护理经过　患者发病后接受检查、治疗与护理的经过，包括就诊的医疗机构、检查方法及时间、结果、诊断名称及治疗方法、时间、疗效，特殊药物应问明药名、剂量、用法、疗程、疗效及不良反应，接受了哪些护理等。记录诊断及药名时需打引号。

7. 病程中的一般情况　询问患者本次患病以来的精神、体力、体重、食欲、食量、睡眠与大小便的情况。

(四)既往史

既往史(past history)包括患者既往一般健康状况和曾经患过的疾病(包括传染病)史、预防接种史、外伤史、手术史、输血史、食物和药物过敏史，以及长期用药史，尤其是与现病史有密切关系的疾病，以了解某系统是否发生过疾病。例如：冠心病和脑血管意外的患者应询问其过去是否有过高血压病、高脂血症等。询问时注意其与现病有无关系，并按患病时间顺序排列进行记录。

(五)系统回顾

系统回顾是指本次发病前后各系统症状的有无。通过系统回顾可避免问诊过程中遗漏重要的信息。

1. 头颅　五官有无视力障碍、耳聋、耳鸣、眩晕、鼻出血、牙疼、牙龈出血、发音嘶哑等。

2. 呼吸系统　有无咳嗽、咳痰、咯血、喘息、呼吸困难、胸痛等。咳嗽发作时间、频率、性质、程度以及与气候变化的关系；痰液的颜色、性质、气味、量；咯血的颜色、量；呼吸困难发生的时间、程度、与体力活动的关系；胸痛的部位、性质、程度、持续时间以及与呼吸、咳嗽、体位改变的关系。

3. 循环系统　有无心悸、心前区疼痛，有无头昏、头痛、晕厥、水肿、少尿等。心悸发生的时间、诱因；心前区疼痛的部位、性质、时间、放射情况、频度、诱因及缓解方式；头晕或晕厥发生前有无心悸、心绞痛；水肿出现的时间、部位、程度。

4. 消化系统　有无食欲减退、嗳气、反酸、腹痛、腹胀、腹泻，有无吞咽困难、呕血、便血、黑便、便秘，有无黄疸、体重下降等。腹痛的部位、性质、程度、时间、放射、诱因、缓解方式、有无规律性；腹泻的频率、量、性质、气味、与饮食的关系，排便时有无腹痛以及里急后重感；呕血、便血、黑便的量、颜色、性状。

5. 泌尿系统　有无尿频、尿急、尿痛、排尿困难、尿潴留、尿失禁、尿量及颜色改变、有无腰痛、浮肿等。

6. 血液系统　有无疲乏无力、头晕、眼花、耳鸣、出血(鼻、牙龈、皮下)、黄疸、淋巴结肿大、肝或脾肿大、发热、骨骼疼痛。

7. 代谢、内分泌系统　有无食欲异常、多饮、多尿、多汗、怕热、肌肉震颤，有无性格、智力、皮肤、毛发、性欲及骨骼等方面的改变。

8. 神经系统　有无头痛、失眠、意识障碍、昏厥、记忆力改变，有无视力障碍、抽搐、瘫痪、精神异常等。

9. 关节及运动系统　有无关节疼痛、红肿、畸形、活动受限，有无局部肌肉萎缩、外伤骨折、关节脱位等。

10. 精神状态　有无焦虑、抑郁、幻觉、妄想、定向力障碍等。

(六)个人史

个人史主要指患者的生活及社会经历，包括出生地、居住地、所到地方、居留时间。个人生活习惯、嗜好，有烟酒嗜好时应问明时间和摄入量。个人史还包括个人职业和工作环境、有无毒物及疫水接触史，有无重大精神创伤史、冶游史。此外，还有性生活史，包括有无不洁性生活史、是否患过淋病、尖锐湿疣等。

(七)月经史

月经初潮年龄、经量以及经血颜色、气味，有无痛经、血块、白带，末次月经时间、闭经时间等。有白带者应询问白带的量、气味、性质。记录格式如下：

$$\text{初潮年龄}\ \frac{\text{行经期(天)}}{\text{月经周期(天)}}\ \text{末次月经(LMP)或绝经年龄}$$

例如：

$$12\ \frac{4\sim6\ \text{天}}{28\sim30\ \text{天}}\ 2019\ \text{年}\ 3\ \text{月}\ 15\ \text{日}$$

(八)婚姻、生育史

未婚或已婚，结婚年龄、配偶健康状况(若已死亡，应记录死因及日期)、性生活情况、夫妻关系，初孕年龄、妊娠和生产次数，有无流产、早产、难产、死产、产后出血史，有无产褥热，有无影响生育的疾病。

(九)家族史

询问患者其父母、兄弟姊妹、子女的健康情况，特别询问是否患有与患者同样的疾病，有无与遗传有关的疾病，如血友病、白化病、糖尿病、精神病等。如患者亲属已死亡，了解其原因及时间，必要时，追问其祖父母及外祖父母、舅父、表兄等人的健康情况。

(十)心理社会状况

病史采集（视频）

心理社会状况包括认知功能、情绪、应激与应对、价值观与信念、对所患疾病的认识，问诊时应询问生活与居住环境、家庭社会关系等。具体的问诊方法及内容见本书第四章“心理社会评估”与第五章“家庭及社会评估”。

第二节 问诊的方法与技巧

通过问诊医务人员不仅可以全面地了解患者疾病的历史和现状，而且通过交谈，可以掌握患者的思想动态，有利于做好患者的心理护理，提高诊疗效果。因此，问诊时需要注意方法与技巧，这对于获取病史资料的全面性、准确性来说十分重要。同时应特别注意树立良好的医德，体现“以患者为中心”的护理理念。

一、问诊的医德要求

(一)举止端庄，态度热情

在询问病史时，护士的一言一行都会影响与患者沟通、交流的效果。护士举止端庄、态度热情，可以使患者对护士产生信赖感与亲切感，不仅可以促进良好护患关系的建立，而且有利于患者倾诉病情、告知与自身疾病有关的重要信息甚至隐私，从而获得全面、可靠的病史资料。相反，护士如果衣冠不整、举止轻浮、态度冷漠或傲慢，患者容易产生不安全感或压抑情绪，护患之间会形成一种简单、刻板的问答式交流，难以获得诊治及护理所需的客观依据，从而影响后续的医疗及护理工作。

(二)精神集中，语言得当

在询问病史时，护士应精神集中，神态镇静，语言通俗、贴切而礼貌，增强患者的自信心，让患者准确地表述自己的感受和要求。护士询问病史时切忌无精打采、不停地看手表、受其他事情干扰等，以免使患者产生不信任感；不得在患者陈述过程中使用惊叹、惋惜、埋怨等语气，这会增加患者的心理负担。同样，语言生硬、粗鲁、轻蔑也会引起患者的反感。上述这些都会影响病史资料的收集，甚至可能引发护患纠纷。

（三）耐心倾听，正确引导

询问病史时，患者由于求医心切，担心病史信息遗漏，一说起来滔滔不绝，此时护士不宜轻易打断患者的陈述或显得不耐烦，要耐心倾听，并恰当点头表示领会。有些资料似乎是生活经历，但可能对分析患者心理、疾病有帮助，从而为护理计划的制定提供参考；有些患者受忧虑或隐私困扰，应允许其宣泄，这有利于护士了解患者患病的心理社会因素。但是，因护士询问病史的时间有限，如果患者的诉说离题太远，或患者不善于表达无法把自己的病情说清楚，护士可以引导患者转到疾病的陈述上来，或抓住患者的关键问题询问清楚。护士还应避免有意识地暗示或诱导患者提供希望出现的资料，主观片面的引导会让问诊走上歧路，得出错误的护理诊断。当问及与疾病有关的患者个人隐私时，护士要首先讲明目的和意义，以免产生不必要的误会，同时应向患者承诺保守秘密。

（四）健康指导，有效管理

在问诊过程中有时能发现患者缺乏健康知识，对自身疾病缺乏足够的认知，不能正确识别疾病的发生及发展，治疗依从性较差，尤其是对慢性病缺乏有效的自我管理等。护士应利用与患者交流的机会对其进行有关疾病的指导和健康教育，有时，还需要对患者家属进行健康指导，以利于发现患者的疾病危险因素、病情变化，监管或协助患者治疗和护理，从而达到预防疾病、促进健康的目的。

二、问诊的方法与技巧

（一）问诊前营造宽松和谐的氛围

问诊正式开始前，护士应先向患者作自我介绍，作简短而随和的交谈，使患者情绪放松；对患者的称呼一般不宜直呼其名，可称“某某先生”“某某女士”或其他恰当的称谓；不要当着陌生人的面进行询问，注意保护患者隐私；说明此次询问的目的与要求，并向患者作出病史内容保密的承诺，当涉及有关患者个人和社会背景资料时，做好解释，消除患者顾虑。注意语言亲切、态度友善，便于问诊的顺利进行，注意仪表和礼节，让患者感到亲切温暖、值得信赖。

（二）按顺序进行问诊

问诊一般从主诉开始，如先问：“您今天来主要是因为哪里不舒服？”“这种情况有多长时间了？”然后耐心地倾听患者陈述。在其陈述过程中，护士可适当地提问，以明确症状发生的具体时间，并跟踪症状自首发至目前的演变过程，以避免遗漏重要的资料，如有几种症状同时出现时，必须明确其先后顺序，如主诉：反复胸骨后疼痛 2 年，复发并加重 2 小时。病史情况是：2 年前，患者开始出现活动后胸骨后疼痛，几分钟后可自行消失。1 年前胸痛发作频繁，去当地医院就诊，诊断为“心绞痛”，口服倍他乐克，一天 2 次，每次 1 片，疼痛消失，继续服药至今。2 小时前胸骨后疼痛再次发作，并放射至左肩部，1 小时前疼痛加剧，伴有出汗、头晕、心悸，遂入院。

问诊时注意引导患者按顺序讲述病史，例如："以后怎么样了？然后又……"，这样做让护士们在核实所得资料的同时，还可以了解病情发展的先后顺序。在询问现病史之后，需了解既往史、家族史等内容，问诊时注意使用过渡性语言，如："我们一直在谈论您今天来看病的目的，现在想问问您过去的病情，以便了解是否与您目前的疾病有关。""有些疾病与遗传有关，我们也想了解这方面的情况，现在我想问问您的父母、兄弟姐妹的相关健康状况。"这样做的话，可以使患者了解到即将讨论的新话题的内容及调整话题的理由。

（三）避免暗示性提问和重复提问

暗示性提问是一种能为患者提供带倾向性的特定答案的提问方式，容易使患者为应对护士而随声附和。如"您的大便是黑色的吗？"，恰当的提问应是"您的大便是什么颜色的？"。提问时还要注意系统性、目的性和必要性，避免重复提问，如问诊中已经获知患者无过敏史，再问患者对什么药物过敏，则表明询问者未注意倾听，重复提问。

（四）避免使用医学术语

术语即外行难懂的专业性用语或隐语。问诊时要使用通俗语言，避免使用特定意义的医学术语，如鼻衄、隐血、谵妄、里急后重、湿性咳嗽等，必须用常人易懂的词语代替难懂的医学术语，如"你在夜间睡眠时，有无突然憋醒的情况？"，而不能问"你有夜间阵发性呼吸困难吗？"。

（五）避免使用不恰当的语言

问诊过程中语言不当会增加患者的心理负担，如："你为什么吃那么脏的食物呢？""这点费用你都负担不起啊？"这种明显责备性的语言往往会使患者产生防御心理，或导致交流中断。在实际问诊过程中，不得对患者生活情况妄加评论，如问："你结婚了吗？"回答："我离婚了。"又问："你离婚是不是因为你老公有外遇？"此类问题会引起患者的不愉快或反感。如果有些问题确实需要患者回答，则应先说明提出该问题的原因，以免出现尴尬场面或伤害患者自尊。

（六）及时核实

在问诊过程中，对于患者不确切、含糊不清、存在疑问或矛盾的陈述内容，应及时核实，以提高病史的准确性。常用的核实方法有如下几种。

1. 澄清　要求患者对模棱两可或模糊不清的内容作进一步的解释与说明，如"您说您常有胸痛，请您确切地说明一下是怎样的感受？"

2. 复述　以不同的表达方式重复患者所说的内容，如"您的意思是说您今天早晨起床后有便意，随即解柏油样便约 500 mL，便后感头晕、乏力，是这样吗？"

3. 反问　以询问的口气反问患者，以核实其所说内容的真实性，但不可加入自己的观点，并鼓励患者提供更多的信息，如"您说您没有什么顾虑，可为什么您情绪一直不好呢?”

4. 质疑　患者陈述内容前后矛盾或者与护士所观察到的情况不一致时，应提出质疑，如“您说您已经戒烟了，可怎么又抽烟呢?”

5. 解析　对患者所提供的信息进行分析和推论，并与其交流，患者可对护士的解析加以确认、否认或提供另外的解释等。当患者回答不确切时，要耐心启发，如“请再想一想，能不能再确切些”等，注意给其足够的时间回答。

(六)根据情况采取封闭式提问或开放式提问

1. 封闭式提问　封闭式提问是指使用一般疑问句，患者仅以“是”或“否”即可回答。如问“您疼痛是不是好些了?”，只要求患者回答“是”或“不是”；或者对提供的答案作出选择，如“您的疼痛是绞痛还是刺痛?”。封闭式提问直接简洁，患者易于回答，节省时间，但因要回答的内容已包含在问句中，护士难以得到问句以外的更多信息，且这种提问有较强的暗示性。

2. 开放式提问　开放式提问是指使用特殊疑问句，患者需将自己的实际情况加以详细描述才能回答。如问“您到底担心什么?”患者不能用“是”或“否”来回答，而要讲述引起担忧的具体事情才能回答完全。开放式提问因问句中不包含要回答的内容，患者必须提供更为详细的信息，这样可以获得较多的资料，且提问不具有暗示性。但开放式提问要求患者具有一定的语言表达能力，护士也要花较多的时间耐心倾听。

采取何种提问方式应视不同情况而定，一般来说，为了获得更多的病史资料，问诊中宜多采用开放式提问，也可以将封闭式提问和开放性提问相结合，更加相得益彰。

(七)恰当运用鼓励、赞扬语言

对患者的陈述给予适当的正面评价，以鼓励患者表达自己的想法和感受，以便能获得更多的信息，特别是对于不善言谈的患者或某些难以启齿的隐私来说则更是如此。如“那您肯定承受了许多压力，很不容易。”“您能成功减肥，非常棒!”“您能告诉我这些，我完全能理解您的感受。”“很好，继续说。”等说法，这样能增加患者回答问题的信心。

(八)结束语

问诊结束时，应向患者表达谢意，并告知下一步该做什么、接下来需要做哪些准备等；可利用这段时间，介绍医院环境及入院注意事项、对患者进行健康教育及心理安慰；同时，告知患者遵医行为对其健康的重要性、遇到问题如何寻求医护人员的帮助等。

第三节　特殊情况的问诊技巧

问诊有时会遇到特殊情况，如患者病情危重、交流困难，或情绪低落、话语极少，或情绪愤怒、语言冲撞，还有老年人、儿童、精神病患者等，这时问诊往往会遭遇阻碍，如果没有一定的交流技巧，很难采集到可靠的病史资料，因此，掌握一些问诊的技巧十分重要。

(一)重危和晚期患者

患者病情重危时，反应变得迟钝，在作扼要的询问与重点检查后，应立即实施抢救。经初步处理，病情稳定后，方可详细询问病史。对意识障碍者可通过患者身边相关人员获得病史资料，如家属、保姆等。重症晚期患者往往对疾病的治疗丧失信心，情绪低落不愿回答，此时应给予特别关心，可一边采用肢体语言同情安慰患者，一边耐心地询问病史。对于患者提出的有关诊断、预后等问题，应给予恰当的回应，以免对患者造成伤害。

(二)残疾患者

残疾患者不但需要更多的同情、关心和耐心，还需要花更多时间收集病史。对听力损害者或聋哑人，谈话清楚大声、态度和蔼友善，可用简单明了的手势或其他肢体语言，或请患者亲属、朋友解释或代述，同时注意患者表情，必要时作书面提问和书面交流。对于盲人，应先向患者作自我介绍及介绍现场情况，减轻其恐惧并获得信任，仔细聆听病史叙述并及时作出语言的应答，使其放心与配合。

(三)缄默与忧伤患者

对于缄默不语的患者，护士首先应注意观察患者的表情、反应和躯体姿势，我们可以从中发现某些护理问题的线索；其次，使用恰当的肢体语言增加患者信任感，鼓励其客观地叙述其病史；再者，要以尊重的态度和同理心，耐心地向患者表明对其痛苦的理解，如患者因病伤心或哭泣、情绪低落，应给予安抚并适当等待，减慢问诊速度，使其镇定后继续叙述，并对患者的回答给予积极的评价。要避免由于问题未切中要害或批评性提问使患者沉默或不悦，或因过多过快的直接提问使患者惶惑。

(四)焦虑与抑郁患者

焦虑患者往往对自己病情的发展与预后表现出极度关注且十分急迫，询问病史时，一方面鼓励焦虑患者讲出其感受，注意其各种语言和非语言的线索；另一方面，安慰患者时应注意分寸，切忌不切实际的承诺，如“不要担心，肯定会治好的”，以免适得其反，使患者产生抵触情绪，交流更加困难。疑有抑郁症者应按精神科要求采集病史。

(五)文化程度低下和语言交流障碍患者

文化程度低下的患者的理解力较弱，医学知识相对欠缺，可能影响其问题回答的准确性，问诊时注意语言通俗易懂，语速宜慢，不十分明确的地方需重复及核实。应特别注意区别患者因为过分顺从护士或对环境生疏，在未理解的情况下对提问给予礼貌性的“是”的回答。语言交流障碍者可用体语、手势加上不熟练的语言交流，必要时找翻译，注意反复核实患者提供的信息，这很重要。

(六) 多话与唠叨患者

多话、爱唠叨的患者，对护士的一个问题往往回答一长串内容，甚至不着边际，提供不相关的内容，且不停地讲述，护士不易插话及提问，对此，应巧妙地打断患者，把提问引导至主要问题上来，切勿表现出不耐烦而失去患者的信任；或礼貌地告诉患者问诊的内容及时间限制，或者让患者稍休息后再行问诊。同时，仔细观察其有无精神方面的思维奔逸或混乱情况，必要时按精神科要求采集病史。

(七) 愤怒与敌意患者

患者因为疾病或就医过程中未满足其要求等原因，对医院管理、医务人员表现出不满时，易引起愤怒情绪，甚至对医护人员表现出敌意、采取攻击行为。对此，护士应冷静对待，尽早发现其发怒的原因，予以恰当的解释说明，并采取措施平复患者的情绪，切忌反复声明自己、同事或院方无任何过错，把责任归咎于患者本人，以免更加触怒患者。待患者情绪完全安定后再进行问诊，态度和蔼、语速放慢，问诊时注意对患者表达同情、安慰，对由于医院或医务人员给患者造成的不便表示歉意，对患者合理的要求及时满足。

(八) 老年人

老年人因体力、视力、听力减退，反应缓慢或思维障碍，问诊时会有一定的困难。应先用简单清楚、通俗易懂的一般性问题提问；减慢语速及问诊进度，使患者有足够时间思索、回忆，必要时作适当的重复；采取面对面的交流方式，使患者能看清护士的表情及口型；注意患者的反应，判断其是否听懂，有无思维障碍、精神失常；必要时向家属和朋友收集资料、补充病史。

(九) 儿童

儿童多不能完整清楚地自述病史，须由家长或保育人员代述。询问病史时应注意态度和蔼，体谅家长因子女患病引起的焦急心情，认真对待家长所提供的每个与病情有关的信息。5 岁以上的儿童可让其补充叙述一些有关病情的细节，但应注意其记忆及表达的准确性。

(十) 精神疾病患者

首选判断患者的意识状态，对有自知力的精神疾病患者，直接问诊患者本人；对缺乏自知力的患者，应对患者家属或相关人员进行询问，以获得可靠病史资料。但由于不是本人的患病经历和感受，或者对患者病情的了解程度不同，家属或相关人员提供的资料可能杂乱无章，必须结合医学知识进行综合分析、归纳、整理后再记录。

课程思政

有效的沟通胜过一剂良药

“有时，去治愈；常常，去帮助；总是，去安慰。”美国纽约东北部的撒拉纳克湖畔的这段名言越过时空，至今仍熠熠闪光。这句名言明确诠释了医学是饱含人文精神的科学。中国有句俗语：“良言一句三冬暖，恶语伤人六月寒。”对患者说出恰到好处的话语会使人如沐春风，搭建起医患沟通的桥梁，从而增进医患互信。在建立起和谐互信的医患关系方面，有效的沟通显得尤为重要。

问诊是护理人员与患者的首次沟通，是护患之间人性、情感交流的第一步。护理人员的态度和语言对于取得患者信任、完善病史资料、增强患者战胜疾病的信心十分重要，也是促进护患之间相互理解、避免医患矛盾的前提。

首先要充满自信、态度和蔼地进行自我介绍。同时注意自己的仪表，穿白大衣、佩戴胸牌，不能穿拖鞋，不要佩戴过多的首饰及化浓妆。其次，和患者交谈要主动热情、诚恳、耐心。这也是礼貌待人尊重他人的前提。有句话说得好——“微笑是沟通人与人心灵的纽带”，微笑面对患者，让他觉得亲切，从而打消心理的紧张感和防范意识。应礼貌地称呼患者，年长者称之为“爷爷、奶奶”或者“叔叔、阿姨”，这样比只用第二人称“你”让人舒服得多。再者，患者多是没有接受过医学教育、没有太多医学知识的群体，要以通俗易懂的语言与之沟通，不要用太多的医学专用名词，比如“谵妄”“里急后重”等。最后，在患者叙述病史的过程中要注意聆听，避免粗暴打断，让他(她)有足够的时间讲述病症，站在他们的角度去感受其病痛。当涉及一些敏感问题时，要尊重并保护患者的隐私。在整个评估过程中，要保持与患者的目光交流，重视形体语言和微表情等非语言的交流，让患者感受到温暖与关爱。良好的沟通技巧是每一个护理人员应该掌握的技能，对患者而言，良好的沟通有时胜过一剂良药。

本章小结

问诊是护士通过与患者或相关人员的交谈、询问，以获取患者病史资料的过程，是健康评估的首要环节。问诊内容包括一般项目、主诉、现病史、既往史、系统回顾、个人史、月经史、婚姻生育史、家族史、心理社会状况。主诉是促使患者本次就诊的最主要的症状或(和)体征及持续时间；症状是患者因疾病引起的主观不适、感觉异常或功能变化。问诊是一项难度较高的技能，特别是现病史的问诊与梳理以及主诉的提炼对初学者来说难以把握，需要温习症状评估中的问诊要点以及先前所学的基础课程，并养成良好的临床思维。问诊体现护士的交流沟通能力和医德，掌握问诊的方法与技巧对建立良好的护患关系、全面准确地获得患者的病史资料十分重要。

客观题测验

主观题测验

第三章

临床常见症状评估

临床常见症状评估PPT

学习目标

1. 掌握常见症状的概念、临床表现及评估要点。
2. 熟悉常见症状的病因、护理诊断。
3. 了解常见症状的发生机制。

第一节　发热

微课：发热、水肿、贫血

预习案例

患者，男，28 岁。因白天外出活动遭遇暴雨，淋透全身，当晚出现全身乏力、肌肉酸痛，体温达 39.2℃，自服“感冒药”2 片，症状无缓解，凌晨开始出现胸痛、咳嗽，咳铁锈色痰，并感左侧胸痛、呼吸困难，随即来院就诊。查体：T 39.5℃，P 116 次/分，R 34 次/分，Bp 128/85 mmHg，急性面容，鼻翼煽动，口唇发绀，左侧呼吸运动稍减弱，语颤增强，叩诊呈浊音，左肺下叶有大量湿性啰音。血常规示：WBC 17×10^9/L，N 86%；X 线片显示左肺下叶有大片致密阴影。

思考

1. 该患者发热的原因是什么？

2. 该患者的发热有何特点？评估过程中，应重点收集哪些信息？

机体在致热原作用下或各种原因引起体温调节中枢功能障碍时，使产热增多、散热减少，体温超出正常范围，称为发热(fever)。

一、发生机制

(一)致热原性发热

致热原是导致发热的最主要原因。致热原包括外源性和内源性两类。外源性致热原(exogenous pyrogen)包括：①体外的各种微生物病原体及其产物，如细菌、真菌、病毒及支原体等；②炎性渗出物及无菌性坏死组织；③抗原—抗体复合物；④某些类固醇物质。外源性致热源不能通过血—脑屏障直接作用于体温调节中枢，而是通过激活血液中的中性粒细胞、嗜酸性粒细胞和单核—巨噬细胞系统，使其产生并释放白细胞介素(IL-1)、肿瘤坏死因子(TNF)和干扰素(IFN)等内源性致热源间接作用。内源性致热源可以通过血—脑屏障直接作用于下丘脑体温调节中枢，使体温调定点上升，通过运动神经使骨骼肌紧张性增高或阵挛(表现为寒战)，使产热增多；另外，通过交感神经使皮肤血管及竖毛肌收缩，停止排汗，致散热减少，这种综合调节作用的结果使体温升高。

(二)非致热原性发热

由于体温调节中枢直接受损，如颅脑外伤、出血、炎症等，或存在引起产热过多或散热减少的疾病，如甲状腺危象、癫痫持续状态、广泛性皮肤病、阿托品中毒等，影响正常体温调节，使产热增多、散热减少，引起发热。

二、病因

根据病因不同分为感染性发热和非感染性发热两大类，其中以感染性发热多见。

（一）感染性发热（infective fever）

由各种病原体引起的急性或慢性、全身性或局限性感染导致的发热。病原体中以细菌性感染（如伤寒、急性细菌性痢疾、大叶性肺炎等）最常见，其次为病毒性感染、支原体感染、立克次体感染、真菌感染等。

（二）非感染性发热（non-infective fever）

1. 无菌性坏死物质的吸收　包括机械性、物理性或化学性损害，如内出血、大手术后、大面积烧伤、心肌梗死、溶血反应等。
2. 抗原-抗体反应　如风湿热、药物热、结缔组织病等。
3. 内分泌与代谢疾病　如甲状腺功能亢进、重度脱水等。
4. 皮肤散热障碍　如广泛性皮炎、鱼鳞癣、慢性心力衰竭等。
5. 体温调节中枢功能障碍　如中暑、安眠药中毒、脑外伤、脑出血等。
6. 自主神经功能紊乱　属于功能性发热，如夏季低热、感染后低热、生理性低热、精神紧张以及剧烈运动后出现的发热。

三、临床表现

（一）发热的临床分度

按发热时体温的高低（以口腔温度为准）可分为：①低热：37.3℃～38℃；②中等度热：38.1℃～39℃；③高热：39.1℃～41℃；④超高热：41℃以上。

（二）发热的临床过程及表现

发热的临床过程一般分为三个阶段。

发热的临床过程

四、热型及临床意义

热型（fever type）是将发热患者在不同时间点测得的体温数值分别记录在体温单上，各次体温数值点连线所形成的曲线类型。常见热型有下列几种。

（一）稽留热

稽留热（continued fever）指体温维持在39℃～40℃的高水平达数天或数周，24小时内体温波动范围不超过1℃，常见于大叶性肺炎、伤寒等（图3-1）。

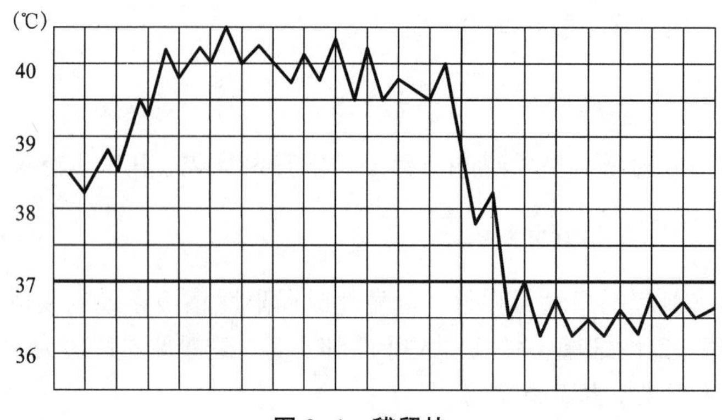

图 3-1　稽留热

(二)弛张热

弛张热(remittent fever)是指体温高达 39℃以上，波动幅度大，24 小时内波动范围超过 2℃，但都在正常水平以上，常见于败血症、化脓性炎症、风湿热、结核病等(图 3-2)。

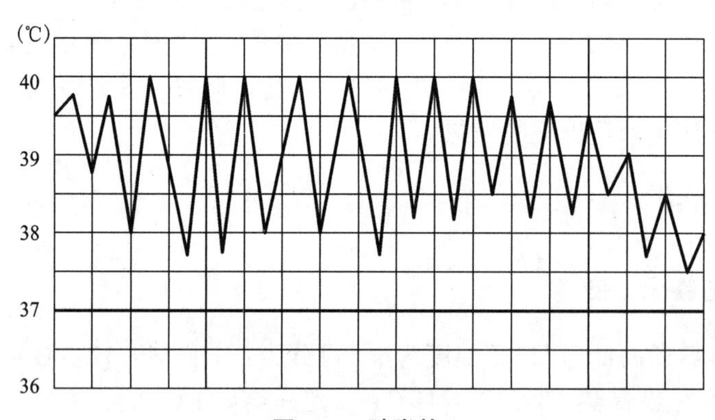

图 3-2　驰张热

(三)间歇热

间歇热(intermittent fever)是指体温骤升达高峰后持续数小时，又骤降至正常水平，无热期(间歇期)可持续 1 天或数天，高热期与无热期交替出现，如此反复发作，常见于疟疾、急性肾盂肾炎等(如图 3-3)。

(四)波状热

波状热(undulant fever)是指体温逐渐上升至少达 39℃，数天后又逐渐下降至正常水平，持续数天后又逐渐升高，如此反复多次，常见于布氏杆菌病等(图 3-4)。

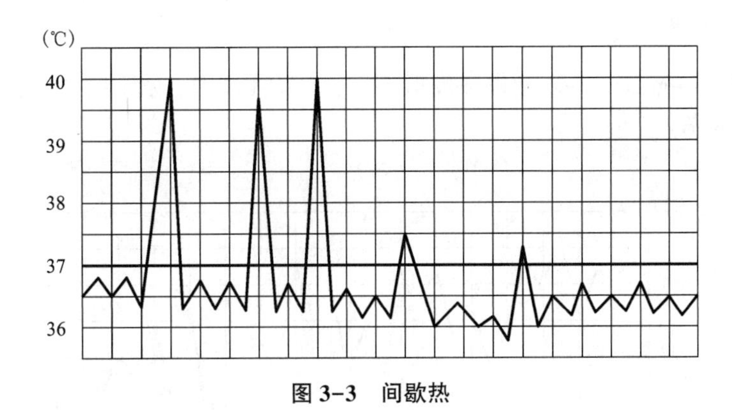

图 3-3　间歇热

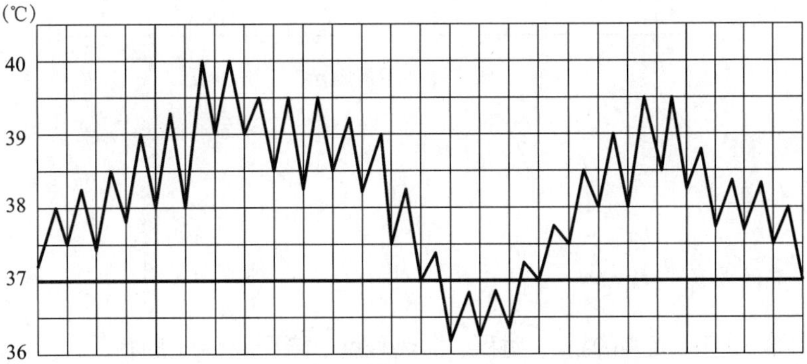

图 3-4　波状热

(五)回归热

回归热(recurrent fever)指体温骤升至少达 39℃，持续数天后又骤降至正常水平。高热期与无热期各持续数天后规律交替，见于回归热、霍奇金病等(图 3-5)。

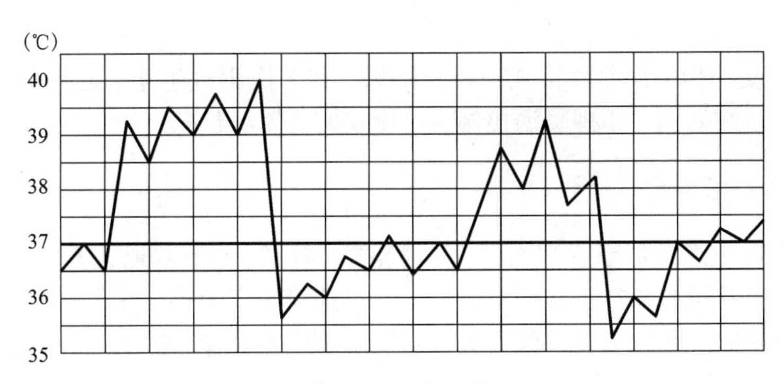

图 3-5　回归热热

(六)不规则热

不规则热(irregular fever)指发热高低不定，变动无规律，见于结核病、风湿热、支气管肺炎等(图 3-6)。

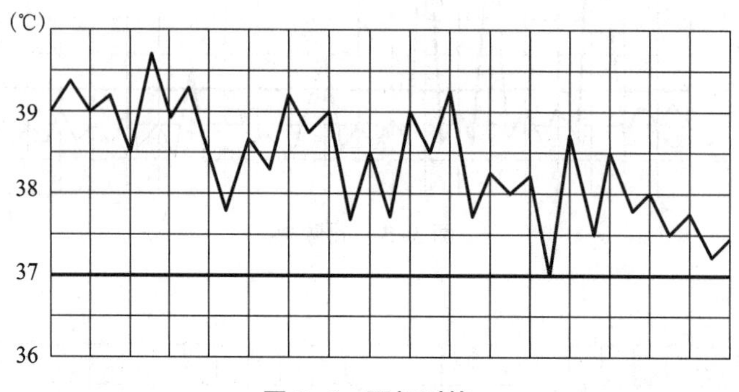

图 3-6　不规则热

五、评估要点

(一)发热的临床表现特点

起病时间、季节、起病缓急、病程、发热程度、热型及伴随症状等。

(二)病因与诱因

询问有无与发热有关的病因或诱因，如各种病原体所致的感染性疾病、有无传染病接触史、有无脏器梗死或手术史、严重脱水、甲状腺功能亢进等，有无受凉、环境温度过高等。

(三)诊疗护理经过

询问已接受的相关诊断性检查项目及结果，有无使用抗生素、退热药、糖皮质激素等药物治疗，是否采取了物理降温措施，治疗效果及体温状况。

(四)发热对患者的影响

急性发热时重点评估患者有无舌炎、齿龈炎、腹胀、食欲减退、恶心、呕吐等消化系统症状；体温上升期和高热持续期有无谵语、幻觉等意识障碍；小儿高热患者是否发生惊厥；体温下降期有无脱水及电解质失衡；长期发热患者有无体重减轻、营养失调表现。

六、相关护理诊断

1. 体温过高　与病原体感染和(或)体温调节中枢功能障碍有关。
2. 体液不足　与体温下降期出汗过多和(或)体液量摄入不足有关。

3. 营养失调：低于机体需要量　与长期发热所致机体物质消耗增加和(或)营养物质摄入不足有关。

4. 口腔黏膜受损　与发热所致口腔黏膜干燥有关。

5. 潜在并发症　意识障碍；惊厥。

第二节　疼痛

预习案例

患者，男，30 岁，就诊前 1 天空腹饮酒后出现持续上腹部烧灼样痛，阵发性加剧，疼痛无放射，伴恶心呕吐，呕吐物为胃内容物，无鲜血、咖啡渣样物，呕吐后腹痛可暂缓解，排大便 1 次，色黄、无黏液脓血，无反酸、烧心、发热等症状。

思考

1. 该患者疼痛的原因和特点是什么？
2. 如何全面地对疼痛进行评估？

疼痛(pain)是一种与组织损伤或潜在组织损伤有关的不愉快的主观感觉和情感体验，包含“痛知觉”和“痛反应”两个方面，痛知觉可因性格、情绪、经验及文化背景等诸多因素的影响而感觉不同。而且疼痛作为一种感觉信号，本身具有警示作用，可促使生物体采取保护性的逃避行为。痛反应是机体对疼痛刺激产生的生理和病理变化，如骨骼肌收缩、呼吸急促、血压升高等。

一、发生机制

(一)神经生物学机制

机体的皮肤、肌肉、关节和内脏等组织内的神经末梢(痛觉感受器)受到各种化学、物理等因素的刺激后，组织释放出乙酰胆碱、5-羟色胺、组胺、缓激肽、钾离子、酸性代谢产物等致痛物质。痛觉感受器受到致痛物质的刺激后发出冲动，一方面经脊髓丘脑束传至大脑皮层，引起疼痛感觉；另一方面经脊髓网状系统传至脑干网状结构、丘脑下部及大脑边缘系统，引起机体对疼痛刺激的情绪反应和自主神经系统的反应。

(二)心理机制

疼痛的心理机制也可称为心理过程，被认为是产生痛觉的必要部分。疼痛的神经网络理论认为，疼痛是一个特殊的、广泛分散式的脑神经网络发出的神经信号所决定的多维的经验。这个神经网络也称为“疼痛网络(pain matrix)”，包括丘脑、初级躯体感觉皮质、次级躯体感觉皮质、岛叶、前扣带回和前额叶皮质等。这些脑区与认知和情绪有关，自上而下地对疼痛进行调控，包括先前的疼痛经验、个体对疼痛的态度及灾难化认知等，均会影响对疼痛的认知和感觉。

二、分类

疼痛的分类方法有多种，如按疼痛的部位可分为头痛、胸痛、腹痛、腰背部痛、关节痛等；按疼痛的性质可分为钝痛、锐痛及其他疼痛；按疼痛的病程分为急性疼痛和慢性疼痛。急性疼痛的起止时间明确，持续时间短，多为数分钟、数小时或数天，常规镇痛方法可以控制。慢性疼痛是指疼痛持续 3 个月以上，疼痛多顽固存在，反复发作。以下按发生的部位与传导途径不同将疼痛分为几种类型。

（一）皮肤痛

皮肤痛（dermatodynia）是皮肤受到刺激后产生的痛感。皮肤痛可发生两种不同性质的疼痛，首先出现的是一种尖锐的刺痛（快痛），继而在 1～2 秒后出现一种烧灼样痛（慢痛），称为“双重痛感”。引起皮肤痛的方式是戳刺、切割、挤压、烧伤等，疼痛来自体表，定位明确。

（二）内脏痛

内脏痛（visceralgia）是指内脏器官受到牵拉、痉挛、化学性刺激和机械性刺激等引起的疼痛。内脏痛的感觉位于身体的深部，发生较慢、持续，呈钝痛、烧灼痛或绞痛，定位常不明确。

（三）牵涉痛

牵涉痛（referred pain）是指当内脏器官发生病变时，在体表某部位产生痛感或痛觉过敏，这种现象称为牵涉痛。牵涉痛的部位与病变的内脏在脊髓节段和神经元方面存在一定的解剖相关性，如胆囊疾病可出现右肩背部疼痛；心绞痛除心前区及胸骨后的疼痛外，还可出现左肩和左前臂内侧疼痛；隔下脓肿可在同侧肩胛区出现牵涉痛，等等。

（四）躯体痛

躯体痛（somatalgia）是指肌肉、肌腱、筋膜、关节等深部组织的疼痛，肌肉缺血是引起疼痛的主要原因。疼痛的敏感性因神经分布的差异性而有所区别，其中骨膜的痛觉最为敏感。

（五）神经痛

神经痛（neuralgia）由于神经受损所致的疼痛，表现为酸痛、剧烈灼痛。按病变的部位又可分为周围神经性痛和中枢神经性痛。

（六）假性痛

假性痛（phantom pain）指去除病变部位后仍感到相应部位疼痛，如截肢患者仍可感到已经不存在的肢体疼痛。

国际疼痛研究会提出了五轴疼痛分类法：根据疼痛的部位、系统、类型和特征、时间和强度、病因五个轴对疼痛进行综合分类。

三、病因与临床表现

（一）头痛及口腔颌面部疼痛

根据国际头痛疾患分类第二版（ICHD-Ⅱ，2004年），头痛可分为三类：①原发性头痛：包括偏头痛、紧张性头痛、丛集性头痛等；②继发性头痛：包括因头部或颈部创伤、血管疾患所致的头痛以及感染所致的头痛等；③颅神经痛与中枢性疾患有关的面部疼痛等。

1. 偏头痛（migraine）　偏头痛是一种发作性头痛，多为单侧，其特征性表现是波动性疼痛。一般为中度到重度疼痛，影响患者的日常活动，可伴有食欲减退、恶心、呕吐等，体力活动（如行走、爬楼梯）会加重头痛。

2. 紧张性头痛（tension-type headache）　一般表现为双侧头部束紧样或压迫样疼痛，程度多为轻到中度，日常活动不会加重头痛，可伴有厌食，一般不伴恶心成呕吐，其发生可能与心理应激有关系。

3. 丛集性头痛（cluster headache）　丛集性头痛是最严重的一种原发性头痛，急性起病，十多分钟头痛达高峰并可持续1小时或更长时间，头痛常局限于一侧。常见部位有眼眶、眶后、颞侧等，伴有同侧眼睛流泪、结膜充血，发作具有周期性，发作期患者烦躁、易怒甚至行为怪异。

4. 口腔颌面部疼痛　常见的有三叉神经痛、颅神经痛（如舌咽神经痛、枕神经痛等）、口腔或耳鼻病变所致的疼痛（如牙髓炎、牙周炎）、颞下颌关节紊乱综合征等。

（二）躯体痛

1. 骨关节痛　常见于外伤、感染以及自身免疫疾病所致的关节炎症和代谢性骨病等。骨关节炎是常见原因。疼痛特点为只在过度活动或使用关节后出现疼痛，休息后缓解；当出现滑膜炎时疼痛加重，并可出现休息痛；疼痛发作与气候相关。

2. 腰背痛

（1）慢性腰背痛：主要是由于不正确的姿势和老化所致，表现为腰骶部的隐痛或疲劳感，疼痛程度一般不重，抬举重物时可诱发。

（2）急性腰背痛：俗称“闪腰”，因急骤抬举重物或突然采取异常体位或腰部的直接外伤所致，一般疼痛剧烈，双侧对称出现或一侧更重，疼痛可放射至大腿后面，活动受限。

（3）腰椎间盘突出症：疼痛一般出现在后背、腰部及下肢，程度剧烈，咳嗽、上半身前屈或长时间立位可使疼痛加重，仰卧安静时疼痛减轻。

（4）坐骨神经痛：疼痛可为钝痛或电击样等各种疼痛，腰部疼痛较轻微，大腿和小腿部位疼痛更明显，疼痛多为持续性阵发加重，咳嗽可使疼痛加重，卧位安静时疼痛减轻。

（三）内脏痛

与支配内脏的交感和副交感神经中与疼痛相关的神经纤维兴奋有关，定位模糊，多为钝痛。当累及躯体感觉神经时，可出现牵涉痛。根据疼痛的部位可以分为胸部内脏痛、腹部内脏痛、分娩痛和盆腔疼痛。

1. 胸部内脏痛

（1）心源性胸痛：缺血性心脏病是最常见的原因，其疼痛特点为胸骨后、手掌大小、压榨样疼痛或闷痛，可放射到背部、左侧肩膀和左侧上肢内侧。当发生心肌梗死时，疼痛更为剧烈，含服硝酸甘油无法缓解。

（2）主动脉源性内脏痛：常见于主动脉夹层动脉瘤，其部位在胸、背部，疼痛特点为撕裂样剧烈疼痛。

（3）呼吸系统源性胸痛：肺炎累及胸膜出现胸膜炎是导致胸痛的常见原因，胸痛多位于单侧，随呼吸和咳嗽加重；肺动脉栓塞也可出现胸膜炎样疼痛，是其特征性表现之一。

（4）食管源性胸痛：典型表现为胸骨后或胸骨下发作性疼痛，呈烧灼样，多于进食后半小时至一小时发作，平卧位容易出现，口服抗酸剂或半卧位有助于缓解。此外，气胸、纵隔炎症、纵隔肿瘤等也可出现胸部内脏痛。

2. 腹部内脏痛　多由腹部脏器疾病引起，也可由腹腔外疾病及全身性疾病引起。按起病缓急与病程长短，临床上一般将腹痛分为急性腹痛（急腹症）与慢性腹痛。腹痛的病因复杂，常见的有：

（1）胃肠道疾病：消化性溃疡造成的腹痛多位于剑突下，呈饥饿样、烧灼样等多种性质，发作具有较为明显的周期性和规律性；出现穿孔时可出现刀割样疼痛，腹痛从上腹可逐渐蔓延至全腹，可出现板状腹、全腹压痛及反跳痛等腹膜炎征象；急慢性胃炎也可出现上腹痛，性质多样，可伴有恶心、呕吐和纳差。

（2）肝胆疾病：肝癌中晚期的患者，因肿瘤迅速增大压迫肝脏包膜，可出现位于右季肋部或剑突下的间歇性或持续性钝痛；肿瘤累及横膈膜时，疼痛可放射至右肩背部；急性胆囊炎、胆道结石和胆道蛔虫均可导致胆绞痛，其特点为中上腹或右上腹部剧烈疼痛，持续存在或阵发性加重，可放射到右肩背部；其中胆结石多为痉挛性腹痛并进行性加重；胆道蛔虫为“钻顶样”绞痛，伴大汗、辗转不安。

（3）胰腺疾病：急性胰腺炎所致的腹痛多有暴饮暴食、大量饮酒等诱因，表现为急性发作的右上腹剧烈疼痛，可放射到右肩部，疼痛的性质和程度与病情的严重程度有关，屈曲抱膝位有助于缓解腹痛；胰腺癌晚期也可出现腹痛，且是晚期最常见和严重的症状，表现为上腹部和脐上呈束带样的疼痛，仰卧位加重，弯腰、前倾坐位或侧卧位时减轻；当肿瘤侵犯到腹膜后神经组织可引起与体位相关的腰背痛。

（4）泌尿系统疾病：急性尿路梗阻导致输尿管扩张或输尿管结石嵌顿导致输尿管平滑肌强烈收缩痉挛可引发肾绞痛，典型表现为腰部和上腹部绞痛，程度剧烈，阵发性加重，可伴恶心、呕吐、血尿等；肾癌也可引腹痛，一般为腰部，为持续性钝痛，当肿瘤侵入神经或腰椎时可致剧烈疼痛；其他导致腹部疼痛的原因还有腹主动脉瘤、脊柱病变和功能性腹痛综合征等。

3. 分娩痛　分娩痛是分娩初期的最主要表现。第一产程的疼痛来自子宫收缩和宫颈扩张，属于内脏痛，疼痛为钝痛，定位模糊；第二产程和第三产程的疼痛来源于产道持续扩张或裂伤，定位于阴道和会阴部，为锐痛，属于躯体痛的范畴。

4. 盆腔痛　大多是由妇科疾病所致，根据发病的急缓与病程可分为急性盆腔痛和慢性盆腔痛，慢性盆腔痛是多数育龄妇女的常见症状。

四、问诊要点

（一）疼痛的临床特点

疼痛起病状况（急性或慢性）、部位、性质、程度、持续时间、加重或缓解因素、伴随症状等。

（二）病因和诱因

有无感染、高血压、动脉硬化、心绞痛、颅脑外伤、肿瘤、精神病、神经症等疼痛相关的疾病史，疼痛发生的诱因及缓解因素。

（三）伴随症状

有无发热、焦虑、剧烈呕吐（是否为喷射性呕吐）、头晕、眩晕、晕厥、出汗、视力障碍、精神异常、嗜睡、意识障碍等伴随症状。

（四）诊疗与护理经过

已接受的检查及其结果；是否使用镇痛药，药物名称、剂量、给药途径及止痛效果；有无采用其他疗法及其疗效。

（五）疼痛对患者的影响

有无活动受限、睡眠受影响、饮食营养障碍、焦虑恐惧情绪等。

五、疼痛程度评估方法

疼痛程度评估方法

六、相关护理诊断

1. 急性/慢性疼痛　与各种伤害性刺激作用于机体引起的不适有关。
2. 睡眠型态紊乱　与疼痛有关。
3. 恐惧/焦虑　与疼痛频繁发作、剧烈疼痛有关。

第三节　水肿

预习案例

患者，男，45岁，近半年感乏力，食欲下降，2个月前开始出现腹胀，曾在当地医院就诊，诊断为慢性肝炎，服用“护肝药”治疗，效果不佳，近1周来腹胀呈进行性加重，精神、睡眠差。体查：T 36.8℃，P 90次/分，R 26次/分，Bp 100/80 mmHg，腹膨隆，腹水征阳性。B超示肝脏缩小、腹腔大量积液。乙肝全套检查示“大三阳”。

思考

1. 什么是水肿？引起该患者腹水最有可能的原因是什么？
2. 该患者水肿的临床特点有哪些？
3. 该患者的评估要点有哪些？

水肿(edema)是指人体组织间隙有过多液体积聚引起组织肿胀的病理现象。体腔内液体积聚过多称为积液，包括胸腔积液、腹腔积液和心包积液等，是水肿的特殊形式。一般情况下，脑水肿、肺水肿等内脏器官的局部水肿不属于“水肿”范畴。

水肿分为全身性水肿和局限性水肿，当液体在体内组织间隙呈弥漫性分布时称为全身性水肿；液体积聚在局部间隙内时称为局部性水肿。若皮肤水肿部位受压后组织凹陷且平复缓慢称为凹陷性水肿；受压后无凹陷称为非凹陷性水肿。组织间隙内液体积聚量较少，体检不易发现，称为隐形水肿；当组织间隙内液体积聚量达到4 kg以上时，外观和指压凹陷明显，称为显性水肿。

一、发生机制

正常人体组织间隙液体的量通过机体内外液体交换保持相对恒定。各种疾病导致水肿的机制包括如下两类。

(一)血管内外液体交换失衡

在毛细血管动脉端，水分及小分子溶质从血管内流入间质，而在毛细血管静脉端，液体和溶质又从间质进入血管，还有一部分液体流入淋巴管，其恒定的维持有赖于毛细血管内静水压、组织液胶体渗透压、血浆胶体渗透压、组织内静水压，当这些维持血管内外液体交换平衡的因素发生障碍，引起组织间液生成过多或回吸收过少，即形成水肿。其原因有：①毛细血管滤过压增高，如右心衰竭；②毛细血管通透性增高，如局部炎症或过敏；③血浆胶体渗透压降低，如低蛋白血症、肾病综合征。

（二）钠水潴留失衡

肾脏对机体水和钠平衡的调节发挥重要作用，当有效血容量减少时，肾脏灌注减少，肾小球滤过率下降，肾小管重吸收增加，同时，激活肾素-血管紧张素-醛固酮系统，导致水钠潴留，从而引起水肿。

二、病因及临床表现

（一）全身性水肿

1. 心源性水肿（cardiac edema）　主要见于右心衰竭。水肿首先出现于身体下垂部位，为凹陷性、对称性水肿，常伴有颈静脉怒张、肝大、静脉压升高等体循环淤血表现，严重者可发生胸腔积液、腹腔积液及右心衰竭等。

2. 肾源性水肿（renal edema）　常见于各型肾炎和肾病。水肿的特点是疾病早期晨起时眼睑与颜面水肿，之后可发展为全身水肿。肾病综合征患者水肿显著，可伴胸腔积液、腹腔积液，常有尿常规改变以及高血压、肾损害的表现（表3-1）。

表3-1　心源性水肿与肾源性水肿的鉴别

鉴别点	肾源性水肿	心源性水肿
开始部位	从眼睑、颜面部开始而延及全身	从低垂部位开始，向上延及全身
发展快慢	发展常迅速	发展较缓慢
水肿性质	软而移动性大	比较坚实，移动性较小
伴随病征	伴有其他肾脏病征，如高血压、蛋白尿、血尿、管型尿、眼底改变等	伴有心功能不全病征，如心脏增大、心脏杂音、肝脏肿大、静脉压升高等

3. 肝源性水肿（Hepatic edema）　此类水肿的特点是以腹腔积液为主要表现，常见于失代偿期肝硬化。水肿可首先出现在踝部，逐渐向上蔓延、发展，头面部及上肢多无水肿，全身水肿较轻。

4. 营养不良性水肿（nutritional edema）　由于慢性消耗性疾病、长期营养缺乏、蛋白质丢失过多、重度烧伤等所致低蛋白血症而产生的水肿。其特点为水肿发生前多有消瘦、体重减轻等表现，水肿常从足部开始，逐渐向组织疏松处蔓延，然后扩展至全身。

5. 其他原因导致的全身性水肿　①黏液性水肿（mucous edema）：水肿为非凹陷性，以眼睑及下肢胫前较明显，由于组织液含蛋白量较高所致，常见于甲状腺功能减退者；②经前期紧张综合征：其特点为多于经前7~14天出现眼睑、踝部、手部轻度水肿，月经来潮后水肿逐渐消退；③特发性水肿(idiopathic edema)：其特点为水肿与体位有明显关系，主要在身体下垂部位，于直立或劳累后出现，休息后减轻或消失，其原因未明，主要见于育龄期妇女，立卧位水负荷试验有助于诊断；④药物性水肿：见于肾上腺糖皮质激素、雄激素、雌激素、胰岛素等引起的水钠潴留，停药后水肿常消退，主要表现为下肢或颜面部水肿。

(二)局部性水肿

因局部静脉或淋巴液回流受阻、毛细血管壁通透性增加所致。常见于局部炎症或过敏、肢体静脉血栓形成或栓塞性静脉炎、上腔或下腔静脉阻塞综合征、丝虫病所致象皮肿、过敏等。

三、评估要点

(一)水肿的临床表现特点

水肿发生的时间、首发部位及发展顺序，水肿的性质、程度，有无胸水、腹水征象，与活动和体位的关系，使其加重或减轻的因素等。

(二)病因与诱因

有无与水肿发生相关的疾病史或用药史，尤其是心、肝、肾及内分泌疾病病史。是否接受过肾上腺皮质激素、睾酮、雌激素以及其他药物等的治疗。

(三)诊断及治疗与护理经过

已接受的诊断性治疗及结果，重点询问每日钠水摄入情况及是否应用利尿药。应用利尿药者，应进一步询问所用利尿药物的名称、给药途径、剂量、疗效和不良反应。

(四)水肿对患者的影响

水肿对患者的影响主要包括体重变化、有无尿量减少、活动与运动功能的情况，以及有无皮肤溃疡和继发感染。严重全身水肿者有无血压升高、脉搏增快、活动后呼吸困难，大量胸腔积液、腹腔积液者有无活动受限、强迫坐位及呼吸困难。

四、相关护理诊断

1. *体液过多*　与右心衰竭/肾脏疾病所致的水钠潴留有关。

2. *皮肤完整性受损/有皮肤完整性受损的危险*　与水肿所致组织、细胞营养不良有关。

3. *活动无耐力*　与胸、腹腔积液所致呼吸困难有关；与心力衰竭所致容量负荷过重有关。

4. *潜在并发症*　急性肺水肿。

第四节 脱水

预习案例

患者，女，40 岁，大面积烧伤，长期禁食，每日通过静脉补液。目前出现四肢无力，小腿肌肉痉挛，皮肤弹性下降，黏膜干燥，24 小时尿量 300 mL。

思考

1. 该患者属于什么类型的脱水？其临床特点是什么？
2. 该患者的护理诊断有哪些？

脱水（dehydration）是指体液丢失致体液容量不足，从而引起细胞外液明显减少的现象。

一、发生机制

正常情况下，机体通过渗透压依赖性和容量-压力依赖性两个调节机制维持水出入量动态平衡，任何原因引起机体摄水量不足、水排出超过机体调节能力或水钠调节机制失调，即可出现体液容量不足，从而出现脱水的表现。体液容量减少时，常伴有血钠浓度的变化，血钠浓度是决定细胞外液渗透压的重要因素。临床上按血钠浓度和血浆渗透压的不同将脱水分为高渗性脱水、低渗性脱水和等渗性脱水。

（一）高渗性脱水（hypertonic dehydration）

失水多于失钠，细胞外容量减少，渗透压升高，促使抗利尿激素分泌增多，肾远曲小管和集合管对水的重吸收增强，引起少尿和尿比重增高（除尿崩症外），并刺激下丘脑口渴中枢引起口渴感。若循环血量明显减少，可使醛固酮分泌增多，导致钠潴留，血浆渗透压进一步升高，当细胞外液渗透压显著增高时，细胞内液转移到细胞外，造成细胞内脱水。由于汗腺细胞脱水、皮肤散热减少，因而严重脱水时可出现脱水热，此在婴幼儿较为突出。脑细胞脱水可引起谵妄、昏迷，甚至死亡。

（二）低渗性脱水（hypotonic dehydration）

失钠多于失水，细胞外液渗透压降低，抗利尿激素分泌减少，肾小管对水分的重吸收减少导致尿量增加、尿比重下降；同时，细胞外液向细胞内转移，致使细胞外液明显减少，易发生周围循环衰竭。重者细胞外水分向细胞内转移，可致脑细胞水肿。

（三）等渗性脱水（isotonic dehydration）

水和钠成比例地丧失，因丢失的主要是细胞外液，组织液和血浆均减少，但由于细胞内外渗透压相当，不出现水的细胞内外转移，因此，细胞内液变化不大，以细胞外液减少为主，出现血液浓缩，此时抗利尿激素和醛固酮分泌增加，肾脏对水、钠的重吸收加强，使细胞外液容量得到部分补充。患者可出现少尿，尿钠减少；若细胞外液容量严重减少，则可出现血压下降、休克，甚至肾衰竭；若等渗性脱水得不到及时治疗，经皮肤和呼吸道丢失低渗性液体，可转化为高渗性脱水；若处理不当，只补充水分而不补充钠，可转化为低渗性脱水。

二、病因

（一）高渗性脱水

高渗性脱水又称为低容量性高钠血症（hypovolemic hypernatremia），特点是失水多于失钠，血清钠浓度>150 mmol/L，血浆渗透压>310 mOsm/（kg・H_2O），细胞外液和细胞内液均减少，常见于以下两种情况。

1. 水摄入不足　多见于水源断绝、进食或饮水困难等情况，如昏迷患者补液不足、各种消化道疾病致咽水困难、脑部病变损害口渴中枢致渴感障碍不知喝水等。

2. 水丢失过多

（1）经胃肠道失水：严重呕吐或腹泻时，虽然丢失的是等渗或含钠量低的消化液，但若不及时处理，也可致失水多于失钠。

（2）经呼吸道失水：气管切开、喘息状态、过度通气（如癔病和代谢性酸中毒等）使呼吸道黏膜不感性蒸发加强，丢失不含任何电解质的水分。

（3）经皮肤失水：高温环境、高热、甲状腺功能亢进等可致大量出汗，经皮肤丢失大量低渗液体。

（4）经肾失水：尿崩症、糖尿病酮症酸中毒、大量渗透性利尿。

（二）低渗性脱水

低渗性脱水又称为低容量性低钠血症（hypovolemic Hyponatremia），特点是失钠多于失水，血清钠浓度<130 mmol/L，血浆渗透压<280 mOsm/（kg・H_2O），伴有细胞外液量的减少，常见于以下两种情况。

1. 等渗或高渗失水治疗过程中只补充水分　如反复呕吐、腹泻、肠瘘、胃肠减压等丧失大量含钠消化液；大面积烧伤后只补充水分。

2. 肾失水失钠过多　长期使用排钠利尿药；急性肾功能不全多尿期只补水而忽视补钠。

（三）等渗性脱水

特点是水与钠成比例的丧失，血容量减少，但血清钠浓度保持在130～145 mmol/L，血浆渗透压保持在280~310 mOsm/(kg·H_2O)，常见于以下情况。

1. 胃肠道失水过多　如急性腹泻、剧烈呕吐、胃肠引流术和肠瘘等。

2. 大面积烧伤

3. 反复大量放胸腔积液和腹腔积液

三、临床表现

(一)高渗性脱水

口渴明显，少尿、尿比重升高，血容量下降较轻，较少发生休克，重度脱水时，可出现脱水热、嗜睡、抽搐、昏迷。临床上按体重下降的程度将高渗性脱水分为轻度、中度、重度(表3-2)。

表3-2　高渗性脱水分级

脱水程度	缺水量占比体重	主要表现
轻度	2%~4%	疲乏、口渴、皮肤黏膜干燥、体位性低血压、尿量减少
中度	4%~6%	极度口渴、口舌干燥、烦躁、乏力、皮肤弹性差、眼窝凹陷、尿少、尿比重增高、心悸、血压下降
重度	>6%	除上述症状外，还可出现躁狂、幻觉、谵妄，甚至昏迷等脑功能障碍的表现

(二)低渗性脱水

血容量下降是其主要特点，患者一般不出现口渴。根据缺钠程度将低渗性脱水分为轻度、中度和重度(表3-3)。

表3-3　低渗性脱水分级

脱水程度	钠浓度	主要表现
轻度	<135 mmol/L	疲乏、头晕、手足麻木；尿量增多，尿中钠减少
中度	<130 mmol/L	除上述症状外，还伴恶心、呕吐、脉搏细速、视物模糊、血压不稳定或下降、脉压减小、浅静脉瘪陷、站立性晕倒；尿中几乎不含钠和氯
重度	<120 mmol/L	常发生休克，神志不清、木僵、昏迷或四肢痉挛性抽搐、腱反射减弱或消失

(三)等渗性脱水

轻症或早期患者无明显口渴感，但血容量不足的临床表现出现较早，早期有恶心、呕吐、畏食、口唇干燥、眼窝凹陷、皮肤弹性降低及少尿等症状。当短时间内体液丧失达体重的5%时，可出现心率加快、脉搏细速、血压不稳或降低、肢端湿冷等血容量不足的表现。体液继续丧失达到体重的6%~7%，此时已经表现出严重的休克，常伴有代谢性酸中毒，若主要丧失的体液为胃液，则可伴有代谢性碱中毒。

四、评估要点

（一）脱水的临床表现特点

主要包括起病情况、持续时间，皮肤弹性状态、眼窝凹陷与静脉充盈情况、意识状态、体重变化、出入液量情况等。

（二）病因与诱因

有无引起脱水的疾病史，如高热大量出汗、糖尿病酮症酸中毒、急性腹泻、剧烈呕吐等，是否存在高温等环境或治疗不当等。

（三）诊疗与护理经过

重点了解患者的血浆渗透压、血清电解质的检测结果以及补充液体的方式、剂量、成分、速度及其疗效等。

（四）脱水对患者的影响

重点评估患者有无血容量不足及意识障碍的表现。

五、相关护理诊断

1. 体液不足　与体液摄入不足或丢失过多有关。
2. 有受伤的危险　与意识障碍、低血压有关。

第五节　贫血

预习案例

患者，女，32岁，因头昏、乏力4个月伴皮肤青紫1周入院。患者近日来体重减轻、月经量过多。查体：贫血貌，睑结膜苍白，全身皮肤散布出血点，肝、脾、淋巴结不大。血象：WBC 2.6×10^9/L，Pt 26×10^9/L，Hb 56 g/L，N 43%。

思考

1. 该患者出现了什么症状？
2. 引起此患者该症状的原因有哪些？

贫血（anemia）是指单位容积外周血中血红蛋白浓度（hemoglobin concentration，Hb）、红细胞计数（erythrocyte count，RBC）和红细胞压积（packed cell volume，HCT）低于同年龄、同性别、同地区的正常值低限的一种常见的临床症状，由于我国幅员辽阔，正常值范围因地区、民族和性别等的不同而略有差异。国内常用的贫血诊断标准如表 3-4 所示。

贫血的实验室诊断标准

一、病因与发生机制

（一）红细胞生成不足

1. *骨髓造血干细胞与微环境异常*　某些化学、物理、感染和免疫等因素损伤造血干细胞和（或）造血微环境，可造成造血干细胞的分化、增殖发生障碍，导致外周全血细胞减少。

2. *造血原料不足或利用障碍*　造血原料是造血细胞增值、分化、代谢所必需的物质，如蛋白质、脂类、微量元素、维生素等，任何一种造血原料的不足或利用障碍都有可能导致红细胞生成减少。如缺铁性贫血、维生素 B_{12} 和叶酸缺乏所致的巨幼红细胞贫血。

3. *血红蛋白合成障碍*　在幼红细胞增殖过程中，细胞内的血红蛋白也逐渐合成，这有赖于一定的铁元素及其正常代谢、正常的珠蛋白合成以及卟啉代谢等。当上述任何一个环节出现障碍都可使周围循环中出现小细胞低色素性成熟红细胞，导致造血不良性贫血。

（二）红细胞破坏过多

红细胞的平均寿命约 120 天，红细胞本身的异常或缺陷均可导致红细胞的寿命缩短、破坏增加引起溶血，如遗传性球形红细胞增多症、葡萄糖-6-磷酸脱氢酶缺乏症。另外，机械性、化学性、物理性、感染及免疫性等因素亦可导致红细胞破坏加速，引起贫血。

（三）失血

机体短时间大量出血或长期慢性失血，当超过造血功能的代偿能力时，即可引起贫血。如血友病、原发性血小板减少性紫癜、外伤、肿瘤、消化道出血等。

二、临床表现

引起贫血的原因既可由造血器官疾病引起，也可继发于其他系统疾病。临床上所见的贫血既可由单一原因引起，也可同时由多种原因导致，但无论什么原因引起，贫血的临床表现都有共性，即由于贫血造成血液携氧能力减弱，使机体各系统功能异常，因而出现相应的症状与体征。

（一）一般表现

皮肤黏膜苍白是贫血最常见和最显著的客观体征，也是患者就诊的主要原因，以睑结膜、手掌大小鱼际及甲床颜色苍白比较可靠。早期常出现的症状为疲乏、困倦、头晕耳鸣、记忆力衰退和思想不集中等，均因机体缺氧所致；贫血严重时可有低热、皮肤干枯、毛发稀少而无光泽，甚至出现浮肿。

（二）神经系统

患者常出现头晕、困倦、头痛、耳鸣、眼花、失眠、记忆力下降以及注意力不集中等症状，严重贫血者可出现晕厥，老年人可出现神志模糊及精神异常的表现，儿童会出现智力发育低下。

（三）心血管系统

心悸为最突出的症状之一。轻度贫血无明显表现，仅活动后心悸、气短；中度贫血患者常表现为窦性心动过速、心输出量增多；严重贫血或原有冠心病患者，可出现心绞痛、心脏扩大、心力衰竭。体格检查可见心脏扩大、心尖部或心底部可听到柔和的收缩期吹风样杂音。

（四）消化系统

食欲减退、腹部胀气、恶心、便秘等为最多见的症状。除因贫血缺氧外，还可能与原发消化系统疾病有关。

（五）泌尿生殖系统

慢性重症贫血者可出现多尿、尿比重降低、轻度蛋白尿；急性重症贫血者可出现少尿、无尿。妇女患者中常有月经失调，如闭经或月经过多。在男女两性中，性欲减退均多见。

（六）呼吸系统

多见于中度以上贫血患者，主要表现为气急或不同程度的呼吸困难，大都是由于呼吸中枢低氧或高碳酸血症所致。

（七）其他

输入异型血引起急性溶血时，常出现严重腰背痛及四肢酸痛、头痛、呕吐、寒战、高热，甚至出现血红蛋白尿及黄疸；严重贫血者还可出现低热；伤口愈合缓慢者容易并发感染。

三、评估要点

(一)贫血的临床表现特点

贫血发生的时间、速度、贫血的严重程度、类型等。

(二)病因与诱因

有无家族遗传史，有无消化系统疾病，如消化性溃疡、胃癌、痔疮，有无寄生虫感染史，有无化学毒物、放射性物质、特殊药物接触史等。

(三)诊疗与护理经过

重点为确定贫血的类型、治疗效果，是否接受过输血以及相关贫血知识的宣教等。

(四)贫血对患者的影响

有无营养不良、体重减轻、疲乏、困倦，有无出血倾向等。

四、相关护理诊断

1. 活动无耐力　与贫血导致机体组织缺血缺氧有关。

2. 营养失调：低于机体需要量　与各种原因导致的造血物质摄入不足、消耗增加或丢失过多有关。

第六节　皮肤黏膜出血

预习案例

患者，女，35岁，月经量增多、牙龈出血伴头晕1年，双下肢有散在淤斑，肝脾未触及。血象：Hb 65 g/L，RBC 2.13×10^{12}/L，WBC 3.1×10^{9}/L，Pt 38×10^{9}/L，骨髓巨核细胞减少。

思考

1. 该患者最有可能的病因是什么？
2. 引起皮肤黏膜出血的常见疾病有哪些？
3. 该患者的问诊要点有哪些？

皮肤黏膜出血(mucocutaneous hemorrhage)是指机体由于止血与凝血功能障碍所引起的血液由毛细血管内进入皮肤或黏膜下组织，常以全身性或局限性皮肤黏膜自发性出血或受轻伤后出血不止为临床特征。此类出血不包括血管遭受损伤(如外伤、手术、溃疡、肿瘤坏死、曲张的静脉和血管瘤破裂等)破裂而发生的局部严重出血。

一、病因与发生机制

（一）血管壁功能异常

正常情况下，血管受损可引起血管壁内的平滑肌反射性收缩，减缓局部血流，同时，一些体液因子参与血管收缩，以利止血。当血管尤其是毛细血管存在缺陷或受损伤时，由于血管结构和功能异常而不能正常地收缩，发挥止血作用，可致皮肤、黏膜出血。常见于：①先天性血管壁缺陷，如遗传性出血性毛细血管扩张症、血管性假性血友病等；②相关获得性疾病，如过敏性紫癜、药物性紫癜、感染性紫癜、中毒性紫癜、维生素缺乏性紫癜、单纯性紫癜等。

（二）血小板异常

在止血过程中血小板起重要作用，当血管受损时，血小板黏附于血管损伤处暴露的内皮下组织，形成白色血栓阻塞伤口，同时，活化的血小板还释放出凝血因子，共同参与凝血过程和促进血块收缩。当血小板数量或功能异常时均可引起皮肤黏膜出血，常见于：①各种原发性和继发性血小板减少症，如血小板减少性紫癜、再生障碍性贫血、白血病；②血小板功能异常，如血小板无力症以及继发于尿毒症、肝病、异常球蛋白血症的血小板功能异常等。

（三）凝血因子缺乏或功能不足

血液凝固是一系列凝血因子按一定顺序激活，最终使纤维蛋白原转变为纤维蛋白的过程，分为凝血酶原激活物的形成、凝血酶形成、纤维蛋白形成三个基本步骤。在此过程中，任何一个凝血因子缺乏或功能不足均可引起凝血障碍，导致皮肤黏膜出血，常见于：①先天性凝血功能障碍，如血友病、凝血因子缺乏症、低凝血酶原血症等；②继发性凝血功能障碍，如维生素 K 缺乏症、严重肝脏疾病、尿毒症等。

（四）抗凝物质增多或纤维蛋白溶解亢进

异常蛋白血症、类肝素抗凝物质增多、抗凝药物使用过量以及纤维蛋白溶解功能过强等均可影响正常止血功能而致出血。

二、临床表现

按皮肤黏膜出血面积大小可分为出血点、紫癜、瘀斑、皮下血肿。

（一）出血点

直径不超过 2 mm 的皮肤、黏膜出血，大多如针头大小，又称瘀点，可见全身各部位，尤其是四肢和躯干下部。出血点通常不高于皮肤表面，按压不褪色。常见于血小板减少或功能异常。

（二）紫癜

直径3~5 mm的皮下出血，其特点与出血点基本相同，常见于血小板减少、血小板功能异常或血管壁缺陷。

（三）瘀斑

直径5 mm以上的皮下片状出血，一般不高出皮肤，常见于肢体易摩擦和磕碰的部位或针刺处，按压不褪色，初期呈暗红色或紫色，逐渐转为黄褐色、黄色或黄绿色，约两周左右可以被完全吸收，一般提示血管壁有缺陷和凝血障碍。大片瘀斑见于严重凝血障碍性疾病、纤维蛋白溶解亢进以及严重血小板减少或功能异常。

（四）皮下血肿

大片皮下出血伴皮肤明显隆起，常见于严重凝血障碍性疾病，如血友病。

三、评估要点

（一）皮肤黏膜出血的临床特点

包括出血时间、部位、范围及其特点，有无牙龈出血、鼻出血、便血、血尿、关节腔出血及内脏出血等。

（二）病因与诱因

出血发生的初发年龄、性别及家族史。是否有过敏史、感染史、外伤史、恶性肿瘤、休克及肝肾等病史。自幼出血提示先天性出血性疾病；成年后发病多为获得性因素所致。年轻女性反复出现下肢淤斑常见于单纯性紫癜。

（三）诊疗与护理经过

已接受的检查及其结果，已采用的治疗和护理措施，是否使用止血药物或其他药物，药物的名称、剂量、给药途径及疗效与不良反应等。

（四）伴随症状

（1）伴牙龈出血、黑便、月经过多者，多为血小板减少；
（2）伴组织肿胀、关节腔与内脏出血者，多为凝血功能障碍所致；
（3）伴有关节痛及腹痛、血尿者，见于过敏性紫癜；紫癜伴有黄疸见于肝脏病变；
（4）自幼有轻伤后出血不止，有关节肿痛和畸形者，见于血友病；
（5）伴有广泛性出血，如鼻出血、牙龈出血、血尿、黑便等，见于血小板减少性紫癜等。

（五）对患者的影响

有无皮肤破损及感染，评估患者是否出现焦虑、恐惧等情绪。

四、相关护理诊断

1. 有出血的危险　与血小板减少、凝血因子缺乏、血管壁异常有关。
2. 活动无耐力　与出血多所致血容量减少有关。
3. 皮肤完整性受损　与大片瘀斑导致皮肤的组织结构破坏有关。
4. 焦虑/恐惧　与皮肤黏膜出血所致情绪改变有关。
5. 知识缺乏　缺乏预防皮肤黏膜出血的相关知识。

微课：咳嗽、咳痰与呼吸困难

第七节　咳嗽与咳痰

预习案例

患者，男，23 岁，就诊前 2 天因淋雨受凉后，出现恶寒、发热，体温 39.3℃～40℃，并有右胸痛，放射到上腹痛，咳嗽或深呼吸时加剧，咳嗽，痰少，咳铁锈色痰，同时伴有气促，为明确诊断而急诊入院。

思考

1. 该患者咳嗽、咳痰的病因是什么？
2. 该患者的问诊重点是什么？

咳嗽（cough）和咳痰（expectoration）是临床常见的症状。咳嗽是呼吸道受刺激后引发的紧跟在短暂吸气后的一种保护性反射动作。痰是气管、支气管的分泌物或肺泡内的渗出液，通过咳嗽将其排出称为咳痰。

咳嗽是一种反射性防御动作。病理性分泌物和从外界进入呼吸道内的异物通过咳嗽动作能被有效地清除；但长期、频繁或剧烈地咳嗽对患者进食与休息造成影响，同时消耗体力而致人虚弱，甚至引起呼吸道出血、加重心肺负担、诱发自发性气胸，则属于病理状态。

一、发生机制

咳嗽是由于延髓咳嗽中枢受刺激引起。刺激来自耳、鼻、咽喉、支气管、胸膜等感受器，经迷走神经、舌咽神经和三叉神经的感觉纤维传入延髓咳嗽中枢，再沿喉下神经、膈神经及脊神经传出，分别引起咽肌、声门、膈肌及其他呼吸肌的运动，引起咳嗽动作。咳嗽的全过程首先是快速短促吸气，膈下降，声门关闭，随即呼吸肌、膈与腹肌快速收缩，使肺内压迅速升高，然后声门突然开放，肺内高压气流喷射而出，冲击声门裂隙而发生咳嗽动作与特别音响，呼吸道内分泌物或异物也随之排出。

咳痰是一种病态现象。正常支气管黏膜腺体和杯状细胞只分泌少量黏液，使呼吸道黏膜保持湿润。当呼吸道发生炎症时，黏膜充血、水肿，黏液分泌增多，毛细血管通透性增高，红细胞、白细胞、巨噬细胞、纤维蛋白等渗出物与黏液、吸入的尘埃等，一起混合成痰。在呼吸道感染和肺寄生虫病时，痰中可检出病原体。此外，在肺淤血和肺水肿时，因毛细血管通透性增高，肺泡和小支气管内有不同程度的浆液漏出，也会引起咳痰。

二、病因

(一)呼吸道疾病

从鼻咽部至小支气管整个呼吸道黏膜受到刺激时，均可引起咳嗽；肺泡内分泌物进入小支气管时也可引起咳嗽。病因为各种炎症、刺激性气体、异物、出血、肿瘤等，其中，呼吸道感染是引起咳嗽、咳痰最常见的病因。

(二)胸膜疾病

各种原因所致的胸膜炎、胸膜间皮瘤、自发性气胸、胸腔穿刺等。

(三)心血管疾病

二尖瓣狭窄或其他原因所致左心衰引起肺淤血肺水肿时，肺泡及支气管内有浆液性或血性漏出物，可引起咳嗽。右心或体循环静脉栓子脱落引起肺栓塞时也可引起咳嗽。

(四)中枢神经因素

大脑皮质发出冲动传至延髓咳嗽中枢，可随意引起咳嗽动作，在一定程度上亦可抑制咳嗽反射。常见中枢神经病变，如脑炎、脑膜炎累及延髓咳嗽中枢时，也可出现咳嗽。

(五)其他

包括习惯性及心理性咳嗽、药物因素引起的咳嗽、胃食管反流疾病所致的咳嗽等。

三、临床表现

(一)咳嗽的性质

1. 干性咳嗽　指咳嗽无痰或痰量甚少，常见于急性或慢性咽喉炎、急性支气管炎初期、胸膜炎、轻症肺结核、支气管异物、支气管肿瘤等。

2. 湿性咳嗽　咳嗽伴有咳痰，常见于慢性支气管炎、支气管扩张症、肺炎、肺脓肿、空洞型肺结核等。

(二)咳嗽的时间与规律

1. 突发性咳嗽　常见于吸入刺激性气体所致急性咽喉炎、气管与支气管异物。

2. 发作性咳嗽　见于支气管哮喘(变异性哮喘)、支气管内膜结核、百日咳等。

3. 长期慢性咳嗽　见于慢性支气管炎、支气管扩张、慢性肺脓肿、空洞型肺结核等。

4. 夜间咳嗽　常见于左心衰竭、肺结核，可能和夜间肺淤血加重及迷走神经兴奋性增高有关。

5. 清晨或改变体位时咳嗽　常见于慢性支气管炎、支气管扩张症、肺脓肿等。

（三）咳嗽的音色

1. 咳嗽声音嘶哑　多见于声带炎症或各种因素压迫喉返神经。

2. 鸡鸣样咳嗽　表现为阵发性连续剧咳伴有高调吸气回声，多见于百日咳、会厌、喉头疾患、气管受压。

3. 咳嗽声音低微或无声　可见于极度衰弱或声带麻痹的患者。

4. 金属音咳嗽　可由于纵隔肿瘤或支气管癌等直接压迫气管所致。

5. 呛咳　见于喉头水肿、狭窄、气管受压、咽喉肌肉麻痹等。

（四）痰的性状

1. 黏液性痰　痰液黏稠、无色透明或稍白，多见于急性支气管炎、支气管哮喘及肺炎球菌肺炎初期，也可见于慢性支气管炎、肺结核等。

2. 浆液性痰　痰液稀薄、多泡沫、细胞成分少，可见于肺水肿。

3. 脓性痰　质黏稠，含有脓细胞、坏死组织等，多见于化脓性细菌性下呼吸道感染。

4. 血性痰　痰中带血，见于各种原因导致呼吸道黏膜受损。

（五）痰的颜色

1. 铁锈色痰　为肺炎球菌肺炎、肺梗死的特征。

2. 绿色或黄绿色痰　提示铜绿假单孢菌感染。

3. 白色黏稠痰　痰液牵拉成丝且难以咳出，提示真菌感染。见于慢性支气管炎、支气管哮喘。

4. 粉红色泡沫痰　见于急性肺水肿。

（六）痰量与痰的气味

急性呼吸道炎症时痰量较少；支气管扩张、支气管胸膜瘘和肺脓肿等痰量较多，且排痰与体位有关。痰量多时静置后可出现分层现象：上层为泡沫，中层为浆液或浆液脓性，下层为坏死物质。恶臭痰提示有厌氧菌感染；如果日咳数百至上千毫升浆液泡沫痰，须考虑肺泡癌可能。

四、评估要点

（一）咳嗽与咳痰的临床特点

咳嗽的性质、出现和持续的时间、音色及其与体位、睡眠的关系；痰液的性质、颜色、气味、痰量、黏稠度及其与体位的关系；能否有效咳嗽和咳痰；对胸、腹部手术后剧烈、频繁咳嗽者要注意评估切口情况。

（二）病因与诱因

有无与咳嗽、咳痰相关的疾病史，有无导致咳嗽的用药史，有无吸烟史及粉尘接触史。

（三）伴随症状

1. 咳嗽与咳痰伴发热　多见于急性呼吸道感染、胸膜炎、肺结核等。

2. 咳嗽与咳痰伴胸痛　见于累及胸膜的疾病，如肺炎、胸膜炎、支气管肺癌、自发性气胸等。

3. 咳嗽与咳痰伴呼吸困难　见于喉头水肿、慢性阻塞性肺病、重症肺炎以及大量胸腔积液、气胸、肺水肿等。

4. 咳嗽与咳痰伴咯血　常见于肺结核、支气管扩张、肺脓肿、支气管肺癌及风湿性二尖瓣狭窄等。

5. 伴杵状指（趾）　主要见于支气管扩张、慢性肺脓肿、支气管肺癌等，也可见于部分先天性心脏病患者。

（四）诊疗及护理经过

已接受的检查及其结果，已采用的治疗或护理措施，是否服用过止咳、祛痰药，药物的名称、剂量、疗效，有无采取促进排痰的护理措施及其疗效。

（五）咳嗽、咳痰对患者的影响

长期剧烈咳嗽者有无睡眠、活动与运动功能的改变；有无食欲减退、体重下降等改变；有无因长期、反复慢性咳嗽导致焦虑、抑郁等负性情绪。

五、相关护理诊断

1. 清理呼吸道无效　与痰液黏稠有关，与极度衰竭、无力咳嗽有关，与胸腹部手术后引起的无效咳嗽有关。

2. 活动无耐力　与长期频繁咳嗽或机体组织缺氧有关。

3. 睡眠形态紊乱　与夜间频繁咳嗽有关。

4. 营养失调：低于机体需要量　与长期频繁咳嗽所致能量消耗增加、营养摄入不足有关。

5. 潜在并发症　自发性气胸。

第八节　咯血

预习案例

患者，男，23岁，反复咳嗽，咳大量脓痰伴咯血15年，加重2天入院。15年前患者患荨麻疹后咳嗽迁延不愈，常伴黄色脓痰，每日40~50 mL，夜间体位变动或清晨起床后症状加重，间有咯血。曾到当地医院就诊，经抗生素治疗后症状好转，此后症状反复发作，多以劳累、受凉为诱因，自服抗生素可缓解，2天前淋雨后症状加重，痰量增多，每日150~200 mL，伴臭味，咯血量约每日500 mL，患者十分恐惧，担心咯血危及生命，尽量忍住咳嗽。

思考

1. 什么是咯血？
2. 该患者最有可能的病因是什么？
3. 该患者最有可能的并发症是什么？

咯血(hemoptysis)是指喉及喉部以下的呼吸道及肺部出血经口腔排出者，咯血前常有喉部痒感，血液随咳嗽而咯出。少量咯血可表现为痰中带血，大咯血时血液从口鼻涌出，若血块阻塞呼吸道引起患者窒息则立即危及生命。

一、病因与发生机制

咯血的病因很多，主要以呼吸系统和循环系统疾病为主。

(一)呼吸系统疾病

1. 支气管疾病

常见的有支气管扩张、支气管肺癌、支气管内膜结核和慢性支气管炎等。出血机制主要因炎症、肿瘤等损害支气管黏膜，使毛细血管通透性增高或黏膜下血管破裂所致。

2. 肺部疾病

常见的有肺结核、肺炎链球菌肺炎、肺脓肿等；肺结核为我国最常见的咯血病因，较少见的有肺梗死、恶性肿瘤转移、肺吸虫病等，其中多为浸润型、空洞型肺结核和干酪样肺炎。其出血机制为结核病变使毛细血管渗透性增高，血液渗出，表现痰中带血丝或小血块；若病变侵蚀小血管，使其破溃则引起中等量咯血；若空洞壁肺动脉分支形成的小动脉瘤破裂或继发结核性支气管扩张形成的小动静脉瘘破裂，则引起大量咯血，可危及生命。

（二）心血管疾病

较常见的是风湿性心脏病二尖瓣狭窄所致的咯血，其次为原发性肺动脉高压症、肺栓塞、肺血管炎等。某些先天性心脏病，如房间隔缺损、动脉导管未闭引起肺动脉高压时，也可发生咯血。发生机制多因肺瘀血导致肺泡壁或支气管内膜毛细血管破裂或支气管黏膜下层支气管静脉曲张破裂所致。

（三）其他

1. 血液系统疾病　如血小板减少性紫癜、白血病、血友病等。
2. 某些急性传染病　如肺出血型钩端螺旋体病、流行性出血热等。
3. 风湿性疾病　如结节性多动脉炎、系统性红斑狼疮等。
4. 其他　气管、支气管子宫内膜异位症等均可引起咯血。

二、临床表现

（一）年龄

青壮年咯血常见于肺结核、支气管扩张症、二尖瓣狭窄等；40 岁以上有长期吸烟史者咯血常见于支气管肺癌。

（二）咯血量

1. 小量咯血　仅表现为痰中带血丝，每日咯血量在 100 mL 内，仅表现为痰中带血。
2. 中等量咯血　每日咯血量在 100~500 mL，咯血前多有喉部痒感、胸闷、咳嗽等先兆症状，咯血颜色多为鲜红色，伴有泡沫或痰，呈碱性。
3. 大量咯血　每日咯血量超过 500 mL 或一次咯血 100 mL 以上。常见于空洞型肺结核、支气管扩张和肺脓肿。

（三）咯血的颜色与性状

咳血颜色鲜红色者多因肺结核、支气管扩张症、肺脓肿等所致；二尖瓣狭窄咯血多为暗红色；铁锈色血痰多为典型肺炎球菌肺炎；砖红色胶冻样痰见于肺炎克雷伯杆菌肺炎；咯粉红色泡沫痰为急性左心衰竭所致肺水肿的表现；肺梗死引起咯血为黏稠暗红色血痰。

（四）并发症

大量咯血者因血液在支气管内滞留或失血，可产生各种并发症。

1. 窒息　为咯血直接致死的重要原因，大量咯血时血块可堵塞气道，表现为烦躁、神色紧张、惊恐、挣扎坐起、胸闷气急、颜面青紫，重者出现意识障碍。
2. 肺不张　多因血块堵塞支气管所致，表现为咯血后出现呼吸困难、胸闷、气急、发绀、呼吸音减弱或消失。

3. 继发感染　咯血后因血液滞留于支气管所致，表现为咯血后发热、持续不退，咳嗽加剧，伴局部干湿啰音。

4. 失血性休克　大量咯血致有效循环血量锐减，表现为咯血后出现脉搏增快、血压下降、四肢湿冷、烦躁不安、少尿等。

三、评估要点

(一) 咳血的特点

1. 确定是否咯血　少量咯血需要与鼻咽部出血、口腔出血相区别，鼻出血多自鼻孔流出，常在鼻中隔中下方发现出血灶；鼻腔后部出血，患者因血流自后鼻孔沿软腭与咽后壁下流而有咽部异物感。大量咯血须与呕血鉴别(表 3-4)。

表 3-4　咯血与呕血的鉴别

	咯血	呕血
病因	肺结核、支气管扩张、肺癌、心脏疾病等	消化性溃疡、肝硬化、急性胃黏膜病变等
出血前症状	喉部痒感、胸闷、咳嗽等	上腹不适、恶心、呕吐等
出血方式	咯出	呕出，可为喷射状
出血颜色	鲜红色	棕黑色或暗红色，有时鲜红色
血内混有物	泡沫、痰液	食物残渣、胃液
黑便	无(咽下血液时可有)	有，在呕血停止后仍持续数日
酸碱反应	碱性	酸性
出血后痰的性状	常有痰中带血	无痰

2. 咯血的颜色、性状和持续时间

3. 咯血量的评估　咯血量的多少与疾病严重程度不完全一致。

(二) 病因与诱因

有无与咯血相关的病史或诱发因素，起病的缓急，有无职业粉尘接触史、吸烟史等。

(三) 伴随症状

1. 咯血伴发热、胸痛、咳嗽、咳痰　多见于肺结核、肺炎、肺脓肿等。

2. 咯血伴呛咳　可见于支气管肺癌、支原体肺炎等。

3. 咯血伴皮肤黏膜出血　可见于血液病、钩端螺旋体病、流行性出血热等。

4. 咳血伴慢性咳嗽、脓痰　多见于支气管扩张症、肺脓肿、空洞型肺结核继发细菌感染等。

5. 咯血伴黄疸　须注意钩端螺旋体病、肺炎球菌肺炎、肺栓塞等。

(四)诊疗及护理经过

是否使用过止血药物，药物的名称、剂量及疗效，有无采取其他止血措施及其疗效。

(五)咯血对患者的影响

有无焦虑、恐惧等反应；大量咯血者有无窒息、继发感染、肺不张、失血性休克等并发症。

四、相关护理诊断

1. 焦虑/恐惧　与咳血不止/大量咳血有关。
2. 潜在并发症　窒息；肺不张；肺部继发感染；失血性休克。

第九节　呼吸困难

预习案例

患者，男，68岁，患慢性阻塞性肺疾病10年。5天前受凉后出现寒颤、咳嗽、咳痰，不伴发热，自行口服"感冒药"2片，症状无缓解，3天前因感气短，呼吸费力，平地行走缓慢，随即来院就诊。查体：T 37.5℃，P 116次/分，R 34次/分，BP 110/70 mmHg，鼻翼煽动，口唇发绀，桶装胸，双肺呼吸音粗，可闻及散在干湿啰音。

思考

1. 什么是呼吸困难？呼吸困难的病因有哪些？
2. 该患者呼吸困难的临床特点是什么？
3. 该患者的评估重点有哪些？

呼吸困难(dyspnea)是指患者主观上感到空气不足、呼吸费力，客观上表现为用力呼吸，重者出现张口抬肩、鼻翼扇动、发绀、端坐呼吸，辅助呼吸肌也参与呼吸活动，并有呼吸频率、节律与深度的异常改变。

一、病因

(一)呼吸系统疾病

1. 呼吸道梗阻　如喉与气管的炎症、水肿、肿瘤或异物所致的上呼吸道狭窄或梗阻；支气管哮喘、慢性阻塞性肺气肿所致下呼吸道痉挛或狭窄。

2. 肺部疾病　如肺炎链球菌肺炎、肺淤血、肺水肿、肺不张、肺栓塞等。

3. 胸廓及胸壁腔疾病　如严重胸廓脊柱畸形、气胸、大量胸腔积液和胸廓外伤等。

4. 神经肌肉疾病　如脊髓灰质炎病变累及颈髓、急性多发性神经根炎和重症肌无力累及呼吸肌、药物导致呼吸肌麻痹等。

5. 膈肌运动障碍　如膈麻痹、大量腹水、腹腔巨大肿瘤、胃扩张和妊娠末期等。

(二) 心血管系统

各种原因所致的心力衰竭、心包压塞、肺栓塞和原发性肺动脉高压等。左心衰竭和右心衰竭均可导致呼吸困难，其中以左心衰竭时的呼吸困难更为严重和明显。

(三) 中毒

如尿毒症、糖尿病酮症酸中毒、吗啡及巴比妥类药物中毒、亚硝酸盐中毒、有机磷中毒和一氧化碳中毒等。

(四) 血液病

如重度贫血、高铁血红蛋白症、大出血和休克等。

(五) 神经精神因素

器质性颅脑疾病，如脑出血、脑肿瘤、脑外伤、脑炎、脑膜脑炎等所致呼吸中枢功能障碍；精神或心理因素所致呼吸困难，常见于癔病等。

二、发生机制及临床表现

(一) 肺源性呼吸困难

主要是呼吸系统疾病引起的肺通气、换气功能障碍，导致缺氧和(或)二氧化碳潴留引起呼吸困难。按临床表现常分为三种类型：

1. 吸气性呼吸困难　特点为吸气显著困难，重者因呼吸肌极度用力，吸气时胸腔负压增加，使胸骨上窝、锁骨上窝、肋间隙明显凹陷，称为三凹征(three depressions sign)，常伴有频繁干咳及高调的吸气性喉鸣，见于各种原因引起的喉、气管、大支气管的狭窄与梗阻。

2. 呼气性呼气困难　特点为呼气显著费力，呼气时间延长而缓慢，常伴有广泛呼气期哮鸣音，主要是由于肺组织弹性减弱及小支气管痉挛或狭窄所致，常见于支气管哮喘、喘息型慢性支气管炎、慢性阻塞性肺气肿等。

3. 混合性呼吸困难　特点为吸气与呼气均感费力，呼吸浅而快，常伴有呼吸音减弱或消失，可有病理性呼吸音，主要是由于肺部广泛病变，呼吸面积减少导致换气功能障碍所致，常见于重症肺炎、重症肺结核、大面积肺不张、肺梗死、大量胸腔积液和气胸等。

（二）心源性呼吸困难

主要由左心和（或）右心衰竭引起，以左心衰竭引起的呼吸困难更常见且严重。心力衰竭引起的呼吸困难，临床上主要有三种表现形式。

1. 劳力性呼吸困难　在体力活动时出现或加重，休息时减轻或缓解。

2. 端坐呼吸　常表现为平卧时加重，端坐位时减轻，故被迫采取端坐位或半卧位，以减轻呼吸困难。

3. 夜间阵发性呼吸困难　急性左心衰竭时，夜间入睡后突感到胸闷气急而被憋醒，被迫坐起喘气和咳嗽，轻者数十分钟后症状逐渐消失，重者表现为端坐呼吸、面色青紫、大汗、有哮鸣声，咳浆液性粉红色泡沫样痰，两肺底较多湿啰音，心率增快，可出现奔马律。此种呼吸又称为心源性哮喘（cardiac asthma），须与支气管哮喘相鉴别（表3-5）。

表3-5　心源性哮喘与支气管哮喘的鉴别

	心源性哮喘	支气管哮喘
病史	心脏病史	过敏史
年龄	中老年多见	青少年多见
诱因	劳累、激动、感染等	接触过敏原
症状	夜间突然发作，咳粉红色泡沫痰，坐起后症状可减轻	反复发作呼气性呼吸困难，春秋季多发
体征	心脏病体征，双肺底湿啰音及两肺哮鸣音，可有奔马律	双肺满布哮鸣音
X线检查	心脏增大、肺淤血	可有肺气肿征象或肺纹理增多
治疗	强心、利尿、扩血管	肾上腺糖皮质激素、支气管扩张药

右心衰竭严重时可引起呼吸困难，但程度较轻，主要是由于体循环瘀血、肝脏肿大、胸水、腹水使呼吸运动受限，右心房与上腔静脉压增高及酸性代谢产物增多，从而兴奋呼吸中枢所致。

（三）中毒性呼吸困难

1. 代谢性酸中毒　血中酸性代谢产物增多，强烈刺激呼吸中枢，增加肺泡通气排出CO_2，表现为深大而规则的呼吸，可伴有鼾声，称为库斯莫尔（Kussmaul）呼吸，亦称酸中毒大呼吸。

2. 药物中毒　吗啡、巴比妥类、有机磷农药中毒引起呼吸中枢抑制、呼吸道痉挛及分泌物增加等，致呼吸减慢、变浅伴呼吸节律异常，如潮式呼吸或间停呼吸。

3. 急性感染　急性感染引起高热时，由于机体代谢增加、体温增高及毒性代谢产物刺激呼吸中枢，使呼吸加深加快。

4. 其他　如一氧化碳中毒时，CO与血红蛋白结合成碳氧血红蛋白；亚硝酸盐和苯胺类中毒，使血红蛋白转变为高铁血红蛋白。碳氧血红蛋白和高铁血红蛋白均可使血红蛋白失去携氧能力导致组织缺氧而产生呼吸困难。氰化物(包括含氰化物较多的苦杏仁、木薯)中毒时，氰抑制细胞色素氧化酶的活性，影响细胞的呼吸作用，导致组织缺氧，引起呼吸加快。

(四)血源性呼吸困难

重度贫血时，因红细胞携氧量减少，血氧含量降低所致，表现为呼吸浅快，心率增快；大出血和休克时，呼吸加速，则与缺血和血压下降刺激呼吸中枢有关。

(五)神经精神性呼吸困难

重症颅脑疾病时，由于呼吸中枢受增高的颅内压和供血减少的刺激，呼吸变慢变深，常伴有呼吸节律的异常，如呼吸遏止(吸气突然停止)、双吸气(抽泣样呼吸)等。癔症患者由于精神或心理因素的影响可有发作性呼吸困难，其特点为呼吸频数而表浅，伴有叹息样呼吸，可因过度换气导致呼吸性碱中毒出现口周、肢体麻木和手足搐搦。

呼吸困难患者由于能量消耗增加及缺氧，可出现活动耐力下降，日常生活受到不同程度的影响，严重者生活不能自理，甚至无法正常与他人交谈。临床上常以完成日常生活情况评定呼吸困难的程度：①轻度，可在平地行走，登高及上楼时气促，中度或重度体力活动后出现呼吸困难；②中度，平地慢步行走需中途休息，轻体力活动时出现呼吸困难，完成日常生活需他人帮助；③重度，洗脸、穿衣，甚至休息时也感到呼吸困难，日常生活完全依赖他人帮助。

三、评估要点

(一)呼吸困难的临床特点

起病的时间和急缓；呼吸困难的频率、深度与节律；呼吸困难的类型；加重和缓解的因素。

(二)病因与诱因

有无与呼吸困难相关的疾病史及诱发因素；有无相关药物、毒物摄入及外伤史。

(三)伴随症状

1. 呼吸困难伴发热　见于呼吸系统感染性疾病。

2. 呼吸困难伴胸痛　见于肺炎链球菌肺炎、自发性气胸、支气管肺癌、急性心肌梗死等。

3. 呼吸困难伴粉红色泡沫样痰　见于急性肺水肿。

4. 呼吸困难伴大量咯血　常见于肺结核、支气管扩张。

(四)诊疗及护理经过

是否使用氧疗，氧疗浓度、流量及其疗效等。

(五)呼吸困难对患者的影响

有无发绀、日常生活受限；有无语言障碍、意识障碍等改变；有无焦虑、恐惧等负性情绪。

四、相关护理诊断

1. 低效性呼吸形态　与上呼吸道梗阻有关和心肺功能不全有关。

2. 活动无耐力　与呼吸困难所致能量消耗增加和缺氧有关。

3. 气体交换障碍　与心肺功能不全、肺部感染等引起的有效肺组织减少、肺弹性减退有关。

4. 自理能力缺陷　与呼吸困难有关。

第十节　发绀

预习案例

患儿，女，出生仅5小时，无明显原因出现四肢、颜面及躯干皮肤发绀，口腔黏膜亦有青紫，经保温箱保温，发绀未减轻。一般情况尚好，心前区可闻及杂音。

思考

1. 该患者发绀的原因是什么？

2. 该患者的评估重点有哪些？

发绀(cyanosis)亦称紫绀，是指血液中脱氧血红蛋白(旧称还原血红蛋白)增多，使皮肤与黏膜呈青紫色的表现。广义的发绀也包括少数由于异常血红蛋白衍生物(高铁血红蛋白、硫化血红蛋白)所致的皮肤黏膜青紫现象。发绀在皮肤较薄、色素较少和毛细血管丰富的部位，如口唇、鼻尖、颊部、甲床等处较易观察到。

一、发生机制

(一)血液中脱氧血红蛋白增多

发绀是由于血液中脱氧血红蛋白绝对含量增多所致。当毛细血管内的脱氧血红蛋白量超过50 g/L，机体表现为缺氧时，皮肤黏膜即可出现发绀。脱氧血红蛋白浓度可用血氧的未饱和度来表示，正常动脉血氧未饱和度为5%，静脉内血氧未饱和度为30%，毛细血管中的血氧未饱和度约为前二者的平均数。脱氧血红蛋白浓度为50 g/L时，提示已有1/3血红蛋白未结合氧。当动脉血氧饱和度(SaO_2)<85%时，口腔黏膜及舌面可见明显发绀，SaO_2<66%时，相应的动脉血氧分压(PaO_2)已降低至34 mmHgd的危险水平。

但有时患者动脉血氧饱和度不一定下降，如在真性红细胞增多症时，血氧含量虽正常，亦会有发绀出现；相反，重度贫血（血红蛋白<60 g/L）患者，即使血氧含量明显降低，亦难显示发绀。可见临床所见发绀，并不能完全反映动脉血氧含量下降情况。

（二）血液中含有异常血红蛋白衍生物

当血中高铁血红蛋白含量达30g/L或硫化血红蛋白含量达5g/L时，使部分血红蛋白丧失携氧能力，即可出现发绀。

二、病因与临床表现

（一）血液中脱氧血红蛋白增多（真性发绀）

1. 中心性发绀　发绀的特点是全身性的，除四肢与颜面外，亦见于黏膜与躯干的皮肤，但受累部位皮肤温暖，原因多由心、肺疾病导致呼吸功能衰竭、肺通气与换气功能障碍，引起 SaO_2 降低所致。包括：①肺性发绀：由于呼吸功能衰竭，通气或换气功能障碍，肺氧合作用不足，致体循环血液中还原血红蛋白含量增多而出现发绀，常见于各种严重呼吸系统疾病，如呼吸道阻塞、肺炎、阻塞性肺气肿、肺间质纤维化、肺淤血、肺水肿和胸膜疾病等；②心性混血性发绀：由于心脏及大血管之间存在异常通道，导致体循环动脉血与静脉血相混合，使部分静脉血未通过肺进行氧合作用而混入体循环动脉血中，如分流量超过心输出量的1/3时，即可引起发绀，常见于发绀型先天性心脏病，如Fallot四联症、Eisenmenger综合征等。

2. 周围性发绀　发绀是由于周围循环血流障碍所致。发绀特点是常见于肢体末梢与下垂部位，如肢端、耳垂与鼻尖，这些部位的皮肤温度低，若给予加温或按摩，可使皮肤温暖，发绀可消退。这一特点有助于与中心性发绀相鉴别。周围性发绀可分为：①淤血性周围性发绀。因体循环淤血、周围血流缓慢，氧在组织中消耗过多所致，如右心衰竭、缩窄性心包炎、局部静脉病变（血栓性静脉炎、上腔静脉阻塞综合征、下肢静脉曲张）等。②缺血性周围性发绀。由于周围循环血容量不足，血流缓慢，组织缺氧，致皮肤黏膜呈青紫色，常见于严重休克及局部血液循环障碍，如血栓闭塞性脉管炎、雷诺（Raynaud）病、肢端发绀症、寒冷等。

3. 混合性发绀　中心性发绀与周围性发绀并存，见于全心衰竭、上述心肺疾病合并周围循环衰竭者。

（二）血液中含有异常血红蛋白衍生物

1. 高铁血红蛋白血症　当血中高铁血红蛋白含量达30 g/L时，即可出现发绀，此种情况可由亚硝酸盐、苯胺、磺胺类等中毒引起。发绀特点是急骤出现，抽出的静脉血为深棕色，经过氧疗青紫不减，静脉注射亚甲蓝溶液或大剂量维生素C均可使青紫消退，分光镜检查可证明血中高铁血红蛋白的存在。由于食用含有大量硝酸盐的变质蔬菜或腌菜后而导致的高铁血红蛋白血症，称为肠原性发绀。

2. 硫化血红蛋白血症　凡能引起高铁血红蛋白血症的药物或化学物质，也能引起硫化血红蛋白血症，但先决条件是患者须同时有便秘或服用含硫药物在肠内形成大量硫化氢，作用于血红蛋白，而生成硫化血红蛋白，当血中含量达5 g/L时，即可出现发绀。发绀的特点是持续时间长，可达数月，患者血液呈蓝褐色，分光镜检查可确定硫化血红蛋白的存在。

三、评估要点

（一）发绀的临床特点

发绀的发病年龄、起病缓急、持续时间、部位、严重程度，加重或缓解的因素及伴随症状。

（二）病因与诱因

有无与发绀相关的呼吸系统疾病、心血管疾病，有无摄入与发绀相关的药物、化学物品、变质蔬菜或腌菜。

（三）伴随症状

1. 发绀伴呼吸困难　常见于重症心、肺功能不全，急性呼吸道梗阻，气胸等。

2. 发绀伴杵状指（趾）　提示病程较长，主要见于发绀型先天性心脏病及某些慢性阻塞性肺疾病。

3. 发绀伴衰竭表现及意识障碍　常见于某些药物或化学物质急性中毒、休克、急性肺部感染、急性心功能不全等。

4. 发绀伴蹲踞　为法洛四联症的典型表现。

（四）诊疗及护理经过

已接受的检查及其结果，已采用的治疗或护理措施，包括使用药物的名称、剂量、给药途径及疗效，是否使用氧气疗法及其疗效。

（五）发绀对患者的影响

有无呼吸困难、日常活动受限等；有无焦虑、恐惧等负性情绪；有无神经系统症状。

四、相关护理诊断

1. 活动无耐力　与肺功能不全所致低氧血症有关。

2. 气体交换障碍　与心功能不全所致肺淤血有关；与肺部疾病所致氧合作用不足有关。

3. 低效型呼吸型态　与呼吸系统疾病所致肺泡通气、换气、弥散功能障碍有关。

4. 焦虑/恐惧　与缺氧所致呼吸困难有关。

第十一节 心悸

微课：心悸、恶心与呕吐、腹痛

预习案例

患者，男，58岁，反复活动后胸闷、心悸、气促6个月。高血压病史2年，血压最高156/90 mmHg，不规律治疗，血压控制欠佳。吸烟20年，10支/天。

思考

1. 什么是心悸？常见的心悸病因有哪些？

2. 心悸发作时会引发患者出现哪些生理、心理及社会层面的反应？

心悸(palpitation)是一种自觉心脏跳动的不适感或心慌感。心率可加快或减慢，也可有心律失常。通常当心率加快时患者感到心脏跳动不适，心率缓慢时则感到搏动有力。但部分患者心率和心律正常亦可出现心悸，心悸既可以是病理性的，也可以是生理性的。

一、发生机制

心悸发生机制尚未完全清楚，一般认为心脏活动过度是心悸发生的基础，常与心率、心律及心搏出量改变有关。当心动过速时，舒张期缩短，心室充盈量减少，收缩期心室内压力上升速率增快，使心室肌与心瓣膜的紧张度突然增加而引起心悸。心动过缓时，舒张期延长，心室充盈量增加，心室内压力升高缓慢，也可引起心悸。心律失常如过早搏动，在一个较长的代偿期之后的心室收缩往往强而有力，会出现心悸。引起的心悸与心律失常出现快慢及存在时间的长短有关，如突然发生的阵发性心动过速，心悸较明显；而在慢性心律失常，如永久性心房颤动可因逐渐适应而无明显的心悸感。心悸多与心脏疾病有关，但不能完全等同，出现心悸不一定是心脏疾病，反之，心脏病患者也可不发生心悸。若心脏本身无器质性病变，心悸的发生常与精神因素有关，焦虑、紧张及注意力集中时易于出现。

二、病因

(一)心脏搏动增强

心脏收缩力增强引起的心悸，可为生理性或病理性。

1. 生理性心悸　常见于健康人在剧烈运动或精神过度紧张时；大量吸烟、饮酒、浓茶或咖啡后；妊娠；或应用某些药物，如肾上腺素、麻黄素、咖啡因、阿托品、甲状腺素片等。但生理性心悸历时较短，并可伴胸闷等其他不适，一般不影响正常生活。

2. 病理性心悸

(1)心室肥大：高血压性心脏病、主动脉瓣关闭不全或二尖瓣关闭不全等引起的左心室肥大，心脏收缩力增强，可引起心悸。动脉导管未闭、室间隔缺损因分流而进入相应心室的血液增多，增加心脏的前负荷，也可引起心悸。

(2)心脏搏出量增加：高热或甲状腺功能亢进时，基础代谢与交感神经兴奋性增高，机体耗氧增加，导致心率加快、心搏量增加引起心悸。贫血，特别是急性失血性贫血时，血液携氧量减少，器官及组织缺氧，机体为保证氧的供应，通过加快心率，增加搏出量来代偿，故引起心悸。此外，低血糖症、嗜铬细胞瘤引起的肾上腺素分泌增多，也可发生心悸。

(二)心律失常

1. 心动过速　各种原因引起的窦性心动过速、阵发性室上性或室性心动过速等，均可发生心悸。

2. 心动过缓　高度房室传导阻滞(Ⅱ度、Ⅲ度房室传导阻滞)、窦性心动过缓或病态窦房结综合征，由于心率缓慢，舒张期延长，心室充盈度增加，心搏强而有力，引起心悸，尤其在心率突然变慢时感觉更明显。

3. 其他心律失常　期前收缩、心房扑动或颤动等，由于心脏跳动不规则或有一段间歇，使患者感到心悸，甚至有停跳感觉。

(三)心力衰竭

各种原因引起的心力衰竭均可出现心悸。

(四)自主神经功能紊乱

如心脏神经症、β-肾上腺素能受体功能亢进综合征以及更年期综合征。

三、临床表现

生理性心悸发作时，持续时间较短，稍影响工作、学习、休息及其他日常生活，但一般无危险性。病理性心悸持续时间长或反复发作，由严重心律失常导致者可伴有血压降低、脉搏细数、大汗、意识障碍等，甚至引起猝死。

四、评估要点

(一)心悸的临床特点

心悸的起病情况、持续时间、发作频率、性质及程度、有无加重或减轻的因素。

(二)病因与诱因

有无与心悸发生有关的疾病病史，有无吸烟、饮酒、饮咖啡、精神受刺激等诱发因素。

（三）伴随症状

1. 伴心前区疼痛　见于冠状动脉粥样硬化性心脏病、心肌炎、心包炎，亦可见于心脏神经症等。

2. 伴晕厥或抽搐　见于高度房室传导阻滞、心室颤动、阵发性室性心动过速、病态窦房结综合征等。

3. 伴发热　见于急性传染病、风湿热、心肌炎、心包炎、感染性心内膜炎等。

4. 伴面色苍白、乏力　见于各种原因所致急性失血。

5. 伴呼吸困难　见于急性心肌梗死、心包炎、心肌炎、心力衰竭、慢性阻塞性肺疾病、重症贫血等。

6. 伴消瘦及出汗　见于甲状腺功能亢进症。

（四）诊疗及护理经过

已接受的检查及其结果，已采用的治疗或护理措施，包括使用药物的名称、剂量、给药途径疗效或不良反应；是否使用电复律、人工起搏治疗等。

（五）心悸对患者的影响

有无焦虑、恐惧等负性情绪，是否影响日常工作、学习、生活及人际交往活动；有无对休息、睡眠的影响。

五、相关护理诊断

1. 活动无耐力　与心悸发作所致疲乏无力有关。

2. 睡眠型态紊乱　与心悸发作所致不适有关。

3. 焦虑/恐惧　与心悸发作所致不适有关。

第十二节　恶心与呕吐

预习案例

患者，女，42岁，因进食油腻食物后上腹部疼痛3小时，伴频繁呕吐急诊就医。腹部检查：上腹部压痛，以左上腹明显，腹部移动性浊音阳性，肠鸣音弱。实验室检查：血淀粉酶、尿淀粉酶升高。腹部B超提示胰腺周围有不规则液性暗区。

思考

1. 该患者的可能病因是什么？

2. 该患者的呕吐属于哪一种类型？如何评估恶心与呕吐？

恶心(nausea)、呕吐(vomiting)是临床常见症状。恶心为上腹不适、紧迫欲吐的感觉，恶心常为呕吐先兆症状，但也可仅有恶心而无呕吐，或仅有呕吐而无恶心。呕吐是指胃或部分小肠的内容物逆流，经食管从口腔排出体外的现象。

一、发生机制

呕吐是一种复杂的反射动作，其过程可分为三个阶段，即恶心、干呕(vomiturition)与呕吐。恶心时胃张力和蠕动减弱，十二指肠张力增强，可伴或不伴十二指肠反流；干呕时胃上部放松而胃窦部短暂收缩；呕吐时胃窦部持续收缩，继而贲门开放，最后膈肌、肋间肌及腹肌突然收缩，腹压骤增，迫使胃内容物急速通过食管、口腔而排出体外。

呕吐中枢位于延髓，它由两个位置相邻而功能不同的结构组成。一个是神经反射中枢，即呕吐中枢，它接受来自消化道、大脑皮质、前庭器官以及化学感受器触发带的传入冲动，产生呕吐反射；另一个为化学感受器触发带，其本身不能产生呕吐反射动作，它接受多种药物、化学物质及内生代谢产物(如尿毒症、酮中毒等)的刺激，引起兴奋，产生神经冲动，并将冲动传入呕吐中枢再引起呕吐。

二、病因

(一)反射性呕吐

由来自内脏末梢神经的冲动，经自主神经传入纤维刺激呕吐中枢引起的呕吐。

1. 咽部受到刺激　吸烟、剧烈咳嗽、鼻咽部炎症等。

2. 胃肠疾病　如急性或慢性胃炎、急性食物中毒、消化性溃疡、胃肿瘤、幽门梗阻、急性肠炎、急性阑尾炎、肠梗阻等。

3. 肝、胆、胰疾病　如急性或慢性肝炎、急性或慢性胆囊炎、胆石症、胆道蛔虫、急性胰腺炎等。

4. 腹膜及肠系膜疾病　如急性腹膜炎、肠系膜上动脉压迫综合征等。

5. 其他疾病　如急性心肌梗死、心力衰竭、泌尿系统结石、急性肾盂肾炎、急性盆腔炎、青光眼、屈光不正等。

(二)中枢性呕吐

由来自中枢神经系统或化学感受器的冲动，刺激呕吐中枢引起的呕吐。

1. 中枢神经系统疾病　①颅内感染：如脑炎、脑膜炎、脑脓肿、脑寄生虫等；②脑血管疾病：如高血压脑病、脑梗死、脑出血、偏头痛等；③颅脑外伤：如脑挫裂伤、颅内血肿等；④癫痫：特别是癫痫持续状态。

2. 全身性疾病　如糖尿病酮症酸中毒、甲状腺功能亢进症、肾上腺皮质功能不全、尿毒症、低血糖、低钠血症及早孕反应等。

3. 药物反应　如洋地黄、吗啡、某些抗生素及抗肿瘤药物等可兴奋呕吐中枢而致呕吐。

4. 中毒　如乙醇、重金属、有机磷农药、鼠药、一氧化碳中毒等。

5. 精神因素　常见于胃肠神经症、癔症、神经性厌食等。

三、临床表现

（一）恶心

恶心为上腹不适、紧迫欲吐的感觉，多伴有皮肤苍白、流涎、出汗、心动过缓、血压下降等迷走神经兴奋症状。

（二）呕吐

1. 呕吐发生的时间　晨间呕吐见于育龄女性的早孕反应，尿毒症、慢性乙醇中毒或功能性消化不良也常出现晨间呕吐；鼻窦炎、慢性咽炎常有晨起恶心、干呕；夜间呕吐多见于幽门梗阻。

2. 呕吐与进食的关系　进食过程中或餐后即刻呕吐，多见于幽门管溃疡或精神性呕吐；餐后 1 小时以上呕吐称为延迟性呕吐，提示胃张力下降或胃排空延迟；餐后 6 小时以上呕吐，见于幽门梗阻；餐后骤起呕吐，特别是集体发病者，多见于急性食物中毒。

3. 呕吐的特点　胃、十二指肠疾病呕吐常与进食有关，且伴有恶心先兆，吐后轻松；肝、胆、胰及腹膜疾病有恶心先兆，呕吐后不觉轻松；颅内高压呕吐多无恶心先兆，呕吐呈喷射状，吐后不感轻松，常伴剧烈头痛、视乳头水肿及意识障碍等；精神性呕吐可无恶心感或很轻；前庭功能障碍引起的呕吐与头部位置改变有关，并伴有眩晕、眼球震颤等。

4. 呕吐物的性状　呕吐物为发酵、腐败气味的隔夜宿食，见于幽门梗阻；呕吐物含胆汁者多见于十二指肠乳头以下的十二指肠或空肠梗阻；呕吐物有粪臭味者提示低位肠梗阻；呕吐物中有蛔虫者见于胆管蛔虫、肠道蛔虫；呕吐物呈咖啡渣样见于上消化道出血；有机磷杀虫剂中毒者，呕吐物有大蒜味。

四、评估要点

（一）恶心与呕吐的临床特点

包括呕吐发生与持续的时间、频率，与体位、进食、药物、运动、情绪的关系，以及呕吐物的性状、气味及量等；对于儿童、老人、病情危重及意识障碍者，还应对导致误吸的危险因素进行评估，密切观察面色、有无呛咳及呼吸道通畅情况。

（二）病因与诱因

有无与恶心、呕吐有关的疾病病史，如急慢性胃炎、幽门梗阻、脑膜炎、尿毒症等，有无洋地黄、抗肿瘤药物等药物应用史，有无晕动病或正常妊娠。

（三）伴随症状

1. 伴腹痛、腹泻　见于急性胃肠炎、急性中毒、霍乱等。

2. 伴喷射性呕吐及头痛　见于颅内高压、青光眼等。
3. 伴眩晕及眼球震颤　见于前庭器官疾病。
4. 伴右上腹疼痛及发热、寒战、黄疸　见于急性胆囊炎或胆石症。

(四)诊疗及护理经过

已接受的检查及其结果，已采用的治疗或护理措施，包括使用药物的名称、剂量、给药途径、疗效及不良反应。

(五)恶心、呕吐对患者的影响

对于婴幼儿、老人、病情危重及意识障碍呕吐者应注意评估是否有发生误吸而导致肺部感染或窒息的危险；剧烈频繁呕吐者有无水、电解质及酸碱平衡紊乱；长期呕吐者有无营养不良。

五、相关护理诊断

1. 舒适度减弱：恶心/呕吐　与急性胃炎/幽门梗阻/服用药物有关。
2. 体液不足/有体液不足的危险　与呕吐引起体液丢失过多和(或)摄入量减少有关。
3. 营养失调：低于机体需要量　与长期呕吐和食物摄入量不足有关。
4. 有误吸的危险　与呕吐物误吸入肺内有关。
5. 潜在并发症　肺部感染；窒息。

微课：呕血与黑便、黄疸、血尿

第十三节　呕血与黑便

预习案例

患者，男，51岁，反复黑便2周，呕血1天。2周前自觉上腹部不适，偶有嗳气，反酸，口服甲氰咪胍有好转，但发现大便色黑，未予注意，1天前，进食辣椒及烤馒头后，觉上腹不适，伴恶心，并有便意如厕，排出柏油便约600 mL，并呕鲜血约500 mL，当即晕倒，家人急送医院救治。既往有“胃溃疡”史10年。

思考

1. 该患者出现呕血与黑便最有可能的病因是什么？
2. 该患者的评估要点有哪些？

呕血(hematemesis)指上消化道疾病或全身性疾病所致的上消化道出血，血液经口腔呕出的现象。上消化道是指屈氏韧带以上的消化器官，包括食管、胃、十二指肠、肝、胆、胰。鼻腔、口腔、咽部等部位的出血及呼吸道疾病引起的咯血，表现可类似呕血，须仔细予以鉴别(参见本章第七节)。黑便(melena)是指消化道出血，血液由肛门排出，因血红蛋白在肠道内与硫化物结合成硫化亚铁，外观黑色，称之为黑便，由于黑便附有黏液而发亮，类似柏油，又称柏油便(tarry stool)。

一、病因及发生机制

(一)消化系统疾病

1. 食管疾病　食管静脉曲张破裂、食管炎、食管癌、食管贲门黏膜撕裂、食管裂孔疝等。大量呕血常见于食管与胃底静脉曲张破裂及食管异物刺穿主动脉。

2. 胃及十二指肠疾病　最常见的病因为消化性溃疡，其次为非甾体类抗炎药及应激所致的胃黏膜病变出血。其他病因有胃肿瘤、急性及慢性胃炎、胃黏膜脱垂症、十二指肠炎等。

3. 肝胆疾病　肝硬化门静脉高压引起的食管与胃底静脉曲张破裂是引起上消化道出血的常见病因，胆管感染、胆石症、胆管肿瘤可引起胆管出血。

4. 胰腺疾病　胰腺癌、急性重症胰腺炎也可引起上消化道出血。

(二)消化系统临近器官疾病

如胸主动脉瘤破裂进入食管，腹主动脉瘤破裂进入十二指肠等。

(三)全身性疾病

1. 血液疾病　凡能引起凝血与止血功能障碍的疾病都可能引起上消化道出血。如白血病、再生障碍性贫血、血小板减少性紫癜、过敏性紫癜、血友病、维生素C及维生素K缺乏症、弥散性血管内凝血(disseminated intravasaular coagulation，DIC)等。

2. 感染性疾病　流行性出血热、钩端螺旋体病、败血症、登革热、暴发型肝炎等。

3. 结缔组织疾病　系统性红斑狼疮、皮肌炎、结节性多动脉炎累及上消化道。

4. 其他　如尿毒症、肺源性心脏病、呼吸功能衰竭、肝脏疾病。

引起上消化道出血的疾病很多，临床上以消化性溃疡最为常见，其次为食管与胃底静脉曲张破裂，再者为急性胃黏膜病变，对呕血患者应首先考虑这三种疾病。

二、临床表现

(一)呕血与黑便

呕血与黑便是上消化道出血时的主要表现。呕血前常有上腹不适和恶心，随后呕吐出血性胃内容物。临床表现具有一定的差异，其取决于出血的部位、出血的量及速度，出血量大、在胃内停留时间短、出血部位较高时，呕吐物为暗红色，甚至鲜红色或混有血凝块；当出血量较少或在胃内停留时间较长时，血红蛋白与胃酸作用形成酸化正铁血红蛋白，呕吐物为咖啡色或棕褐色。幽门以下的部位出血一般无呕血，仅表现为黑便，幽门以上的部位出血一般既有呕血又出现黑便，因此，黑便的患者可无呕血，而呕血的患者几乎都有黑便。

(二) 出血量

出血量达 5 mL 以上可出现大便隐血试验阳性，达 50 mL 以上可出现黑便，胃内蓄积血量达 250~300 mL 可出现呕血。由于呕血与黑便常混有呕吐物与粪便，凭此难以估计出血量，故临床上常根据失血性周围循环障碍等全身表现综合判断出血量(表 3-6)

表 3-6　出血量的估计

	轻度	中度	重度
全身症状	皮肤苍白、头晕、畏寒等	冷汗、四肢湿冷、心悸等	脉搏细弱、呼吸急促、休克等
血压	正常	下降	显著下降
脉搏	正常或稍快	100~110 次/分	>120 次/分
尿量	减少	明显减少	尿少或尿闭
出血量	<500 mL	800~1000 mL	>1500 mL
占全身总血量	10%~15%	20%	30%

三、评估要点

(一) 确定是否为呕血与黑便

是否为上消化道出血，应注意排除鼻咽部出血和咯血。确定是否为便血，应排除其他原因引起的黑便。排除因食用过多肉类、猪肝、动物血等所致的黑便，这类黑便隐血试验阳性，进素食后转为阴性；服用某些药物，如铁剂、铋剂、炭粉及中药等也可使粪便变黑，但外观一般为灰黑色且无光泽，隐血试验阴性。

(二) 呕血与黑便的临床特点

重点评估呕血与黑便的颜色、次数、量及性状，有无失血性周围循环障碍的表现。询问有无引起呕血、便血的相关疾病史或有无进食生冷、辛辣刺激性食物、饮食不规律、饮食不洁、大量饮酒等情况；有无严重创伤及便秘、过度劳累、精神刺激等诱发或加重便血的诱因；有无服用肾上腺糖皮质激素、非甾体类解热镇痛消炎药等；有无集体发病等。

(三) 伴随症状

1. 呕血与黑便伴腹痛　慢性发作的上腹痛，并有一定周期性与节律性，常见于消化性溃疡；中腹部疼痛多见于小肠疾病；伴下腹部疼痛多见于结肠疾病；无痛性鲜血便应警惕直肠癌的可能。

2. 呕血与黑便伴黄疸、蜘蛛痣、肝掌、腹水及脾肿大　见于肝硬化门静脉高压。
3. 呕血与黑便伴皮肤黏膜出血　见于出血性疾病。
4. 呕血伴食欲减退、进行性消瘦　多见于胃癌。

(四)诊疗及护理经过

已接受的检查及其结果，如 X 线钡餐、胃镜检查、直肠指诊、内镜检查等；已采用的治疗或护理措施，包括使用药物的名称、剂量、给药途径及疗效或不良反应；有无采取其他止血措施及其疗效。

(五)呕血和便血对患者的影响

注意有无周围循环不足的表现，有无焦虑、恐惧等负性情绪。

四、相关护理诊断

1. 外周组织灌注无效　与上消化道出血所致的血容量不足有关。
2. 活动无耐力　与呕血与黑便所致的贫血有关。
3. 焦虑/恐惧　与大量呕血与黑便有关。
4. 潜在并发症　休克。

第十四节　腹泻

预习案例

患者，女，35 岁，1 天前因食用不洁食物出现阵发性上腹部绞痛，无放射痛，解水样大便 6 次，伴恶心、呕吐，呕吐物为胃内容物及水样物，无呕血及黑便，伴头晕、全身无力。曾于外院门诊就诊，给予口服药物(具体不详)治疗后仍有恶心、呕吐，伴有腹泻、腹胀，无发热。既往体健，无药物、食物过敏史。体格检查：除肠鸣音稍亢进外，余无其他阳性体征。

思考

1. 从病因及发生机制分析，该患者的腹泻分别属于哪种类型？
2. 该患者应重点收集哪些资料？

腹泻(diarrhea)是指排便次数增多，粪质稀薄或呈水样，可带有未消化的食物、黏液、脓血及脱落的肠黏膜等异常成分。腹泻可分为急性腹泻和慢性腹泻，病程超过 2 个月者为慢性腹泻。

一、发生机制

腹泻的发生机制复杂，常为多种因素共同作用的结果，可从病理生理角度归纳为以下几个方面。

（一）分泌性腹泻

由胃肠黏膜分泌大量液体超过肠黏膜吸收能力所致。霍乱弧菌外毒素引起的大量水样腹泻即为典型的分泌性腹泻；肠道非感染或感染性炎症，如阿米巴痢疾、细菌性痢疾、溃疡性结肠炎等均可使炎性渗出物增多而致腹泻；某些胃肠道内分泌肿瘤；如胃泌素瘤、VIP 瘤所致的腹泻也属于分泌性腹泻。

（二）渗透性腹泻

由肠内容物渗透压增高，阻碍肠内水分与电解质的吸收而引起，如胃大部切除术后，服用高渗性药物（如甘露醇、硫酸镁等）引起的腹泻。乳糖酶缺乏者所致的腹泻也属于此类型。

（三）渗出性腹泻

由于黏膜炎症、溃疡、浸润性病变导致血浆、黏液、脓血渗出，见于各种肠道炎症，如炎症性肠病、感染性肠炎、缺血性肠炎、放射性肠炎等。

（四）动力性腹泻

因肠蠕动亢进导致肠内食糜停留时间缩短，未被充分吸收，见于肠炎、甲状腺功能亢进、糖尿病、胃肠功能紊乱等。

（五）吸收不良性腹泻

由于肠黏膜的吸收面积减少或吸收障碍所引起，见于小肠大部分切除、吸收不良综合征等。

二、病因

（一）急性腹泻

1. 急性肠道疾病　常见的有病毒、细菌、真菌、原虫、蠕虫等感染所引起的肠炎，急性出血性坏死性肠炎、Crohn 病、溃疡性结肠炎急性发作，急性缺血性肠病等。因抗生素使用不当而发生的抗生素相关性小肠炎、结肠炎亦可导致腹泻。

2. 急性中毒　如毒蕈、河豚、鱼胆及化学毒物（如砷、磷、铅、汞等）中毒引起的腹泻。

3. 全身性感染　如败血症、伤寒、钩端螺旋体病等。

4. 其他　如变态反应性肠炎、过敏性紫癜、肾上腺皮质功能减退危象、甲状腺危象、服用某些药物(如氟尿嘧啶、利血平、新斯的明等)。

(二)慢性腹泻

1. 消化系统疾病

(1)胃部疾病：慢性萎缩性胃炎、胃大部切除术后胃酸缺乏。

(2)肠源性疾病：慢性细菌性痢疾、溃疡性结肠炎、Crohn 病、肠道恶性肿瘤。

(3)肝、胆、胰疾病：胆石症、慢性胰腺炎、肝硬化等。

2. 全身性疾病　如甲状腺功能亢进、糖尿病性肠病、系统性红斑狼疮、尿毒症、肠易激综合征及药物不良反应引起的慢性腹泻。

三、临床表现

由于腹泻的病因与发生机制不同，其起病缓急与病程，以及临床特点各不相同，了解其临床表现，对明确病因和确定诊断有着重要意义。

(一)起病及病程

急性腹泻起病急骤，病程短，多为感染或食物中毒所致；慢性腹泻起病缓慢，病程较长，多见于慢性感染、非特异性炎症、吸收不良、肠道肿瘤及神经功能紊乱等；细菌性痢疾、肠炎等腹泻前多有不洁饮食史或传染病患者接触史；溃疡性结肠炎急性发作前多有疲劳、暴饮暴食等。

(二)腹泻次数及粪便性质

急性腹泻每日排便次数可达 10 次以上，多呈糊状或水样便，少数为脓血便；慢性腹泻每日排便数次，可为稀便，亦可带黏液、脓血；吸收不良性腹泻粪便中含有大量脂肪和泡沫，量多而臭；分泌性腹泻多为水样便，每日排便量 1000 mL 以上，无黏液或脓血；渗透性腹泻粪便中常有未消化的食物、药物；阿米巴痢疾的粪便呈暗红色或果酱样；粪便中带黏液而无异常发现者，常见于肠易激综合征。

(三)腹泻与腹痛的关系

急性腹泻常有腹痛，以感染性腹泻较为明显；慢性腹泻伴或不伴有腹痛；小肠疾病的腹泻，疼痛常在脐周，便后腹痛缓解不明显；结肠病变腹泻疼痛多在下腹部，便后疼痛可缓解；分泌性腹泻往往无明显腹痛。

四、评估要点

(一)腹泻的临床特点

起病缓急、病程长短，每日排便的次数、量、颜色、性状、气味、加重或缓解的因素等。

(二)病因与诱因

起病的急缓；有无与腹泻相关的疾病、不洁饮食、旅行、聚餐史，有无受凉、过度劳累、情绪紧张、焦虑等诱因；有无化学毒物和传染病接触史。

(三)伴随症状

1. 腹泻伴发热　多见于急性细菌性痢疾、伤寒、肠结核、肠道恶性淋巴瘤、败血症等。
2. 腹泻伴里急后重　多为急性细菌性痢疾、直肠炎、直肠肿瘤等。
3. 腹泻伴腹部包块　多见于胃肠恶性肿瘤、肠结核、Crohn 病等。
4. 腹泻伴明显消瘦　多提示病变在小肠，如胃肠道恶性肿瘤、肠结核及吸收不良综合征等；也可因为长期慢性腹泻导致消化吸收障碍所致。
5. 腹泻伴关节痛或关节肿胀　多为溃疡性结肠炎、系统性红斑狼疮、肠结核等。
6. 腹泻伴皮疹或皮下出血　见于败血症、伤寒或副伤寒、过敏性紫癜等。

(四)诊疗及护理经过

已接受的检查及其结果，已采用的治疗或护理措施，包括使用药物的名称、剂量、给药途径、疗效及不良反应；有无补液，补液的成分、量及速度。

(五)腹泻对患者的影响

急性腹泻者评估有无脱水、电解质紊乱及代谢性酸中毒等状况；有无肛门发红、肛周皮肤破损等状况；长期慢性腹泻者有无营养不良；有无因腹痛、频繁排便影响睡眠与休息。

五、相关护理诊断

1. 腹泻　与肠道感染、炎症或胃大部切除等有关。
2. 体液不足　与腹泻所致体液丢失过多有关。
3. 营养失调：低于机体需要量　与消化吸收障碍和(或)摄入减少有关。
4. 有皮肤完整性受损的危险　与排便次数增多及排泄物对肛周皮肤刺激有关。
5. 焦虑　与慢性腹泻迁延不愈有关。

第十五节　便秘

预习案例

患者，男，80岁，冠心病史10余年，近2年来排便次数减少，每4~6天排便1次。粪质坚硬，排便费力，常自行服用轻泻药或使用开塞露通便。

思考

1. 便秘对该患者最严重的影响可能是什么？
2. 该患者可能的护理诊断有哪些？

便秘(constipation)是指排便次数减少，一般每周少于3次(每2~3天或更长时间排便1次)，粪便量少且干硬，并伴有排出困难。

一、发生机制

食物在消化道经消化吸收后，剩余的食糜残渣由小肠运送至结肠，在结肠内大部分水分和电解质被吸收后形成粪团，最后运送至乙状结肠和直肠，通过一系列的排便活动将粪便排出体外。从形成粪团到产生便意和排便动作的各个环节，均可因神经系统活动异常、肠平滑肌病变、肛门括约肌功能异常或病变而发生便秘。

就排便过程而言，其生理活动包括：①粪团在直肠内膨胀所致的机械性刺激引起便意及排便反射；②直肠平滑肌的推动型收缩；③肛门内外括约肌的松弛；④腹肌与膈肌收缩使腹压增高，最后将粪便排出体外。

因此，正常排便需要具备下列条件：①有足够引起正常肠蠕动的肠内容物，即足够的食物量，且食物中含适量的纤维素和水分；②各肠道内肌肉张力及蠕动功能正常；③排便反射正常；④参与排便过程的神经及肌肉正常。若上述任何一个环节存在障碍都可导致便秘。

二、病因

(一)功能性便秘/原发性便秘

1. 结肠刺激减少　进食量少或食物缺乏纤维素或水分，对结肠运动的刺激减少。

2. 排便习惯受影响　由于工作紧张、环境变化、精神因素等使正常的排便习惯受到干扰或抑制。

3. 结肠运动功能紊乱　如肠易激综合征，由于结肠及乙状结肠痉挛，部分患者可表现为便秘与腹泻交替。

4. 腹肌及盆腔肌张力不足　排便推动力不够，难以将粪便排出体外。

5. 其他　滥用泻药，导致药物依赖，停药则不易排便；老年体弱、活动过少、肠痉挛致排便困难；结肠冗长导致食糜残渣经过结肠时水分被过多吸收引起便秘。

（二）器质性便秘/继发性便秘

1. 直肠与肛门病变　引起肛门括约肌痉挛、排便疼痛，惧怕排便，如痔疮、肛裂、肛周脓肿和溃疡、直肠炎等。

2. 局部病变　如大量腹水、膈肌麻痹、肌营养不良等导致排便无力。

3. 结肠完全或不完全梗阻　如结肠良性及恶性肿瘤、Crohn 病、先天性巨结肠症、肠粘连、肠套叠等。

4. 腹腔或盆腔内肿瘤　压迫肠管导致机械性梗阻，如子宫肌瘤。

5. 全身性疾病　如尿毒症、糖尿病、甲状腺功能低下、截瘫等使肠肌松弛、排便无力；另外，血卟啉病及铅中毒可引起肠肌痉挛，亦可导致便秘。

6. 药物影响　如应用吗啡类药、抗胆碱能药、钙通道阻滞药、神经阻滞药、镇静药、抗抑郁药、含钙或铝的制酸剂等均可使肠肌松弛引起便秘。

三、临床表现

（一）排便障碍的表现

排便次数减少，粪便量少且干硬，难以排出，并可逐渐加重；有的患者粪便并不干硬，但也排出困难。

（二）便秘所致局部或全身表现

粪块长时间停留在肠道内不能及时排出，患者可有腹胀及下腹部疼痛，部分患者还可出现头痛、头晕、食欲不振等；粪便过硬，排便时可引起肛门疼痛或肛裂；便秘还可造成直肠、肛门过度充血，可促发或加重痔疮；用力排便可因加重心肌缺血，导致冠心病患者猝死；用力排便亦可导致血压升高，致原发性高血压患者发生脑溢血；长期便秘可使患者感到紧张、焦虑。

（三）原发病表现

各种原因引起的肠梗阻患者多有呕吐、腹胀、腹绞痛等；结肠肿瘤、肠结核及 Crohn 患者可在腹部触及包块；肠结核、溃疡性结肠炎、肠易激综合征患者常有便秘与腹泻交替出现。

四、评估要点

（一）便秘的临床特点

每日排便的时间、次数、量、性状及软硬度，有无排便困难，与既往的排便情况的比较，起病情况与病程、发作情况、加重或缓解的因素。

（二）病因与诱因

有无与便秘相关的疾病或手术史，有无精神紧张、工作压力、饮食及生活习惯的改变、长期服用泻药、使用镇静药或抗胆碱能药等诱因。

（三）伴随症状

1. 便秘伴呕吐、腹胀、肠绞痛　见于各种原因引起的肠梗阻。
2. 便秘伴腹部包块　多为结肠肿瘤、肠结核、Crohn 病。
3. 便秘与腹泻交替出现　常见于肠结核、溃疡性结肠炎、肠易激综合征。
4. 便秘伴精神紧张　多为功能性便秘。

（四）诊疗及护理经过

已接受的检查及其结果，已采用的治疗或护理措施，包括使用药物的名称、剂量、给药途径、疗效及不良反应；有无采取其他促进排便的措施，效果如何。

（五）便秘对患者的影响

有无因长期便秘而产生的精神紧张、焦虑等情绪改变；有无肛周疼痛、肛裂或痔疮；是否缺乏预防便秘的相关知识等。

五、相关护理诊断

1. 便秘　与纤维素进食过少、运动量过少、排便环境、长期卧床、精神紧张等有关。
2. 慢性疼痛　与粪便过于干硬、排便困难有关。
3. 组织完整性受损/有组织完整性受损的危险　与便秘所致肛周组织损伤有关。
4. 焦虑　与长期排便困难有关。
5. 知识缺乏　缺乏有关预防便秘及促进排便的知识。

第十六节　黄疸

预习案例

患者，女，23岁，2周前无明显诱因发热，无寒战，不咳嗽，但感全身乏力、食欲减退、恶心、右上腹部不适，偶尔呕吐。8天前皮肤出现黄染，尿色较黄，无皮肤瘙痒，大便正常。既往体健。查体：T 37.7℃，P 83次/分，R 21次/分，Bp 122/78 mmHg，皮肤略黄，无出血点，浅表淋巴结未触及，巩膜黄染，心肺(-)，腹平软，肝肋下2 cm，质软，轻压痛和叩击痛。

思考

1. 该患者黄疸的可能原因是什么？
2. 如何区别三种不同类型的黄疸？
3. 该患者可能的护理诊断有哪些？

黄疸(jaundice)是由于血清中胆红素浓度增高，导致皮肤、黏膜、巩膜及体液黄染的症状与体征。正常血清总胆红素浓度为1.7~17.1 μmol/L，其中结合胆红素(conjugated bilirubin，CB)为0~3.42 μmol/L，非结合胆红素(unconjugated bilirubin，UCB)为1.7~13.68 μmol/L。胆红素在17.1~34.2 μmol/L时，临床不易察觉，称为隐性黄疸，超过34.2 μmol/L时出现临床可见的黄疸。临床上，食入过多含胡萝卜素的食物，如胡萝卜、南瓜、西红柿、柑橘等可引起手掌、足底、前额、鼻部皮肤黄染，但肝功能检查血清胆红素浓度正常，称为假性黄疸。

一、胆红素的正常代谢

机体内衰老的红细胞经单核-吞噬细胞系统破坏和分解后，在组织酶的作用下产生游离胆红素，即非结合胆红素。非结合胆红素经肝脏与葡萄糖醛酸结合形成结合胆红素，结合胆红素经毛细胆管随胆汁排入肠道并分解成尿胆原，大部分尿胆原从粪便排出，称为粪胆素，小部分被肠黏膜吸收入血，经门静脉回流到肝脏，其中大部分再次转变为结合胆红素，又随胆汁排入肠内，形成“胆红素的肠肝循环”，少部分被肠道重吸收的尿胆原进入体循环，经肾脏随尿排出(图3-7)，生理情况下血液中的胆红素出入平衡，其浓度维持相对恒定。

胆红素的正常代谢

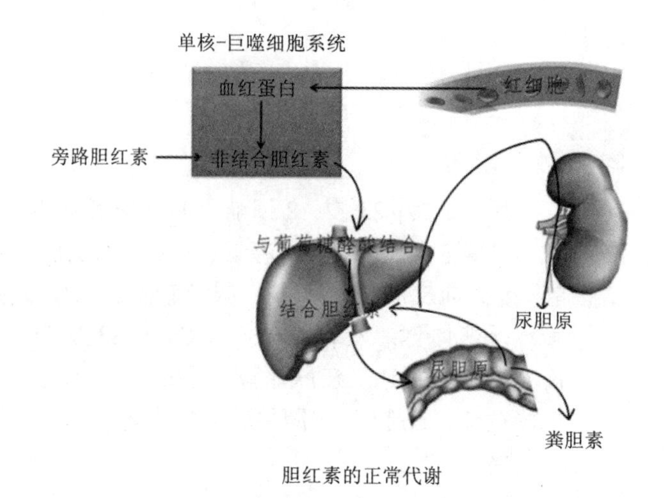

图 3-7　胆红素正常代谢示意图

二、发生机制

（一）溶血性黄疸（hematogenous jaundice）

红细胞被大量破坏后，形成大量非结合胆红素，超过了肝细胞的摄取、结合与排泌能力；另外，由于溶血引起的贫血、缺氧和红细胞破坏产物的毒性作用，降低了肝细胞对胆红素的代谢能力，使非结合胆红素在血中潴留，超过正常水平而出现黄疸（图 3-8）。

（二）肝细胞性黄疸（hepatocellular jaundice）

由于肝细胞的损伤使肝细胞对胆红素的摄取、结合及排泄功能降低，导致血中的非结合胆红素增加。而未受损的肝细胞仍可将部分非结合胆红素转变为结合胆红素，结合胆红素经毛细胆管从胆管排泄，另一部分则由于肝细胞肿胀、炎性细胞浸润或胆栓的阻塞使胆汁排泄受阻而反流进入血循环中，导致血中结合胆红素也增加而出现黄疸（图 3-9）。

（三）胆汁淤积性黄疸（cholestatic jaundice）

由于各种原因所致的胆管阻塞，使阻塞上方的胆管内压力升高、胆管扩张，最后导致小胆管与毛细胆管破裂，胆汁中的胆红素反流入血使血中结合胆红素升高出现黄疸（图 3-10）。

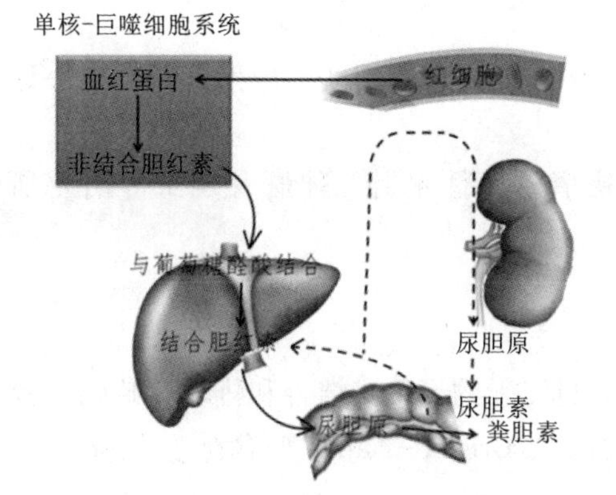

图 3-8　溶血性黄疸发生机制示意图

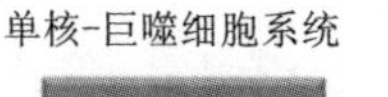

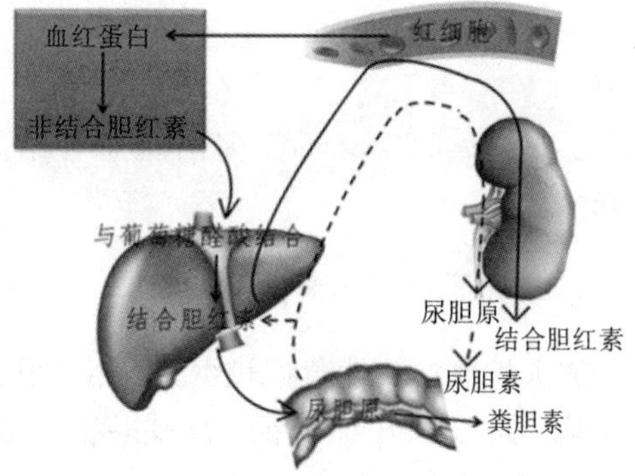

图 3-9　肝细胞性黄疸发生机制示意图

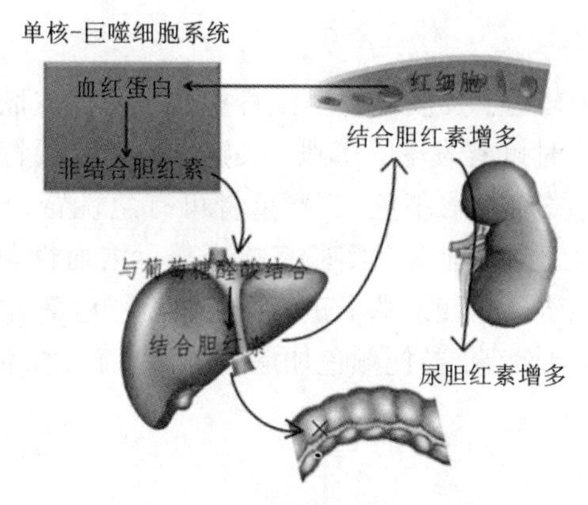

图 3-10　胆汁淤积性黄疸发生机制示意图

三、病因

(一) 溶血性黄疸

1. 先天性溶血性贫血　如海洋性贫血、遗传性球形红细胞增多症等。

2. 后天性获得性溶血性贫血　如自身免疫性溶血性贫血、异型输血后的溶血、新生儿溶血及蚕豆病、阵发性睡眠性血红蛋白尿等引起的溶血。

(二) 肝细胞性黄疸

肝细胞性黄疸见于各种使肝细胞严重损害的疾病，如病毒性肝炎、肝硬化、中毒性肝炎、钩端螺旋体病、败血症等。

（三）胆汁淤积性黄疸

1. 胆内性胆汁淤积　见于肝内泥沙样结石、癌栓、病毒性肝炎、原发性胆汁性肝硬化等。

2. 胆外性胆汁淤积　多由胆总管结石或狭窄或炎性水肿、肿瘤及蛔虫等阻塞所引起。

（四）先天性非溶血性黄疸

先天性非溶血性黄疸较少见，由于肝细胞对胆红素的摄取、结合和排泄有缺陷所致的黄疸，如 Gilbert 综合征、Dubin-Johnson 综合征、Grigler-Najiar 综合征、Rotor 综合征等。

四、临床表现

（一）溶血性黄疸

溶血性黄疸一般黄疸较轻，皮肤黏膜呈浅柠檬色，不伴皮肤瘙痒，其他症状主要是原发病的表现。急性溶血时可有发热、寒战、头痛、呕吐及腰背酸痛，并有不同程度的贫血和血红蛋白尿（尿呈酱油或浓茶色），严重者可有急性肾衰竭；慢性溶血多为先天性，可有脾肿大和不同程度的贫血等。实验室检查显示溶血性黄疸血总胆红素增加，以非结合胆红素增高为主，结合胆红素基本正常，尿结合胆红素定性试验阴性，尿胆原增加，尿液颜色加深，粪胆原增高，粪便颜色加深，急性溶血时常伴有血红蛋白尿，尿隐血试验阳性。

（二）肝细胞性黄疸

皮肤、黏膜浅黄至深金黄色，伴有轻度皮肤瘙痒，其他为肝脏原发病的表现，如乏力、头晕、恶心、食欲减退、肝区不适或疼痛等，严重者可有出血倾向。肝细胞性黄疸血清结合胆红素与非结合胆红素均增高，尿结合胆红素定性试验阳性，尿胆原可因肝功能障碍而增高，血液生化检查显示有不同程度的肝功能受损表现。

（三）胆汁淤积性黄疸

黄疸多较重，皮肤呈暗黄色，完全阻塞者呈黄绿色；有皮肤瘙痒及心动过缓；尿色深如浓茶，粪便颜色变浅或呈白陶土色；因胆汁不能进入肠道，使脂溶性维生素 K 吸收障碍，常有出血倾向。实验室检查显示血清总胆红素增加，以结合胆红素增高为主，尿结合胆红素定性试验阳性，尿胆原和粪胆原减少或缺如。

三种黄疸的鉴别诊断

五、评估要点

(一)黄疸的临床特点

1. 确定是否为黄疸　排除进食过多胡萝卜、橘子、南瓜等食物或长期应用阿的平、呋喃类药物引起的皮肤黄染。

2. 确定黄疸的类型　评估黄疸发生的起病急缓、皮肤黏膜黄染的深浅、尿粪颜色、是否伴有皮肤瘙痒等。一般黄染越深，病情越严重；梗阻越完全，皮肤瘙痒感越严重，粪色越浅。

(二)病史与诱因

有无与黄疸相关的疾病、与肝炎患者密切接触史或近期血制品输注史；有无长期大量酗酒、长期用药或反复接触某些化学毒物；有无食用蚕豆等情况。结合胆红素定性试验阳性，尿胆原和粪胆原减少或缺如。

(三)伴随症状

1. 黄疸伴寒战、高热　见于急性胆道感染性疾病，如急性胆管炎、钩端螺旋体病、败血症、疟疾、急性溶血等。

2. 黄疸伴上腹部疼痛　右上腹阵发性绞痛，常见于胆管结石、肝脓肿或胆管蛔虫病等；持续性右上腹钝痛或胀痛可见于病毒性肝炎、肝脓肿或原发性肝癌等。

3. 黄疸伴肝大　若肝脏轻度至中度肿大，质地软或中等硬度且表面光滑，见于病毒性肝炎、急性胆管感染或胆管阻塞；肝脏明显肿大、质地坚硬、表面凹凸不平有结节者应考虑肝癌。

4. 黄疸伴胆囊肿大　常提示胆总管有梗阻，多见于胰头癌、壶腹癌、胆总管癌、胆总管结石等。

5. 黄疸伴脾肿大　见于病毒性肝炎、败血症、疟疾、肝硬化、各种原因引起的溶血性贫血及淋巴瘤等。

6. 黄疸伴腹水　可见于重症肝炎、肝硬化失代偿期、肝癌等。

(四)诊疗及护理经过

已接受的检查及其结果，已采用的治疗或护理措施，包括使用药物的名称、剂量、给药途径、疗效及不良反应。

(五)黄疸对患者的影响

有无因皮肤瘙痒影响休息与睡眠；有无因皮肤、黏膜及巩膜黄染引起自我体像改变；有无因原发病及各种检查所致的压力与压力应对困难等。

六、相关护理诊断

1. 舒适度减弱：皮肤瘙痒　与胆红素排泄障碍、血中胆盐增高有关。
2. 体像紊乱　与黄疸所致皮肤、黏膜和巩膜发黄有关。
3. 皮肤完整性受损/有皮肤完整性受损的危险　与黄疸所致皮肤瘙痒有关。
4. 焦虑　与皮肤严重黄染有关。
5. 睡眠型态紊乱　与黄疸所致皮肤瘙痒有关。

第十七节　血尿

预习案例

患者，男，35 岁。就诊前 2 天因与朋友打球后见尿色发红而就诊。患者近 2 年来偶有腰部不适或钝痛，未在意，自述无发热、尿频、尿急及尿痛等其他不适。

思考

1. 什么是血尿？血尿是如何发生的？
2. 该患者的评估重点是哪些？

血尿(hematuria)是指尿液中红细胞排泄异常增多。包括镜下血尿和肉眼血尿，前者是指尿色正常，须经显徽镜检查方能确定(新鲜尿液离心后沉渣镜检，每高倍视野下红细胞≥3 个)，后者是指尿液呈洗肉水色或血色，肉眼即可见的血尿。

一、发生机制

(一)免疫异常

机体在某些致病因素作用下发生自身免疫疾病，使肾小球基底膜功能受损，红细胞进入尿液形成血尿。免疫反应也可使肾小血管因炎症反应发生扩张、坏死、狭窄或闭塞。

(二)感染引起的炎症反应

尿路感染使尿路黏膜发生水肿、淤血、小血管破坏等炎症反应，造成血尿。

(三)泌尿系统组织破坏

泌尿系统结石、肿瘤、外伤可直接破坏泌尿系统组织造成出血，形成血尿。

(四)运动损伤

运动使肾脏过度移动、挤压、缺血、血管牵扯或扭曲等引起血尿。

(五)其他

中毒、过敏等多种因素均可使肾实质缺血坏死，出现血尿。

二、病因

(一)泌尿系统疾病

肾小球疾病，如急、慢性肾小球肾炎，IgA 肾病、遗传性肾炎和薄基底膜肾病；各种间质性肾炎、尿路感染、泌尿系统结石、结核、肿瘤、多囊肾、血管异常等。

(二)全身性疾病

1. *感染性疾病*　败血症、流行性出血热、猩红热、钩端螺旋体病和丝虫病等。

2. *血液病*　白血病、再生障碍性贫血、血小板减少性紫癜、过敏性紫癜和血友病等。

3. *免疫和自身免疫性疾病*　系统性红斑狼疮、结节性多动脉炎、皮肌炎、类风湿关节炎、系统性硬化症等引起肾损害时。

4. *心血管疾病*　亚急性感染性心内膜炎、急进性高血压、慢性心力衰竭、肾动脉栓塞和肾静脉血栓等。

(三)尿路邻近器官疾病

急、慢性前列腺炎以及精囊炎、急性盆腔炎或脓肿、宫颈癌、输卵管炎、阴道炎、急性阑尾炎、直肠和结肠癌等。

(四)化学因素

如磺胺药、吲哚美辛、甘露醇以及汞、铅、镉等重金属对肾小管的损害；环磷酰胺引起的出血性膀胱炎；抗凝药，如肝素过量也可出现血尿。

(五)功能性血尿

平时运动量小的健康人，突然加大运动量也可能出现运动性血尿。

三、临床表现

(一)尿液颜色改变

血尿的主要表现是尿液颜色改变，除镜下血尿颜色正常外，肉眼血尿根据出血量多少而呈不同颜色。尿呈淡红色像洗肉水样，提示每升尿含血液超过 1 mL。出血严重时尿可呈血液状。肾脏出血时，尿与血混合均匀，尿呈暗红色；膀胱或前列腺出血者尿色鲜红，有时有血凝块。但红色尿不一定是血尿，需仔细辨别。如尿呈暗红色或酱油色、不混浊无沉淀，镜检无或仅有少量红细胞，见于血红蛋白尿；尿液呈棕红色或葡萄酒色、不混浊，镜检无红细胞见于卟啉尿；服用某些药物，如大黄、利福平或进食某些红色蔬菜也可排红色尿，但镜检无红细胞。

（二）分段尿异常

将全程尿分段观察颜色。如尿三杯试验，用三个清洁玻璃杯分别留起始段、中段和终末段尿观察。如起始段血尿提示病变在尿道；终末段血尿提示出血部位在膀胱颈部、三角区或后尿道的前列腺和精囊腺；三段尿均呈红色即全程血尿，提示血尿来自肾脏或输尿管。

（三）镜下血尿

尿颜色正常，但显微镜检查可明确血尿，可判断是肾性或肾后性血尿。镜下红细胞大小不一、形态多样为肾小球性血尿，见于肾小球肾炎。因红细胞从肾小球基底膜漏出，通过具有不同渗透梯度的肾小管时，化学和物理作用使红细胞膜受损，血红蛋白溢出而变形。如镜下红细胞形态单一，与外周血近似，为均一型血尿，提示血尿来源于肾后，见于肾盂肾盏、输尿管、膀胱和前列腺病变。

（四）症状性血尿

血尿患者伴有全身或局部症状，而以泌尿系统症状为主。如伴有肾区钝痛或绞痛提示病变在肾脏，膀胱和尿道病变则常有尿频、尿急和排尿困难。

（五）无症状性血尿

部分血尿患者既无泌尿道症状也无全身症状，见于某些疾病的早期，如肾结核、肾癌或膀胱癌。隐匿性肾炎也常表现为无症状性血尿。

四、评估要点

（一）血尿的临床特点

血尿的起病情况、尿液颜色、有无血凝块，持续或间歇发作。

（二）病史与诱因

有无与血尿相关的疾病；是否服用可致血尿的药物，如磺胺药、吲哚美辛等；是否接触过可致血尿的化学物质。

（三）伴随症状

1. 血尿伴肾绞痛　血尿伴肾绞痛是肾或输尿管结石的特征性症状。
2. 血尿伴尿流中断　见于膀胱和尿道结石。
3. 血尿伴尿流细和排尿困难　见于前列腺炎、前列腺癌。
4. 血尿伴尿频、尿急、尿痛　见于膀胱炎和尿道炎，同时伴有腰痛、高热、畏寒常为肾盂肾炎。

5. 血尿伴有水肿、高血压、蛋白尿　见于肾小球肾炎。

6. 血尿伴肾肿块　单侧可见于肿瘤、肾积水和肾囊肿；双侧肿大见于先天性多囊肾，触及移动性肾脏见于肾下垂或游走肾。

7. 血尿伴有皮肤黏膜及其他部位出血　见于血液病和某些感染性疾病。

8. 血尿合并乳糜尿　见于丝虫病、慢性肾盂肾炎。

(四)诊疗及护理经过

已接受的检查及其结果，已采用的治疗或护理措施，包括使用药物的名称、剂量、给药途径、疗效及不良反应。

(五)血尿对患者的影响

有无因血尿而引起患者焦虑、紧张等不良情绪。

五、相关护理诊断

1. 急性疼痛：腰部疼痛　与泌尿系统结石有关。
2. 排尿障碍　与前列腺炎、前列腺癌导致的尿路梗阻有关。
3. 焦虑　与预感自身受到疾病威胁有关。

第十八节　尿潴留

预习案例

患者，男，70岁，近半年来感夜尿增多，5~6次/夜，伴有排尿费力，尿滴沥，昨晚大量饮酒后，尿不能自解，到医院就诊。

思考

1. 该患者发生急性尿潴留的最可能病因是什么？
2. 如何对尿潴留进行评估？

尿潴留(urinary retention)是指膀胱排空不完全或停止排尿。尿液完全不能排出，称为完全性尿潴留；若排尿后膀胱仍残留有尿液，排尿后残余尿量大于100 mL，称为不完全性尿潴留。

一、正常排尿过程

排尿(micturition)是尿液在膀胱贮存到一定量后，一次性通过尿道排出体外的过程。正常人膀胱容量为300~500 mL，当膀胱内的容量达到200~400 mL时，被膀胱内壁压力感受器感知，冲动沿盆神经传入到达骶髓的低级排尿中枢，同时上传到脑干和大脑皮层的高级排尿中枢，并产生尿意，大脑皮层和脑干发出的冲动下行到骶髓，冲动沿盆神经传出达到膀胱，引起逼尿肌收缩、内括约肌松弛，尿道内压力下降，低于膀胱内压，尿液进入尿道上部，此时尿液还可以刺激尿道的感受器产生兴奋性冲动，再次传入脊髓排尿中枢，进一步加强其活动，同时反射性的控制阴部神经的活动，使尿道外括约肌开放，于是尿液在强大的膀胱内压力下排出膀胱。排尿时，膈肌和腹肌的收缩也能产生较高的腹压，从而增加膀胱的压力，加快尿液的排出；如无排尿机会，骶髓低级排尿中枢的活动受到大脑高级排尿中枢的抑制，不产生排尿反射，直到有适当机会时，排尿反射才发生。脊髓反射弧或大脑皮质功能障碍，尿液排出通路受损，逼尿肌和括约肌功能异常等原因均可导致尿潴留的发生。

二、病因

（一）机械性梗阻

参与排尿的神经及肌肉功能正常，但在膀胱颈及尿道外口的某一部位存在梗阻性病变。

1. 膀胱颈梗阻　膀胱颈部被结石、肿瘤、血块、异物阻塞；子宫肌瘤、卵巢囊肿、晚期妊娠压迫；膀胱颈部炎症、狭窄等。

2. 尿道梗阻　炎症或损伤后尿道狭窄，前列腺肥大（老年男性急性尿潴留最常见原因）、前列腺癌、前列腺急性炎症压迫后尿道；尿道本身的炎症、水肿、结石、肿瘤、异物等。

（二）功能性梗阻

由于各种原因所致的排尿中枢或周围神经损害，导致膀胱逼尿肌无力或尿道括约肌痉挛所引起，尿道本身无机械性梗阻。

1. 神经系统病变　中枢神经受损，膀胱的压力感受不能上传而致尿潴留；外周神经受损，如支配膀胱逼尿肌的腹下神经、支配内括约肌的盆神经和支配外括约肌的阴部神经可因下腹部手术，特别是肛门、直肠、子宫等盆腔手术或麻醉，而造成暂时或永久性排尿障碍。

2. 膀胱平滑肌和括约肌病变　患糖尿病时因能量代谢障碍使平滑肌收缩乏力。使用某些促使平滑肌松弛的药物，例如阿托品、盐酸消旋山莨菪碱、硝酸甘油后可使膀胱收缩无力；膀胱逼尿肌和尿道括约肌协同失调症使膀胱收缩时，膀胱内括约肌和尿道外括约肌不开放，甚至反射式收缩造成尿潴留。

3. 精神因素　排尿反射直接受意识支配。在排尿环境不良的情况下，如病房男女同室，担心排尿暴露隐私；或者排尿习惯改变，需要绝对卧床的疾病（如急性心肌梗死、心脏手术等）因不习惯床上排尿而控制排尿时；或者因下腹部手术后担心排尿时产生疼痛而拒绝排尿，时间过久则排尿困难而出现尿潴留。

三、临床表现

（一）急性尿潴留

表现为突然发生的、短时间膀胱充盈，患者下腹部膨隆、胀痛难忍，尿意迫切却不能自行排出，有时部分尿液从尿道溢出，但下腹部疼痛仍不能减轻。常见于外伤、手术或麻醉后、使用解痉药物等。

（二）慢性尿潴留

起病缓慢，可无明显症状，常有少量排尿，一般无下腹部疼痛。当有大量残余尿时，出现少量持续排尿，称为假性尿失禁，由于膀胱内尿液充盈过度溢出而至，常见于尿道梗阻性病变、膀胱输尿管反流等。

四、评估要点

（一）尿潴留的临床特点

尿潴留的发生时间、起病缓急、持续时间、加重或缓解的因素，完全性还是部分性、梗阻性还是功能性，有无伴随症状。

（二）病因和诱因

有无与尿潴留相关的疾病病史及诱发因素，如尿路感染、尿石排出、尿道手术或器械检查，有无糖尿病史、脊柱外伤史、神经精神疾病史等。

（三）伴随症状

1. *尿潴留伴尿频、尿急、排尿踌躇、射尿无力* 见于前列腺增生、前列腺肿瘤。
2. *尿潴留伴腹部绞痛* 下腹部绞痛并向大腿会阴方向放射，见于膀胱颈部结石。
3. *尿潴留伴血尿* 主要见于后尿道损伤、尿道结石、膀胱颈部结石、血液病（如血友病）等。
4. *尿潴留伴运动感觉等神经功能障碍* 见于颅脑或脊髓肿瘤、脑血管疾病、脊柱肿瘤等中枢神经系统疾病。

（四）诊疗及护理经过

已接受的检查及其结果，已采用的治疗或护理措施，以及其他促进排尿的措施及其效果。

（五）对患者的影响

有无下腹部绞痛；有无紧张、恐惧、焦虑等不良情绪；有无因排尿规律改变等影响休息与睡眠；留置导尿管的患者有无尿路感染。

五、相关护理诊断

1. *尿潴留* 与尿道梗阻、神经系统病变、服用药物、精神紧张有关。
2. *舒适度减弱* 与尿液无法正常排出有关。
3. *潜在并发症* 尿路感染。

第十九节 尿失禁

预习案例

患者，女，50岁，15年前生育第三胎后出现大声咳嗽及快速行走时滴尿，未予注意，近5年来，上述症状逐渐加重，平时站立时即可出现滴尿情况，蹲位时症状更加明显。因经常出现排尿失控而羞于见人，几乎无社交活动。

思考

1. 该患者最有可能是什么类型的尿失禁？
2. 该患者的护理诊断有哪些？

尿失禁(urinary incontinence)是由于膀胱括约肌损伤或神经功能障碍而导致排尿自控能力丧失或下降，使尿液不受控制而自行流出。尿失禁可以是暂时的，也可以是持续的，尿液可大量流出，亦可点滴而出。可发生在任何年龄和性别，多见于女性及老年人。

一、发病机制

正常膀胱的贮尿功能，有赖于膀胱逼尿肌的顺应性维持膀胱贮尿时的内部压力在足够低的水平，以及尿道括约肌与其周围组织的张力足够高，可阻止膀胱内尿液外漏。当各种原因使膀胱逼尿肌异常收缩或膀胱过度充盈，导致膀胱内压升高超过正常尿道括约肌的张力；或尿道括约肌因各种原因麻痹、松弛，导致尿道阻力过低时，均可使尿液无法在膀胱内积存而自动流出，形成尿失禁。根据NANDA护理诊断对尿失禁的分类，不同类型的尿失禁发生机制有所不同。

1. *压力性尿失禁* 当腹压增加时有尿液自尿道流出(<50 mL)，多见于老年女性、有盆腔或尿路手术史者。其发生与尿道括约肌张力减低或骨盆部尿道周围肌肉和韧带松弛导致的尿道阻力过低有关。

2. *反射性尿失禁* 在一定可预测的时间间隔内，膀胱充盈到一定量时的不自主排尿。反射性尿失禁是由完全的上运动神经元病变，引起骶髓低级排尿中枢水平以上脊髓完全性损伤，致使低级排尿中枢与高级排尿中枢间的联系完全中断，而骶髓低级排尿中枢的排尿反射仍然存在，当膀胱内尿液潴留时，内压增高，尿液被迫流出。

3. *急迫性尿失禁* 有强烈的尿意时立即出现不自主排尿状态。急迫性尿失禁见于中枢神经疾病以及膀胱局部炎症或激惹所致的膀胱功能失调。大脑皮质对骶髓低级排尿中枢的抑制减弱，或因膀胱局部炎症、出口梗阻的刺激，致使膀胱逼尿肌张力增高、反射亢进，膀胱收缩不受控制而出现尿失禁。

4. 功能性尿失禁　因认知功能或躯体功能受损导致的不自主排尿状态。多见于脑血管病变、痴呆、严重关节炎或使用利尿药等药物者，其泌尿器官无器质性损害，尿失禁多由不能及时排尿所引起。

5. 溢出性尿失禁　溢出性尿失禁指尿液从过度充盈的膀胱中溢出，由于下尿路有较严重的机械性（如前列腺增生）或功能性梗阻引起尿潴留，当膀胱内压上升到一定程度并超过尿道阻力时，尿液不自主地自尿道中滴出，该类患者的膀胱呈膨胀状态。

上述类型尿失禁可以同时存在，如压力性尿失禁伴急迫性尿失禁。

二、病因

尿失禁的病因可分为下列几项：①先天性疾患，如尿道上裂；②创伤，如女性生产时的创伤、骨盆骨折等；③手术，如成人的前列腺手术、尿道狭窄修补术及儿童的后尿道瓣膜手术等；④其他，各种因引起的神经源性膀胱。

从病程来看，暂时性尿失禁见于尿路感染、急性精神病错乱性疾病、药物反应和心理性忧郁症；持续性尿失禁见于脑卒中、痴呆、骨盆外伤损伤尿道括约肌、骨髓炎和慢性前列腺增生。

三、临床表现

不同类型的尿失禁其临床表现有所不同。压力性尿失禁多见于老年女性、有盆腔或尿路手术史者，当腹压增加时，如咳嗽、打喷嚏、上楼梯或持重物等即有尿液自尿道流出。反射性尿失禁者在感觉不到尿意的情况下，突然不自主地间歇排尿。急迫性尿失禁者尿意紧急，来不及如厕而失禁，常伴有尿频、尿急。功能性尿失禁者因能感觉到膀胱充盈，但由于精神障碍、运动障碍、环境因素或药物作用，不能及时排尿而引起不自主流尿，每次尿量较多。溢出性尿失禁者尿失禁的量可以很少，但常持续滴漏，致使流出的总量较多，膀胱呈充盈状态，排尿后膀胱残余尿量增加，患者多出现排尿困难，甚至尿潴留。

四、评估要点

（一）尿失禁的临床特点

有无排尿次数增多、排尿时疼痛、排尿不尽感、不能控制排尿等症状。重点评估尿频次数、尿频持续时间与每次尿量的关系、出现症状的时间（白天、夜间或无规律）、是否有尿意就迫不及待地排尿、尿痛及其程度、尿痛与排尿的关系等。

（二）病因及诱因

有无先天性尿路畸形；有无泌尿系统感染、结石、肿瘤、前列腺增生症、外伤或手术史；有无中枢神经系统损伤或病变史，如脊髓外伤、感染或肿瘤、脑血管意外、脑外伤等病史；询问患者是否接受过药物或手术治疗；有无施行过康复训练等。

（三）伴随症状

1. 尿失禁伴膀胱刺激征及脓尿　见于急性膀胱炎。

2. 尿失禁伴排便功能紊乱（便秘或排便失禁）　见于神经源性膀胱。

3. 尿失禁伴进行性排尿困难　常见于前列腺增生、前列腺癌等。

4. 尿失禁伴肢体瘫痪　若同时伴有肌张力增高、腱反射亢进、病理反射阳性等，见于上运动神经元病变。

5. 尿失禁伴慢性咳嗽、气促　多见于慢性阻塞性肺疾病。

（四）诊疗及护理经过

已接受的检查及其结果，已采用的治疗或护理措施，以及其他减少尿失禁的措施及其效果。

（五）尿失禁对患者的影响

有无焦虑、自卑、羞辱感等不良情绪；有无局部皮肤潮湿引起皮炎；有无排尿规律改变等影响休息、睡眠等。

五、相关护理诊断

1. 压力性尿失禁　与尿道括约肌张力减低、骨盆底部肌肉和韧带松弛有关。

2. 反射性尿失禁　与骶髓排尿中枢水平以上的脊髓完全性损伤有关。

3. 急迫性尿失禁　与中枢神经系统和膀胱局部病变所致膀胱收缩不受控制有关。

4. 功能性尿失禁　与精神、运动障碍、环境因素或药物作用所致不能及时如厕有关。

5. 溢出性尿失禁　与膀胱排尿出口梗阻或膀胱逼尿肌失去正常张力，引起尿液潴留，膀胱内压超过尿道阻力时，尿液溢出有关。

6. 情境性低自尊/有情境性低自尊的危险　与不能自主控制尿液排出有关。

7. 皮肤完整性受损/有皮肤完整性受损的危险　与尿液浸湿刺激皮肤有关。

8. 有跌倒的危险　与尿急有关。

第二十节　抽搐与惊厥

微课：抽搐与惊厥、意识障碍

预习案例

患者，男，22岁。颅脑外伤2天，今日晨起突然大叫，四肢伸直，随后肢体出现节律性抽动，发作时意识丧失伴尿失禁，面色青紫，舌咬伤，发作停止后患者意识恢复，出现肌肉酸痛，随后紧急入院就诊。

思考

1. 抽搐与惊厥有何区别与联系？
2. 该患者的临床表现有何特点？可能病因有哪些？

抽搐（tic）与惊厥（convulsion）都属于不随意运动。抽搐是全身和局部骨骼肌非自主地抽动或强烈收缩，常引起关节运动和强直。当肌肉收缩表现为强直性或阵挛性时称为惊厥。惊厥多呈全身性、对称性，伴或不伴意识障碍。癫痫大发作时与惊厥概念相同，而癫痫发作的其他类型则不属于惊厥。

一、发生机制

抽搐与惊厥发生机制尚未完全明了，可能是由于运动神经元的异常放电所致。这种异常放电可由代谢、营养、脑皮质肿物或瘢痕等激发，并与遗传、免疫、内分泌、微量元素、精神因素等有关。

根据引起肌肉异常收缩的兴奋信号的来源不同，可分为：①大脑功能障碍，如癫痫等；②非大脑功能障碍，如破伤风、士的宁中毒、低钙血症性抽搐等。

二、病因

（一）脑部疾病

1. 感染　如脑炎、脑膜炎、脑脓肿、脑结核瘤等。
2. 外伤　如产伤、颅脑外伤等。
3. 肿瘤　如原发性肿瘤、脑转移瘤等。
4. 脑血管疾病　如脑出血、蛛网膜下隙出血、脑血栓形成、脑缺氧等。
5. 寄生虫病　如脑型疟疾、脑血吸虫病、脑囊虫病等。
6. 其他　先天性脑发育障碍；原因未明的大脑变性，如结节性硬化、核黄疸等。

（二）全身性疾病

1. 感染　如急性胃肠炎、中毒型菌痢、败血症、狂犬病、破伤风、小儿高热惊厥等。

2. 中毒　内源性，如尿毒症、肝性脑病；外源性，如酒精、苯、铅、砷、汞、阿托品、有机磷等中毒。

3. 心血管疾病　如高血压脑病、阿-斯综合征等。

4. 代谢障碍　如低血糖、低钙血症、子痫、维生素 B_6 缺乏等。其中低钙血症可表现为典型的手足搐搦症。

5. 风湿病　如系统性红斑狼疮、风湿热等。

6. 其他　如突然撤停安眠药、抗癫痫药及热射病、溺水、触电等。

(三) 神经官能症

如癔症性抽搐与惊厥。

三、临床表现

(一) 全身性抽搐

以全身骨骼肌痉挛为主要表现。

1. 癫痫大发作　俗称“抽风”“羊癫疯”。典型表现包括两个阶段：一开始的强直期和随后出现阵挛期。开始发作时患者突然意识丧失，全身强直，有时先大叫一声，随之两眼上翻、牙关紧闭、呼吸暂停、发绀，继而四肢发生阵挛性抽搐，并开始深呼吸，随呼吸动作出现泡沫状唾液，发作持续约 1~2 分钟后患者全身松弛无力、昏睡。经几分钟或更长时间的睡眠后意识逐渐恢复。醒后有头痛、乏力、全身酸痛。癫痫大发作可反复或呈持续状态。

2. 癔症性发作　发作前常有一定诱因，如生气、情绪激动或各种不良刺激，发作时经常带有感情色彩，发作样式不固定，时间较长，并有多种多样的神经精神方面的其他症状。

3. 热性惊厥　一般是高热引起的惊厥，多发生于年龄在 6 个月至 6 岁之间，6 个月以下小儿很少出现。发作时的体温多在 39℃以上，严重惊厥由于骨骼肌强烈收缩，机体氧耗量显著增加，加之惊厥所致呼吸改变可引起缺氧。惊厥发作可致跌倒、舌咬伤、大小便失禁等。

(二) 局限性抽搐

以身体某一局部连续性肌肉收缩为主要表现，多见于口角、眼睑、手足等，而手足搐搦症则表现为间接性腕及手掌指关节屈曲，指间关节伸直，拇指内收，呈“助产士手”表现，踝关节伸直，足趾跖屈，足呈弓状，似“芭蕾舞足”。

四、评估要点

(一) 抽搐与惊厥的临床特点

抽搐与惊厥发作的频率、持续和间隔时间、严重程度；抽搐是全身性还是局限性、性质是持续强直性还是间歇阵挛性，发作时意识状态，生命体征；有无跌伤、舌咬伤等发作意外。

（二）病因与诱因

有无与惊厥相关的病史或高热、缺氧及声、光或精神刺激等诱因。

（三）伴随症状

1. 惊厥伴发热　多见于小儿急性感染，也可见于胃肠功能紊乱、重度失水等，需注意惊厥也可引起发热。

2. 惊厥伴高血压　可见于高血压病、肾炎、子痫、铅中毒等。

3. 惊厥伴意识障碍　见于癫痫大发作、重症颅脑疾病等。

4. 惊厥伴瞳孔扩大与舌咬伤　见于癫痫大发作。

5. 惊厥伴脑膜刺激征　多见于脑膜炎、蛛网膜下隙出血等。

6. 惊厥发作前有剧烈头痛　可见于高血压、蛛网膜下隙出血、颅脑外伤、颅内占位性病变等。

（四）诊疗及护理经过

已接受的相关检查及其结果，有无异常；发作时如何处理，间歇期使用的药物名称、剂量、疗效及不良反应；预防外伤采取的护理措施等。

（五）惊厥对患者的影响

发作时有无跌倒、舌咬伤、大小便失禁；防止呕吐物误吸或舌后坠堵塞呼吸道引起窒息；有无因惊厥引起恐惧、焦虑；有无因发作时失态而致自卑、窘迫、难堪等不良情绪；有无接受预防意外的相关知识等。

五、相关护理诊断

1. 有受伤的危险　与惊厥发作所致的不受控制的强直性肌肉收缩和意识丧失有关。

2. 潜在并发症　窒息、高热。

3. 排尿障碍/排便失禁　与抽搐和惊厥发作所致的短暂意识丧失有关。

4. 恐惧　与不可预知的惊厥发作有关。

5. 照顾者角色紧张　与照顾者的健康不稳定性及照顾情景的不可预测性有关。

第二十一节　意识障碍

预习案例

患者，男，65岁，有高血压史10年，4小时前突感头痛头晕，随即意识丧失，伴有四肢抽搐、小便失禁，约5分钟后四肢抽搐停止，呕吐3次，均为胃内容物，遂急诊入院。

思考

1. 什么是意识障碍？
2. 不同意识障碍的临床表现有何特点？
3. 该患者评估要点有哪些？

意识障碍（disturbance of consciousness）是指人对自身状态及周围环境的识别和觉察能力出现障碍的一种精神状态，严重的称为昏迷。意识障碍可以是意识水平（觉醒或警觉）异常，也可是意识内容异常。

一、发生机制

人能维持正常的意识，完全有赖于脑干腹侧的上行性网状激动系统和大脑皮层的完整性，任何病变只要累及上行性网状激动系统，就会产生不同程度的意识障碍，甚至昏迷，所以被称为意识的“开关”。双侧大脑皮层是中枢整合机构，被称为“意识内容”所在地，意识内容即大脑皮质功能活动，包括记忆、思维、定向力、情感以及通过视、听、语言和复杂运动等与外界保持紧密联系的能力。所以，大脑皮层的弥漫性损害会导致意识水平低下，严重时也会昏迷。一般大脑半球局灶病变不产生意识障碍或昏迷，两侧半球广泛病损，且发展迅速可造成不同程度的意识障碍或昏迷。若大脑皮质高级神经活动完全抑制导致意识内容完全丧失，但皮质下觉醒功能正常时，则出现醒状昏迷。

二、病因

（一）颅部疾病

1. 颅内感染　各种脑炎、脑膜炎、脑脓肿等。

2. 非感染性疾病　①脑血管疾病：脑出血、蛛网膜下隙出血、脑梗死等；②颅内占位性疾病：脑肿瘤；③颅脑外伤：脑震荡、脑挫裂伤、颅骨骨折等；④癫痫。

（二）疾病

1. 重症急性感染　如败血症、伤寒、中毒性肺炎、中毒型菌痢等。

2. 心血管疾病　如重度休克、阿-斯综合征等。

3. 内分泌与代谢性疾病 如甲状腺危象、糖尿病酮症酸中毒、肝性脑病、尿毒症水及电解质紊乱等。

4. 药物与化学物品中毒 如麻醉药、安眠药、有机磷农药、氰化物、一氧化碳、酒精等中毒。

5. 物理性及缺氧性损害 如中暑、日射病、触电、溺水等。

三、临床表现

(一)嗜睡(somnolence)

嗜睡是最轻的意识障碍，是一种病理性倦睡，患者处于持续的睡眠状态，可被唤醒，并能正确回答问题和做出各种反应，但反应迟钝，刺激去除后很快又入睡。

(二)意识模糊(confusion)

意识模糊是意识水平轻度下降，意识障碍程度深于嗜睡。患者能保持简单的精神活动，但对时间、地点、人物的定向能力发生障碍，思维、语言不连贯，可有错觉、幻觉等。

(三)昏睡(stupor)

昏睡是接近于人事不省的意识状态。患者处于熟睡状态，不易唤醒，在压迫眶上神经、摇动身体等强烈刺激下可被唤醒，但很快又再入睡，醒时答话含糊或答非所问。

(四)昏迷(coma)

昏迷是最严重的意识障碍，表现为意识持续的中断或完全丧失，按其程度分为三种类型。

1. 轻度昏迷 意识大部分丧失，无自主运动，对声、光刺激无反应，对疼痛刺激尚可出现痛苦的表情或肢体退缩等防御反应。角膜反射、瞳孔对光反射、吞咽反射、眼球运动等可存在，生命体征无明显异常。

2. 中度昏迷 对周围事物及各种刺激均无反应，对于剧烈刺激可出现防御反应。角膜反射减弱，瞳孔对光反射迟钝，眼球无转动，可有生命体征轻度异常以及不同程度排尿、排便功能障碍。

3. 深度昏迷 意识完全丧失，全身肌肉松弛，对各种刺激全无反应。深、浅反射均消失，眼球固定、瞳孔散大，生命体征明显异常，排尿、排便失禁或出现去脑强直。脑死亡也称为过度昏迷，患者全身肌张力低下、瞳孔散大、眼球固定、自主呼吸停止，完全依赖人工呼吸及药物维持生命。

(五)谵妄(delirium)

谵妄是一种以兴奋性增高为主的高级神经中枢功能活动失调状态。临床上表现为意识模糊、定向力丧失、感觉错乱(幻觉、错觉)、躁动不安、言语杂乱等。谵妄可发生于急性感染高热期、某些药物中毒(如颠茄类药物中毒、急性酒精中毒)、代谢障碍(如肝性脑病)、循环障碍或中枢神经疾患等。由于病因不同，有些患者可以康复，有些患者可发展为昏迷状态。

四、评估要点

(一) 意识障碍的临床特点

评估病程长短与意识障碍程度、生命体征与瞳孔的变化。意识障碍程度可通过与患者交谈，根据患者对刺激的反应、回答问题的准确性、肢体活动情况、痛觉试验、瞳孔对光反射、角膜反射等判断，也可根据 Glasgow 昏迷评分表(Glasgow coma scale，GCS)进行评估来判断意识障碍的程度。GCS 评分项目包括睁眼反应、运动反应和语言反应，分值范围为 3~15 分，14~15 分为正常，8~13 分表示已有不同程度的意识障碍，8 分以下为昏迷，3 分以下为深度昏迷。评估中应注意运动反应的刺激部位应以上肢为主，以其最佳反应记分，通过动态观察或动态的 GCS 评分和记录可了解意识障碍演变的连续性。

Glasgow昏迷评分量表

(二) 病因和诱因

发病缓急、发病时间、发病前有无诱因；有无引起意识障碍的相关病史；有无服毒或毒物接触史等。

(三) 伴随症状

1. 意识障碍伴发热　先发热后有意识障碍多见于重症感染性疾病；先有意识障碍后有发热可见于脑出血、蛛网膜下隙出血、巴比妥类药物中毒等。

2. 意识障碍伴呼吸缓慢　由于呼吸中枢受刺激所致，可见于吗啡、巴比妥类、有机磷农药中毒、银环蛇咬伤等。

3. 意识障碍伴心动过缓　可见于颅内压增高、高度房室传导阻滞及吗啡中毒等；。

4. 意识障碍伴血压改变　伴血压升高可见于高血压脑病、脑血管意外、尿毒症等；伴低血压多见于各种原因的休克。

5. 意识障碍伴瞳孔改变　瞳孔散大可见于癫痫，低血糖状态，颠茄类、酒精、氰化物等中毒；瞳孔缩小多见于吗啡类、巴比妥类、有机磷农药等中毒。

6. 意识障碍伴脑膜刺激征　见于脑膜炎、蛛网膜下隙出血等。

7. 意识障碍伴皮肤黏膜改变　口唇呈樱红色提示一氧化碳中毒；出血点、瘀斑和紫癜等可见于严重感染和出血性疾病。

(四) 诊疗及护理经过

已接受的检查及其结果有无异常；采取了哪些治疗及护理措施，效果如何等。

（五）意识障碍对患者的影响

有无环境识别、自我感知障碍，有无躁动不安、语言沟通障碍；有无吞咽反射、咳嗽反射减弱或消失；有无口腔炎、角膜炎、压疮等皮肤黏膜的损伤；有无肌肉萎缩、关节强直、肢体畸形所致的活动与运动障碍；有无便秘及大小便失禁；有无家庭照顾者角色冲突、照顾不良等状况；有无消化性溃疡、脑疝等潜在并发症。

五、相关护理诊断

1. 急性意识障碍　与脑出血、肝性脑病有关。

2. 清理呼吸道无效　与意识障碍所致咳嗽、吞咽反射减弱或消失有关。

3. 口腔黏膜受损　与意识障碍丧失自理能力及唾液分泌减少有关。

4. 排尿障碍　与意识丧失所致排尿功能障碍有关。

5. 排便失禁　与意识丧失所致排便功能障碍有关。

6. 有营养失调的危险/营养失调：低于机体需要量　与意识障碍不能正常进食有关。

7. 有受伤的危险　与意识障碍所致躁动不安、自我防护能力下降等有关。

8. 有皮肤完整性受损的危险　与意识障碍所致的自主运动消失、尿失禁、排便失禁有关。

9. 有感染的危险　与意识障碍所致的咳嗽、吞咽反射减弱或消失有关；与侵入性导尿装置有关。

10. 照顾者角色紧张　与照顾者角色负荷过重有关。

本章小结

本章主要阐述临床常见症状评估。症状是患者病后对机体生理功能异常的自身体验和感觉，是患者就医的主要原因。症状的产生都有其病因，并且复杂，一个症状可以由多个病因引起，同样，一个病因亦可出现多个症状。症状的临床表现特征都有其发生机理，且症状出现的过程中往往伴随有其他相关症状，这对形成初步诊断具有重要意义。在掌握病因及发病机理的基础上，对患者的症状进行全面评估，需要从病史与起病情况、临床特点、伴随症状、诊疗及护理经过、症状对患者的影响这几个方面即症状评估要点入手，以分析判断患者的疾病与相关护理问题。

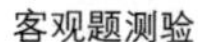
客观题测验

主观题测验

第四章

心理评估

心理评估PPT

微课：心理评估

学习目标

1. 掌握心理评估的内容。
2. 熟悉心理评估的方法。
3. 了解心理评估的目的与意义。

第一节　概述

预习案例

患者，男，38 岁，外企部门经理。因头晕、乏力、食欲不振、入睡困难等就诊。自述近期因岗位调整被调至其他部门做普通职员，心里烦闷，觉得自己无能、没用，担忧前途，听不进妻子、朋友的劝说，觉得妻子不理解他，有时和妻子吵架，对女儿发脾气。

思考

1. 该患者的心理情绪反应对其健康状况有何影响？
2. 应如何对其心理情绪状况进行评估？
3. 除了心理情绪的评估外，还需要评估哪些内容？

一、心理评估的概念

人既具有生物学属性，也具有心理和社会属性。人的生理健康不仅是没有躯体疾病，还包括心理和社会适应的完好状态。因此，健康评估不仅要重视身体评估，还应对人的心理、社会等方面进行评估。

心理评估（psychological assessment）是评估患者在疾病发生发展过程中的认知、情感、自我概念、行为等心理过程，从而发现患者现存或潜在的心理健康问题，为制订心理干预措施提供依据。

二、心理评估的一般过程

是评估者根据评估的目的收集资料，对资料和信息进行加工处理，最后做出判断的过程。心理评估的目的不同，其一般程序也有所区别。

1. 确定评估目的　首先要确定被评估者首要的问题是什么，进而确定评估目的。如要了解学习困难的原因就需要鉴别学生的智力水平或人格特征。在进行心理评估时要先对被评估者做出有无心理障碍的判定。

2. 明确评估问题与方法　详细了解被评估者当前的心理问题；问题的起因及发展；可能的影响因素；被评估者早年的生活经历、家庭背景、当前的适应及人际关系等。在这一过程中，主要应用心理评估的调查法、观察法和会谈法。

3. 了解特殊问题　对一些特殊问题、重点问题的深入了解和评估，这类似于医学诊断过程中的生理生化检查。除进一步应用上述方法外，还需要借助于心理测验的方法。

4. 结果描述与报告　将前面所收集的资料进行分析、处理，要写出评估报告、作出结论，并对当事人及有关人员进行解释，以确定对问题处理的下一步目标。

三、心理评估的原则与注意事项

1. 明确心理评估在健康评估中的意义　心理评估资料有利于制订个性化的护理措施。评估患者的认知水平，有利于指导护士选择合适的健康教育方式；评估患者的情绪与情感，可明确患者是否处于接受护理的良好心理状态等。因此，心理评估应及时、全面和准确，不可因强调身体评估而流于形式。

2. 以患者目前的心理状态为重点，与身体评估同时进行　在心理评估过程中，应着重于患者目前的心理状况，评估者在对患者进行身体评估的同时，可通过观察患者的语言和行为，收集其心理活动的资料。

3. 注意主观与客观资料之间的比较　评估者应同时收集主观、客观资料进行比较，来推论患者的心理活动。如评估患者有无焦虑时，评估者不能仅依据其"我感到最近容易紧张、着急"的主诉即下结论，应综合观察到颤抖、快语、面色潮红等与焦虑有关的生理反应进行判断。

4. 避免评估者态度、观念、偏见对评估结果的影响　心理评估有较强的主观性，其结果易受来自评估者的态度、观念和偏见等的影响。此外，心理评估的方法与技巧还需探索和发展，不如身体评估成熟和易于掌握。因此，在对患者做心理评估时应注意评估手段的针对性和有效性，既要充分考虑被评估者的个体差异，也要尽量避免评估者自身的偏见，这样的评估才有价值。

第二节　心理评估的基本方法

一、行为观察法

行为观察法(observation)指对患者的行为表现进行有目的、有计划地直接或间接地考察、记录和分析的方法。心理评估过程中，护士通过观察得到患者行为表现，从而推测出患者的心理活动过程及个性心理特征。

1. 自然观察法　指在自然条件中观察和记录患者的行为表现，如护士在日常护理工作中对患者的行为与心理反应的观察。自然观察法在护理实践中应用广泛，所获得的资料比较真实和客观，但需要较多的时间与患者接触，同时需要具有敏锐的洞察力。

2. 控制观察法　又称为实验观察法，指在预先控制的情境与条件下，观察和记录患者的行为反应。控制观察可获取具有较强可比性和科学性的结果，但由于受实验控制过程中人为因素的影响，以及患者意识到正在接受实验，其结果的客观性可能会受到干扰。因此，护理心理评估以自然观察法为宜。

观察法的优点是能得到较为真实和客观的材料，而不足之处在于观察得到的只是外显行为，难以获得患者的认知方式和内心想法。此外，观察结果的有效性还取决于护士的观察能力和分析综合能力，并且观察活动本身可能会影响到患者的行为表现，从而使观察结果失真。

二、访谈法

访谈法(interview),又称“会谈法”“交谈法”等,是心理评估中最常用的一种基本方法,通过面对面的谈话方式进行评估。访谈法是一种有目的的会话,包括自由式访谈和结构式访谈两种类型。

1. 自由式访谈　是指事先不拟定固定的访谈问题,或不按固定的问题顺序去提问,访谈方进行自由交谈。自由式会谈是开放式的,可最大限度地获取患者的信息,但由于访谈内容松散,用时相对较长,影响评估的效率。

2. 结构式访谈　是指按照事先设计好的访谈提纲或主题有目的、有计划、有步骤地进行访谈。结构式访谈对访谈内容有所限定,可根据访谈提纲或评估表逐项提问,然后根据患者的回答进行评定。结构式访谈省时、高效、切题,但容易限制患者的表述,遗漏信息,甚至会使患者感到拘谨或有例行公事的感觉。

访谈是双方互动的过程,在此过程中护士可灵活运用各种的沟通技巧,以取得患者的信任,从而真实、全面、准确地了解患者的心理状况。护士可依据具体情况,适当调整会谈问题的多少,决定访谈时间的长短等。访谈获得的信息量较大,但访谈结果的信度和效度较差,聚焦困难,并且费时。

三、心理测量法

心理测量法是依据心理学的原理和技术,利用心理测量工具,如标准化测验或量表,对个体的外显行为进行观察或评定,并将结果按数量或类别加以描述的过程。依据心理测量工具的不同,分为心理测验法和评定量表法。

1. 心理测验法(psychological test)　在标准情境下,按一定的操作程序,用器材或量表等统一的测量手段测试患者对测验项目集所作出的行为反应的方法。心理测验的基本要素包括:①行为样本,指能够表现人的某种心理特质的一组代表性的行为;②客观性,指测验结果尽可能不受被试和主试主观因素的影响,如客观、适当地选择测验题目;③标准化,既要保证测验内容、实施方法、记分和结果解释的一致性,又要建立一个用作比较的常模。其目的是为了尽可能控制无关变量,使不同的患者所获得的结果具有可比性。心理测验的客观性与行为样本的代表性和测验程序的标准化水平密切相关。

2. 评定量表法(rating scale)　是指应用一套预先已标准化的测试项目(量表)来测量、分析和鉴别患者的某种心理品质的方法。按测试项目的编排方式可将量表分为7种,即二择一量表、数字等级量表、描述评定量表、Likert 评定量表、检核表、语义量表和视觉类似物量表等。按量表评估的方式可分为自评量表和他评量表。自评量表是患者依据量表内容自行选择答案做出判断的方法,可较真实地反映患者内心的主观体验;他评量表则是由护士根据对患者的行为观察或访谈结果所进行的客观评定。常用的评估量表包括生活事件量表、应对方式量表、社会支持量表等,在应用量表时应根据测量的目的和患者的具体情况进行选择。

第三节 心理评估内容

预习案例

患者，男，40岁，某公司经理，平素身体健康，婚姻美满，家庭和睦，因车祸致右腿严重而广泛损伤，遂实施截肢手术。因截肢后无法接受现实，仍主诉右腿疼痛。

思考

1. 该患者的心理情绪反应对其健康状况有何影响？
2. 应如何对其心理情绪状况进行评估？
3. 除了心理情绪的评估外，还需要评估哪些内容？

一、认知评估

认知(cognition)是指个体推测和判断客观事物的心理过程，是人最基本的心理过程，包括感觉、知觉、注意、记忆、思维、语言、定向力及智能，其中思维是认知过程的核心。认知水平受个体的年龄、教育、文化背景、疾病、生活经历、经验等因素的影响。认知障碍(cognitive impairment)是指认知过程异常，包括感知觉障碍、记忆障碍、思维障碍、注意障碍、语言障碍、定向力障碍、智能障碍。

(一)感知觉

1. 感觉(sensation) 感觉是人脑对直接作用于感觉器官的当前客观事物的个别属性的反映，为最基本的认知过程。

2. 知觉(perception) 是人脑对直接作用于感觉器官的当前事物的整体属性的反映。感觉反映事物的个别属性，知觉反映事物的整体属性。感觉是知觉的基础，感觉越清晰、越丰富，知觉就会越完整。感知觉是思维的基础，对维持大脑正常活动有着重要的意义。

3. 感知觉障碍

(1)感知觉过敏，感知觉的阈值下降：指对各种刺激过分敏感。对外部感知觉刺激过敏者表现为不耐强光、噪声、高温或强烈气味等；对内部感觉过敏者则表现为不能耐受正常心搏或胃肠蠕动等感觉，有多种躯体不适感。多见于神经症患者。

(2)感知觉减退，感知觉的阈值增高：指对各种刺激的感受性降低。对外部感知觉减退者表现为对外界感知不清晰；对内部感觉减退者则表现为对躯体自身的信息感觉减退，甚至觉得自身不存在，严重者可出现人格解体症状。多见于抑郁患者或催眠状态，正常时也可见于紧张或激情状态，如遭遇车祸时因痛觉迟钝而不知自己受伤。

(3)感知觉综合障碍：指对具体客观存在的事物的本质属性或整体能正确认识，但对大小、形状、颜色、距离、空间位置等个别属性出现错误的感知。

(4)错觉(illusion):患者对具体客观事物整体属性的错误感知。病理性错觉多见于感染、中毒等因素导致意识障碍,如谵妄时;也见于功能性精神病,能超群如精神分裂症。后者出现错觉时多与幻觉同时存在。

(5)幻觉(hallucination):指没有现实刺激作用于感觉器官时出现的知觉体验,是一种虚幻的知觉,包括幻视、幻听、幻嗅、幻味、幻触、内脏幻觉等,是常见且重要的感知觉障碍,如截肢后的患者出现“幻肢痛”。病理性幻觉多见于颞叶病变、谵妄状态等脑器质性精神病,也见于精神分裂症、心境障碍。

4. 感知觉评估　需综合应用会谈法、观察法和医学检测法。通过询问“你觉得最近视力怎么样?”“你觉得最近听力有改变吗?”等问题了解患者有无感知觉异常的表现,同时结合观察以及视力、听力等感知觉方面的医学检测,相互验证,综合分析、判断患者的感知觉情况。

(二)注意

1. 注意(attention)　是心理活动对一定对象的指向和集中,具有选择、保持以及对活动的调节和监督功能。注意可分为无意注意、有意注意及有意后注意。

(1)无意注意:是预先没有目的、也无需意志努力的注意,如寂静的病室突然出现巨大的响声所引起的人们的注意。

(2)有意注意:是预先设有目的并需要意志努力的注意,为注意的一种高级形式。

(3)有意后注意:是指事先有预定目的,但无需一定意志努力的注意,是在有意注意的基础上发展起来的,有高度的稳定性。如护士熟练进行的铺床操作。

2. 注意障碍　指注意的强度、范围及稳定性等发生改变。可分为以下几种类型:

(1)注意增强:是指对某种事物或活动保持高度的注意和警觉,不易被其他事物所转移,主要表现为有意注意增强,常见于偏执型精神分裂症或神经症患者。

(2)注意减弱:有意和无意注意的兴奋性下降,注意的范围缩小、稳定性也明显下降,多见于神经衰弱、精神分裂症及伴有意识障碍时。

(3)注意涣散:有意注意明显减弱,易于唤起注意,但注意力不易集中,稳定性下降,多见于神经衰弱和精神分裂症。

(4)随境转移:表现为无意注意的兴奋性增强,但注意不持久,注意的对象不断转移,如兴奋状态的躁狂症患者的注意力易被周围环境中的新现象吸引而转移。

(5)注意迟纯:注意的兴奋性集中困难而缓慢,但注意的稳定性障碍较小,多见于抑郁症。

(6)注意狭窄:注意范围显著缩小,有意注意减弱,表现为当患者集中于某一事物时,不能再注意与之相关的其他事物,见于朦胧状态和痴呆。

(7)注意固定:注意稳定性特别增强,总是将注意固定于某些事物或活动上,见于健康人和精神病患者。临床上以注意减弱和注意狭窄最为常见。

3. 注意能力评估

(1)无意注意:可通过观察患者对周围环境变化有无反应进行评估,如对所住病室人员的出入、光线的明暗变化等有无反应。

(2)有意注意：可以通过让患者完成某项任务进行评估，如让患者填写入院评估表。同时观察其执行任务时的专注程度，或询问其“能集中精力做事或学习吗?”等问题。对于儿童和老人，应着重观察其能否有意识地将注意力集中于某一具体的事物。

(三)记忆与遗忘

1. 记忆 是指在头脑中积累和保持个体经验的心理过程。从信息加工的观点来分析，记忆是人脑对外界输入的信息进行编码、储存和提取的过程。其基本过程包括识记、保持、再认和再现(回忆)。按信息在大脑中保存时间的长短，可将记忆分为瞬时记忆、短时记忆、长时记忆。

记忆的内容不能保持或提出时有困难，称为遗忘，包括暂时性遗忘和永久性遗忘。遗忘具有以下特点：①遗忘进程先快后慢；②与记忆材料的性质和长度有关，抽象材料、言语材料、无意义材料遗忘相对较快，记忆材料长度越长越易遗忘；③遗忘的多少与个体的心理状态相关，能满足个体需要、引起个体愉快情绪体验的材料容易保持，反之容易遗忘；④遗忘与个体的学习程度和学习方式有关，学习重复次数越多越不易遗忘。

2. 记忆障碍 指任何原因引起的记忆能力异常，可表现为记忆量和质的异常。包括：

(1)记忆减退：指识记、保存、再认和回忆普遍减退，临床常见于神经衰弱、脑动脉硬化和其他脑器质性损害的患者，也可见于正常老年人。

(2)遗忘症(amnesia)：为一种回忆的丧失，表现为局限于某一事情或某一时期内的经历的遗忘而不是记忆的普遍性减退，临床上可分为顺行性遗忘、逆行性遗忘、进行性遗忘、心因性遗忘。

(3)记忆错误：指回忆的内容与事实不符，常见的表现有错构、虚构、潜隐记忆。

(4)记忆增强：是一种病理性的记忆增强，表现为患者将时间久远且不重要的事情都能回忆起来，多见于躁狂症，特别是轻度躁狂症患者。

3. 记忆能力评估

(1)回忆法(recallmethod)：为评估记忆最常用的方法，用于测量短时记忆和长时记忆。评估短时记忆可让患者重复复述听到的一句话或一组由5~7个数组成的数字串，如电话号码。评估长时记忆可让患者说出自己的生日、家人的姓名或当天进食的食物等。

(2)再认法(recognition method)：让患者完成试卷中是非题或选择题即属于用再认法测量其已学过的知识。再认法也为评估记忆最常用的方法，可用于测量瞬时记忆、短时记忆和长时记忆三种不同的记忆类型，尤其当回忆法无法使用时，再认法可以弥补其不足。

(3)评定量表测评：上述的评估方法大多只考察了记忆的部分种类或部分特征，专门用于记忆能力的成套记忆测验则能更全面系统地评估患者的记忆能力。目前国内常用的记忆测验工具有韦克斯勒记忆量表(Wechsler memory scale，WMS)、中国临床记忆量表(clinical memory scale，CMS)等。

(四)思维

1. 思维 是人脑对客观现实的一般特性和规律间接的、概括的反应，是人们认识事物本质特征及其内部规律的理性认知过程，是人类认知活动的最高形式。根据思维的凭借物不同可将其分为动作思维、形象思维和抽象思维(即逻辑思维)；根据思维的指向性可分为集中性思维和发散性思维；根据思维的创造性又可将其分为习惯性思维和创造性思维。人类从感性认识上升到理性认识是通过一系列思维过程实现的。任何思维活动都是分析与综合、比较与分类、抽象与概括这些过程协同作用的结果，其中分析与综合是思维的基本过程。思维包括概念、判断和推理三种基本形式。人的思维就是在生活过程中，在感知觉获得的感性材料的基础上，在大脑中进行复杂的分析与综合、比较与分类、抽象与概括等一系列智力操作，形成概念、应用概念进行判断和推理，从而认识事物本质特性和规律性联系的心理过程。

2. 思维障碍 思维过程具有连续性，当这种连续性丧失时，即出现思维障碍。思维障碍是各类精神疾病常见的症状，其临床表现多种多样，可分为思维形式障碍和思维内容障碍。①思维形式障碍，包括思维联想障碍和思维逻辑障碍，常见的表现有思维奔逸、思维迟缓、思维松弛、破裂性思维、思维贫乏、病理性赘述；②思维内容障碍，常见的表现有妄想(delusion)和强迫观，妄想包括被害妄想、关系妄想、疑病妄想、夸大妄想、罪恶妄想等。

3. 思维能力评估 主要针对思维形式和思维内容两方面进行。推理是思维的基本形式之一，也是临床最常用的思维能力评估指标。护士可根据患者的年龄特征和认知特点提出相关问题，如让患者解释一种自然现象的形成过程。也可借用瑞文标准推理测验(Raven's standard progressive matrices, SPM)对患者的推理能力进行系统评估。此外，也可通过询问患者“在你周围的人中，如同事或家人对你的态度如何?”“有没有人对你不友好，对你暗中使坏?”“外界有没有东西能影响或控制你的思维或行动?”等问题评估其思维内容是否正常。

(五)语言

1. 语言 是人们进行思维的工具，是思维的物质外壳。思维的抽象与概括总是借助语言得以实现的，因此思维与语言不可分割，能共同反映人的认知水平。语言可分为接受性语言和表达性语言，前者指理解语句的能力，后者为传递思想、观点、情感的能力。语言能力对判断个体的认知水平很有价值，并可作为护士与患者沟通方式选择的依据。

2. 语言障碍 临床所见的语言障碍主要指局限性脑或周围神经病变所致的语言障碍，包括失语(aphasia)和构音困难(dysarthria)。①失语，由语言中枢受损引起，可分为运动性失语、感觉性失语、混合性失语、命名性失语、失写和失读；②构音困难，是指由于神经病变，与言语有关的肌肉麻痹、收缩力减弱或运动不协调所致的语言障碍，表现为发声困难、发音不清，声音、音调及语速等异常。

3. 语言能力评估 通过观察、会谈方法等可对语言能力进行初步判断，若发现语言能力异常，应进一步明确其语言障碍的类型。可通过观察患者对问题的理解和回答是否正确，判断其有无感觉性失语。如怀疑患者有命名性失语，可取出一些常用物品，请患者说出名称。可请患者诵读短句或一字并说出其含义、自发性书写、默写或抄写一段文字等，来判断其有无失读、失写等可能。

（六）定向力

1. 定向力　定向力是指个体对时间、地点、人物及自身状态判断的认识能力，包括时间定向、地点定向、空间定向、人物定向等。

2. 定向障碍　定向障碍是指对环境或自身状况的认识能力丧失或认识错误，多见于症状性精神病及脑器质性精神病伴有意识障碍的患者。临床上分为时间定向障碍、地点定向障碍、人物定向障碍和自身定向障碍等。定向障碍是意识障碍的重要标志，但有定向障碍不一定有意识障碍。

3. 定向能力评估　可通过询问“今天是星期几?”或“今年是哪一年?”评估其时间定向能力；“现在在什么地方?”判断其地点定向能力；“我站在你的左边还是右边?”“呼叫器在什么方向?”评估其空间定向能力；“你叫什么名字?”或“你知道我是谁吗?”判断其人物定向能力。

（七）智能

1. 智能　也称智力，是人们认识客观事物并运用知识解决实际问题的能力。智能是认知过程各种能力的综合，与感知、记忆、思维、注意、语言等密切相关。

2. 智能障碍　是指各种原因所致的智能低下，分为精神发育迟滞与继发性痴呆两大类型。

3. 智能评估　临床常通过一些有目的的简单提问和操作了解患者的常识、理解能力、分析判断能力、记忆力和计算力等，从而对其智能是否有损害及其损害的程度作出粗略的判断。此外，还可使用简易精神状态量表（mini-mental state examination，MMSE）、长谷川痴呆量表（Hastgawa dementia scale，HDS）、圣路易斯大学智能状态检查量表（Saint Louis University mental status examination，SLUMSE）、蒙特利尔认知评估量表（Montreal cognitive assessment，MoCA）等对患者的智能进行评估。MMSE是目前公认的用于认知功能初步筛查的评价方法，主要内容包括定向力、注意力、计算力、记忆力、语言和视空间能力等评价。但由于其敏感性较低，主要用于痴呆的筛查。对于轻度认知功能损害者，目前国内多采用MoCA进行筛查。

（八）相关护理诊断

1. 急性意识障碍/慢性意识障碍　与感觉器官疾病、神经精神性疾病、药物不良反应等有关。

2. 记忆功能障碍　与神经精神性疾病、应激事件、注意力不集中等有关。

3. 语言沟通障碍　与思维障碍、意识障碍、言语发育障碍等有关。

4. 知识缺乏　缺乏疾病预防与康复相关知识。

二、情感评估

（一）情绪与情感的定义

情绪（emotion）与情感（feeling）是个体对客观事物是否满足自身需要的内心体验与反映。当需要获得满足，就会引起高兴、满意、喜爱等积极肯定的情绪和情感，反之则会引起生气、不满、憎恨等消极否定的情绪和情感。

情绪与情感既有区别又相互联系。情绪是人和动物共有的心理现象，与生理需要满足与否的体验相关，具有较强的情境性、激动性和暂时性；情感是人类特有的高级心理现象，具有较强的稳定性、深刻性和持久性，为人格构成的重要成分。情绪依赖于情感，各种情绪受已经形成的情感特点的制约；情感也依赖于情绪，人的情感总是在各种不断变化着的情绪中得到体现。从某种意义上说，情绪是情感的外在表现，情感是情绪的内在本质。

（二）情绪与情感的作用

1. 适应作用　情绪与情感是个体生存、发展与适应环境的重要手段。如新生儿由于脑的发育尚未成熟，还不具有独立生存的基本能力，依靠情绪信息的传递，得到成人的抚育。在危险情境下，人的情绪反应使机体处于高度紧张状态，通过自主神经系统和内分泌系统的活动，调动机体能量，可以促使个体产生适宜的防御反应。各种情绪与情感的发生，时刻提醒着个体去了解自身或他人的处境与状态，以求得良好适应。

2. 动机作用　情绪与情感作为个体的需要得到满足与否的主观体验，能够激励或阻碍人的行为，在最广泛的领域里为人类的各种活动提供动机。情绪与情感的动机功能既体现在生理活动中，也体现在认识活动中。

3. 组织作用　情绪与情感是心理活动的组织者，这种由需要的满足与否引起的特殊心理活动影响着感知、记忆、思维等其他心理过程。正性情绪起协调、组织作用，负性情绪起破坏、瓦解或阻断作用。研究证明，情绪能影响认知操作的效果，其效应取决于情绪的性质与强度。愉快强度与操作效果呈倒“U”型，即中等程度的愉快和兴趣为认知活动提供最佳的情绪背景。负性情绪，如痛苦、恐惧的强度与操作效果呈直线相关，情绪强度越大，操作效果越差。

4. 沟通作用　情绪和语言一样，具有服务于人际沟通的功能。情绪通过面部肌肉运动、声调和身体姿态变化构成的表情等非语言沟通的形式来实现信息传递和人际间的相互了解，其中面部表情是最重要的情绪信息媒介。

（三）情绪与情感的分类

情绪与情感复杂多样，很难准确分类，一般可分为基本情绪、情绪状态以及高级情感体验。

1. 基本情绪　为最原始的情绪，可分为以下四种最基本类型：

（1）快乐，为追求的目标得以实现导致紧张解除时产生的情绪体验。快乐的程度取决于所追求目标价值的大小、追求过程中所达到的紧张水平及实现目标的意外程度等，其程度可从满意、愉快到欢乐、狂喜。

(2)愤怒，由于愿望不能达到，一再受阻碍时引起内心的紧张积累而产生的情绪体验，其程度可从轻微不满、生气、愤怒到大怒、暴怒。愤怒的程度与干扰的程度、次数及挫折的大小有关。愤怒对个体的身心伤害非常明显。

(3)悲哀，个体失去某种其重视或追求的东西或目标时产生的情绪体验，其程度取决于失去的事物的价值，可从遗憾、失望到难过、悲伤、哀痛。悲哀带来紧张的释放可导致哭泣。悲哀并不总是消极的，有时会转化为前进的动力。

(4)恐惧，是面临或预感危险而又缺乏应对能力时产生的情绪体验，其程度可以从担心、害怕到恐惧、惊恐。

2. 情绪状态　是指在某种生活事件或情境的影响下，于一定时间内，情绪活动在强度、紧张水平和持续时间上的综合表现。

(1)心境(mood)：指微弱而持久，带有渲染性的情绪状态。心境不是对于某一事物的特定体验，而是作为一种心理背景，使人的一切活动都带有一定的感情色彩，少则持续数天，长则数周、数月。心境对人的生活、工作、学习以及健康具有很大的影响。积极、乐观的心境可以提高人的认知活动效率，增强信心，有益于健康；消极悲观的心境，会降低人的认知活动效率，使人丧失信心和希望，有损于健康。

(2)激情(intenseemotion)：一种强烈而短暂的情绪状态。这种情绪状态通常是由对个人有重大意义的事件引起，如重大成功之后的狂喜，或亲人突然死亡引起的极度悲痛等。激情状态下的人往往出现“意识狭窄”现象，即认知活动的范围缩小，理智分析能力减弱，自制能力下降。

(3)应激(stress)：当人们遇到突发事件或危险时产生的高度紧张的情绪状态，以作出适应性和应对性反应(详见本节应激与应对)。

3. 高级情感体验　情感是人类特有的、区别于动物的、与社会性相联系的心理体验。人的高级情感主要有以下几个方面。

(1)道德感(moralfeeling)：是关于个体的行为、举止、思想和意图是否符合社会道德行为标准和客观的社会价值而产生的情感体验，为一种与个体所掌握的社会行为标准相联系的情感。道德属于社会历史范畴，不同时代、不同民族以及不同阶级有着不同的道德评价标准。

(2)理智感(rationalfeeling)：是个体对认知活动的需要和意愿能否得到满足产生的情感体验，与个体的求知欲望、认识事物、科学探索及追求真理相联系，体现了对自己认知活动过程与结果的态度，如求知欲、好奇心等都属于理智感的范畴。

(3)美感(aestheticfeeling)：是根据一定的审美标准对客观事物、人的行为和艺术作品予以评价时产生的情感体验。人的审美标准既反映事物的客观属性，又受个人思想观点和价值观念的影响。美感具有一定的社会历史性，不同历史阶段、不同文化背景的人对美的评价不同。

（四）情绪与情感对健康的影响

无论是情绪，还是情感。均与个体的生理机制和外显行为紧密相关，对人的身心健康有极大的影响。积极健康的情绪对促进人体身心健康具有正性作用，如愉快、乐观的情绪状态能提高大脑及整个神经系统活动的张力，充分发挥机体的潜能，提高脑力劳动和体力劳动的效率和耐力，还能增强机体抵抗力，更有效地适应环境，减少疾病发生的机会，即使患有某种疾病，也有利于康复。相反，不良情绪与情感不仅可以直接作用于人的心理活动导致心理疾病，还可通过神经、内分泌和免疫等一系列中介机制，影响人体组织器官的生理功能，甚至引起组织器官的器质性病理改变，导致心身疾病，如长期紧张和焦虑可引起高血压、冠心病和消化性溃疡等疾病。

（五）常见异常情绪

1. 焦虑（anxiety）　为人对环境中即将来临、可能会造成危险和灾难而又难以应付的情况产生的一种不愉快的情绪状态，由紧张、不安、焦急、忧虑和恐惧等主观感受交织而成。处于焦虑状态者可表现为情感、认知行为与生理等方面的变化。情感方面表现为烦躁、易激惹等；认知方面表现为注意力不集中、认知范围缩小等；行为方面表现为咬指甲、来回踱步、反复翻弄东西、面部表情紧张以及肢端颤抖、快语、无法平静等；生理方面主要表现为心跳和呼吸加快、食欲下降、出汗、头痛、胃痛、睡眠障碍等。由于引起焦虑的原因和严重性不同以及个体承受能力的差异，人们可表现出轻度、中度或重度等不同程度的焦虑。轻度焦虑有利于提高机体的警觉水平，应对应激；中、重度焦虑则可导致行为异常，引起生理和心理障碍。

2. 抑郁（depression）　是个体在失去某种其重视或追求的东西时产生的情绪体验。处于抑郁状态者亦会出现情感、认知、行为以及生理等方面的改变。情感方面主要表现为情绪低落、心境悲观、自我感觉低沉、生活枯燥无味、哭泣、无助感；认知方面表现为注意力不集中、思维缓慢、不能做出决定；行为方面表现为过分依赖、生活懒散、逃避现实，甚至自杀；生理方面表现为易疲劳、食欲减退、体重下降、睡眠障碍、运动迟缓以及机体其他功能减退。

3. 恐惧（phobia）　是指面临不利或危险处境时出现的情感反应，常伴有避开不利或危险处境的行为，表现为紧张、害怕，伴有心悸、出汗、四肢发抖，甚至出现排便、排尿失禁等自主神经功能紊乱症状。

4. 情绪高涨（elation）　为一种病态的喜悦情感，在连续一段时间中（一般指 1 周以上，甚至更长的时间），情绪持续保持在过分满意和愉快的状态。常表现为不分场合的兴奋话多、语音高亢、表情丰富、眉飞色舞，常同时伴有联想奔逸、动作增多等，多见于躁狂症。

5. 易激惹（irritability）　是指个体存在的各种程度不等的易怒倾向，一般或轻微地刺激即可使其产生剧烈的情绪反应，持续时间一般较短暂。常见于疲劳状态、躁狂症、人格障碍、神经症或偏执性精神病。

6. 情绪不稳　情感反应多变、喜怒无常、变幻莫测。与外界环境有关的轻度情绪不稳可以是一种性格的表现；与外界环境无关的情绪不稳是精神疾病的表现，常见于器质性精神障碍。

（六）情绪与情感的评估

可通过会谈、观察、医学测量和评定量测评等多种方法对患者的情绪与情感进行综合评估。

1. 会谈　是评估情绪与情感最常用的方法，用于收集有关情绪、情感的主观资料。可通过询问患者“你近来心情如何？”“你如何描述你此时和平时的情绪？”“有什么事情使你感到特别高兴、担心或沮丧？这样的情绪存在多久了？”“你感到生活有意义吗？”等。并应将问诊结果与患者的家属，如父母、配偶、同事、朋友等核实。

2. 观察　观察情绪与情感的外部表现，即表情。

（1）面部表情：是情绪在面部肌肉上的表现。人的眼睛是最善于传情的，不同的眼神可以表达不同的情绪，如高兴时眉开眼笑、气愤时怒目而视等；口部肌肉的变化也是表现情绪的重要线索，如憎恨时咬牙切齿、哭泣时口角向下等。

（2）身体表情：为情绪在身体动作上的表现。人在不同的情绪状态下身体姿势会发生不同的变化，如得意时摇头晃脑、紧张时坐立不安、悔恨时捶胸顿足等。在身体表情中以手势最为重要。

（3）自语表情：是情绪在语言的音调、速度和节奏等方面的表现，如喜悦时音调高亢、速度较快；悲哀时音调低沉、速度缓慢等。

3. 医学测量　情绪常伴随着一系列的生理变化，主要为呼吸、循环系统的变化。因此可通过测量患者的呼吸频率、心率、血压、皮肤颜色和温度、食欲及睡眠状态等变化来获取情绪与情感异常的客观资料。注意对会谈所收集的主观资料进行验证，如紧张常伴有皮肤苍白，焦虑和恐惧常伴有多汗，抑郁可有食欲减退、睡眠障碍、体重下降等。

4. 评定量表测量　是评估情绪与情感较为客观的方法，可根据需要选择适宜的情绪情感测评量表对患者进行评估。常用的量表有 Avillo 情绪情感形容词检表、Zung 焦虑自评量表（self-rating anxiety scale，SAS）、Zung 抑郁自评量表（self-ratingdepression scale，SDS）、医院焦虑抑郁量表（hospitalanxietyanddepressionscale，HADS）等。此外，对于情绪抑郁者，需特别注意其有无自杀倾向和自伤或自杀的行为。常见的自杀倾向包括行为的突然改变，如将自己珍藏的财物捐献出来、回避社交场合、独处等。

（七）相关护理诊断

1. 情绪调控受损　与疾病因素、环境因素等有关。
2. 焦虑　与需求未满足、过度担心、环境不适应等有关。
3. 恐惧　与疾病因素、环境因素、恐怖症等有关。
4. 疲乏　与兴趣缺乏、精力不足等有关。
5. 悲伤　与患病住院、抑郁等有关。
6. 睡眠型态紊乱　与心理应激、情绪异常、环境改变等有关。
7. 有自伤/自杀的危险　与情绪抑郁、沮丧、无价值观等有关。

8. 有对他人/自己施行暴力的危险　与自控能力下降、易激惹等有关。

三、自我概念

(一) 自我概念的定义

自我概念(selfconcept)作为人格结构的重要组成部分，为人们通过对自己内在和外在特征，以及他人对其反应的感知与体验而形成的对自我的认识与评价，是个体在与其所处的心理和社会环境的相互作用过程中形成的动态的、评价性的“自我肖像”。个体的自我概念是心理健康的重要标志，自我概念紊乱可极大地影响个体维持健康的能力与康复的能力。因此，自我概念是心理评估最重要的内容之一。

(二) 自我概念的分类

Rosenberg 分类法是目前国内外较为认可的分类法。具体分类如下。

1. 真实自我　是自我概念的核心，指个体对其身体内在和外在特征以及社会适应状况的真实感知与评价，包括体像、社会认同和自我认同。

2. 期望自我　又称理想自我，是个体对“我希望自己成为什么样的人”的感知。期望自我既包括个体期望得到的外表和生理方面的特征，也包括个体希望具备的个性特征、心理素质以及人际交往与社会方面的属性，是人们获取成就、达到个人目标的内在动力。期望自我包含真实与不真实两种成分，真实成分含量越高，与真实自我越接近，人的自我概念越好；反之，可产生自我概念紊乱或自尊低下。

3. 表现自我　为个体对真实自我的展示与暴露，是自我概念中最富于变化的部分。由于不同的人及不同的社会团体对他人自我形象的认可标准不尽相同，因而在不同场合，如初次见面或患者就诊时，暴露自我的方式和程度也有所不同。因此，表现自我的评估较为困难，评估结果取决于个体暴露自我与真实自我的相关程度。

(三) 自我概念的组成

在护理专业中，自我概念包括个人的体像、社会认同、自我认同和自尊等。

1. 体像(bodyimage)　也称为身体意像，主要指的是个体对自己身体外形及功能的认识与评价，如觉得自己肥胖或矮小、虚弱或强健等。体像与个体的衣着也密切相关。对住院患者来说，心脏监护仪、引流管也可成为体像的组成部分。体像是自我概念中最不稳定的部分，较易受疾病、手术或外伤等的影响。

2. 社会认同(social identity)指个体对自己的社会人口特征，如年龄、性别、职业、社会团体成员资格，以及社会名誉和地位等的认知与感受。

3. 自我认同(perscnalidentity)　指个体对自己的智力、能力、性情、道德水平等的认知与判断。

4. 自尊(self-esteem)　自尊作为主观判断与评价，是个体尊重自己、维护个人尊严和人格不容他人歧视和侮辱的一种心理意识和情感体验。自尊源于个体对自我概念的各个组成部分，如体像、社会认同和自我认同的正确认识和评价。任何对自我的负性或消极的认识和评价都会影响个体的自尊。对自我消极的评价表明个体有现存或潜在的自尊低下。同时，自尊还与期望自我密切相关，是个体有意无意地将自我评价与期望自我进行比较而形成的。当自我评价与期望自我一致时，自尊得以提高；反之，则下降。

(四)自我概念的形成与发展

自我概念并非与生俱来，它是在个体的成长和生活过程中不断形成和发展的，是通过与他人相互作用的“社会化产物”。与自我概念的形成与发展相关的主要理论包括“镜中我”理论和“社会比较”理论。社会学家 Cooky 的“镜中我”自我概念理论认为，个体的自我概念是在与他人的交往中产生的，对自己的认识和评价是他人对于自己看法的反映，即“他人对我是明镜，其中反映我自身”。社会学家 Mead 进一步指出，与个体自我概念有关的并不是他人实际上如何评价个体自身，而是个体觉得他人是如何评价自己的。人们由此想象自己在他人面前的形象，想象他人对自己这种形象的评价，从而产生并形成对自我的认知和评价，如美丽、聪明或能干等。美国社会心理学家 Festinger 在其“社会比较”理论中指出，个体对自己的价值判断，即自我概念的形成是通过与他人的条件、能力和成就相比较而形成的。

事实上，从婴儿期开始个体就有了对身体的感受，此时如果生理需求能够被满足，爱和温情能够被体验，便开始建立对自我的积极感受。此后，随着年龄的增长，与周围人的交往增多，则会逐渐将自己观察和感知到的自我与他人对自己的反应和态度内化到自己的判断中，进而形成自我概念。

(五)影响自我概念的因素

个体的自我概念易受多种因素的影响而发生改变。

1. 早期生活经历　个体在早期生活经历中，如果得到的身心社会反馈是积极的、令人愉快的，建立的自我概念多半是良好的；反之，则是消极的。

2. 生长发育过程中的正常生理变化　如青春期第二性征的出现、妊娠、衰老过程中皮肤弹性的丧失或脱发等生理变化，均可影响个体对自我的感知。

3. 健康状况　如外科手术、生理功能障碍、慢性疾病等，尤其是体像的暂时性或永久性改变，均可影响个体的自我概念。

4. 人格特征　控制观(locus ofcontrol)是个体在长期社会学习经历中形成的相对稳定的人格特征，影响着个体对外界事物的态度和感受。控制观可分为内控型和外控型两种类型。内控型者将事物的结果归因于个人的行动与选择，多与积极的自我概念相联系，面对疾病时会选择寻求并且重获控制感。外控型者则将事物的结果归因于命运、运气或其他外部力量，多与消极的自我概念相联系，面对疾病时易产生无助感。

5. 其他　包括文化、环境、人际关系、社会经济状况、职业与个人角色等，均可对自我概念产生潜移默化的影响，如在社会交往过程中，社会文化所赞许的内容对自我概念可产生着潜移默化的影响。

（六）自我概念紊乱

1. 高危人群　包括：①因疾病或外伤导致身体某一部分丧失，如女性乳房或子宫切除术、截肢术、结肠造口术、喉切除术等；②因疾病或创伤导致容颜或体表外形变化，如关节炎、颌面部手术、烧伤、红斑狼疮、多毛症、脊柱畸形等；③特殊治疗或不良反应，如安置胃管、导尿管；因药物不良反应出现脱发或第二性征改变等；④生理功能障碍，如脑血管意外、瘫痪、癌症等；⑤神经肌肉障碍，如帕金森病、脊髓灰质炎、多发性硬化病；⑥生殖系统疾病或功能障碍，如绝经、流产、性病、不育症等；⑦感知觉或沟通功能缺陷，如视、听觉障碍、感觉异常、孤独症或口吃等；⑧心理生理障碍或精神疾病，如神经性畏食、酗酒、药物成瘾、抑郁症、精神分裂症等；⑨过度肥胖或消瘦；⑩其他，偶发事件、危机、衰老、角色改变(如失业、退休)等。对上述人群应重点评估。

2. 具体表现　自我概念紊乱可表现为情绪、行为及生理等方面的异常。

(1)情绪方面：可出现焦虑、抑郁、恐惧等情绪。

(2)行为方面：常可通过“我真没用”“看来我是无望了”等语言行为，或者不愿见人、不愿照镜子、不愿与他人交往、不愿看身体外形改变的部位、不愿与他人讨论伤残或相关的谈论等非语言行为表现出来。部分个体可表现出过分依赖、生活懒散、逃避现实，甚至有自杀倾向。

(3)生理方面：可有心悸、食欲减退、睡眠障碍、运动迟缓以及机体其他功能的减退。

（七）自我概念的评估

一般采用会谈、观察、画人测验、评定量表测评等方法对个体的体像、社会认同、自我认同以及自尊等进行综合评估，以了解个体对自我概念的感受和评价、影响自我概念的相关因素及自我概念方面现存或潜在的威胁。

1. 会谈

(1)体像：通过询问“你对自己的身体和外表满意吗?”“最满意的是哪些部位，而最不满意的又是哪些部位？为什么?”“外表方面，你最希望自己什么地方有所改变？他人又希望你什么地方有所改变?”等了解个体对自我体像的认知。对体像已有改变者，可进一步询问：“这些改变对你的影响有哪些?”“你认为这些改变会影响他人对你的看法吗?”等了解个体是否存在对自我体像认知的改变。

(2)社会认同：通过询问“你从事什么职业?”“你对自己的工作满意吗?”“你的家庭及工作情况如何?”“你最引以为豪的个人成就有哪些?”等问题对个体的社会认同进行评估。

(3)自我认同与自尊：通过询问“你觉得你是怎样的一个人?”“你的同事、朋友、领导如何评价你?”“你是否常有‘我还不错’的感觉?”等评估个体的自我认同与自尊。

(4)自我概念的现存与潜在的威胁：通过询问“目前有哪些事情让你感到焦虑、恐惧或绝望?”“目前有哪些事情让你感到忧虑或痛苦?”等予以评估。

2. 观察　用于收集个体的外表、非语言行为以及与他人互动过程等与自我概念相关的客观资料。具体内容如下：

(1)外表是否整洁，穿着打扮是否得体，身体各部位有无异常。

(2)非语言行为，是否与他人有目光交流，面部表情如何，是否有不愿见人、不愿与他人交往、不愿照镜子、不愿看体貌改变的部位、不愿与别人讨论伤残或相关谈论等行为表现。

(3)语言行为，是否有“我怎么什么都做不好”“我真没用”等语言流露。

(4)情绪状态，有无焦虑、抑郁等不良情绪的表现。

3. 投射法　又称画人测验法，适用于儿童等不能很好地理解和回答问题的患者，其具体方法是让患者画自画像并对其进行解释，以此了解患者对其体像改变的认识与体验(图 4-1)。

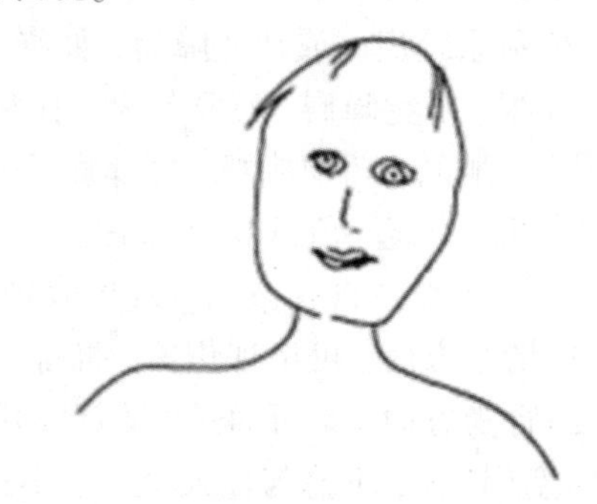

图 4-1　一位 14 岁白血病女孩的自画像

4. 评定量表测评　常用的可直接测定个体自我概念的量表有 Rosenberg 自尊量表、Tennessee 自我概念量表、Pierr-Harries 儿童自我意识量表以及 Michigan 青少年自我概念量表等。每个量表都有其特定的适用范围，应用时应仔细选择。

(八)相关护理诊断

1. 体像紊乱　与身体外形及功能变化有关。
2. 自我认同紊乱　与人格障碍有关。
3. 长期低自尊　与自我认同降低、事业失败、家庭矛盾等有关。
4. 情境性低自尊　与疾病导致机体功能下降等有关。

四、行为评估

(一)行为的概念

行为(behavior)是机体在内外环境因素的刺激下产生的外显的活动、动作等，是内在的生理变化和心理活动的反应。

(二)行为与健康的关系

从心身健康的角度来看，人类行为与健康有着非常密切的关系，这不仅是因为个体在疾病过程中常会出现各种行为表现，更重要的是个体的行为对健康状况有着巨大的影响。目前严重威胁人类健康和生命的已经不再是由生物因素所致的传染病和营养不良，而是由于心理社会因素和人类行为方式等所致的心脑血管病、糖尿病或恶性肿瘤。改善不良的行为方式可以预防这些疾病的发生，并有利于疾病的治疗。目前对于健康行为的研究已受到人们的普遍重视，因为多发病、常见病的发生多与行为因素和心理因素有关，各种疾病的发生、发展最终都可找到行为和心理因素的相关性。

（三）健康行为（healthbehavior）

健康行为也称为行为免疫，是指人们为了增强体质、维持与促进身心健康而进行的各种活动，如充足睡眠、平衡膳食和适量运动等。

1. 健康行为的基本特征　包括：①有利性，对自身、他人、家庭乃至整个社会有益；②规律性，有规律，如起居有常，饮食有节；③适宜性，被社会所理解和接受；行为强度有理性控制，无明显冲动表现，且该强度对健康有利；④一致性，行为本身具有外显性，但与内心的心理情绪是一致的，没有冲突或表里不一的表现；⑤和谐性，个人行为具有的固有特征，与他人或环境发生冲突时，能够根据整体情境随时调整自身的行为。

2. 常见的健康行为　健康的行为方式对人的身心健康具有重要意义。WHO 提出了人类的四大健康行为是“合理膳食、适量运动、戒烟限酒、心理平衡”。美国学者 Breslow 等依据对 6928 名成年人为期 5 年半的观察研究，总结出 7 项与人们的期望寿命和良好健康显著相关的基本健康保护行为，分别是：适当的睡眠（每晚 7~8 小时）；每天进食早餐；每日正常而规律地进食三餐，避免零食；保持适当的体重；有规律的体力锻炼；不吸烟；不饮酒或少量饮酒。

3. 健康损害行为　是指偏离个人、团体乃至社会健康期望方向的对健康有不良影响的行为，或称为行为病因，如吸烟、酗酒、高脂饮食等。通常可将健康损害行为分为以下四类：

（1）不良生活方式与习惯：主要指不良饮食习惯和长期缺乏运动。不良饮食习惯包括饮食过度、高脂饮食、高糖饮食或低纤维素饮食、偏食、嗜好致癌性食物以及进食过快、过热、过硬、过酸等。长期缺乏运动会导致心、肺、肝、肾等脏器功能降低、肌力下降及自主神经功能失调综合征等。这些不良生活方式与习惯会直接或间接危害人体健康，导致各种严重的慢性疾病，如肥胖症、糖尿病、心血管疾病及恶性肿瘤等。

（2）日常健康危害行为：主要包括吸烟、酗酒、吸毒和不良性行为等。吸烟可导致各种呼吸系统疾病和心脑血管疾病等。酗酒又称为问题饮酒或酒精滥用，长期过量饮酒可导致酒精依赖，引起脑功能减退和各种精神障碍，甚至导致不可逆的病理改变。此外，吸毒、不良性行为等不仅给行为者的身心健康带来不利影响，还会给家庭和社会带来难以估量的危害。

（3）不良病感行为：是指个体从感知到自身患有疾病直至疾病康复全过程所表现出来的一系列不利于健康的行为，包括疑病、瞒病、恐病、不及时就诊、不遵从医嘱、迷信或放弃治疗等。

（4）致病行为模式：是指可导致特异性疾病发生的行为模式，也称作危害健康的人格类型。研究较多的是 A 型行为模式和 C 型行为模式。A 型行为模式者争强好胜、热衷于竞争、求成心切，有较强的事业心；个性急躁常有时间紧迫感和匆忙感，做事快，效率高；容易对人产生戒心和敌意，其冠心病发病率和复发率比非 A 型行为模式者高出 2~4 倍。C 型行为模式者的行为特征是退缩和防御，心情不够开朗，容易压抑、克制。临床观察和实验已证实，C 型行为模式者比较容易罹患癌症。

（四）健康行为的评估

个体对健康行为的选择和维持与其所掌握的知识和健康信念密切相关，但有了知识与信念，并不等于一定会采取相应的行为，如有的人深知吸烟对健康的危害，依然吸烟。因此，在健康行为评估过程中，除了要对相应的行为进行评估外，还应注意其对相关行为的认识、态度等方面的评估。可采取下列方法进行评估。

1. 会谈　通过询问了解患者是否存在不良的生活方式与习惯、日常健康危害行为、不良病感行为和致病行为模式等健康损害行为及其可能的原因。

（1）生活方式与习惯。参见第二章第一节问诊内容部分。

（2）日常健康危害行为。参见第二章第一节问诊内容部分。

（3）不良病感行为。可询问"你是否经常怀疑自己患有疾病？""你是否害怕到医院看病？""你身体不舒服时是否及时就医？""你是否遵从医生的治疗方案？""你是否想放弃治疗？"等评估个体是否存在不良病感行为。

（4）致病行为模式。通过询问："你做事是否有耐心？""你喜欢做富有竞争性的事情吗？""你是否经常觉得时间紧张？""你是否觉得压力较大？"等确认个体是否具有致病行为模式。

2. 观察　观察内容包括个体的健康行为或健康损害行为发生的频率、强度和持续时间等，如饮食的量、种类、有无节食或暴饮暴食行为；日常运动类型、频次，有无吸烟、酗酒、吸毒行为或皮肤注射痕迹或瘢痕；是否存在A型或C型行为模式的表现等。

3. 评定量表测评　常用的评定量表包括健康促进生活方式问卷（health-promoting lifestyle profile，HPLP）、酒精依赖疾患识别测验（the alcohol use disorders identification test，AUDIT）和A型行为评定量表（type A behavior pattern，TABP）等。

（五）相关护理诊断

1. 久坐的生活方式　与不良生活习惯有关。

2. 不依从行为　与健康知识缺乏、不能耐受药物不良反应、对医护人员不信任等有关。

3. 健康维持/管理无效　与健康知识缺乏、个人应对无效等有关。

第四节　常用心理量表的使用

一、智力测验

智力测验（intelligence test）是评估个人一般能力的方法，它是根据有关智力的理论或智力概念经标准化过程编制而成。国际上通用的智力测验有斯坦福-比奈量表（Binet scale，B-S）、韦克斯勒量表（Wechsler scale，W-S）和考夫曼儿童能力成套测验（Kaufman assesmsent battery for children，K-ABC）等，在心理评估中用的最多的是韦克斯勒量表。

韦克斯勒智力量表涵盖了三个年龄段的整套智力测验，分为韦克斯勒成人智力量表（Wechsler adult intelligence scale，WAIS）、韦克斯勒儿童智力量表（Wechsler intelligence scale for children，WISC）和韦克斯勒学龄前及幼儿智力量表（Wechsler preschool and primary scale of intelligence，WPPSI）。

韦克斯勒成人智力量表的中国修订本称“中国修订韦克斯勒成人智力量表（Wechsler adult intelligence scale-revised in china，WAIS-RC）”，全量表（full scale，FS）共含11个分测验，其中6个分测验组成言语量表（verbal scale，VS），5个分测验组成操作量表（performance scale，PS）。根据测验结果，按常模换算出三个智商，即全量表智商（full intelligence quotient，FIQ）、言语智商（verbal intelligence quotient，VIQ）和操作智商（performance intelligence qnotient，PIQ）。

言语量表得分测验及其主要功能：

1. 知识（intelligence，I）　由一些常识组成，测量知识及兴趣范围和长时记忆。

2. 领悟（comprehension，C）　由一些社会价值、社会习俗和法规理由的问题组成，测量社会适应和道德判断能力。

3. 算术（arithmetic，A）　心算。测量数的概念，数的操作能力，注意集中能力，以及解决问题的能力。

4. 相似性（similarities，S）　找出两物（名词）的共同性。测量抽象和概括能力。

5. 背数（D）　分顺背和倒背两式。即听到一读数后立即照样背出来（顺背）和听到读数后，按原来数字顺序的相反顺序背出来（倒背）。测量短时记忆和注意力。

6. 词汇（vocabulary，V）　给一些词下定义，测量词语的理解和表达能力。

操作量表的分测验及其主要功能：

1. 数字符号（digit symbol，DS）　9个数字，每个数字下面有一个规定的符号。要求按此规定填一些数字下面所缺的符号。测量“手—眼”协调，注意力集中和操作速度。

2. 图画填充（picture completion，PC）　一系列图片，每图缺一个不可少的部件，要求说明所缺部件的名称和指出所缺部位。测量视觉辨别力，对构成物体要素的认识能力，以及扫视后迅速抓住缺点的能力。

3. 木块图（block design，BD）　用红白两色的立方体复制图案。测量空间知觉、视觉分析综合能力。

4. 图片排列（picture arrangement，PA）　调整无秩序的图片成有意义的系列。测量逻辑联想，部分与整体的关系，以及思维的灵活性。

5. 图形拼凑（object assembly，OA）　将一物的碎片复原。测量想象力、抓住线索的能力，以及“手—眼”协调能力。

从各分量表和分测验得到的三种智商，其中FIQ可代表受试者的总智力水平，VIQ代表言语智力水平，PIQ代表操作智力水平。因素分析结果，这些分测验负荷三种主要智力因素，即A（言语理解）因素、B（知觉组织）因素和C（记忆/注意）因素。在言语量表中的多数分测验负荷A因素；操作量表中的多数分测验负荷B因素；C因素则为A、D和DS分测验所负荷。对受试者的智力作分析时，不仅根据三种智商的水平，还要比较VIQ与PIQ的关系，以及分析各分测验的成绩分布剖析图型式等方法来进行。

二、人格测验

人格是指一个人的思维、情绪和行为的特征模式，以及这些模式背后隐藏或外显的心理机制，即每个人身上都存在的一些持久、稳定的特征。最常用测量人格的方法为同卷法(即自陈量表)和投射法，前者包括明尼苏达多项人格调查表、艾森克人格问卷、卡特尔人格测验等，后者包括洛夏墨迹测验、主题统觉测验等。

(一)明尼苏达多相人格调查表(Minnesota multiphasic per sonality inventory，MMPI)

为 Hathaway SR 和 Mckinley JC 于 1940 年初编制，最初只作为一套对精神病有鉴别作用的辅助量表，后来发展为人格量表。自问世以来，该量表应用非常广泛。MMPI 适用于 16 岁以上，至少有 6 年教育年限者，1980 年初我国宋维真等完成了 MMPI 中文版的修订工作，并制定了全国常模。1989 年 Butcher 等完成了 MMPI 的修订工作，称 MMPI-2。MMP-2 提供了成人和青少年常模，可用于 13 岁以上青少年和成人，也已引入我国。该量表既可个别施测，也可团体测查。

MMPI 共有 566 个自我陈述形式的题目，其中 1~399 题是与临床有关的，其他属于一些研究量表，题目内容范围很广，包括身体各方面的情况、精神状态以及家庭、婚姻、宗教、政治、法律、社会等方面的态度和看法。被试根据自己的实际情况对每个题目做“是”与“否”的回答，若的确不能判定则不作答。可根据被试的回答情况进行量化分析，或做人格剖面图，现在除手工分析方法外，还出现多种计算机辅助分析和解释系统。MMPI 常用 4 个效度量表和 10 个临床量表。

1. 效度量表

(1)疑问 Q(Question)：被试者不能回答的题目数，如超过 30 个题目以上，测验结果不可靠。

(2)掩饰 L(Lie)：测量被试者对该调查的态度。高分反映防御力弱、天真、思想单纯等。

(3)效度 F(Validity)：测量任意回答倾向。高分表示任意回答、诈病或存在偏执。

(4)校正分 K(Correction)：测量过分防御或不现实倾向。高分表示被试者对测验持防卫效度。

2. 临床量表

(1)疑病量表(Hypochondriasis，Hs)：测量被试者疑病倾向及对身体健康的不正常关心。高分表示被试者有许多身体上的不适、不愉快、自我中心、敌意、需求、寻求注意等。举例：我常会恶心呕吐。

(2)抑郁量表(Depression，D)：测量情绪低落、焦虑问题。高分表示情绪低落，缺乏自信，自杀观念，有轻度焦虑和激动。举例：我常有很多心事。

(3)癔病量表(Hysteria，Hy)：测量被试者对心身症状的关注和敏感，自我中心等特点。高分反映自我中心、自大、自私、期待更多的注意和爱抚，与人的关系肤浅、幼稚。举例：每星期至少有一两次，我会无缘无故地觉得周身发热。

(4)精神病态性偏倚量表(Psychopathic deviation，Pd)：测量被试者的社会行为偏离特点。高分反映被试者脱离一般社会道德规范，无视社会习俗，社会适应差，冲动敌意，攻击性倾向。举例：我童年时期中，有一段时间偷过人家的东西。

(5)男子气或女子气量表(Masculinity-femininity, Mf)：测量男子女性化、女子男性化倾向。男性高分反映敏感、爱美、被动等女性倾向；女姓高分则反映粗鲁、好攻击、自信、缺乏情感、不敏感等男性化倾向。举例：和我性别相同的人最容易喜欢我。

(6)妄想量表(Paranoia, Pa)：测量被试者是否具有病理性思维。高分提示多疑、过分敏感，甚至有妄想存在，平时思维方式为容易指责别人而很少内疚，有时可表现强词夺理、敌意、愤怒、甚至侵犯他人。举例：有人想害我。

(7)精神衰弱量表(Psychasthenis, Pt)：用来测量精神衰弱、强迫、恐怖或焦虑等神经症特点的。高分提示强迫观念、严重焦虑、高度紧张等反应。举例：我似乎比别人更难于集中注意力。

(8)精神分裂症量表(Schizophrenia scale, SC)：用来测量思维异常和行为古怪等精神分裂症的一些临床特点。高分提示思维古怪，行为退缩，可能存在幻觉妄想，情感不稳。举例：有时我会哭一阵笑一阵，连自己也不能控制。

(9)躁狂症量表(Mania, Ma)：测量情绪紧张、过度兴奋、夸大、易激惹等轻躁狂症的特点。高分反映联想过多过快，情绪激昂。夸大，易激惹，活动过多，精力过分充沛，乐观、无拘束等特点。举例：我是个重要人物。

(10)社会内向量表(Social Intoversion, Si)：用来测量社会化倾向。高分提示性格内向，胆小退缩，不善社交活动，过分自我控制等；低分反映外向。举例：但愿我不要太害羞。

各量表结果采用T分形式，可在MMPI剖析图上标出。一般某量表T分高于70则认为存在该量表所反映的精神病理症状，比如抑郁量表T分≥70被认为存在抑郁症状。但具体分析时应综合各量表T分高低情况解释。

(二)艾森克人格问卷(Eysenck personity questionnaire, EPQ)

由英国心理学家Eysenck HJ根据其人格三个维度的理论，于1975年在其1952年和1964年两个版本的基础上增加而成，在国际上被广为应用，EPQ成人问卷适用于测查16岁以上的成人，儿童问卷适用于7~15岁儿童。国外EPQ儿童本版有97项，成人101项。我国龚耀先的修订本，成人和儿童均为88项，陈仲庚修订本成人有85项。

EPQ由三个人格维度量表和一个效度量表组成。

1. 神经质(Neuroticism, N)维度量表　测查情绪稳定性。高分反映易焦虑、抑郁和较强烈的情绪反应倾向等特征。举例：你容易激动吗？

艾森克人格问卷
简易量表中国版

2. 内—外向(Introversion-extroversion, E)维度量表　测查内向和外向人格特征。高分反映个性外向，具有好交际、热情、冲动等特征，低分则反映个性内向，具有好静、稳重、不善言谈等特征。举例：你是否健谈？

3. 精神质(Psychoticism, P)维度量表　测查一些与精神病理有关的人格特征。高分可能具有孤独、缺乏同情心、不关心他人、难以适应外部环境、好攻击、与别人不友好等特征，也可能具有极其与众不同的人格特征。举例：你是否在晚上小心翼翼地关好门窗？

4. 掩饰(Lie, L)效度量表　测查朴实、遵从社会习俗及道德规范等特征。在国外，高分表明掩饰、隐瞒，但在我国L分高的意义仍未十分明了。举例：你曾经拿过别人的东西(哪怕一针一线)吗？

EPQ结果采用标准分T分表示，根据各维度T分高低判断人格倾向和特征。还将N维度和E维度组合，进一步分出外向稳定(多血质)、外向不稳定(胆汁质)、内向稳定(黏液质)、内向不稳定(抑郁质)四种人格特征，各型之间还有移行型。

EPQ为自陈量表，实施方便，有时也可以作团体测验，是我国临床应用最为广泛的人格测验。但其条目较少，反映的信息量也相对较少，故反映的人格特征类型有限。

(三)卡特尔16项人格因素问卷(sixteen personality factor questionnaire, 16PF)

16PF是卡特尔(Cattell RB)采用主成分分析方法编制而成，他认为16个根源特质是构成人格的内在基础因素，测量这些特质即可知道个体的人格特征。16PF用来测量以下特质：乐群性(A)，聪慧性(B)，稳定性(C)，恃强性(E)，兴奋性(F)，有恒性(G)，敢为性(H)，敏感性(I)，怀疑性(L)，幻想性(M)，世故性(N)，优虑性(O)，实验性(Q1)，独立性(Q2)，自律性(Q3)，紧张性(Q4)。

16PF有A、B、C、D、E式五种复本。A、B为全本，各有187项，C、D为缩减本，各105项。前四种复本适用于16岁以上并有小学以上文化程度者；E式为128项，专为阅读水平低的人而设计。16PF主要用于确定和测量正常人的基本人格特征，并进一步评估某些次级人格因素。我国已有相关修订本及全国常模。

A、B、C、D式均有三种答案可供选择：A、是的；B、介于A与C之间；C、不是的。凡答案与记分标准相符记2分，相反记0分，中间给1分；E式有两种答案可供选择。条目举例：我感到在处理多数事情上我是一个熟练的人。

16PF结果采用标准分(Z分)。通常认为<4分为低分(1～3分)，>7分为高分(8～10分)。高、低分结果均有相应的人格特征说明。

三、情感测验

情感测验常用的量表有Avillo情绪情感形容词量表、Zung焦虑自评量表(self-rating anxiety scale, SAS)、Zung抑郁自评量表(self-ratingdepression scale, SDS)、医院焦虑抑郁量表(hospital anxiety and depression scale, HADS)等。

1. Avillo情绪情感形容词量表

该表共有12对意思相反的形容词，嘱患者从每组形容词中选出符合其目前情绪与情感的词，并给予相应得分。总分在84分以上，提示情绪与情感积极；否则，提示情绪与情感消极。该表特别适合于不能用语言表达自己情绪、情感或对自己的情绪、情感定位不明者。

Avillo情绪情感形容词量表

2. Zung 焦虑自评量表

焦虑自评量表（SAS）

SAS 由美国杜克大学医学院的 Zung 于 1971 年编制。SAS 包括 20 个与焦虑症状有关的条目，用于反映有无焦虑症状及其严重程度，适用于具有焦虑症状的成年人，具有广泛的应用性。使用方法为嘱患者仔细阅读每一个项目，将意思理解后根据最近 1 周的实际情况在适当的地方打勾。如患者文化程度太低以至看不懂问题的内容时，可由护士逐项念给患者听，然后由患者自己作出评定。每项目按 1~4 级评分，1 表示没有或很少时间有，2 表示小部分时间有，3 表示相当多时间有，4 表示绝大部分或全部时间有，如为反向提问，则按 4~ 1 级评分。评定完后将 20 项评分相加得总粗分，然后乘以 1. 25，取其整数部分，即得到标准分。按照中国常模的结果，总粗分的正常上限为 40 分，标准分为 50 分。

3. Zung 抑郁自评量表

抑郁自评量表（SDS）

SDS 由美国杜克大学医学院的 Zung 于 1965 年编制。SDS 使用简便，能直观地反映受试者抑郁的主观感受，适用于有抑郁症状的成年人，也可用于流行病学调查。SDS 共包括 20 个条目，用于反映有无抑郁症状及其严重程度。条目按 4 级评定，计分方法同焦虑自评量表。按照中国常模的结果，SDS 总粗分的分界值为 41 分，标准分为 53 分。

4. 抑郁可视化标尺技术

患者可在可视化标尺(图 4-2)相应位点上表明其抑郁程度。所标位点越高，抑郁程度越重。

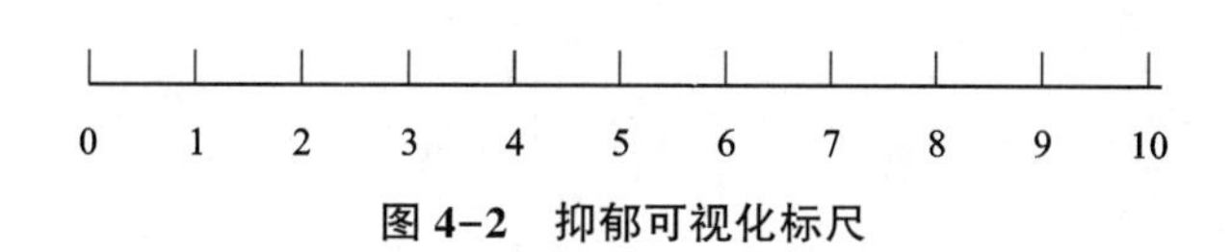

图 4-2　抑郁可视化标尺

客观题测验

主观题测验

第五章

社会评估

社会评估PPT

微课：社会评估

学习目标

1. 掌握患者角色、文化、家庭功能的不同特征及表现；角色适应不良及文化休克对健康的影响；角色、角色适应不良、文化休克、家庭资源及家庭危机的概念；文化休克的分期。

2. 熟悉各种患者角色适应不良。

3. 了解环境定义、与健康的关系以及评估的方法。

第一节　社会评估概述

人不仅具有鲜明的生理活动，而且人作为社会化的产物，还具有心理、社会、文化意义。人的心理社会功能(psychosocial functions)对其生理健康产生着重要的影响，而个体的心理必然受到社会心理和社会行为的影响。因此，在护理工作实践中，不仅要重视对患者的生理评估和心理评估，还应对其进行社会评估，这样才能使我们更好地理解患者对周围环境、事件或事物的反应应激带来的正面或负面的影响，才能使我们获得更为全面、系统和准确的健康资料，以利于提供整体化护理。

一、社会评估的内容

社会是人类存在和发展的必要条件，人是一个内容复杂、综合多种社会关系的社会实体，必然受到其所处文化下价值观、信念与信仰、习俗、规范、语言等的影响。家庭是社会组成的基本单元，人类组成家庭，通过承担各种社会角色参与社会互动，因而患者社会属性的评估主要包括其社会角色、文化环境背景和所属家庭和环境。

1.评估患者的角色功能　了解其有无角色功能紊乱、角色适应不良，尤其是患者角色不良，以帮助其适应角色变化。如患者角色适应不良时，护士可采取适当护理措施及方法让其接受患者角色，并执行患者角色所要求的行为。

2.评估患者的文化背景　了解其文化特征，理解其健康行为，以便提供符合患者文化需求的护理，避免在护理过程中发生文化强加。

3.评估患者的家庭　有助于护士从患者家庭整体出发来判断患者的健康，寻找干扰家庭正常运转的因素及影响患者健康的家庭因素，制定有针对性的家庭护理计划。

4.评估患者环境　明确环境中现存的或潜在的影响健康的危险因素，指导制定环境干预的措施。

二、社会评估的方法

社会评估的方法较多，有医学检查方法，也有心理测量学技术及社会学等学科的手段。如心理评估中的会谈、观察和量表评定等方法均可用于社会评估。

1.观察法　是社会评估的基本方法之一。通过对评估对象行为的观察，了解其社会适应的状态及社会不良心理。观察应该有目的、有计划地进行，并予以记录。观察法根据是否参加被观察者的活动，可以分为自然观察法和控制观察法。

2.会谈法　是通过面对面、有目的的谈话方式进行的，也是社会评估中常用的一种评估方法，可分为正式会谈和非正式会谈两种类型。正式会谈指事先通知对方，按照预定的问题提纲有目的、有计划、有步骤地交谈；非正式会谈为日常生活或工作中两人间的自然会谈。

3.量表评定法　是指用一套预先已标准化的测试量表来测量某种社会心理品质，由测试者对受试者进行观察评价。

三、社会评估的注意事项

1. 提供适宜的环境　护士在进行社会评估时，尽可能保证环境安静、无干扰，注意保护患者的隐私。

2. 安排充分的时间　护士应根据患者的具体情况，分次进行健康评估，让其有充足的时间回忆过去发生的事件，这样既可以避免患者疲惫，又能获得详尽的有关其社会情况的健康史。

3. 选择合适的方法　护士应根据评估的要求，选择适当的方法。

4. 合理运用人际沟通的技巧　为了促进沟通，护士应尊重患者，采用关心、体贴的语气提出问题，语速减慢，吐字清晰，使用通俗易懂的语言，适时注意停顿和重复。运用倾听、触摸、拉近空间距离等技巧，注意观察非语言性信息，增进与患者的情感交流。若评估对象为有认知功能障碍的老人或儿童，询问要简洁得体，必要时可由其家属或照顾者协助提供资料。

第二节　患者角色与角色适应的评估

案例导入

患者，男，43 岁，已婚，公司老板。1991 年被确诊为过敏性紫癜性肾炎，2011 年 7 月被诊断为尿毒症，并开始腹膜透析治疗。治疗开始第 1 个月，患者能基本遵医嘱进行饮食调整、规律服药及腹膜透析治疗，容量负荷明显减轻，血红蛋白及血清白蛋白检测正常，透析充分性达标。病情稳定后，患者重新回归工作岗位，工作节奏仍然保持同前状态，工作忙时经常在外吃快餐，经常驾车去外地出差，每次出差时，为了保证工作时间自行减少了透析次数，导致患者体内毒素和水分清除不稳定。透析第 6 个月时，由于残余肾功能下降，医生多次要求患者增加透析剂量、按时服药、监测血压，患者均以工作忙或家庭需要照顾为由而不能很好地服从治疗。透析第 12 个月时，患者因过度劳累突发脑出血，于 2012 年 7 月 21 日死亡。

思考

1. 患者病情发生急剧变化的主要原因是什么？

2. 患者在社会生活中承担了哪些角色？患者角色适应情况如何？发生何种冲突？

角色是社会认可的一种行为的综合性形态，是一个多层面、多方位的人际关系中的身份和地位，也是个体与社会之间的互动点。在护理工作中，通过全面深入评估患者的角色状态，可以有效给予患者合适的护理措施。

一、角色的概述

（一）角色的定义

角色(role)的概念属于社会心理学的范畴，是指与人们的某种社会地位及身份相一致的、一整套权利和义务的规范与行为模式，以及社会对处于某一特定位置个体的行为期待。具体地说，就是个人在特定的社会环境中相应的社会身份和社会地位，并按照一定的社会期望，运用一定权力来履行相应社会职责的行为。

社会角色种类繁多，一个人在不同的时空里，会扮演不同的角色，如一名中年男子在医院是医生，在家中对其父母而言是儿子，对妻子而言是丈夫，对子女而言是父亲等。在这种对应的关系中，会因其对象的不同，而扮演不同的角色，承担不同的责任，表现出不同的角色功能。有些是与生俱来的，如性别；有些是通过后天努力获得的，如职业。有些角色是暂时的，如患者角色；有些是长期的，如母亲角色。同时，角色存在于与他人的相互关系之中，一个人承担某一角色，必须要有一个或几个互补角色，如教师与学生，照顾者与被照顾者等。当互补角色的行为模式改变时，角色行为者必须对自己的行为作相应的调整以满足需要，否则会出现角色适应不良。

（二）角色的形成与分类

1. 角色形成　角色的形成经历了角色认知和角色表现 2 个阶段。

(1)角色认知：是个体认识自己和他人的身份、地位以及各种社会角色的区别与联系的过程。模仿是角色认知的基础，先对角色产生总体印象，然后深入角色的各个部分认识角色的权利和义务。

(2)角色表现：是个体为达到自己所理解的角色要求而采取行动的过程，也是角色的成熟过程。

2. 角色分类　角色在总体上可分为以下 3 类。

(1)第一角色：也称基本角色，它决定个体的主体行为，是由每个人的年龄、性别所赋予的角色，如儿童角色、妇女角色、老人角色等。

(2)第二角色：也称一般角色，是个体为完成每个生长发育阶段中的特定任务，由所处的社会情形所确定的角色，如母亲角色、护士角色等。

(3)第三角色：也称独立角色，是为完成某些暂时性发展任务而临时承担的角色。有时是可自由选择的，如护理学会会员；但有时是不能自由选择的，如患者角色。

以上 3 种角色的分类是相对的，在不同的情形下可以相互转换。如患者角色，因为疾病是暂时的，可视为第三角色，然而当疾病变成慢性病时，患者角色也就随之成为第二角色。

3. 角色扮演　是现实生活中表现出来的与自己身份、地位、年龄相符合的行为模式。角色扮演的过程包括角色期待、角色领悟及角色实践 3 个要素。

(1)角色期待：是指社会公众对其角色行为方式的期望与要求，即他人与社会对某一角色的期待。

角色适应不良

（2）角色领悟：是指个体对角色的理解和认识。个体在现实环境中会根据他人的期待不断调节自己的行为，使之与他人的期待相符合，避免非议。

（3）角色实践：是指在角色期待和角色领悟的基础上，个体在社会生活中实际表现其社会角色的过程。

二、患者角色

1. 患者角色　当一个人患病后，无论是否得到医生证实，便不可选择地进入了患者角色。患者角色是一种特殊的社会角色，首先必须有生理或心理的异常或出现有医学意义的阳性体征；其次应该得到社会承认，主要是医生以有关医学标准认识其疾病状态；最后处于患者角色的个体有其特殊的权利义务和行为模式。

2. 患者角色的特征

（1）具有脱离或减轻日常生活中的其他角色，减轻或免除相应的责任和义务。免除的程度取决于疾病的性质、严重程度、患者的责任心及其支持系统所给予的帮助。

（2）对于其陷入的疾病状态没有责任，有权利接受帮助。当一个人患病时，除发生许多生理改变外，尚有社会心理、精神情感等方面的问题，因此处于一种需要照顾的状态，因而也免除了因疾病所造成的问题的责任。

（3）患者有寻求治疗和恢复健康的义务，有享受健康服务、知情同意、寻求健康保健信息和要求保密的权利。疾病会给患者带来痛苦、不适、伤残，甚至死亡，因而大多数人患病后都期望早日恢复健康，并为恢复健康做各种各样的努力。然而由于患者角色有一定的特权，也可成为继发性获益的来源。因此，一些人努力去寻求患者角色，还有人安于患者角色，甚至出现角色依赖等。

（4）有配合医疗和护理的义务。在恢复健康的医疗和护理活动中，患者不能完全按照自己的意愿行事，必须和有关的医护人员合作。例如，患者应根据要求休息、禁食、服药或接受注射等。传染病患者有义务接受隔离，以免疾病扩散等。

三、患者角色适应不良

（一）患者角色适应不良的类型与表现

1. 患者角色冲突　患者在适应患者角色过程中与其常态下的各种角色发生心理冲突和行为矛盾。主要发生于由常态下的社会角色转向患者角色时，表现为意识到自己有病，但不能接受患者的的角色。如某管理者住院期间因担心工作不能完成而在病室带病工作，致使其得不到应有的休息而影响康复。事实上，几乎每一个成年患者都是一个角色集，一旦成为一个患者角色，就可能会丧失其余的某些角色，而患者角色冲突是一种视疾病为挫折的心理表现。一般男性、A 型性格的人，以及在生活或者工作中占主导地位的人容易出现这种角色适应问题。

2. 患者角色缺如　患者患病后没有进入患者角色，不承认自己有病，或否认患者角色，以致不能较好地配合治疗和护理。常见于由健康角色转向患者角色及疾病突然加重或恶化时。许多人在初次诊断为癌症或其他预后不良的疾病时，也有这种防御心理。如一对夫妇结婚4年未能生育，以为命该如此，但不知有何障碍而未求医。

3. 患者角色强化　是患者角色适应中的一种变态现象。指患者已恢复健康，但当其需要从患者角色向日常角色转化时，仍然沉溺于患者角色，对自我能力怀疑、失望，对常态下承担的角色感到恐惧。表现为多疑、依赖、退缩，害怕出院，害怕离开医护人员，对恢复正常生活没有信心等。现实中，一些人"小病大养"就是典型的患者角色强化现象。临床上还可见一些"恐病症"或"疑病症"，或乐意宣称自己为患者的人，他们或因听信错误的意见，或因心理障碍，或因缺乏自信心，或对医生和医院的依赖性增强，或期望继续从患者角色和逃脱原来的社会角色中获得某些利益(如药费、病假等)。

4. 患者角色消退　某些原因使一个已适应了患者角色的患者，由于某种原因，必须立即转入常态角色，在承担相应的义务与责任时，使已具有的患者角色行为退化、甚至消失。表现为虽有求医行为，并已成为患者角色，但可能因对病情认识不足，或因另一角色行为加强，或因经济、家庭、工作、特殊环境等原因而使原有的患者角色行为减少。如一位心肌梗死的患者，住院后治疗已经好转，但由于他年迈的母亲突发中风，他毅然离开医院承担起照顾母亲的责任，这时"儿子"的角色在他心中已经占据了主导地位，于是他放弃了患者角色而承担起"孝子"的角色。

5. 患者角色行为异常　患者角色可能因对所患疾病认识不足，或因病痛的折磨感到悲观失望，而出现较严重的抑郁、恐惧，产生轻生念头和自杀行为。如癌症患者就较常见有自杀行为。有一些人求医并不是为了诊疗疾病，而是为了获得病假或者其他利益，或诊疗过程中病态固执、举止异常、不遵医嘱，均属患者角色行为异常之列。

(二)患者角色适应不良的影响因素

患者出现患者角色适应不良时，应考虑到年龄、性别、经济状况、家庭背景等因素。

1. 年龄　为影响患者角色适应的重要因素。年轻人对患者角色相对淡漠，而老年人则容易发生患者角色强化。

2. 性别　女性患者比男性患者更容易发生患者角色冲突、患者角色消退等角色适应不良。

3. 经济状况　经济状况差的患者容易出现患者角色缺如或患者角色消退。

4. 家庭、社会支持系统　家庭、社会支持系统强的患者多能较快地适应患者角色。

5. 其他　包括环境、人际关系、病室气氛等。良好、融洽的护患关系是患者角色适应的有利因素。

四、患者角色与角色适应的评估

角色与角色适应的评估包括患者角色、职业角色和性别角色是否准确和适应。评估的方法主要包括会谈法和观察法

（一）会谈法

会谈的重点是确认患者在家庭、工作和社会生活中所承担的角色，对角色的感知与满意情况，以及有无角色适应不良。

1. 角色数量与任务　可通过询问患者目前在家庭、工作和社会生活中所承担的角色与任务进行评价。通过以下问题询问患者所承担的角色和责任。

你从事什么职业及担任什么职务？

你目前在家庭、单位或社会中所承担的角色与任务有哪些？

2. 角色感知　通过询问患者对自己承担的角色数量与责任是否合适来评价其角色感知。

你是否清楚自己的角色权利和义务？

你觉得自己所承担的角色数量和责任是否合适？

3. 角色满意度　通过询问患者对自己角色的满意情况、与自己的角色期望是否相符等，了解其有无角色适应不良。

你目前的工作与身份是否相称？是否合理？是否能体现你的价值？

你对自己的角色表现是否满意？与自己的角色期望是否相符？

4. 角色紧张　通过询问了解患者有无角色紧张的心理和生理表现。如患者是否感到压力很大、角色不能胜任，有无疲乏无力、头痛、心悸、焦虑、抑郁等角色适应不良的生理、心理反应。

你是否感到压力很大、不能胜任自己的角色？

你觉得住院后发生了什么变化？对你有什么影响？能否安心养病？

你是否感到紧张、焦虑和抑郁？

你是否感到疲劳、头痛和失眠？

会谈过程中应注意患者有关角色适应不良的叙述，并判断其类型，如“我觉得我的时间不够用”“我感到很疲劳”等多提示角色负荷过重，“我因为工作而没有很好地照料患病的孩子”常提示角色冲突。

（二）观察法

主要观察内容为有无角色适应不良的心理和生理反应。包括以下两个方面。

1. 一般状况　观察有无角色紧张的表现，如疲乏、头痛、失眠、焦虑、愤怒、沮丧等表情，以及缺乏对治疗护理的依从性等角色适应不良的身心行为反应。

2. 父母的角色行为　胜任父母角色者对自己所承担的父母角色感到满意和愉快，而不胜任者常表现出焦虑、沮丧或筋疲力尽，对孩子的表现感到失望、不满甚至愤怒等。

五、相关护理诊断

1. 父母角色冲突　与慢性疾病致使父母与子女分离有关。

2. 无效性角色行为　与疾病导致对角色的认识发生改变有关。

3. 社会交往障碍　与疾病所致身体活动受限、情绪受限、环境因素等有关。

第三节　文化评估

预习案例

患者，男，35 岁，已婚，国籍为伊朗，信仰伊斯兰教，讲英语，喜欢甜食，忌肉食，1 个月前来到中国从事环保技术员工作。1 周前因诊断为“糖尿病”入院治疗，住院时不接受中国饮食，不能忍受糖尿病饮食，不喜欢中国病房的设施，不喜欢护士整理自己的东西，不喜欢护士戴口罩，用伊斯兰教的礼仪要求护士。

思考

1. 该患者在文化适应的过程中出现了什么问题？
2. 该患者正处于上述文化适应问题中的哪个阶段？

文化是对一定历史、地域、经济和政治的反映。人类社会生活的各个方面，包括社会化、社会互动、社会群体、社会制度和社会变迁等，都可以归结为各种文化现象。在社会进步、科技发展的进程中，不同国家、地区之间的人际接触和交往增多，跨区域、跨国界的科学文化交流日益广泛，护士在对服务对象实施护理的过程中，应综合考虑其生理、心理、社会、精神和文化等方面的因素，明确并满足不同文化背景下患者的需求，准确理解服务对象的各种行为。因此，护士有必要了解相关文化的基本知识，学习对患者的文化背景进行评估。

一、文化的概述

（一）文化的定义

文化（culture）一词来源于拉丁语中的“cultus”，意作“耕作”，以及“colere”所包含的“开发”语义，原意为对专家和家畜的耕作和培养，20 世纪后用于描述人的能力发展。自近代以来，无论是东方还是西方，不少哲学家、社会学家、人类学家、历史学家和语言学家一直试图从各自学科的角度来界定文化的概念。社会学家认为：广义的文化是指人类创造出的一切物质产品和精神产品的总和；狭义的文化专指语言、文学、艺术及一切意识形态在内的精神产品。哲学家认为：广义的文化包括人类的物质生产和精神生产的能力、物质和精神的全部产品；狭义的文化指精神生产能力和精神产品，包括一切社会意识形式，有时又专指教育、科学、文学、艺术、卫生、体育等方面的知识和设施，以与世界观、政治思想、道德等意识形态相区别。

文化现象

目前公认的文化定义是：文化是在某一特定群体或社会生活中形成的，是一个社会及其成员所特有的物质和精神财富的总和，即特定人群为适应社会环境和物质环境而共有的行为和价值模式，包括价值观、语言、知识、信仰、艺术、法律、风俗习惯、风尚、生活态度及行为准则，以及相应的物质表现形式。

（二）文化的特征

文化是一个内涵丰富、外延广泛的复杂概念，具有以下6个特征：

1. 获得性　文化不是与生俱来的，是在后天的生活环境及社会化过程中逐渐养成，如人的观念、知识、技能、习惯、情操等都是后天学来的，是社会化的产物。凡文化都是通过学习得到的，不需要学习的先天遗传本能不是文化。如人分男女，这本身不是文化，而如何做男人和女人，如何扮演好性别角色，则需要后天学习才能知道，所以做男人和做女人的规矩模式就是文化。

2. 民族性　文化总是根植于民族之中，与民族的发展相伴而生。民族文化是民族的表现形式之一，是各民族在长期历史发展过程中自然创造和发展起来的，具有本民族特色的文化。民族文化常常是民族的社会生产力水平越高、历史越长，其文化内涵就越丰富，文化精神就越强烈，因而其民族性也就越突出、越鲜明。人类生理的满足方式是由文化决定的，每种文化决定这些需求如何得到满足。每个患者都有营养、交往和健康等的需要，但满足这些需要的方式却因不同文化的影响而不同，从而形成了不同的饮食习惯、沟通方式、健康行为等，具有鲜明的民族特性，且世代相传。

3. 继承性和积累性　文化是一份社会遗产，是一个连续不断的动态过程。人类生息繁衍，向前发展，文化也连绵不断，世代相传。在文化的历史发展进程中，每一个新的阶段在否定前一个阶段的同时，必须吸收它的所有进步内容，以及人类此前所取得的全部优秀成果。任何社会的文化，都是同这个社会一样长久的，是长期积累而成的并且还会不断地积累下去，是一个无止境的过程。这个过程的任何一个阶段、任何一个时期的文化都是从前一个阶段或时期继承下来并增加了新的内容。继承的并不是以往文化的全部，而是继承一部分，舍弃一部分，再增加一部分，就成为一定时期的文化。因此文化是一个不断继承和创新的过程，不能用孤立和静止的观点去看待文化。因循守旧、故步自封是不对的，完全否定传统文化也是不对的。

4. 共享性　文化是一个群体或社会全体成员共同享有的，主宰着个体的价值观、态度、信念和行为。一个社会的人在共同生活中创造出来并共同遵守和使用的才能成为这个社会的文化，如语言、风俗习惯规范、制度、社会价值观念等。虽然文化不能决定群体中全部个体的所有行为，但文化对个体行为的影响不可避免的，并且是可以被观察到的。个别的特殊习惯和行为模式，不被社会承认的不能成为这个社会的文化。

5. 整合性　文化必须实现某些共同的功能，其基本范畴是相似的。文化的共同部分包括交流形式、亲属关系教育、饮食、宗教、艺术、政治、经济和健康，它们相互关联、密不可分，作为一个整体起作用，这一现象称为文化整合。

6. 双重性　文化既含有理想的成分，又含有现实的成分。文化的理想成分为社会大多数成员认可的在某一特定情况下个体应恪守的行为规范，但现实中却总是存在着一些不被公众接受的不规范的行为。

(三) 文化要素

文化要素

文化要素即文化所包含的各种基本成分，如知识、信仰、艺术、道德、法律、风俗、技能、社会关系、社会组织、价值观、行为规范和模式、语言符号、人造物品、物品的式样等，其中与健康密切相关的包括价值观、信念与信仰、习俗等。

(四) 文化的分类

文化是社会物质文明和精神文明的总和，文化的分类方式纷繁复杂，主要介绍以下3种：

1. 根据文化现象的不同特点分类　可以分为硬文化和软文化。硬文化是文化表层的结构，指文化中看得见、摸得着的部分，如物质财富。软文化是文化的深层结构，指活动方式与精神产品。硬文化容易随着文化的冲突而改变自身，软文化则不易被改变，尤其是软文化中的“心理积淀”最难改变。“心理积淀”是个人心中长期形成，甚至一个民族数代人积淀而成的心理习惯、观念定势、思维定势、价值标准定势，且往往难以改变。

2. 根据文化的固有性质及其与社会的关系不同的分类　可以分为专业文化和社会文化。专业文化充分体现人的创造性和文化本质，且又以相对专业化、专门化形式存在，如自然科学、工艺技能、生产技术、体育竞技等文化活动及相应产品。社会文化则是在相应社会系统和社会关系中获得社会属性、具有社会功能的文化现象、文化客体，包括获得社会属性、社会身份的人。

3. 根据文化的功能属性分类　文化可分为器物文化、制度文化、信息文化和人本文化。器物文化是体现在人类物质生产和产品上的文化。制度文化是体现在人类社会和文化结构规范中的文化。信息文化是指人类自觉通过文化符号接收和传播信息的文化。人与动物对于信息接受的区别在于，动物接受信息是一种本能行为，人对信息的接受具备人类认知的能动性，体现了人类的意识自觉，是一种文化行为。人本文化是指人类直接维护增强或显现把握自身生命、生命本质或本质理念的文化现象，包括对人类自然生命的把握和维护的生理心理学、医学和医疗卫生，包括增强和显示自身智慧、知识、技能和体质力量的自然科学、社会科学、工程技术和体育，包括人类本质把握的哲学和宗教，其典型形态就是人类肯定自身的审美文化及艺术。

文化功能

二、文化休克及其表现

个体在特定的文化背景下会形成不同的观念定势、思维定势、价值标准定势及行为定势，当个体从一个熟悉而固定的文化环境到另一个陌生的文化环境时，常常会因态度、信仰、习俗等的差异而出现危机与陌生感，这种现象被称为文化休克。

(一) 文化休克的定义

文化休克(culture shork)一词由美国人类学家奥博格(Kalvero Oberg)于1958年提出。文化休克是指生活在某一种文化环境中的人初次进入到另一种不熟悉的文化环境，因失去自己熟悉的所有社会交流的符号与手段，所产生的思想混乱与心理紧张综合征，即人们对生活在陌生文化环境中所产生的迷惑与失落的经历。如一个长期适应于自己本土文化的人突然来到了不同的民族、社会、地区或国家等新的文化环境中时，由于沟通障碍、日常活动改变、风俗习惯及态度、信仰差异，可在一段时间内出现迷失、疑惑、排斥甚至恐惧的感觉，从而产生心理、生理适应不良等文化休克现象。对于住院患者，医院是一个陌生的环境，由于对环境不熟悉、与家人分离、沟通缺乏、日常生活改变、对疾病和治疗的恐惧等都有可能导致患者出现文化休克。

(二) 文化休克的原因

突然从一个熟悉的环境到了另一个陌生的环境，从而导致沟通交流、日常生活差异、孤独、风俗习惯、态度和信仰等方面的问题。引起文化休克的主要原因常见于：

1. 不同文化背景对沟通内容的误解

在不同的文化背景下，同样的内容可能会有不同的含义，脱离了文化背景来理解沟通内容会产生误解。

2. 在适应新环境和新模式过程中受挫

每一个人都有自己的日常生活活动规律，当一个人在文化环境改变时，其日常生活活动、生活习惯等随之发生变化，需要花时间和精力去适应新环境的文化模式，在适应的过程中，人们往往会产生受挫感，从而造成克服日常生活活动的改变而引起的文化休克。

3. 异域文化所致孤独与无助

在异域文化中，一个人丧失了自己在原文化环境中原有的社会角色，同时对新环境感到生疏，又与亲人或朋友分离或语言不通，孤独和无助感会油然而生，造成情绪不稳定，产生焦虑和对新环境的恐惧等情绪，出现文化休克。

4. 适应新习俗的困惑

不同文化背景的人都有不同的风俗习惯，一旦改变了文化环境，必须去适应新环境中的风俗习惯、风土人情，使得身处异乡的人既困惑又难以适应，但必须去了解和接受。

5. 不同文化价值观的冲突

受自身环境的文化模式影响，每个文化群体之间的态度、信仰、人生的价值和人的行为都是不同的。当一个人的文化环境突然改变时，其长时期形成的文化价值观与异域文化中的一些价值观会产生矛盾和冲突，导致其行为无所适从。

以上造成个体文化休克的诸因素使个体对变化必须做出适应和调整，当同时出现的因素越多、越强烈时，个体产生文化休克的强度就越明显。

(三) 文化休克的分期

当个体离开熟悉的环境进入陌生的文化环境时，多经历以下4期变化历程

（图 5-1）。

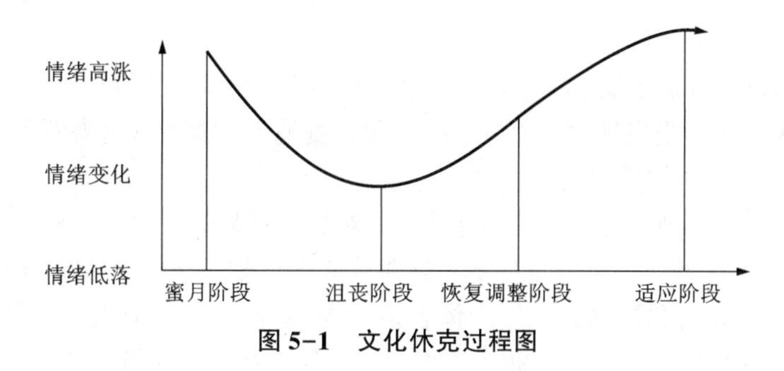

图 5-1　文化休克过程图

1. 兴奋期　也被称为“蜜月期”，指人们初到一个新的环境，被新环境中的人文景观和意识形态所吸引，对一切事物感到新奇，渴望了解新环境中的风俗习惯和语言行为等，并希望能够顺利开展活动，进行工作。此期的主要表现为兴奋、情绪亢奋和高涨。这个阶段时间较短，一般持续几个星期到数月时间。

2. 意识期　又称为“沮丧期”。此期是文化休克综合征中表现最重，也是最难度过的一期。意识期个体好奇、兴奋的感觉被失望、失落、烦恼和焦虑代替，开始意识到自己要在新环境中做长时间的停留，必须改变自己以往的生活习惯和思维模式去适应新环境的生活方式和新环境中的风俗、习惯，此时个体原有的文化价值观与其所处新环境的文化价值观产生文化冲突，个人的信仰、角色、行为、自我形象和自我概念等受到挫伤，尤其当原定计划无法正常实施、遭遇挫折时，会感到孤独，思念熟悉环境中的亲人、朋友，觉得新环境中的一切都不如自己熟悉的旧环境，并可能由此产生退缩、发怒和沮丧等表现，甚至由于心理压力太大而返回自己的家乡，一般持续数周、数月甚至更长的时间。比如，新患者刚入院，对医生、护士、环境、自己将要接受的检查和治疗都很陌生，这些使得患者感到迷茫和沮丧。

3. 转变期　转变期是恢复调整阶段，个体开始解决文化冲突的问题，所需时间比较长。指在经历了一段时间的迷惑和沮丧后，个体开始学习、适应新环境的文化模式，逐渐了解新环境中的“硬文化”和“软文化”，熟悉当地人的语言及当地的风俗习惯，并与当地人做朋友。此时个人能用比较客观的、平和的眼光看待周围的环境，原来心理上的混乱、沮丧、孤独和失落感逐渐减少，开始慢慢适应新的文化环境。

4. 适应期　随着文化冲突问题的解决，此期个人已完全接受新环境中的文化模式，建立起符合新文化环境要求的行为、习惯、价值观念、审美意识等，在新环境中获得安全感，一旦需要再次离开新环境，回到旧环境中，又会重新经历一次新的文化休克。

（四）文化休克的表现

随着个体所处文化休克的时期不同，会有不同的表现，一般具有以下表现。

1. 焦虑　指个体处于一种模糊的不适感中，是自主神经系统对非特异或未知威胁的一种生理、情感和认知的表现。

(1)生理表现：坐立不安、失眠、疲乏、声音发颤、手颤抖、出汗、面部紧张、瞳孔散大、眼神接触差、尿频、恶心和呕吐，特别动作增加(如反复洗手、喝水、进食、抽烟等)，心率增加、呼吸频率增加、血压升高等。

(2)情感表现：自诉不安、缺乏自信、警惕性增强、忧虑、持续增加的无助感、悔恨、过度兴奋、容易激动、爱发脾气、哭泣、自责和谴责他人、常注意过去而不关心现在和未来，害怕出现出乎意料的后果。

(3)认知表现：心神不定、思想不能集中，对周围环境缺乏注意、健忘或思维中断。

2. 恐惧　指个体处于一种被证实的、有明确来源的惧怕感中。文化休克时恐惧的主要表现是躲避、注意力和控制缺陷。个体自诉心神不安、恐惧，有哭泣、警惕、逃避的行为，冲动性行为和提问次数增加，疲乏、失眠、出汗、晕厥、夜间噩梦、尿频、尿急、腹泻、口腔或咽喉部干燥，面部发红或苍白，呼吸短促、血压升高等。

3. 沮丧　是由于对陌生环境不适应而产生的失望、悲伤的生理和情感反应。

(1)生理表现：主要表现为胃肠功能衰退，出现食欲减退、体重下降、便秘等问题。

(2)情感表现：则表现为忧愁、懊丧、哭泣、退缩、偏见或敌对。

4. 绝望　指个体主观地认为个人没有选择或选择有限，万念俱灰，以至于不能发挥自己的力量。面临文化休克时，个体由于自感走投无路，表现为生理功能极度低下，凡事处于被动状态，说话减少，情绪低落，对刺激的反应减少，表情淡漠，不愿理睬他人，被动参加活动或根本不参与活动，以及对以往的价值观失去评判能力。

(五)影响文化休克的因素

1. 个人的健康状况　身心健康的人在应对文化冲突的过程中，应对能力强于身心衰弱的个体。

2. 年龄　年龄越小对新文化的适应能力越强；年龄越大则对新文化适应越困难。例如，儿童处于学习阶段且生活习惯尚未成型，对生活方式改变适应较快，应对文化休克的困难较少，异常表现亦较轻。而对于老年人，原有的文化模式根深蒂固，则不会轻易放弃熟悉的文化模式而学习和适应新的文化模式。

3. 既往应对生活改变的经历　既往经历生活变化较多者在应对文化休克时，较生活缺乏变化者容易，文化休克的症状较轻。

4. 应对类型　对外界变化适应力较强者比较弱者应对文化休克的能力要强，其异常表现较轻。

当然，文化休克是一个学习的过程，一种复杂的个人体验，并不是一种疾病。此期间个体可能会产生不舒服甚至痛苦的感觉，尤其对于患者因住院而产生的文化休克，护士需要及时评估和发现患者文化休克的表现，帮助患者尽快适应住院环境，消除文化休克对其健康的不良影响。

三、文化的评估

在进行文化评估时，护士可通过与患者交谈或观察，评估其价值观、健康信念与信仰、文化程度、宗教、民族习俗等文化要素。

（一）价值观的评估

价值观存在于潜意识中，不能直接观察，又很难言表，人们也很少意识到其行为受潜意识中价值观的直接引导。因此，价值观的评估比较困难，目前尚无现成评估工具。可通过询问以下问题获取有关患者价值观的信息。

你属于哪个民族？

你信奉的做人原则是什么？行为准则是什么？

通常情况下，什么对你最重要？

你是如何看待困难的？

患病后，你以上的价值观有无改变？有哪些改变？

一般从何处寻求力量和帮助？

你参加了什么组织吗？

（二）健康信念与信仰的评估

1. 健康信念　Kleinman 等人提出的健康信念评估模式是应用最为广泛的模式之一，包括 10 个问题：

对你来说，健康指什么？不健康又指什么？

通常你在什么情况下才认为自己有病并就医？

你认为导致你健康问题的原因是什么？

你怎样、何时发现你有该健康问题的？该健康问题对你的身心造成了哪些影响？

严重程度如何？发作时持续时间长还是短？

你认为你该接受何种治疗？

你希望通过治疗达到哪些效果？

你的病给你带来的主要问题有哪些？

对这种病你最害怕什么？

2. 宗教信仰　可通过询问患者以下问题对宗教信仰进行评估：

你有宗教信仰吗？何种类型的宗教信仰？

你平时参加哪些宗教活动？

住院对你在以上宗教活动参与方面有何影响？内心感受如何？有无恰当人选替你完成？需要我们为你做些什么？

你的宗教信仰对你在住院、检查、治疗、饮食等方面有何特殊要求？

此外，宗教的评估还可以通过观察评估患者的外表、服饰、有无宗教信仰及宗教信仰的改变来获取个体有关宗教信仰的信息，也可以应用相关的量表进行评估，Underwood 编制的日常精神体验量表（daily spiritual experience scale，DESE）可以用于评估患者的宗教信仰。

日常精神体验量表

(三)习俗的评估

主要通过会谈法重点评估饮食习俗和语言沟通，可通过会谈法获取信息的同时，观察评估患者与人交流时的表情、眼神、手势等，对其非语言沟通文化进行评估。会谈的主要内容如下：

1. 饮食　可通过交谈的方式了解患者的饮食习俗。

你平常进食哪些食物？主食为哪些？喜欢的食物又有哪些？有何食物禁忌？

你常采用的食物烹调方式有哪些？常用的调味品是什么？

每日进几餐？都在什么时间？

你认为哪些食物对健康有益？哪些食物对健康有害？

什么情况会增加你的食欲？

什么情况会使你的食欲下降？

2. 沟通　可通过询问以下问题收集相关信息。

你会讲几种语言？

你喜欢的称谓是什么？

有什么语言禁忌？

3. 传统医药　主要通过与患者及亲属交谈，了解其常采用的民间疗法有哪些和效果如何等。

习俗的评估也可以通过观察日常进食情况评估患者的饮食习俗；通过观察患者与他人交流时的表情、眼神、手势、坐姿等评估其非语言沟通文化；通过观察患者在医院期间的表现评估其有无文化休克；通过观察患者的外表、服饰，是否有宗教信仰活动改变或宗教信仰改变，获取有关其文化和宗教信仰的信息。宗教信仰活动改变或宗教信仰改变多提示患者存在精神困扰。

(四)文化休克的评估

与患者交谈，耐心询问其住院后的心理感受，同时仔细观察患者住院后的言行举止。

四、相关护理诊断

1. 社会交往障碍　与社交环境改变有关。

2. 语言沟通障碍　与医院环境中医务人员使用医学术语过多有关。

3. 焦虑/恐惧　与环境改变及知识缺乏有关。

4. 迁居应激综合征　与医院文化环境和背景文化有差异有关。

5. 精神困扰　与对治疗的道德和伦理方面的含义有疑问，或由于强烈的病痛使其信仰的价值系统面临挑战有关。

6. 有精神安适增进的趋势　与自我意识、自觉性及内在的动力、超越感、希望自己的精神状态更加健康向上有关。

第四节 家庭评估

案例导入

患者，男，45岁，丧偶，农民，目前在县城做建筑工。2天前从工地手脚架上坠落入院，经诊断为L1椎体压缩性粉碎性骨折，脊髓损伤，双下肢无力，因伤势严重，可能会影响到将来下肢的功能。该患者为家中主要的经济支柱，有2个正在读中学的孩子，且在工地打工并未购买意外保险，面对巨额的治疗及手术费用，以及预后功能恢复的不确定性，患者终日忧心如焚，唉声叹气。

思考

1. 患者终日唉声叹气的原因是什么？

2. 患者的家庭类型是什么？处于家庭周期的哪个阶段？目前的家庭危机是什么？

家庭是社会的细胞，是人类社会最基本、最普遍、最固定和最持久的社会组织形式。人离不开社会，更离不开家庭。同时，家庭是个体最主要、最直接的支持来源，对个体的身心健康、成长与发展以及疾病的康复等均有举足轻重的作用。因而，家庭的评估在个体的健康评估中也发挥着重要作用。

课程思政

灵感源自于一颗孝心——15岁少年给患阿尔兹海默病爷爷的礼物

2014谷歌科学博览会的“美国行动科学家奖”授予了Kenneth Shinozuka，以表彰他为阿尔茨海默病患者设计制作的可穿戴式传感器。Kenneth Shinozuka设计了一个感应器，只要患阿兹海默病的爷爷一起床，感应器就会发出警报。阿兹海默病患者通常容易到处乱走，有时你只是稍稍离开一小会，他们可能就已经爬起来，漫无目的地到处乱走，这对于看护人来说可是一件非常头痛的事，因为你必须随时随刻盯住他们，以防意外。Kenneth Shinozuka目睹了患阿兹海默病的爷爷是如何到处乱走，而他的姑姑又是如何艰难地应对各种状况的发生。“两年前，我爷爷开始晚上不睡觉，起床到处乱走，出现过很多的意外，”他说，“我的姑姑必须整晚醒着盯着爷爷，即便是这样，也会有疏忽没看住的时候。”于是，他想出了一个解决办法：将一个很薄的压力感应器系在爷爷的脚后跟上，这样只要爷爷从床上爬起来，感应器就会发出警报，姑姑就能第一时间知道。“现在爷爷已经使用这个设备8个月了。迄今为止，成功率是100%。”他表示，

“这对姑姑来说简直就是个大帮手。现在她白天就不会觉得那么累了，因为她晚上再也不用每隔30分钟醒一次，确认爷爷有没有到处乱走。”这一项目赢得了奖金为50000美元的“科学美国人”实践科学一等奖，这也是谷歌科学竞赛(GoogleScience Fair)的一部分。

虽然姑姑对这一设备很是喜欢，但遗憾的是，由于疾病原因，爷爷却失去了欣赏孙子设备的能力和感受来自孙子的孝心。

一、家庭的定义与家庭功能

(一)家庭的定义

家庭是由婚姻关系、血缘关系及收养关系所构成的社会生活基本单位，是一种特殊的心理认可群体。狭义的家庭是指一夫一妻制的个体家庭，又称单偶家庭，家庭成员包括父母，子女和其他共同生活的亲属。广义的家庭则泛指婚姻出现后人类进化不同阶段上的各种家庭形式，即血缘家庭、普那路亚家庭、对偶家庭和专偶家庭(一夫一妻制家庭)。

家庭形式

(二)家庭结构

家庭结构是指家庭中成员的构成、运作机制及其成员之间相互作用、相互影响的状态。包括家庭人口结构、权利结构、角色结构、沟通过程和家庭价值观。

1. 家庭人口结构　即家庭类型，指家庭的人口构成，家庭成员的数量。按照家庭的人口规模和特征可分为核心家庭、主干家庭、单亲家庭、重组家庭、无子女家庭、同居家庭、老年家庭7类。我国的家庭结构主要分成以下4种类型：①核心型，指以夫妻为核心以及未成年子女组成的家庭；②主干型，由夫妻、夫妻的父母，或者直系长辈以及未成年子女组成的家庭；③扩大型，由核心家庭或主干家庭加上其他旁系亲属组成的家庭；④不完全型，指夫妻关系残缺的家庭，如单亲家庭、父母双亡的家庭。

家庭人口结构类型

2. 家庭权力结构　是指家庭中夫妻间、父母与子女间，在影响力、控制权和支配权方面的相互关系，可分为传统权威型、工具权威型、感情权威型、分享权威型4种类型。护士在评估家庭权利结构时，可以确定家庭中的主要决策者，与之协商，可进行有效沟通，有效实施护理干预。

家庭权利结构类型

3. 家庭角色结构　家庭角色结构指家庭对每个占有特定位置的家庭成员所期待的行为和规定的家庭权利、责任与义务。如父母有抚养未成年子女的义务，成年子女有赡养父母的义务。家庭角色可分为公开性角色和不公开性角色两种类型。公开性角色又称正式角色，是大多数家庭具备的维持家庭正常功能所必需的角色，如性别角色、供应者角色、持家者角色、照顾孩子者角色等。不公开性角色又称为非正式角色，是家庭以外成员不易了解的角色，如家庭统治者角色、麻烦制造者角色、安抚者角色、责罚者角色、受虐者角色等。

良好的家庭角色结构应具有以下特征：①每个家庭成员都能认同和适应自己的角色范围；②家庭成员对某一角色的期望一致，并符合社会规范；③角色期待能满足家庭成员的心理需求，符合自我发展的规律；④家庭角色有一定的弹性，能适应角色的变化。

4. 家庭沟通过程　家庭沟通过程最能反映家庭成员间的相互作用与关系，家庭内部沟通良好是家庭和睦与家庭功能正常的保证。家庭的沟通方式包括直接沟通或间接沟通、开放式沟通或封闭式沟通以及横向沟通或纵向沟通等。

家庭内部沟通过程良好的特征为：①家庭成员间能进行广泛的情感交流；②家庭成员间相互尊重对方的感受和信念；③家庭成员能坦诚地讨论个人和社会问题；④家庭成员间极少存在不宜沟通的领域；⑤家庭根据个体的成长发育水平和需求分配权利。

家庭内部沟通障碍的特征为：①家庭成员自卑；②家庭成员以自我为中心，不能理解他人的需求；③家庭成员在交流时采用间接和掩饰的方式；④家庭内信息的传递不直接、含糊、有矛盾或防御性。

5. 家庭价值观　家庭价值观指家庭成员判断是非的标准以及对特定事物的价值所持的信念与态度。为家庭成员对家庭活动的行为准则和生活目标的共同态度和基本信念，通常不被人们意识到，却影响着每个家庭成员的思维和行为方式。价值观也在有意无意中将家庭成员紧紧地联系在一起，指导家人的行为，决定着家庭成员的行为方式和对外界干预的感受与反应。

（三）家庭生活周期

家庭生活周期是指家庭经历结婚、生产、养育儿女到老年的各个阶段连续的过程，根据 Duvall 家庭生活周期模式，家庭生活周期可分为：新婚期、有婴幼儿期、有学龄前儿童期、有青少年期、孩子离家创业期、空巢期及老年期 8 个阶段，每个阶段都有其特定的任务，需家庭成员协同完成。

Duvall家庭生活周期模式

（四）家庭功能

家庭功能为家庭评估中的最重要部分。家庭功能健全与否与个体的身心健康密切相关，其功能主要包括生物功能、经济功能、文化功能、教育功能和心理功能 5 个方面。

1. 生物功能　家庭的生物功能是指家庭所具有的繁衍后代，满足家庭成员衣、食、住、行等基本生活需求，以保证家庭成员身体健康的功能，是家庭最原始和最基本的功能。

2. 经济功能　家庭的经济功能表现为家庭在任何条件下所具有的得以维持生存所必需的消费能力。家庭成员主要通过参加社会化劳动而谋生，以不断工作的形式增加家庭的收入，以保证家庭其他功能的正常运行。家庭通过其经济功能进一步影响社会的经济生产。

3. 文化功能　指家庭通过亲朋往来、文化娱乐、求学就业等活动以传递社会道德、法律、风俗或时尚等的过程。家庭通过其文化功能培养家庭成员的社会责任感、社会交往意识与技能，促进人格的发展。

4. 教育功能　家庭教育对其成员的影响，是任何教育组织都不可替代的。人的品行、个性观念以及健康心理观念等，同其最初接受的家庭教育是分不开的，父母的言行就是子女模仿的榜样，起到潜移默化的作用。家庭教育在社会教育中占有特殊的地位和作用，但家庭教育不能取代学校和其他各类的职业教育，只有把家庭教育和其他各类教育结合起来，才能更好地发挥家庭教育和其他教育的作用。

5. 心理功能　指家庭在维持家庭内部稳定，建立爱与归属感，维护家庭成员的安全与健康等方面提供良好的心理支持与照顾。

二、家庭资源与家庭危机

(一) 家庭资源

家庭资源为家庭为了维持其基本功能、应对压力事件和危机状态所需的物质、精神与信息等方面的支持。家庭资源可分为家庭内部资源和家庭外部资源。

1. 家庭内部资源包括　①经济支持，如住院费用的分担。②精神与情感支持，如对家人的关心、爱护等。③信息支持，如提供医疗服务信息或保健知识。④结构支持，如改变家中设施、装修，以方便家人的生活。

2. 家庭的外部资源有　①社会资源，如亲朋好友和社会团体的支持。②文化资源，如欣赏戏剧音乐、参观文物古迹等，可陶冶情操、愉悦心情，提高家人的生活质量。③医疗资源，如医疗保健机构。④宗教资源，家人可从宗教信仰中得到精神支持。⑤经济资源。⑥环境资源，如居住环境等。

(二) 家庭危机

家庭危机指家庭压力超过家庭资源，导致家庭功能失衡的状态。家庭压力包括：①家庭经济收入低下或减少，如失业、破产。②家庭成员关系的改变与终结，如离婚、分居、丧偶。③家庭成员角色改变，如初为人父(母)、退休、患病等。④家庭成员的行为违背家庭期望或损害家庭荣誉，如酗酒、赌博、犯罪等。⑤家庭成员生病、残障、无能等。

三、家庭评估

家庭评估的内容可包括：家庭的成员结构；成员间的相互关系与家庭氛围；护理对象在家庭中的角色、地位及其与家人的关系；家庭成员的健康信念、对护理对象健康问题的反应以及因此给家庭关系带来的影响等。通过上述信息可了解和预测护理在家庭中所扮演的角色、所承担的责任、对其休养和康复可能带来的影响以及是否拥有良好的社会支持系统。家庭评估可采用会谈法、观察法和量表测评法对家庭类型、生活周期、家庭结构、家庭危机等进行综合评估。

(一)会谈法

1. 家庭类型 直接询问家庭人口的组成。如“您家里有哪些人?”

2. 家庭生活周期 询问家庭周期所处的阶段,根据不同阶段的任务进行针对性提问:

新婚家庭:您与配偶的关系如何?

有婴幼儿家庭:初为人父(母)感觉如何?有哪些压力?

有学龄前、学龄儿童家庭:孩子上幼儿园、小学了吗?在教育和培养孩子方面,作为家长,您的家庭成员做了哪些,如何做的?

有青少年家庭:孩子处于青春期,你们经常与孩子沟通吗?在孩子与异性交往、学习、为人等方面你们做了什么,如何做的?

孩子离家创业家庭:孩子长大离开家庭,作为父母,您有什么感受?

老年期家庭:你退休了吗?退休后的生活怎样?平时做些什么?配偶身体如何?

3. 家庭结构

(1)权利结构:询问家庭决策。如“您家的事情由谁做主?”

(2)角色结构:询问家庭角色行为,判断是否存在适应不良。如“家庭成员平时所承担的角色是什么?”等。

(3)沟通过程:询问家庭沟通模式。如“平时您的家庭是如何进行沟通的?”等。

(4)价值观:了解家庭成员日常生活规范和行为方式。如“您的家庭有哪些家风和家规?”等。

(二)观察法

1. 家庭沟通过程 观察家庭成员的沟通方式、情绪等,观察有无提示家庭关系不良的表现。如在家庭成员沟通过程中频繁出现敌对性或伤害性语言,家庭成员过于严肃,所有问题均由某一家庭成员回答,其他成员只是附和,家庭成员间很少交流意见,家庭内部有成员被忽视等。

2. 父母角色行为 通过以下3个方面观察父母是否胜任其角色。

(1)父母的情绪状态:胜任父母角色者对自己所承担的父母角色感到满意和愉快;不胜任者常表现出焦虑、沮丧或精疲力尽,对孩子的表现感到失望、不满意甚至愤怒。

(2)父母与子女间的沟通方式:有良好的沟通能力的父母对子女的反应敏感,经常与子女沟通;缺乏沟通能力的父母不注意子女的需求和反应,不允许子女质疑或提出反对意见。

(3)子女的表现:胜任父母角色者其子女健康快乐,有依附父母的行为;不胜任者其子女可有抑郁、冷漠、孤独、怪僻、对父母排斥或过度顺从等表现,无依附父母的行为。

Procidano与Heller的家庭支持量表

3. 有无家庭虐待 观察家庭成员有无受虐待的体征,如皮肤瘀血、软组织损伤、骨折等,虐待提示家庭内部成员间存在不健康的家庭关系。

(三)量表测评法

可测评个体的家庭功能状况及其可从家庭中获得的支持情况。常用的评定量表有Procidano 与 Heller 的家庭支持量表 Smikstein 的家庭功能量表。

四、相关护理诊断

Smikstein的家庭功能量表

1. 语言沟通障碍　与家庭成员间亲近感减弱或家庭成员间没有沟通交流有关。

2. 有照顾者角色紧张的危险(risk for caregiver role strain)　与疾病所致照顾者能力下降、家庭危机等危险有关。

3. 父母角色冲突　与慢性病致子女与父母分离，或因创伤或约束性的护理方式引起父母的恐惧(如隔离)有关。

4. 养育功能障碍(impaired pareting)　与疾病所致照顾者能力下降、家庭危机等有关

5. 有养育功能改善的趋势(readiness for enhanced parenting)

6. 有养育功能障碍的危险(risk for impaired parenting)　与疾病所致照顾者能力下降、家庭危机等危险有关。

7. 有依附关系受损的危险(risk for impaired parent/infant/child attachment)　与父母患病无能力承担父母角色而焦虑有关。

8. 家庭运作过程失常(dysfunctional family processes)　与家庭情况改变、家庭危机等有关。

9. 家庭运作过程改变(interrupted family processes)　与家庭情况改变、家庭危机有关。

10. 有家庭运作过程改善的趋势(readiness for enhanced family processes)

11. 有关系改善的趋势(readiness for enhanced relationship)

12. 无能性家庭应对(disabled family coping)　与缺乏解决问题的技巧有关。

13. 持续性悲伤　不能满足家庭成员的情感需求有关。

14. 有孤独的危险　与情感上有失落感、社交孤立及身体隔离有关。

15. 无效性角色行为　与对角色的自我感知改变有关。

16. 社会交往障碍　与身体活动受限、情绪障碍及环境因素有关。

17. 社交孤立　与心理及健康状况改变，不被接受的社交行为和社会价值观等有关。

第五节 环境评估

案例导入

患者，男，66岁。1周前在建筑工地打工时，不慎被铁钉刺伤，引起破伤风杆菌感染住院。入院时查体体温、脉博、呼吸、血压正常，神志清楚，呈苦笑面容，颈项强直，背部肌肉紧张，呈“角弓反张”状，腹肌紧张，小腹胀满，颈静脉怒张，双肺呼吸音粗，偶可闻及早搏。立即置患者于正负压切换病房，行心电监护，氧气吸入，留置导尿等处理。设专人护理，避开声光刺激。

思考

1. 对于该患者的住院环境要求是什么，应该从哪些方面进行环境评估？

2. 从环境评估的角度，该患者可能有的护理诊断有哪些？

环境是人类生存发展的物质基础，与人类健康密切相关。护士在观察和判断患者的行为和健康状况时，应充分考虑环境与个体健康的相互作用，评估环境中现存或潜在的有害因素，发现可预防的危险因素，从而才能制定有针对性的、全面的护理措施。

一、环境的概述

（一）环境的定义

环境（environment）是人类生存或生活的空间。狭义的环境指环绕个体的区域，如病房、居室；广义的环境则指人类赖以生存、发展的社会与物质条件的总和。环境包括影响个体和社会的各种条件、境况和因素。

在医学领域，环境被定义为影响人们生存与发展的所有外在情况，并将人的环境分为内环境与外环境。人体的内环境，又称生理—心理环境，包括人体所有的组织和系统，如呼吸、循环、消化、泌尿、内分泌、神经等系统以及人的内心世界。人体的外环境包括物理环境、社会环境、文化环境和政治环境。两者之间不断地进行物质、信息和能量的交换，具有相互作用。

（二）环境的组成

广义的环境又可进一步分为自然环境和社会环境。

1. 自然环境　又称物理环境，是指一切存在于机体外环境的物理因素的总和，可分为两类，一类指天然形成的原生环境，如空气、水和土壤等；另一类是由于工农业生产和人群聚居等对自然施加的额外影响，引起人类生存条件的改变，称为次生环境，如耕地、种植园、鱼塘、人工湖、牧场、工业区、城市和集镇等。次生环境是危害人类健康的主要环境因素。以上环境因素必须被控制在一定范围内，否则会威胁到人类的健康和安全，引起各种疾病。

2. 社会环境　是指人类生存及活动范围内的社会物质与精神条件的总和。广义包括整个社会经济文化体系，狭义仅指人类生活的直接环境。社会是个庞大的系统，包括社会政治制度、法律、经济、文化、教育、民族、职业、生活方式、社会关系与社会支持等诸多方面，这些均与健康直接相关，是社会环境评估的重点。

(1)社会政治制度：包括立法与社会支持系统、全社会资源分配、就业与劳动制度及劳动强度等。

(2)社会经济因素：社会经济是保障人们衣、食、住、行等基本需求以及享受健康服务的物质基础，可与健康有关的其他社会因素如工作条件、生活 条件、营养条件和卫生保健服务设施等相互作用，直接影响人们的健康。

(3)社会文化系统：包括教育制度、人们的文化素质、受教育程度、家庭和邻里的影响，也包括文化娱乐场所、新闻、出版、影视等大众媒介，风俗习惯和宗教信仰，以及各种社会潮流的影响。

(4)生活方式：是指经济、文化政治等因素相互作用形成的人们在衣、食、住、行等方面的社会行为。生活方式与个人喜好及习惯有关，不同区域、民族、社会阶层的人生活方式都存在差异，对健康有害的不良生活方式有吸烟、酗酒、吸毒、赌博等。

(5)社会关系与社会支持：社会关系为社会环境中非常重要的一个方面。个体的社会关系网络包括与之有直接或间接关系的所有人群。个体的社会关系网络越健全，人际关系越融洽，越容易得到所需的信息、情感及物质等多方面的支持。从社会关系网络获得的支持，称为社会支持，是社会环境对健康的一大重要功能。

(6)医疗卫生服务体系：指社会卫生医疗设施和制度的完善状况。社会应有良好的医疗服务和卫生保障系统，有充足的医疗资源及良好服务的医疗卫生人员。医疗卫生服务系统的主要工作是向个体和社会提供促进健康、预防疾病的医疗和康复服务，保护和改善居民的健康水平。

二、环境对健康的影响

(一)物理环境对健康的影响

置于物理环境中的人，通过摄取其中有益于身体健康的物质来维持生命活动。同时，环境中也随时存在着、产生着和传播着危害人体健康的物质。物理环境中的危险因素包括以下几个方面：

1. 生物因素　如细菌、病毒、寄生虫等病原微生物。含有病原体的粪便、垃圾、污水和污染的土壤，可成为有关疾病的传播媒介，如伤寒、副伤寒、痢疾、结核病等，还有破伤风、气性坏疽、肉毒杆菌等能在土壤中长期生存，成为人们感染这些疾病的重要来源。

2. 物理因素　如噪音、振动、电离辐射、电磁辐射等均会危害人体的健康。长期暴露于噪音环境中会使人听觉迟钝，并会产生暂时性听阈位移，对机体的有害反应有：紧张性头痛、注意力下降、焦虑、高血压和失眠等。

3. 化学因素　水和空气污染，如生产毒物、粉尘、农药以及交通工具排放的尾气等。在污染比较严重的环境里，机体的任何系统都可能遭受环境有害物质的侵害，出现生理方面的各种反应，如恶心、呕吐，头痛、头晕眼花、感觉障碍、肌肉无力、呼吸困难等。

4. 气候与地理因素　空气的湿度、温度、气流和气压的变化都会对人的健康造成影响。

（二）社会环境对健康的影响

社会环境与人的健康有密切的关系，积极的社会环境将促进人的健康，而消极的社会环境则可能导致人患病。消极的社会环境可以通过直接对人造成伤害，但在更多的情况下，消极的社会环境是通过一些中介因素而导致疾病的。与健康有关的社会环境包括：

1. 社会政治制度　社会制度决定一个国家的卫生保障措施，以及政府是否将公民的健康放在重要位置，是否积极采取措施以促进公众健康。一般卫生保障制度相对健全和完善的国家或地区，人民健康水平相对较高。

2. 社会经济因素　为社会环境中对健康影响最大的因素。不同经济水平的人群，其健康状况和所患的疾病不尽相同，如在发达国家和地区，人群的主要死亡原因是癌症和心脑血管疾病，而在多数发展中国家和地区是传染病和呼吸系统疾病。

3. 社会文化　系统良好的教育有助于人们认识疾病、获取健康保健信息、自觉改变不良生活方式和习惯，提高卫生服务的有效利用度。

4. 生活方式　生活方式对个体的健康状态有重要的影响，如不良的饮食习惯、吸烟、酗酒、吸毒或药物依赖，体育锻炼和体力活动过少、生活工作紧张、娱乐活动安排不当、家庭结构异常等，都可能导致机体内部失调而致病，诸如营养不良、过度肥胖、酗酒、药物成瘾、自杀、高血压、心肌梗死、消化性溃疡等疾病。

5. 社会关系与社会支持　社会关系网络的健全程度与家庭社会支持的程度，人们身心调节与适应能力、自理能力、自我概念、生活质量，以及对治疗、护理的依从性有关。

6. 医疗卫生服务体系　当医疗卫生服务系统中存在各种不利于健康的因素均可直接危害人群健康，如医疗资源布局不合理、初级卫生保健网络不健全、城乡卫生人力资源配置悬殊、重治疗与轻预防倾向和医疗保健制度不完善等，或医疗质量低劣、误诊漏诊、医院交叉感染及服务质量差。

7. 其他　社会环境易受环境空间大小的影响，如城市发展过快、高楼林立、住宅过分拥挤、休闲设施缺乏等，均易导致人际关系疏远。此外，现代工业化的飞速发展使生活节奏加快，人们长期处于紧张状态，易导致情绪暴躁、烦闷、酗酒、药物成瘾等社会心理问题，并引发高血压及溃疡病等病症。

三、环境评估

通常采用会谈、实地考察和量表评定等方法对环境进行评估。

(一)会谈

通过会谈了解是否存在影响患者健康的物理环境和社会环境因素。

1. 物理环境　重点评估物理环境的清洁度及有无影响健康的危险因素。

(1)家庭环境。

居所是否整洁、明亮、无杂物堆积?空气是否流通、新鲜?

家庭环境中有无影响健康或者造成意外伤害的危险因素?

(2)工作环境。

工作环境是否整洁、明亮、无杂物堆积?空气是否流通、新鲜?

工作环境中有无影响健康或者造成意外伤害的危险因素?是否采用防护措施?

2. 社会环境　重点为评估社会是否安定,医疗保健制度及网络是否合理,居住环境有无污染,劳动保护如何等影响健康的社会因素。

(1)经济水平。

经济来源有哪些?工资福利如何?收入够用吗?

医疗费用支付的形式是什么?有何困难?

(2)教育水平。

文化程度如何?是否具备健康照顾所需的知识与技能?

(3)生活方式:重点评估是否有地区性不良饮食习惯。

在饮食、睡眠、活动和娱乐方面有何习惯与爱好?

是否吸烟、酗酒?若是,每天的量是多少?

生活是否规律?

(4)社会关系与社会支持。

家庭成员间关系如何?

与同事、领导的关系如何?

家庭成员或同事能否提供所需的支持与帮助?

住院患者还应询问以下问题:

病友、医生和护士的关系如何?

能否获得及时有效的治疗?能否得到应有的尊重与关怀?各种合理需求能否及时满足?

所在病室的医生和护士能否保证所提供服务的安全与有效性?

(二)实地考察

通过实地考察评估社会大环境有无工业排放的废气、废渣、废水污染环境,有无农民盲目施用农药、化肥等,导致食品中农药残留量超标等危害健康的因素等。同时通过实地考察可以了解患者所处工作、家庭或医院环境是否存在健康危险因素,以补充会谈的不足。

1. 家庭环境　重点评估居住环境和家庭中是否存在不安全因素。

2. 工作环境　重点评估有无危险因素，是否有安全作业条例，是否采用防护措施等。

3. 病室环境　重点评估病室是否光线充足、温度和湿度适宜、干净、整洁，无尘、无异味、无臭味，噪音控制是否在允许范围内，地面是否干燥、平整、防滑等。

(三) 量表评定

通过跌倒危险因素评估表评估环境中有无跌倒的危险因素(表 5-12)。可使用摩尔斯跌倒评估量表(Morse Fall Scale，MFS)，该量表是于 1989 年研制出来的专门用于测量住院患者跌倒风险的量表。总分 125 分，0～24 分为跌倒低危人群，25～44 分为跌倒中危人群，>45 分为跌倒高危人群。

摩尔斯跌倒评估量表

四、相关护理诊断

1. 有受伤害的危险　与感官视觉减退或听觉退化有关。
2. 有窒息的危险　与认识或情感障碍、疾病或受伤有关。
3. 有中毒的危险　与环境有害气体污染有关。
4. 有外伤的危险　与感官及视觉障碍、环境缺乏安全设施等有关。

本章小结

人不仅具有自然属性，也具有社会属性。人的社会功能与其健康状况有着紧密联系，因而患者社会评估资料的收集尤为重要。本章概述了社会评估的内容、方法以及评估中应注意的事项，并对社会评估中的主要内容：角色、文化和家庭的评估进行了具体阐述。通过本章学习，应学会运用合适的方法对患者的角色状态、文化背景、家庭状况进行全面深入的评估，并作出合理的护理诊断。

客观题测验

主观题测验

第六章

体格检查

体格检查PPT

学习目标

1. 掌握体格检查的目的、方法及注意事项。
2. 熟悉正常体征及常见异常体征的特点和临床意义。
3. 了解异常体征的产生机制。

第一节　概述

预习案例

微课：体格检查概述

患者，女，22 岁。呕吐伴右下腹疼痛 3 小时。

体格检查：T　38.0℃，P　98　次/分，R　24　次/分，Bp 100/68 mmHg。发育正常，营养良好，急性病容，神志清楚，精神尚可，被动体位，查体合作，问答切题，全身皮肤黏膜未见黄染，全身浅表淋巴结未触及肿大。未见腹壁静脉曲张，无胃肠型及蠕动波，肝、脾肋缘下未触及，墨菲氏征阴性，右下腹压痛及腹肌紧张，反跳痛，未触及腹部包块，肝区无叩击痛，腹部移动性浊音阴性，双肾区无叩击痛。肠鸣音活跃。

思考

1. 对该患者运用了哪些体格检查方法？
2. 触诊时应该注意什么？

一、体格检查的目的

体格检查(physical examination)是指借助自己的感官(眼、耳、鼻、手)，或借助听诊器、体温表、血压计和叩诊锤等检查器具，客观地检查患者身体状况。体格检查的目的是发现患者存在的体征，进一步验证问诊中所获得的有临床意义的症状，可为最终确认护理诊断提供客观依据。

二、体格检查的基本方法

体格检查的基本方法有视诊、触诊、叩诊、听诊和嗅诊。要熟练掌握和运用这些方法，并使检查结果准确、可靠，必须反复练习和实践，同时还要具备丰富的医学基础知识和护理专业知识，并且注意护患间的情感交流。

(一)视诊

视诊(inspection)是以视觉来观察患者全身或局部状态的检查方法，包括全身和局部视诊，以及对呕吐物或排泄物的观察。通过视诊可以观察到全身一般状态(如营养状态、体型、意识、体位、步态)及许多全身或局部的体征。

视诊（视频）

视诊方法简单，适用范围广，可提供重要的健康资料和护理诊断线索，有时仅用视诊就可明确一些疾病的诊断，如双眼突出考虑甲状腺功能亢进症。视诊时被检查部位应充分暴露，最好在自然光线下进行，因黄疸、发绀、苍白及某些皮疹在灯光下不易辨认而易发生漏诊。侧面来的光线对观察血管搏动或肿物的轮廓很有帮助。

（二）触诊

触诊（palpation）是通过手与患者体表局部接触后的感觉或患者的反应，以发现有无异常的检查方法。手的不同部位对触觉的敏感度不同，其中以指腹和掌指关节的掌面最为敏感，掌指关节的掌面对震动较为敏感，手背皮肤对温度较为敏感。触诊的适用范围很广，可遍及全身各部，尤以腹部检查最为常用。

触诊（视频）

1. 触诊方法　由于触诊目的不同，施加的压力也轻重不一，因此触诊可分为浅部触诊法与深部触诊法。

（1）浅部触诊法：将一手轻轻放在被检查部位，将手指并拢，指关节伸直，利用掌指关节和腕关节的协同动作，轻柔地进行滑动轻压触摸，可触及的深度为1～2 cm。浅表触诊法适用于体表浅在病变，如关节、软组织，浅部的动脉、静脉、神经，阴囊和精索等部位。浅表触诊一般不会引起患者痛苦及肌肉紧张，因此有利于检查腹部有无压痛、抵抗感、搏动、包块和某些增大的器官等。

（2）深部触诊法：将一手或两手重叠，由浅入深，逐渐加压以达深部，可触及的深度多大于2 cm，可达4～5 cm。深部触诊适用于检查腹腔病变和腹部器官情况，根据检查目的和手法的不同，深部触诊法又可分为四种。

1）深部滑行触诊法：检查时嘱患者张口平静呼吸，可与患者谈话以转移注意力，尽量使患者的腹肌放松。护士以并拢的二、三、四指末端逐渐触向腹腔器官或包块，并在被触及的器官或包块上做上、下、左、右的滑行触摸。如为肠管或条索状包块，则需做与长轴相垂直方向的滑行触诊。深部滑行触诊法常用于腹腔深部包块和胃肠病变的检查。

2）双手触诊法：护士将左手置于被检查器官或包块的后部，并将被检查部位推向右手方向，右手中间三指在相应部位进行触诊。此法多用于肝脏、脾脏、肾脏和腹腔肿物的触诊。

3）深压触诊法：以一个或两个手指逐渐深压腹壁被检部位4～5 cm，用以探测腹腔深在病变的部位或确定腹部压痛点，如阑尾压痛点、胆囊压痛点等。检查反跳痛，则是在手指深压的基础上迅速将手抬起，观察患者有无痛苦表情及询问有无疼痛加剧感。

4）冲击触诊法：又称为浮沉触诊法。检查时，右手并拢的示指、中指、环指，放置于腹壁相应的部位（与腹壁成70°～90°角），做数次急速而较有力的冲击动作，在冲击时即会出现腹腔内器官在指端浮沉的感觉，这种方法一般只用于大量腹腔积液时肝脏、脾脏难以触及者（图6-1）。因急速冲击可使腹腔积液在器官表面暂时移去，器官随之浮起，故指端易于触及肿大的肝脏、脾脏或腹腔包块。

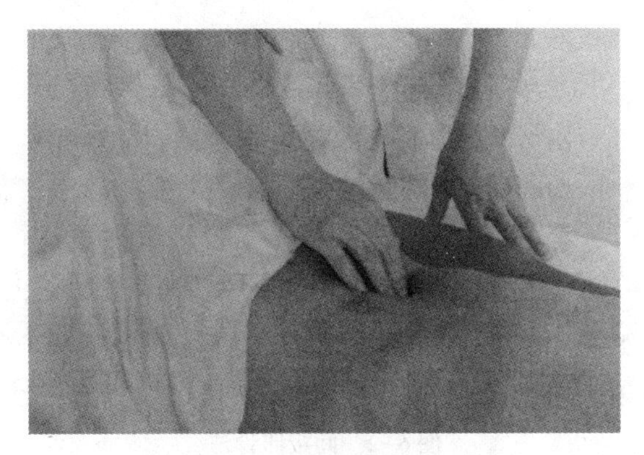

图 6-1　冲击触诊法示意图

2. 触诊注意事项

（1）应熟悉脏器的正常位置、大小以及正常的变异。触诊前应向患者说明触诊的目的和配合方法，触诊时手要温暖轻柔，避免患者精神和肌肉紧张，影响触诊效果。

（2）进行腹部触诊时，可根据需要嘱患者排空大小便，以免影响触诊，或将充盈的膀胱误认为腹腔包块。

（3）检查者与患者均取适宜的位置。检查者应站在患者右侧，面向患者，以便随时观察患者的面部表情变化。患者一般取仰卧屈膝位，双手自然置于体侧，腹肌尽可能放松。必要时可采取半坐位、立位和侧卧位，侧卧位接受检查时下腿应伸直，上腿略弯曲。

（三）叩诊

叩诊（percussion）是护士用手指叩击患者某部位的表面，使之震动而产生音响，根据震动和音响的特点来判断被检查部位的器官状态有无异常的方法。叩诊也用于了解肝区、脾区及肾区等有无叩击痛。

叩诊（视频）

1. 叩诊方法　因叩诊的部位不同，患者须采取相应的体位。如叩诊胸部时患者取坐位或卧位，叩诊腹部时常取仰卧位。根据叩诊的手法与目的的不同，叩诊分为间接叩诊法与直接叩诊法。

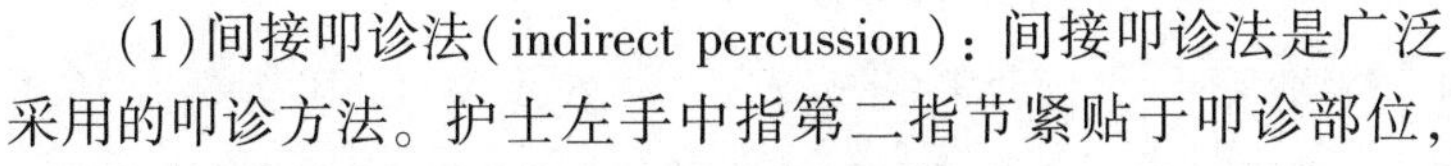

（1）间接叩诊法（indirect percussion）：间接叩诊法是广泛采用的叩诊方法。护士左手中指第二指节紧贴于叩诊部位，勿施压，以免影响被叩组织的震动，其他手指稍微抬起，不与体表接触；右手指自然弯曲，以中指指端叩击左手中指第二指骨远端，叩击方向应与叩诊部位的体表垂直（图 6-2、图 6-3），每个部位连续叩击 2~3 下；叩诊时应以腕关节与掌指关节的活动为主，避免肘关节及肩关节参加运动。多用于肺下界的定位，肺部病变的范围与性质，纵隔的宽度，心界的大小与形状，肝脾的边界，有无胸腔积液或气胸，有无腹腔积液，以及子宫、卵巢有无增大、膀胱有无充盈等。

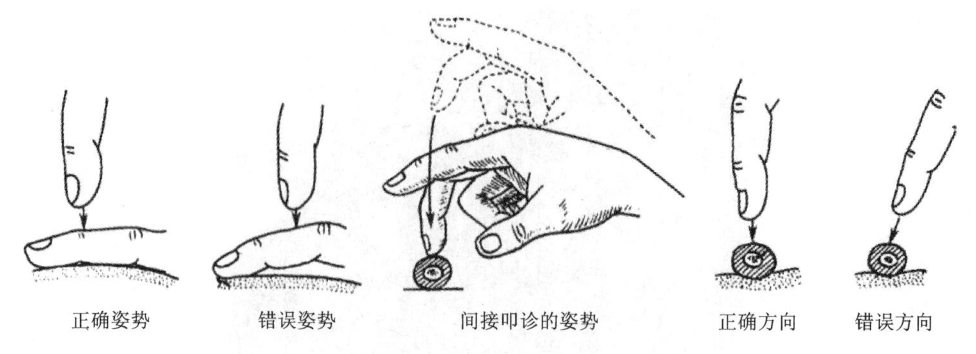

图 6-2　间接叩诊法

（2）直接叩诊法（direct percussion）：直接叩诊法是护士采用右手示指、中指、环指并拢的掌面直接叩击被检查部位，借叩击的音响和指下的震动感来判断病变的方法。此法主要适用于检查胸部或腹部面积较广泛的病变，如大量胸腔积液或腹腔积液等。

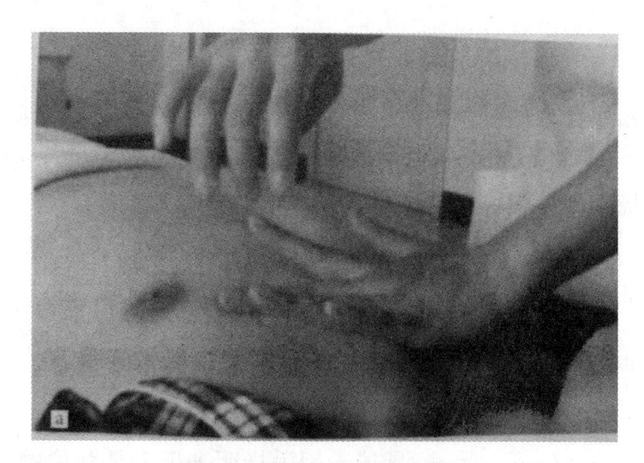

图 6-3　间接叩诊法示意图

2. 叩诊音　即被叩击部位产生的音响。因被叩击部位组织器官的密度、弹性、含气量以及与体表的距离不同，可产生不同的音响。根据音响的强弱、频率等的不同将叩诊音分为 5 种，即实音、浊音、清音、过清音和鼓音。叩诊音的时限与组织密度呈负相关，实音持续时间最短，随着组织密度减小，叩诊音的时限逐渐延长。各种叩诊音的特点及临床意义（表 6-1）。

表 6-1　五种叩诊音特点及临床意义

叩诊音	音响强度	音调	持续时间	正常存在部位	临床意义
实音	最弱	最高	最短	心脏、肝脏	大量胸腔积液、肺实变
浊音	弱	高	短	心脏、肝脏被肺覆盖部分	肺炎、肺不张、胸膜增厚
清音	强	低	长	正常肺部	无
过清音	更强	更低	更长	儿童肺部	阻塞性肺气肿
鼓音	最强	最低	最长	胃泡区、腹部	气胸、肺空洞

3. 叩诊注意事项

(1)叩诊环境应安静，以免影响叩诊音的判断。根据叩诊部位不同，患者采取适当体位，如叩诊胸部时取坐位或卧位；叩诊腹部时取仰卧位。叩诊时应嘱患者充分暴露被叩诊部位，并使肌肉放松。

(2)叩诊操作应规范，叩诊动作轻巧、灵活、娴熟，每次叩击短促、富有弹性。叩击后右手应立即抬起，以免影响音响的振幅与频率。一个部位每次连续叩击2~3下，如未能获得明确效果，可再连续叩击2~3下。叩击力量要均匀适中，使产生的音响一致，以便正确判断叩击音的变化。叩击力量的轻重应视不同的检查部位、病变组织的性质、范围大小或位置深浅等具体情况而定。病灶或检查部位范围小或位置浅，宜采取轻度力量叩诊，如确定心脏、肝脏相对浊音界及叩诊脾界；当被检查部位范围比较大或位置比较深时，宜采取中度力量叩诊，如确定心、肝绝对浊音界。

(3)叩诊时应注意对称部位的比较与鉴别。

(4)叩诊时不仅要注意叩诊音响的变化，还要注意不同病灶震动感的差异。

(四)听诊

听诊(auscultation)是护士用耳或借助于听诊器听取患者身体器官发出的声音，以识别正常与病理状态，从而判断健康与否的方法。听诊常用于心血管、肺脏及胃肠道等检查。

1. 听诊方法

(1)直接听诊法(direct auscultation)：是听诊器问世以前的古老听诊法。即护士将耳直接贴附于被检查者的体壁上进行听诊，这种方法所能听到的体内声音微弱。

听诊(视频)

(2)间接听诊法(indirect auscultation)：是指采用听诊器进行的听诊。此法方便，使用范围广，因听诊器对器官活动的声音有一定的放大作用，且能阻断环境中的噪音。主要用于心脏、肺脏、腹部、血管等听诊。

2. 听诊注意事项

(1)听诊时避免干扰：环境安静、温暖，寒冷可引起患者肌束颤动，出现附加音，影响听诊效果；听诊时应根据病情嘱患者采取适当体位，对虚弱不能起床的患者，为减少其翻身的痛苦，宜使用膜型听诊器。

(2)正确使用听诊器：听诊器(stethoscope)通常由拾音部分(胸件)，传导部分(胶管)及听音部分(耳件)三部分组成。听诊前应注意耳件方向是否正确，胶管管腔是否通畅；胸件切忌隔着患者衣服听诊，要紧贴于被听诊部位，避免与皮肤摩擦而产生附加音。

(3)听诊时注意力要集中：听诊肺部时要摒除心音的干扰，听诊心音时要摒除呼吸音的干扰，必要时嘱患者控制呼吸配合听诊。

(五)嗅诊

嗅诊(olfactory examination)是通过嗅觉判断发自患者的异常气味与疾病之间关系的

一种检查方法。这些异常气味多来自皮肤、黏膜、呼吸道、胃肠道、呕吐物、排泄物、分泌物、脓液等。嗅诊时用手将患者散发的气味扇向检查者的鼻部，然后仔细判断气味的性质和特点。

1. 汗液味　正常汗液无强烈刺激性气味。酸性汗味见于风湿热或长期服用水杨酸、阿司匹林等；狐臭味见于腋臭等。

2. 痰液味　正常痰液无特殊气味。血腥味见于大量咯血；恶臭味见于支气管扩张症或肺脓肿。

3. 呼气味　呼气呈浓烈的酒味见于饮酒后或醉酒者；刺激性蒜味见于有机磷农药中毒；烂苹果味见于糖尿病酮症酸中毒；氨味见于尿毒症；肝腥味见于肝性脑病。

4. 脓液味　无特殊气味。脓液有恶臭味可见于气性坏疽。

5. 呕吐物味　略带酸味，如酸味过浓提示食物在胃内滞留时间长，见于幽门梗阻或幽门失弛缓症；呕吐物呈粪臭味多见于肠梗阻。

6. 尿液味　尿液呈浓烈的氨味见于膀胱炎及尿潴留；鼠尿味见于苯丙酮尿症。

7. 粪便味　粪便有腐败性臭味多见于消化不良或胰腺功能不全；腐臭味见于膀胱癌；腥臭味见于细菌性痢疾；肝腥味见于阿米巴痢疾。

第二节　一般状态检查

预习案例

微课：一般状态检查

患者，女，42岁。自述乏力、午后低热、夜间盗汗2月余，患病以来食欲减退、体重下降。

查体：T 37.9℃，P 90次/分，R 24次/分，Bp 110/80 mmHg，发育正常，营养较差，神志清楚，慢性病容，表情忧郁，皮肤及巩膜无黄染，皮肤无出血点，右锁骨上窝可扪及2个蚕豆大小的淋巴结，质地稍硬，活动度尚可。(其他检查略)

思考

1. 从哪些方面判断患者的营养状态?
2. 请问淋巴结检查有哪些内容?
3. 该患者淋巴结肿大的原因可能是什么?

一般状态检查包括全身状态、皮肤、浅表淋巴结检查。

一、全身状态检查

全身状态检查是对一般状态的概括性检查，以视诊为主，辅以其他的身体检查的方法。其检查内容包括：性别、年龄、生命体征、发育与体型、营养、意识状态、面容与表情、体位、姿势与步态。

（一）性别（sex）

性别通常以性征来区别，正常成人男、女性征明显。

在检查中应注意以下三点：激素分泌异常可能导致第二性征发生改变如：肾上腺皮质肿瘤或长期使用肾上腺皮质激素，可使女性患者发生男性化；肝硬化所引起的睾丸功能损害及肾上腺皮质肿瘤可引起男性乳房发育和其他第二性征的改变，如皮肤、毛发、脂肪分布、声音等。性染色体数目和结构异常可致两性畸形。某些疾病的发生与性别有关，如甲状腺疾病和系统性红斑狼疮多发生于女性；消化道肿瘤则多见于男性。

（二）年龄（age）

各年龄组疾病谱不同，而且年龄与疾病的预后有关。

如儿童易患佝偻病、麻疹、白喉；青少年易患结核、风湿热；中老年易患肿瘤、心脑血管疾病。了解受检者的年龄，有利于判断其患病及康复特点，也便于根据患者各个年龄段的特点采取个性化的护理。

（三）生命体征（vital signs）

生命体征是标志生命活动存在与质量的重要征象，是体格检查必须检查的项目之一，其内容包括体温、脉搏、呼吸和血压。

体温、脉搏、呼吸和血压的测量方法见《基础护理学》。体温、脉搏、呼吸、血压的正常值及异常的临床意义分别见本书第二章第二节常见症状问诊的相关部分、第三章第五节胸部检查和第六节血管检查。

（四）发育与体型（development and habitus）

一般来说，发育与遗传、内分泌、营养代谢、体育锻炼等因素密切相关。成人体格发育正常的判断指标包括：头部的长度为身高的1/7~1/8 ；两上肢展开的长度约等于身高；胸围约为身高的1/2；坐高约等于下肢的长度；身体的上部长度（头顶至耻骨联合上缘的距离）约等于下部长度（身高减去上部量或是耻骨联合下缘至足底的距离）。

体型是身体发育的形体表现，包括骨骼、肌肉、脂肪分布的状态等，临床上将正常成人体型分为三型（表6-2）。

表6-2 成人体型的分类及特点

体型	特点
正力型（均称型）	身体各部匀称适中，腹上角90°左右，此型多见
无力型（瘦长型）	身高肌瘦，颈长肩窄，胸廓扁平，腹上角<90°
超力型（矮胖型）	身短粗壮，颈粗肩宽，胸廓宽阔，腹上角>90°

与内分泌因素密切相关的病态发育：

（1）巨人症（gigantism）：发育成熟前脑垂体功能亢进可致体格异常高大。

（2）侏儒症（pituitary dwarfism）：发育成熟前脑垂体功能低下可导致体格异常矮小，称垂体性侏儒症。

（3）呆小症（cretinism）：甲状腺对体格发育有促进作用，发育成熟前甲状腺功能减退者，表现为体格矮小，智能低下。

（4）性激素决定第二性征的发育，某些疾病如结核、肿瘤破坏了性腺分泌功能，则可出现性腺功能低下所致的第二性征改变，若男性表现为“阉人”征，女性则表现为女性男性化。性早熟儿童患病初期可比同龄儿童体格发育快，但因骨骺早闭合会限制后期的体格发育。

（五）营养状态（nutritional status）

营养状态是指与食物摄入、消化、吸收和代谢等因素有关的健康状况。营养失调（malnutrition）不仅包括营养缺乏，也包括营养过剩，或者用消瘦和肥胖来描述。

1. 营养状态的评价

（1）综合评价：营养状态可依据皮肤、毛发、皮下脂肪和肌肉等情况，结合年龄、身高和体重进行综合判断。营养状态通常分为良好、中等、不良三个等级。营养状态的分级与临床特点（表 6-3）。

表 6-3　营养状态的分级与临床特点

分级	临床特点
良好	黏膜红润、皮肤有光泽且弹性良好，皮下脂肪丰满而有弹性，肌肉结实，指甲、毛发润泽，肋间隙及锁骨上窝深浅适中，肩胛部和股部肌肉丰满
不良	皮肤黏膜干燥，弹性降低，皮下脂肪菲薄，肌肉松弛无力，毛发稀疏，肋间隙及锁骨上窝凹陷，肩胛骨和髂骨嶙峋突出
中等	介于两者之间

（2）测量体重：比较实际体重与理想体重、测量一定时间内体重的增减是观察营养状态的常用方法之一，体重的测量应于清晨、空腹、排便排尿后，着单衣裤立于体重计中心进行。可以按照身高体重表来查出标准体重，也可以按公式粗略计算：理想体重（kg）= 身高（cm）-105。

体重的评价标准为：实际体重在理想体重±10%的范围内为正常；超过理想体重 10%~20%为超重；超过理想体重 20%以上为肥胖；低于理想体重 10%~20%为消瘦，低于理想体重 20%以上为明显消瘦，极度消瘦又称为恶病质。

（3）身体质量指数（body mass index，BMI）：由于体重受身高影响较大，因此也常用 BMI 来进行衡量。计算公式为：体质指数 = 体重（kg）/身高（m）^{2}。WHO 的评价标准如下：BMI 18.5~24.9 为正常，BMI 25~29.9 为超重，BMI≥30 为肥胖。我国标准略：BMI <18.5 为消瘦；BMI 18.5~24 为正常，BMI 24~27.9 为超重，BMI≥28 为肥胖。

(4)测量皮脂厚度:皮下脂肪直接反映体内脂肪量，与营养状态关系密切，是评价营养状态的最简便而迅速的方法。根据WHO推荐可测量肩胛下角、肱三头肌和脐旁等处的皮下脂肪厚度来评价营养状态，采用的工具是皮褶厚度计。

1)肩胛下角皮脂厚度测量：患者取坐位或俯卧位，手臂及肩部放松，护士以拇指、示指捏起肩胛下角下方皮肤(不要捏起肌肉，也不能只捏起皮肤)。捏时两指的距离为3 cm，用皮褶厚度计测量，读数。重复3次取其平均值，两次之间的测量值相差不超过1 mm。标准厚度男性为(13.1±6.6)mm，女性为(21.5±6.9)mm。

2)肱三头肌皮脂厚度测量：成人此法最常用，患者手臂放松自然下垂，掌心对着大腿侧面；护士站在患者背面，在肩峰和鹰嘴连线的中点，余按前述相同方法测量皮脂厚度，标准值厚度同肩胛下皮褶厚度测量。

3)脐旁皮脂厚度测量：在右腹部脐旁1 cm的部位测量，方法同前。

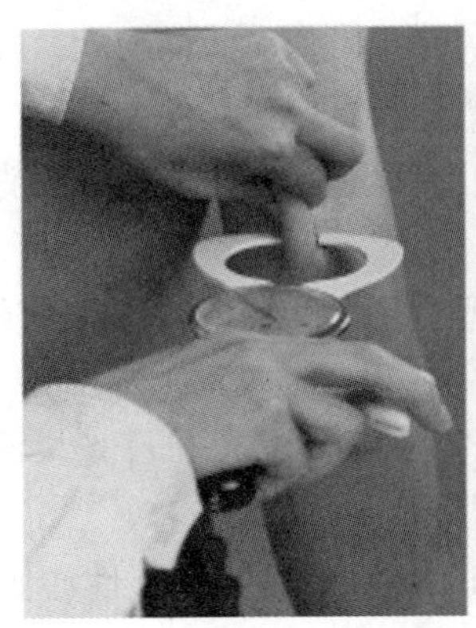
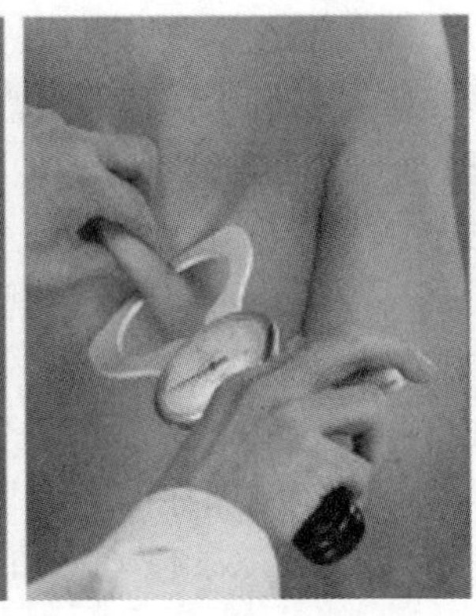
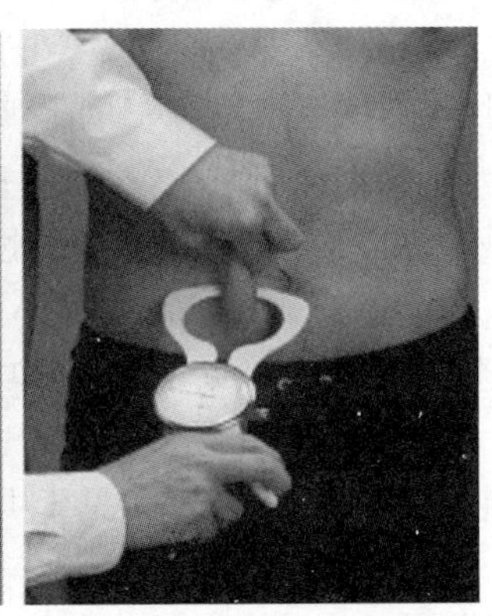

图6-4　皮褶计测量皮脂厚度

2. 异常营养状态　机体的营养状态与食物的摄入、消化、吸收和代谢、发育等因素有关，并受心理、社会、文化和环境等因素的影响。临床上常见的营养状态异常包括营养不良和营养过剩。

(1)营养不良：表现为消瘦，严重的可出现恶病质。引起营养不良的原因有：食管、胃肠道疾病，神经系统及肝、肾等疾病引起的严重恶心、呕吐导致的摄食障碍；胃、肠、胰腺、肝脏及胆道疾病引起消化液或酶的合成和分泌减少，影响消化和吸收；慢性消耗性疾病和严重神经精神因素的影响，如长期活动性肺结核、恶性肿瘤、代谢性疾病、内分泌性疾病，出现糖、脂肪和蛋白质的消耗过多。

(2)营养过剩：体内中性脂肪过多积聚，表现为肥胖。按病因可将肥胖分为单纯性肥胖和继发性肥胖。①单纯性肥胖(又称外源性肥胖)，主要与摄食过多有关，与生活方式、精神因素等也有关系，常有一定的遗传倾向。其特点为脂肪分布均匀，一般无神经、内分泌与代谢等系统功能或器质性异常。②继发性肥胖(又称内源性肥胖)，多由某些内分泌与代谢性疾病引起，多见于腺垂体功能减退症、甲状腺功能减退症、肾上腺皮质功能亢进、胰岛素瘤等，如肾上腺皮质功能亢进症(Cushing 综合征)表现为向心性肥胖

(central obesity)；下丘脑病变所致肥胖生殖无能综合征(Frohlich 综合征)表现为大量脂肪积聚在面部、腹部、臀部及大腿。

(六)意识状态(consciousness)

意识是大脑功能活动的综合表现，即对环境及自身的知觉状态。凡能影响大脑功能活动的疾病都能引起程度不等的意识改变，称为意识障碍。判断患者的意识状态多采用问诊的方法，通过与患者的交谈了解其思维、反应、情感、计算能力、定向力等方面的情况。具体内容见症状学“意识障碍”章节。

(七)面容与表情(facial features and expression)

疾病可使人的面容与表情发生变化，表现为痛苦、忧虑或疲惫等，某些疾病发展到一定程度时，可出现特征性的面容与表情(图 6-5)。常见典型病容如下：

1. 急性病容(face of acute ill) 面色潮红，呼吸急促，表情痛苦，鼻翼扇动，口唇疱疹，见于急性感染性疾病，如疟疾、大叶性肺炎等。

2. 慢性病容(chronic disease face) 面色晦暗或苍白，面容憔悴，目光暗淡，消瘦无力，见于慢性消耗性疾病，如恶性肿瘤、结核等。

3. 甲状腺功能亢进面容(hyperthyroidism face) 眼裂增大，眼球突出，兴奋不安，烦躁易怒，呈惊愕貌，见于甲状腺功能亢进的患者。

4. 黏液性水肿面容(myxedema face) 颜面浮肿、苍白，面宽，睑厚，目光呆滞，反应迟钝，眉毛、头发稀疏，见于甲状腺功能减退症的患者。

5. 二尖瓣面容(mitral face) 面色晦暗、双颊紫红、口唇发绀，见于风湿性心脏瓣膜病二尖瓣狭窄的患者。

6. 肢端肥大症面容(acromegaly face) 头颅增大，面部变长，下颌增大前突，眉弓及两颧隆起，唇舌肥厚，耳鼻增大。

7. 满月面容(moon face) 面圆如满月，皮肤发红，常伴痤疮、小须。见于库欣综合征及长期使用肾上腺糖皮质激素者。

8. 面具面容(masked face) 面部呆板无表情，似面具样，见于震颤麻痹、脑炎等。

9. 病危面容(critical face) 面色枯槁、苍白或铅灰，表情淡漠、双目无神，眼眶凹陷，鼻骨脊耸，见于大出血、严重休克、脱水、急性腹膜炎等严重疾病者。

10. 肾病面容(nephritic face) 面色苍白、眼睑、颜面部水肿。见于慢性肾脏疾病的患者。

11. 贫血面容(anemic face) 面色苍白，唇舌色淡，表情疲惫，见于各类型贫血的患者。

12. 肝病面容(hepatic face) 面容晦暗，双颧骨有褐色色素沉着，见于慢性肝病患者。

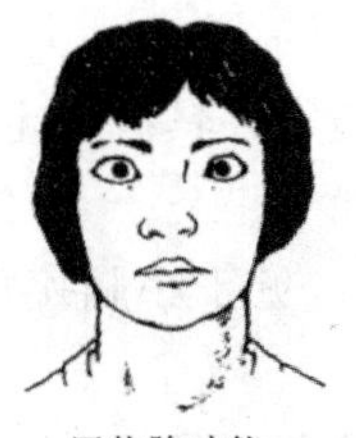
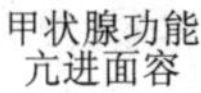

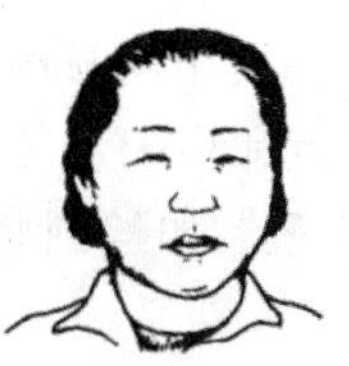

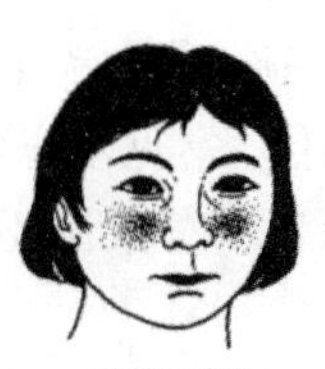

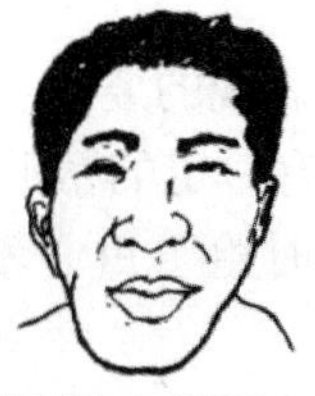

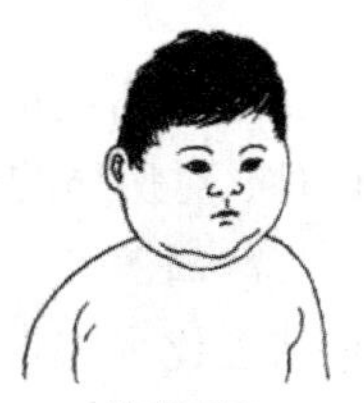

图 6-5　面容与表情

(八)体位(position)

体位是患者身体所处的位置。在患有某些疾病时，为了缓解身体的不适，患者通常会自觉或不自觉地采取某种体位，这对于病情观察有一定的提示作用，因此在检查中有重要的意义。

1. 自主体位(active position)　身体活动自如，不受限制，见于正常人、轻患者、疾病早期患者。

2. 被动体位(passive position)　不能随意调整或变换体位，见于意识丧失或极度衰弱者。

3. 强迫体位(compulsive position)　为减轻疾病痛苦被迫采取的某种体位。

(1)强迫仰卧位(compulsive supine position)：患者仰卧，双腿屈曲以减轻腹肌的紧张程度，见于急性腹膜炎。

(2)强迫俯卧位(compulsive prone position)：俯卧位可使脊背部肌肉松弛，见于脊柱疾病。

(3)强迫侧卧位(compulsive lateral position)：有胸膜疾病者多卧向患侧以减轻疼痛或咳嗽，有利于健侧代偿呼吸，见于一侧胸膜炎或大量胸腔积液者。

(4)强迫坐位 (compulsive sitting position)：又称端坐呼吸。患者坐位，双手置于膝上或扶持床边，以使膈肌下降增加肺容量及下肢回心血量减少，减轻心脏负担，见于心、肺功能不全者。

(5)强迫蹲位(compulsive squatting position)：短距离步行或其他活动中因感呼吸困难和心悸而取蹲踞位或膝胸位以缓解症状，见于发绀型先天性心脏病。

(6)强迫停立位(forced standing position)：步行中突发心前区疼痛而被迫立刻站立，并以右手按抚心前区，见于心绞痛者。

(7)辗转体位(restless position)：腹痛发作时，患者辗转反侧，坐卧不安，见于胆石症、胆道蛔虫症、肠绞痛等。

(8)角弓反张位(opisthotonos position)：因颈及脊背肌肉强直，使患者头向后仰，屈背挺胸呈弓状，见于破伤风和小儿脑膜炎。

(九)步态(gait)

步态是指走动时所表现的姿态，某些疾病可导致步态发生明显改变，并具有一定的特征性，对疾病的诊断有一定的帮助作用。常见步态特点和临床意义如下。

1. 醉酒步态　行走时躯干重心不稳，步态紊乱不准确，如醉酒状。见于小脑疾病、酒精或巴比妥中毒。

2. 共济失调步态　起步时一脚高抬，骤然垂落，双目向下注视，两脚间距很宽，以防身体倾斜，闭目时不能保持平衡。见于脊髓疾病。

3. 蹒跚步态　走路时身体左右摇摆似鸭行。见于佝偻病、大骨节病、进行性肌营养不良或先天性双侧髋关节脱位。

4. 慌张步态　起步后小步急速趋行，身体前倾，有难以止步之势。见于帕金森病。

5. 跨阈步态　由于踝部肌腱、肌肉弛缓，患足下垂，行走时须抬高下肢才能起步，见于腓总神麻痹。

6. 剪刀步态　由于双下肢肌张力增高，尤以伸肌和内收肌肌张力增高明显，移步时下肢内收过度，两腿交叉呈剪刀状。见于脑性瘫痪及截瘫患者。

7. 间歇性跛行　行走中因下肢突发性酸痛、软弱无力，患者被迫停止前进，需要休息片刻后才能继续走动。见于血栓闭塞性脉管炎、闭塞性动脉硬化的患者。

二、皮肤的检查

外界环境改变、皮肤本身改变或全身性疾病均可导致皮肤结构或生理功能发生变化，可表现为皮肤颜色、湿度、温度、弹性、出现水肿或各种类型的皮肤损害。

(一)颜色

皮肤颜色与毛细血管的舒张状态和分布、色素情况、血液充盈度及皮下脂肪的厚薄等有关。中国人正常皮肤颜色微黄发红，但个体差异很大，某些疾病可使皮肤颜色改变。

1. 发红　皮肤发红是由毛细血管扩张、血流加速或红细胞量增多所致。生理情况下见于饮酒、运动等；病理情况下见于发热性疾病，如肺结核、肺炎链球菌肺炎，或阿托品、一氧化碳中毒等。

2. 苍白　皮肤苍白是由贫血、末梢毛细血管痉挛或充盈不足所致。见于惊恐、寒冷、休克、虚脱以及主动脉瓣关闭不全。

3. 发绀　皮肤黏膜呈青紫色，常见部位于口唇、舌、耳廓、面颊、肢端，主要为单位容积血液中还原血红蛋白量增高或血液中含有异常的血红蛋白所致。

4. 黄染　皮肤黏膜呈黄色，常见原因有黄疸、胡萝卜素增高及某些药物的影响。因胆道梗阻、肝细胞损害或溶血性疾病导致血清胆红素浓度过高导致皮肤黏膜呈黄色，称黄疸，其特点为巩膜、软腭黏膜首先出现黄染，近角巩膜缘处黄染轻，远角巩膜缘处黄染重；过多食用含胡萝卜素丰富的食物，使血液中胡萝卜素增高(超过2.5 g/L)，也可导致黄染，手掌、足底、前额及鼻部皮肤首先出现黄染，停止摄入含胡萝卜素高的食物后黄染逐渐消退；长期服用含有黄色素的药物如阿的平、呋喃类，也可使皮肤黏膜黄染，此类黄染首先出现的部位在皮肤，重者巩膜也发生黄染，但近角巩膜缘处黄染重，远角巩膜缘处黄染轻，可借此与黄疸进行区分。

5. 色素沉着　因表皮及内层黑色素增加所致部分或全身皮肤色泽加深，称色素沉着。生理情况下，身体外露部分，以及乳头、腋窝、生殖器、关节、肛门周围等处色素较深，若这些部位的色素明显加深，或其它部位出现色素沉着才有临床意义。全身性色素沉着见于慢性肾上腺皮质功能减退症，也可见于肝硬化、肝癌晚期以及长期使用砷剂、马利兰等药物的患者。妊娠妇女面部、额部可发生棕褐色对称性色素斑，称妊娠斑。老年人全身或面部可有散在色素沉着，此为老年斑。

6. 色素脱失　正常皮肤均含有一定量的色素，由于酪氨酸酶缺乏，以致体内酪氨酸不能转化为多巴而形成黑色素，导致皮肤丧失原有色素，称色素脱失。常见有白癜风（图 6-6）、白斑及白化病。

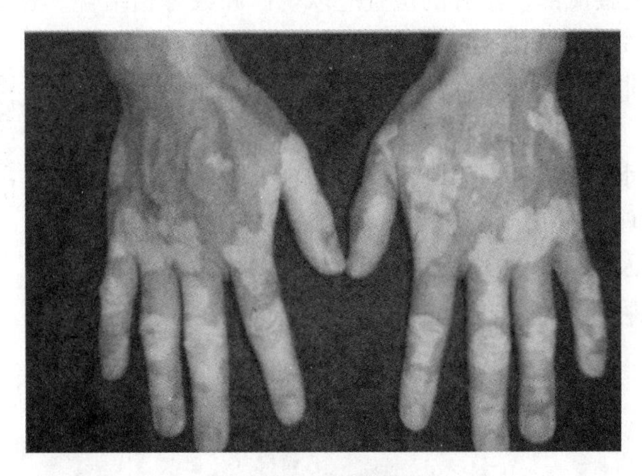

图 6-6　皮肤白癜风

（二）湿度

皮肤湿度与汗腺分泌功能有关，正常人皮肤比较湿润，并可随周围环境的温度、湿度的变化而改变。在气温高、湿度大的环境里出汗增多，这是正常的调节功能。随着年龄增加，皮肤可变得较为干燥。在其他情况下出现出汗过多、过少或无汗则具有病理意义。如出汗增多常见于风湿病、结核病、甲状腺功能亢进症、佝偻病；夜间入睡后出汗称盗汗，多见于结核病；大汗淋漓伴有四肢皮肤发凉为冷汗，见于休克、虚脱；无汗时皮肤异常干燥，见于维生素 A 缺乏症、硬皮病、尿毒症和严重脱水。

（三）温度

护士以手背触摸患者皮肤，检查皮肤温度。全身皮肤发热见于发热、甲状腺功能亢进。发凉见于休克、甲状腺功能减退症等。局部皮肤发热见于疖肿、丹毒等炎症。肢端发冷可见于雷诺病。

（四）弹性

皮肤弹性即皮肤紧张度，与年龄、营养状态、皮下脂肪及组织间隙所含液体量有关。儿童、青年人弹性好，中年以后弹性逐渐减低，老年人弹性差。

皮肤弹性检查（视频）

检查时常取手背或上臂内侧部位，用示指和拇指将皮肤捏起，正常人于松手后皮肤皱褶迅速平复。弹性减弱时皮肤皱褶平复缓慢，见于长期消耗性疾病或严重脱水患者。发热时由于血流加速，周围血管充盈，皮肤弹性增加。

（五）水肿

组织间隙内液体积聚过多称为水肿。常发生于皮下组织疏松部位和下垂部位，如眼睑、踝部、胫骨前及腰骶部。水肿的检查应以视诊和触诊相结合。轻度水肿视诊不易发现，以指压局部组织后出现凹陷，为凹陷性水肿。指压后局部组织无凹陷，为非凹陷性水肿，其中颜面、胫骨前内侧及手背、足背皮肤肿胀，伴有皮肤发白、粗糙、干燥、指压后无凹陷者，称为黏液性水肿，常见于甲状腺功能减退的患者。下肢不对称性皮肤增厚、粗糙、毛孔增大，可出现皮肤皱褶、指压后无凹陷并可累及阴囊、大阴唇和上肢，称象皮肿，多为丝虫病所致。根据水肿的轻重程度不等可分为三度（表6-4）。

水肿检查（视频）

表6-4　水肿的分度与特点

分度	特点
轻度	仅见于眼睑、眶下软组织，胫骨前或踝部皮下组织，指压后皮肤轻度下陷，恢复较快
中度	全身组织均可见明显水肿，指压后凹陷较深，恢复较慢
重度	全身组织严重水肿，下垂部位皮肤紧张发亮，甚至有液体渗出。外阴部水肿明显，常伴有胸、腹腔及鞘膜腔内积液

（六）皮肤损害

1. *皮疹*　为原发性皮肤损害，多为全身性疾病征象之一，常见于传染病、药物过敏和皮肤病。发现皮疹时应注意其分布部位、形态大小、颜色平坦或隆起、出现与消失时间、发展顺序、压之是否褪色及有无瘙痒和脱屑。

（1）斑疹：局部皮肤发红而不隆起也不凹陷于皮肤表面，见于丹毒、风湿性多形红斑、斑疹伤寒。

（2）玫瑰疹：鲜红色圆形斑疹，直径为2~3 mm，因病灶周围血管扩张所致，多见于胸、腹部，是伤寒或副伤寒的特征性皮疹。

(3)丘疹：局部皮肤颜色改变，坚实突出于皮肤表面，见于麻疹、药物疹、猩红热、湿疹等。

(4)斑丘疹：丘疹周围有皮肤发红的底盘，见于风疹、药物疹、猩红热。

(5)荨麻疹：隆起皮面，苍白色或红色、大小不等的水肿性皮疹，类似风团，有痒感，见于各种过敏反应。

2. 压力性损伤　又称压疮，是指皮肤或皮下组织的局限性损伤，通常发生在骨隆突部位、与医疗器械或其他器械接触的部位。具体可见《基础护理学》。

3. 皮肤、黏膜出血　是由于局部小血管破裂出血，除血肿以外一般不隆起于皮肤表面，按压后不褪色，按出血面积不同，可分为以下四种：

(1)出血点：直径小于 2 mm。

(2)紫癜：直径 3~5 mm。

(3)瘀斑：直径 5 mm 以上(图 6-7)。

(4)血肿：片状出血伴皮肤显著隆起。

皮肤、黏膜出血常见于出血性疾病、重症感染、某些中毒及血管损害性疾病。

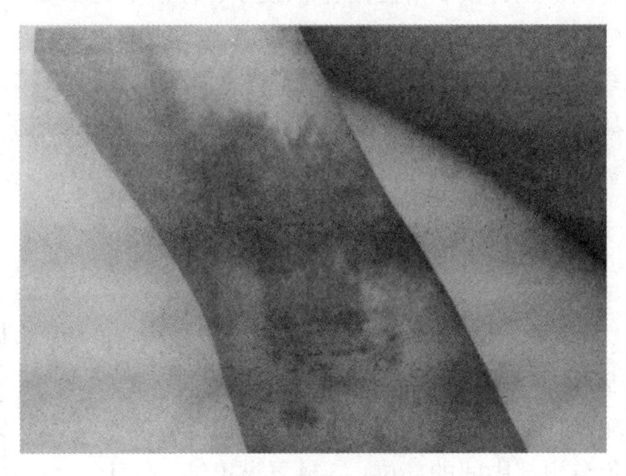

图 6-7　皮下瘀斑

4. 蜘蛛痣与肝掌　蜘蛛痣为皮肤小动脉末端分支性扩张所形成的血管痣，直径从帽针头至数厘米不等，形似蜘蛛，又称蜘蛛痣(6-8)。主要出现于上腔静脉分布的区域，如面、颈、手背、上臂、前胸和肩部等处。检查时可用棉签压迫蜘蛛痣中心，可见其辐射状小血管网消失，去除压力后又复出现。其发生由于是肝脏对雌激素的灭活能力减弱，导致体内的雌激素增高，见于慢性肝脏损害如肝炎、肝硬化。此外，慢性肝病者手掌的大、小鱼际处常发红，压之褪色，称肝掌(图 6-9)，其发生机制同蜘蛛痣。

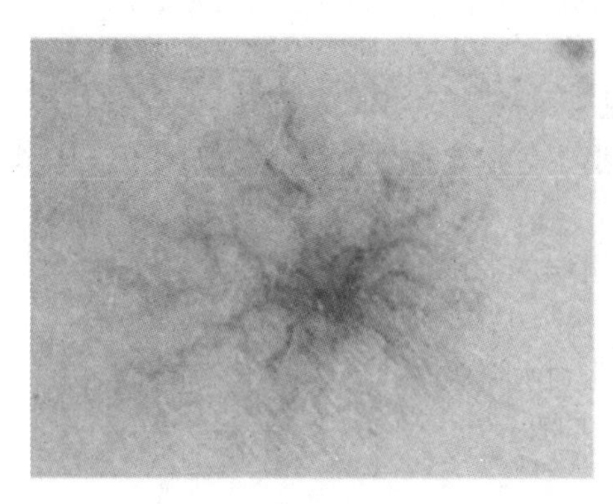

图 6-8 蜘蛛痣

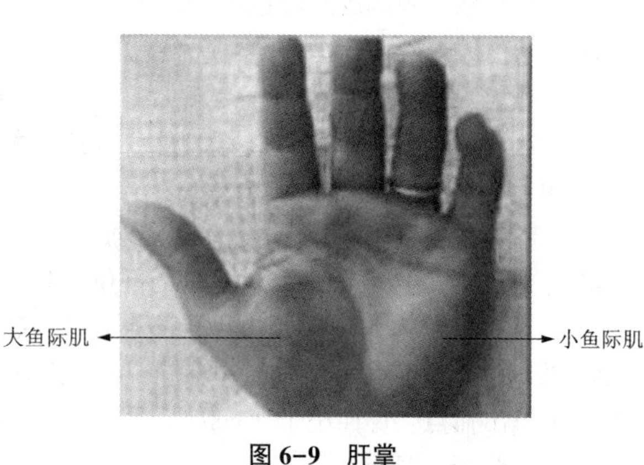

图 6-9 肝掌

三、淋巴结检查

淋巴结分布于全身，正常浅表淋巴结体积较小，直径多为 0.2~0.5 cm，质地柔软、表面光滑、与毗邻组织无粘连，因此不易被触及。

人体浅表淋巴结以组群分布，于颈部、锁骨上、腋窝、腹股沟、肺门、肠系膜及腹主动脉旁等处。一个组群的淋巴结收集一定区域淋巴液回流，局部炎症或肿瘤会导致相应区域的淋巴结肿大。体格检查时只能检查身体各部的浅表淋巴结。

(一) 全身浅表淋巴结的分布与部位

1. 头面部

①耳前淋巴结：位于耳屏的前方；②耳后淋巴结：位于耳后乳突表面，胸锁乳突肌止点处；③枕淋巴结：位于枕部皮下，斜方肌起点与胸锁乳突肌止点之间；④颌下淋巴结：位于颌下腺附近，下颌角与颏部中间的部位；⑤颏下淋巴结：位于颏下三角内，下颏舌骨肌表面，两侧下颌骨前端中点的后方。

淋巴结收集淋巴液的范围

2. 颈部

①颈前淋巴结：位于胸锁乳突肌表面及下颌角处；②颈后淋巴结：位于斜方肌前缘；③锁骨上淋巴结：位于锁骨与胸锁乳突肌形成的夹角处(图 6-10)。

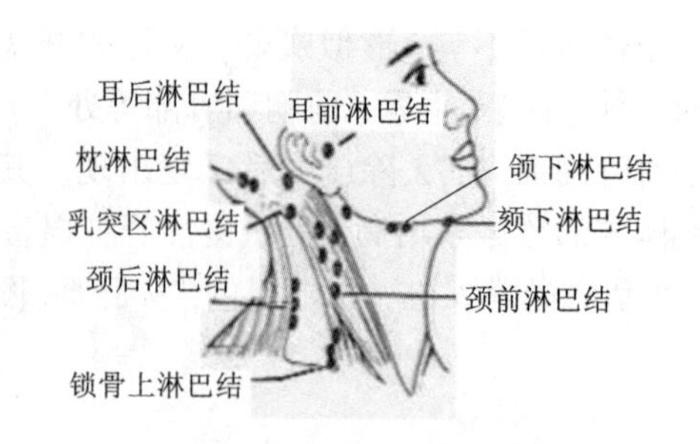

图 6-10 颈部淋巴结

3. 上肢

(1) 腋窝淋巴结是上肢最大的淋巴结组群，分为 5 群：①外侧淋巴结群：位于腋窝外侧壁；②中央淋巴结群：位于腋窝内侧壁近肋骨及前锯肌处；③胸肌淋巴结群：位于胸大肌下缘深部；④肩胛下淋巴结群：位于腋窝后皱襞深部；⑤腋尖淋巴结群：

位于腋窝顶部。

(2)滑车上淋巴结：位于上臂内侧，肱骨内上髁上方3~4 m处，肱二头肌与肱三头肌之间的肌间沟内。

4. 下肢

(1)腹股沟淋巴结：位于腹股沟韧带下方的股三角内，又可分为上、下两群。上群位于腹股沟韧带下方，与韧带平行排列；下群位于大隐静脉上端，沿静脉走向排列。

(2)腘窝淋巴结：位于小隐静脉与腘静脉的汇合处。

(二)检查方法与顺序

护士可站(坐)在患者对面，四指并拢紧贴检查部位，由浅入深进行滑动触诊。检查必须按一定顺序进行，通常顺序是：耳前→耳后→乳突→枕后→颈后三角→颈前三角→颌下→颏下→锁骨上窝→腋窝→滑车上→腹股沟→腘窝。

检查颈部时嘱患者头稍低，以使皮肤、肌肉放松。用双手进行触诊，左手触诊右侧淋巴结，右手触诊左侧淋巴结。检查腋窝时应以左前臂扶持患者左前臂外展30°~45°，以右手检查左侧，触摸腋窝顶部、后壁、内侧壁、前壁及外侧壁。重复以上方法检查右腋窝淋巴结。

淋巴结检查：含头颈部、腋窝、滑车上、腘窝、腹股沟淋巴结（视频）

触及肿大的淋巴结时应注意其部位、大小、数目、质地、活动度、有无压痛与粘连，局部皮肤有无红肿、瘢痕、瘘管等，同时寻找引起淋巴结肿大的原发病灶。

(三)淋巴结肿大常见原因与特点

1. 局部淋巴结肿大

(1)非特异性淋巴结炎：由淋巴结引流区域器官或组织的急性或慢性细菌性感染引起，如化脓性扁桃体炎，牙龈炎引起颈部淋巴结肿大。急性炎症初期淋巴结质软、表面光滑、无粘连、有压痛，局部皮肤可以发红。慢性者淋巴结较硬，最终可以缩小或消退。

(2)淋巴结结核：好发在颈部血管周围，肿大淋巴结常为多发性，可互相粘连或与周围组织粘连。发生干酪样坏死时可有波动感，局部皮肤无红热现象。晚期可溃破形成瘘管，愈合后形成瘢痕。

(3)恶性肿瘤淋巴结转移：肿大的淋巴结表面光滑，质硬如岩石或有象皮样感，与周围组织粘连、固定，无压痛。胃癌或食管癌向左锁骨上淋巴结转移，肺癌向右锁骨上淋巴结、腋下转移；鼻咽癌向颈部淋巴结转移；乳腺癌向腋窝淋巴结转移，转移到左锁骨上淋巴结称为virchow淋巴结。

2. 全身性淋巴结肿大

肿大的淋巴结可遍及全身，大小不等，无粘连，质地与病变性质有关。常见于淋巴瘤，急性或慢性白血病，传染性单核细胞增多症等。

第三节　头部检查

预习案例

微课：头颈部检查

患者，男，16岁，学生。因发热、头痛、鼻塞，鼻腔有黄色黏稠状分泌物流出4天入院。经检查考虑为“鼻窦炎”。

思考

1. 请问鼻腔检查的内容有哪些？
2. 如何进行鼻窦的检查？

一、头发和头皮

1. 头发　视诊头发颜色、疏密度、分布、质地、有无脱发及类型等，注意有无头虱卵。头发的颜色、曲直可因种族、年龄、遗传因素而不同。脱发可由疾病引起，如伤寒、甲状腺功能减退、头皮脂溢性皮炎、斑秃、发癣等，也可由物理与化学因素引起，如放射治疗和抗癌药治疗等，检查时应注意其脱发的部位、形态特点。

2. 头皮　检查时分开头发，注意观察头皮颜色，有无头皮屑、头癣、炎症及瘢痕等，触诊有无包块等。正常人头皮呈白色，有少量头皮屑。

二、头颅

注意头颅大小、外形及有无异常运动。通过触诊了解外形、有无压痛和异常包块。头颅的大小以头围来衡量，测量时以软尺自眉间绕到颅后通过枕骨粗隆。成人头围≥53 cm。新生儿关围约34 cm，出生后前半年增加8 cm，后半年增加3 cm，第二年增加2 cm。18岁时头围可达53 cm以上，以后不再变化。前囟在1.5岁左右闭合，后囟在出生后不久就会闭合（图6-11）。临床上常作为婴儿发育和颅内压变化的检查部位之一。

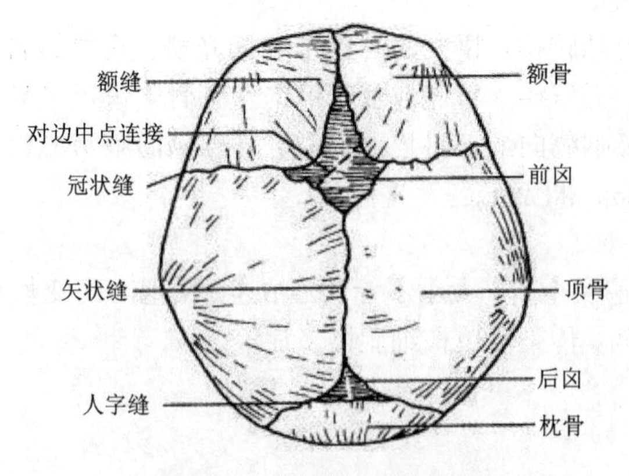

图6-11　前囟和后囟示意图

(一) 头颅大小及外形异常

头颅大小和外形异常可能成为某些疾病的典型体征，检查时需注意。

1. 小颅　头围小于同性别、同年龄组平均头围的2个标准差，因囟门过早闭合，常伴有智力障碍。

2. 尖颅　头顶部尖突高起，造成与颜面的比例异常，由于矢状缝和冠状缝过早闭合所致，常见于先天性尖颅并指畸形(Apert综合征)。

3. 方颅　前额左右突出，头顶平坦呈方形，见于佝偻病或先天性梅毒。

4. 巨颅　额、顶、颞及枕部突出膨大呈圆形，对比之下颜面很小，由于颅内压增高，压迫眼球，形成双目下视，巩膜外露的特殊表情，称落日眼征，见于脑积水。

5. 变形颅　多发生于中年人，以颅骨增大变形为特征，同时伴有长骨的骨质增厚与弯曲，见于变形性骨炎。

(二) 头部运动异常

头部不随意运动见于帕金森病(震颤麻痹)；头部运动受限见于颈椎病；与颈动脉搏动一致的点头运动称Musset征，见于重度主动脉瓣关闭不全。

三、面部

(一) 眼

1. 眼睑　分上睑和下睑，正常睁眼时两侧眼裂相等，闭眼时上下眼睑闭合，眼睑无水肿。

眼睑的检查方法：检查上、下眼睑需要翻转睑结膜。翻转上睑结膜时，用示指和拇指捏起上睑中部边缘，嘱患者向下看，此时轻轻向前下方牵拉，然后示指向下压睑板上缘，拇指将睑缘向上捻转即可将上睑翻开。翻转下睑结膜时，嘱患者向上看，拇指置于眼眶下缘将眼睑向下拉，即可将巩膜与下睑结膜暴露出来。

翻转眼睑（视频）

常见的眼睑异常有：

(1) 睑内翻：由于瘢痕形成使睑缘向内侧翻转，见于沙眼。

(2) 上睑下垂：双侧上睑下垂见于先天性上睑下垂、重症肌无力；单侧上睑下垂见于蛛网膜下隙出血、白喉、脑脓肿、脑炎、外伤等引起的动眼神经麻痹。

(3) 眼睑水肿：见于肾炎、慢性肝炎、营养不良、贫血、血管神经性水肿等。

(4) 眼睑闭合障碍：双侧可见于甲状腺功能亢进症，单侧见于面神经麻痹。

2. 结膜(conjunctiva)　为一清澈透明的黏膜层，由三部分组成：球结膜松松地覆盖在巩膜上，直至角膜边缘，与角膜上皮细胞相连；睑结膜覆盖在眼睑的内面；两部分结膜在眼睑的深部隐窝内结合，称为穹隆部结膜。

正常睑结膜为粉红色，常见的结膜的异常有：

(1)结膜充血：见于结膜炎或角膜炎。

(2)结膜苍白：见于贫血。

(3)结膜发黄：见于黄疸。

(4)颗粒与滤泡：见于沙眼。

(5)结膜出血：大少不等散在的出血点见于感染性心内膜炎；同时伴有充血和分泌物，见于急性结膜炎；大片结膜下出血见于高血压和动脉硬化。

(6)球结膜水肿：见于颅内压增高，重症水肿。

3. 眼球的外形与运动　正常人双侧眼球对称，无突出或凹陷。检查眼球运动时嘱患者头部固定、护士以手指为目标物置于患者眼前30~40 cm，然后移动手指，让患者眼球按左→左上→左下及水平向右→右上→右下6个方向移动。

眼球运动检查（视频）

眼球运动受6条肌肉互相协调作用所控制，即上、下、内、外直肌和上、下斜肌。6条肌肉互相共轭作用控制双眼运动，使双眼平行移动在任何方向(每一个方向代表双眼一对配偶肌的功能)正常人6个方向的运动不受限，若某一方向受限则提示该对配偶肌出现功能障碍。

眼球外肌损伤或动眼、滑车、外展3对脑神经中任何一对发生病变都会造成不同程度的眼球运动不对称并伴有复视。由支配眼肌运动的神经核、神经或眼外肌本身器质性病变所产生的斜视，称为麻痹性斜视，多由颅脑外伤、鼻咽癌、脑炎、脑膜炎、脑脓肿、脑血管病变所引起。当其中任何一条肌肉麻痹，眼球运动就会偏离它的正常位置而出现斜视或复视，双侧眼球发生一系列有规律的快速往返运动称为震颤。以水平式眼球震颤为常见，垂直性和旋转性震颤少见。引起震颤原因很多，包括耳源性眩晕、幼年时视力损害、前庭小脑病变和药物中毒等。

常见的眼球外形异常与临床意义有：

(1)眼球下陷：双侧眼球下陷见于严重脱水或慢性消耗性疾病；单侧眼球下陷见于霍纳(Horner)综合征。

(2)眼球突出：双侧眼球突出见于甲状腺功能亢进症，患者除突眼外，还可出现以下眼征：①雷费征(Graefe sign)：眼球下转时上睑不能相应下垂。②施特尔瓦格征(Stellwag sign)：瞬目减少。③默比厄斯征(Mobius sign)：集合反射减弱，即目标由远处移近眼球时，两侧眼球不能适度内聚。④若夫鲁瓦征(Joffroy sign)：上视时无额纹出现。

单侧眼球突出多发生于眶内占位性病变或局部炎症，偶见于颅内病变。

4. 巩膜(sclera)　正常巩膜为瓷白色，黄疸时巩膜黄染最明显。在中年以后内眦处可见分布不均的黄色斑块，为脂肪沉积所致，应与黄疸相鉴别。血液中胡萝卜素含量过高或服用某些药物也可使巩膜发生黄染。

5. 角膜(cornea)　为平滑、透明组织，覆盖瞳孔与虹膜，在边缘处与球结膜相连。角膜表面有丰富的感觉神经末稍(三叉神经眼支)，对感觉非常敏感。检查内容：注意观察角膜的光泽、透明度，有无云翳、白斑、溃疡、软化及新生血管等。正常角膜透明、表面光滑、湿润、无血管。老年人角膜边缘及周围出现环弧形或圆形灰白色混浊环，也称老年环，是类脂质沉积的结果，无自觉症状，不影响视力。

常见的角膜异常有：

（1）角膜软化：常见于婴幼儿营养不良和维生素 A 缺乏。

（2）角膜周边血管增生：为严重沙眼所致。

（3）K-F 环（Kayser-Fleischer 环）：角膜边缘出现黄色或褐色的色素环，环的外缘较清晰，内缘较模糊，见于肝豆状核变性（Wilson 病）。

6. 虹膜（iris）　是葡萄膜的延伸部分，有环状色素沉着，呈辐射状排列，其中间的圆形孔洞即瞳孔。

7. 瞳孔（pupil）　为虹膜中央的孔洞，在检查时应注意瞳孔的形状、大小、双侧是否等大等圆，对光反射是否正常等。

（1）瞳孔的形状与大小：正常人瞳孔为圆形，两侧等大，直径为 2~5 mm。瞳孔大小受自主神经（第Ⅲ对脑神经）控制，刺激副交感神经纤维瞳孔缩小；刺激交感神经纤维瞳孔扩大。瞳孔大小还受光线及年龄影响，光亮处瞳孔收缩，昏暗处瞳孔扩大；婴幼儿和老年人瞳孔较小，青少年瞳孔较大。另外，还有一些病理变化会导致瞳孔的形态和大小发生改变。瞳孔大小与形态改变常见的病因有：青光眼或眼内肿瘤时瞳孔呈椭圆形；虹膜粘连时瞳孔形状可不规则。虹膜炎、有机磷中毒、毛果芸香碱、吗啡、氯丙嗪等药物反应可使瞳孔缩小；瞳孔扩大可见于外伤、青光眼、视神经萎缩、阿托品、可卡因等药物及濒死等。双侧瞳孔不等大可见于脑外伤、肿瘤、脑疝；中脑功能损害时双侧瞳孔大小不等且变化不定。

（2）瞳孔对光反射：包括直接对光反射和间接对光反射。用手电筒光源直接照射瞳孔并观察其动态反应。正常为当光源照射受检瞳孔时，该侧瞳孔立即缩小，移去光源后迅速复原，称直接对光反射。当光源照射一侧瞳孔时，对侧未受照射瞳孔也立即缩小，称为间接对光反射。瞳孔对光反射以敏捷、迟钝、消失进行描述。正常人瞳孔对光反射敏捷。对光反射迟钝或消失见于深昏迷的患者；两侧瞳孔散大伴对光反射消失常发生于濒死状态。

瞳孔对光反射（视频）

（3）集合反射：集合反射包括调节反射和会聚反射。护士将示指置于患者眼前 1 m 以外，嘱其注视示指，同时将其迅速移向患者的眼球，约距眼球 5~10 cm 处停止，观察患者眼球变化。正常人可见两侧瞳孔缩小，称为调节反射。再次将示指从患者眼前 1 m 以外缓慢移向患者眼球，此时出现双侧眼球同时向内聚合，此为会聚反射。集合反射消失常见于动眼神经功能损害。

8. 眼压（intraocular pressure）　眼压可通过触诊法或使用眼压计进行检查。触诊法靠手指感觉眼球硬度来推断眼压高低，此法简便易行，但不准确。精确测量眼压需借助眼压计。正常眼压范围为 11~21 mmHg（1.47~2.79 kPa）。眼压升高，常见于青光眼；眼压降低且伴双侧眼球内陷，见于眼球萎缩或脱水。

眼压的测量

9. 眼底检查（ocular fundus examination）　需在黑暗的环境下借助检眼镜进行检查，患者不佩戴眼镜一般情况下不扩瞳，如需仔细检查可进行扩瞳后检查。具体检查方法见

"五官科护理学"。主要观察视神经乳头、视网膜血管、黄斑区及视网膜各象限。正常人视神经乳头呈卵圆形或圆形，边缘清楚，色淡红，颞侧较鼻侧稍淡，中央凹陷。动脉色鲜红，管径细而较直，静脉色暗红，管径稍粗而弯曲，动、静脉管径的比例为2:3或3:4。黄斑部位于视盘颞侧稍偏下，通常为一圆形区域，较眼底其他部位稍暗，呈暗红色、无血管，其正中有一中心凹，呈现很强的点状反光，称为中心凹光反射。视网膜本身是透明的，在检眼灯光照射之下整个眼底呈现桔红色，这是由于视网膜上皮及脉络膜的色素加毛细血管内血液的色泽所形成。

视乳头水肿常见于颅内肿瘤、外伤性脑出血、脑脓肿、脑膜炎、脑炎等所致颅内压增高。高血压、动脉硬化、糖尿病、慢性肾炎等疾病均可引起视乳头及视网膜血管的特征性改变，如原发性高血压患者早期可表现为视网膜动脉痉挛，以后逐渐变细，反光增强，可出现动、静脉交叉压迫现象；晚期围绕视乳头出现火焰状出血，棉絮状渗出物，严重时可导致视乳头水肿等。糖尿病患者主要表现为静脉扩张迂曲，视网膜有点状或片状的深层出血，晚期可出现视网膜剥离。

10. 视功能检查　视功能检查包括视力、色觉和视野等检查。

(1)视力(visual acuity)：中心视力简称视力，即视敏度，指黄斑部中心凹的视力功能，也就是眼分辨出小目标物的能力。视力检查可初步判断有无近视、远视、散光，或器质性病变如白内障、眼底病变等。

视力分为远视力和近视力，后者通常指阅读能力。检查远视力时使用远距离视力表，患者距视力表5 m远，如室内不够5 m长时，则在2. 5 m处放置平面镜来反射视力表。分别检查两眼，先检查右眼后检查左眼，检查一眼时，需以遮眼板将另一眼完全遮住，但注意不要压迫眼球。以能看清"1. 0"行视标者为正常视力，如在1米处不能辨认"0. 1"行视标者，改为"数手指"方式来检测，即辨认护士所示的手指数，记录能看清的最远距离，如在30 cm处能看清手指数则记录为"30 cm指数"。手指移近眼前5 cm仍看不清者，改为手动检测。不能看到眼前手动者，到暗室中检测其光感是否存在，如光感消失，则为失明。检查近视力通常使用国际标准近距离视力表，在距视力表33 cm处，能看清"1. 0"行视标者为正常视力。

(2)色觉(colorsensation)：正常人能准确辨别各种颜色，凡不能准确辨别各种颜色者称为色觉障碍。进行色觉检查时应在适宜的光线下进行，让患者在距离50 cm处迅速读出色表上的数字或图像，每图不得超过10秒钟，可按色盲卡的说明判断为某种色弱或色盲。临床上按色觉障碍的程度不同分为色盲和色弱。色盲(color blindness)是对某种颜色的识别能力丧失，以红绿色盲较为多见；色弱(color weakness)是对某种颜色的识别能力降低，是一种轻度的色觉障碍。色觉障碍可分为先天性和后天性，后者多由视网膜病变、视神经萎缩和球后视神经炎所导致。

(3)视野(visual fields)：当一眼注视某一目标物时，除了能看清这个注视目标处，同时还能看到周围一定范围内的物体，这个空间范围叫做视野。它反映黄斑以外的整个视网膜的功能。

视野检查

(二)耳

耳由外耳、中耳及内耳3部分组成，是听觉和平衡器官。

1. 耳廓(auricle)　观察耳廓的大小、外形、有无畸形、肿块、结节及皮肤损害等。痛风时耳廓上可有触痛小结，为尿酸盐沉积形成。向后上牵拉耳廓出现疼痛见于急性外耳道炎。

2. 外耳道(external auditory canal)　观察外耳道时将耳廓向后上方牵拉，使外耳道变直。检查外耳道皮肤是否正常，有无溢液、瘢痕狭窄、耵聍或异物堵塞。外耳道常见的异常有：外耳道局部红肿疼痛，伴耳廓牵拉痛，见于外耳道疖肿。外耳道有黄色液体流出伴痒感，见于外耳道炎。外耳道有脓液流出伴有全身中毒症状，见于急性化脓性中耳炎。外伤后有血液或脑脊液流出，见于外伤导致的颅底骨折。

3. 中耳(otitis media)　观察有无鼓膜穿孔及穿孔的位置等。正常鼓膜平坦，颜色灰白，呈圆形，可见糙骨柄、短突、前后襞、松弛部及紧张部、光锥等标志。视诊鼓膜必须借助于耳镜。常见的鼓膜异常有：鼓膜呈灰白色或橘黄色，见于中耳积液；鼓膜呈紫红色或蓝黑色，见于鼓室积血；鼓膜呈绿色，见于真菌感染；鼓膜短突凸出明显，槌骨柄向后上移位，光锥变形或消失，前后襞明显，见于鼓膜内陷；鼓膜有溢脓并有恶臭可能为胆脂瘤。

4. 乳突(mastoid)　乳突内腔与中耳相连，正常乳突表面皮肤无红肿，触诊无压痛。乳突部皮肤红肿并有明显压痛，见于乳突炎，严重时可继发耳源性脑脓肿或脑膜炎；化脓性中耳炎引流不畅可蔓延为乳突炎。

5. 听力(audition)一般先用粗测法测定听力。方法：在安静的室内，嘱患者闭目静坐，嘱其用手掌堵塞一侧耳廓及外耳道，护士以拇指与示指互相摩擦(或手持手表)从1 m以外逐渐移向耳部，直到听到声音为止，测量距离。用同样方法检测另一耳听力。正常人约在1 m处就能听到捻指音或手表的滴答声。精确法需要借助仪器，如高频音叉或电测听设备。听力减退常见于外耳道有耵聍或异物、听神经损害、局部或全身硬化、中耳炎等。

(三)鼻和鼻窦的检查

鼻分为外鼻部及内鼻部(鼻腔)两部分。

1. 鼻外形与颜色　视诊鼻部皮肤颜色及鼻的外部形态。鼻梁皮肤出现红色水肿性斑块，并向两侧面颊部扩展形似蝴蝶，称蝶形红斑，见于系统性红斑狼疮；鼻尖及鼻翼皮肤发红，伴毛细血管扩张和组织肥厚，称酒渣鼻(rosacea)，见于螨虫感染；鼻翼扩大，鼻腔部分或完全阻塞，外鼻变形，鼻梁宽大如蛙状，称蛙状鼻(frog shaped nose)；鼻梁塌陷称马鞍鼻(saddle nose)，见于鼻骨骨折或先天性梅毒、鼻骨发育不良、麻风；鼻部皮肤出现色素沉着，见于慢性肝病。

2. 鼻翼扇动　吸气时鼻孔开大，呼气时鼻孔回缩，称鼻翼扇动。见于支气管哮喘及心源性哮喘发作时，还可见于伴有呼吸困难的发热性疾病，如大叶性肺炎。

3. 鼻腔　检查时让患者取坐位，腰靠检查椅背，头部稍后仰，护士用左手拇指轻轻抬起鼻尖，右手持手电筒分别观察左、右两侧鼻腔。

(1)鼻黏膜：正常人鼻腔黏膜颜色较口腔黏膜稍红、无充血肿胀或萎缩。鼻黏膜充血、肿胀，伴有鼻塞、流涕，见于急性鼻炎；鼻黏膜组织肥厚，见于慢性鼻炎；鼻黏膜萎缩、分泌物减少、鼻甲缩小、鼻腔宽大、嗅觉减退或丧失，见于萎缩性鼻炎。

正常鼻腔无异常分泌物，鼻腔黏膜受到各种刺激时会产生过多的分泌物，需观察其性状。若分泌物清稀无色，见于流行性感冒；分泌物呈脓性黏稠发黄或发绿，见于鼻炎、鼻窦炎、上呼吸道化脓性炎症。

(2)鼻甲：视诊鼻甲有无充血、水肿、肥厚或萎缩。

(3)鼻中隔：视诊鼻中隔有无偏曲、穿孔；大多数人有轻度鼻中隔偏曲，一般不阻塞气流，若为严重偏曲可引起呼吸困难。用手电筒照射一侧鼻孔，若对侧有亮光透入为鼻中隔穿孔，见于外伤、中隔手术、经常挖鼻孔及长期鼻内使用可卡因者。

(4)鼻腔：视诊鼻腔有无异物、鼻息肉或肿瘤等。鼻息肉通常来自中鼻沟，为颜色苍白的半透明肿块，可阻塞气流引起呼吸困难。

(5)鼻出血：单侧鼻出血，见于鼻部外伤、鼻腔感染、局部血管损伤或鼻咽癌；双侧鼻出血，多由全身性疾病引起，如流行性出血热、伤寒等发热性传染病，血小板减少性紫癜、再生障碍性贫血、白血病、血友病等血液系统疾病，以及高血压、肝脾疾患、维生素 C 或维生素 K 缺乏；周期性鼻出血，若为女性则应考虑是否为子宫内膜异位症导致。

4. 鼻窦(nasal sinus)　鼻窦为鼻腔周围充满空气的骨质腔室，共有 4 对，即上颌窦(maxillary sinuses)、额窦(frontal sinuses)、筛窦(ethmoid sinuses)及蝶窦(sphenoid sinuses)。鼻旁窦均有窦口与鼻腔相通，引流不畅时可发生炎症。由于蝶窦位置较深，临床检查时只能检查上颌窦、筛窦与额窦。鼻窦与解剖位置见图 6-12。正常鼻窦无压痛，鼻窦炎时出现鼻塞、流涕、头痛和鼻窦压痛。

鼻窦压痛检查（视频）

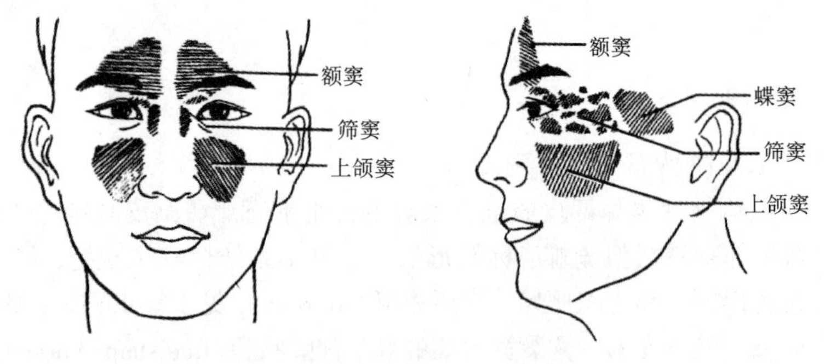

图 6-12　鼻窦位置示意图

各鼻窦区压痛检查法如下：检查额窦时护士双手固定头部，双手拇指置于患者眼眶上缘内侧向上、向后按压，询问患者有无压痛，两侧对比。检查筛窦时护士双手拇指分别置于鼻根部与眼内眦之间向后按压，其余 4 指固定在两侧耳后，两侧对比。检查上颌窦时，护士双手拇指置于鼻侧颧骨下缘向后、向上按压，其余4指固定在患者的双侧耳后，两侧对比。

5. 鼻腔通畅性检查　压住一侧鼻孔，让患者闭口用另一鼻孔呼吸。正常人空气流通无阻，当鼻中隔重度偏曲、鼻息肉、鼻炎及鼻黏膜肿胀等均会造成呼吸不畅。

（四）口与咽部检查

1. 口（mouth）　口的检查包括口唇、口腔黏膜、牙齿与牙龈、舌、咽、扁桃体、腮腺及口腔气味。

（1）口唇：健康人口唇红润光泽。视诊时要注意口唇颜色，有无疱疹、肿块、溃疡、皲裂等。口唇苍白多见于贫血、虚脱、休克及主动脉瓣关闭不全等。紫绀多见于心、肺功能不全和发绀型先天性心脏病等。樱桃红见于阿司匹林或一氧化碳中毒。深红见于急性发热性疾病，由于血流加速、毛血细管过度充盈所致；口唇干燥皲裂见于严重脱水。疱疹见于单纯疱疹病毒感染，或伴发于大叶性肺炎、感冒、流行性脑脊髓膜炎、疟疾等。口唇肥厚增大见于肢端肥大症、黏液性水肿、呆小症。口角歪斜见于面神经瘫痪或脑血管意外。上唇开裂、畸形见于先天性唇裂及外伤。

（2）口腔黏膜：口腔范围前从口唇，后至软腭及悬雍垂。它的顶部由硬腭及软腭组成，底由下颌骨组成。

检查时嘱患者张口，用压舌板撑开口腔，借助电筒照明观察口腔黏膜。

正常人黏膜平滑、潮湿，呈粉红色。如出现斑片状蓝黑色色素沉着，见于原发性肾上腺皮质功能减退症（Addison病）；如出现凝乳状块状物由真菌感染引起，常见于虚弱的病儿或老年患者，也可见于长期使用广谱抗生素和抗癌药物之后；麻疹患儿早期可在第1、2磨牙的颊黏膜处出现针头大小白色斑点，又称为麻疹黏膜斑（koplik spots），是麻疹特有的体征；如出现大下不等的黏膜下出血点、瘀斑，可见于黏膜损伤、维生素C缺乏及血小板减少症。

（3）牙齿（teeth）：成人有28（32）颗牙齿，上下颌各16颗。正常牙齿呈白色，排列整齐，无龋齿、残根或缺牙，检查时需观察牙齿数目、序列，有无龋病、缺齿、残根或义齿（假牙）。若牙齿有疾患应按图6-13进行标注。

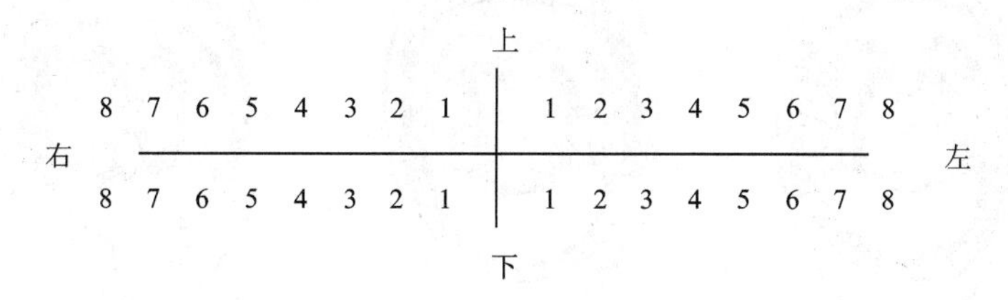

图6-13　牙的计位与计数

1—中切牙；2—侧切牙；3—尖牙；4—第一前磨牙；
5—第二前磨牙；6—第一磨牙；7—第二磨牙；8—第三磨牙

常见的牙齿异常有：斑釉牙，牙齿呈黄褐色，因长期饮用含氟量过高的水或食物所致；哈钦森齿（Hutchinson），中切牙边缘凹陷呈锯齿状伴齿缝增宽，是先天性梅毒的重要体征；单纯性齿缝增宽，见于肢端肥大症。

（4）牙龈（gums）：正常牙龈呈粉红色，质地坚韧且与牙颈部贴合紧密，压迫后无出血及溢脓。视诊牙龈时注意其颜色，有无肿胀、糜烂、溃疡及出血等，检查时用压舌板压迫有无出血及溢脓。

慢性铅中毒时，齿曲线出现蓝黑色铅线；慢性牙龈炎表现为牙龈红肿，龈乳头变钝，刷牙时易出血。

（5）舌（tongue）：检查时嘱患者伸舌，舌尖翘起、并向左右两侧移动，观察舌质、舌苔及舌的运动是否正常。正常人舌呈粉红色、潮湿、柔软、伸出居中、大小适中、两侧对称、无颤动。全身或局部许多疾病均可使舌的感觉、运动和形态发生变化，这些变化是临床诊断的重要依据。

舌的异常

2. 咽与扁桃体　咽部分为鼻咽、口咽、咽喉三个部分。口咽位于软腭平面之下，会厌上缘的上方，前方直对口腔，软腭向下延续，形成前后两层黏膜皱襞，前称舌腭弓，后称咽腭弓。扁桃体就位于舌腭弓和咽腭弓的扁桃体窝内。口咽上方为鼻咽，下方为喉咽，喉咽前方通喉腔，下端通食管。咽后壁有许多小血管及一些粉红色的淋巴组织，扁桃体及淋巴组织具有保护机体免受微生物入侵的作用。

检查口咽时患者坐于椅上，头部轻微后仰，张口发“啊”音。护士用压舌板将舌前2/3与后1/3交界处迅速下压，此时软腭上抬，配合手电筒即可看到软腭、悬雍垂、舌腭弓、咽腭弓、扁桃体及咽后壁等。观察咽部的颜色、对称性、有无充血、肿胀、分泌物及扁桃体大小。正常人咽部无充血、红肿、黏液分泌增多、扁桃体无肿大。

咽部与扁桃体检查（视频）

扁桃体肿大通常分三度（图6-14）：扁桃体肿大但不超过咽腭弓为Ⅰ度；超出咽腭弓为Ⅱ度；达到或超出咽后壁中线为Ⅲ度。

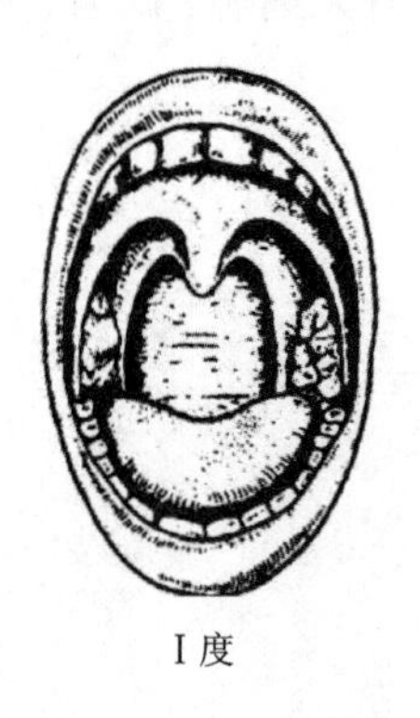
Ⅰ度

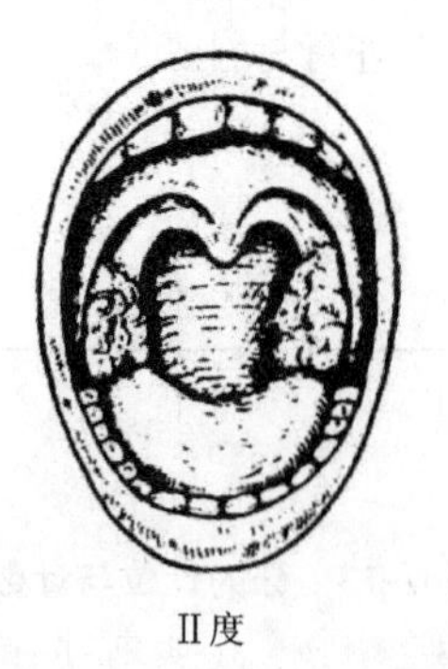
Ⅱ度

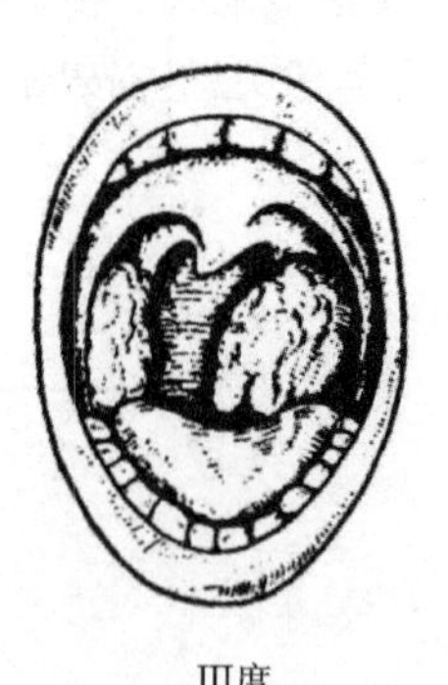
Ⅲ度

图6-14　扁桃体肿大的分度

急性咽炎时咽部黏膜充血、红肿、黏液腺分泌增多。慢性咽炎时咽部轻到中度充血，表面粗糙，咽后壁淋巴滤泡呈簇状增生。急性化脓性扁桃体炎时腺体肿大，周围充血，表面有黄白色脓点，互相连接形成片状渗出物、但不超出扁桃体范围，易于拭去，不留创面。咽白喉在扁桃体上形成假膜不易剥离，若强行剥离易导致出血，借此可与咽白喉相鉴别。

（五）腮腺（parotid gland）

腮腺位于耳屏、颧骨及下颌角所构成的三角区内，腮腺导管开口于上颌第2磨牙相对应的颊黏膜上。正常人腮腺体薄而软，一般不能触及其轮廓，检查时注意腮腺有无红肿，腮腺导管开口有无分泌物。

腮腺肿大的常见原因有：流行性腮腺炎，为病毒感染引起，腮腺迅速肿大，先为单侧，继而可累及对侧，触诊时腮腺质软，有压痛。急性化脓性腮腺炎，为细菌感染引起，常为单侧，也可双侧同时发生，检查时在腮腺导管口处加压后有脓性分泌物流出，多见于胃肠道手术后及口腔卫生习惯不良者。腮腺肿瘤，以腮腺混合瘤多见，呈结节状、边界清楚、质韧、可移动；恶性肿瘤质硬、有触痛、进展迅速、与周围组织粘连，可伴有面瘫。

（六）口腔气味

健康人口腔无特殊气味。饮酒、吸烟的人可有烟酒味；若有一种经常的、持续的令人不悦的气味则为口臭，可由口腔局部、胃肠道、全身性疾病引起；牙龈炎、龋齿、牙周炎可产生臭味；牙槽脓肿为腥臭味；牙龈出血为血腥味；糖尿病酮症酸中毒患者可出现烂苹果味；尿毒症患者可发出氨味；肝坏死患者可发出肝臭味，有机磷农药中毒可有大蒜味。

第四节　颈部检查

预习案例

患者，女，30岁。心悸、手抖、焦躁、出汗增多、进食增多、体重下降1个。体查发现颈部肿大，考虑为“甲状腺功能亢进”。

思考

1. 请问如何进行甲状腺检查？
2. 甲状腺肿大分几度？导致甲状腺肿大的原因有哪些？

颈部检查的重点是颈部的外形与运动、颈部血管、甲状腺和气管。

颈部每侧以胸锁乳突肌为界分为颈前三角与颈后三角。颈前三角：为一倒三角形，即下颌骨下缘，胸锁乳突肌内线与颈部正中线之间的区域，气管、甲状腺及颈前淋巴结位于此区。颈后三角：为锁骨上缘、胸锁乳突肌外缘与斜方肌前缘之间的区域，颈后淋巴结位于此区。

一、颈部的外形及运动

颈部肌群主要为胸锁乳突肌和斜方肌，两侧胸乳突肌同时收缩，使颈椎弯曲，将头拉向前，下颌上提，一侧胸锁乳突肌收缩时，使头转向对侧。

正常人坐姿时，颈部直立，两侧对称，屈曲转动自如，向左或向右侧转通常为90°，前屈时下巴能触及前胸壁，后仰伸展为70°~80°。颈部不对称见于先天性颈肌挛缩，斜颈(头向一侧偏斜)及副神经受损者。重症肌无力、进行性肌营养不良，颈向前倾，甚至头不能抬起。颈椎病变、颈肌扭伤、颈部软组织炎症、强直性脊椎炎使颈部转动受限。各种脑膜炎症、蛛网膜下隙出血等，由于脑膜受到刺激使颈部变僵硬或颈部强直。

二、颈部血管

(一)颈静脉

正常人去枕平卧时可稍见颈静脉充盈，充盈水平仅限于锁骨上缘至下颌角连线的下2/3以内。坐位或半坐位，颈静脉常不显露，也看不到颈静脉的搏动。若患者在坐位、立位时有颈静脉的充盈或扩张，或取30°~45°的平卧位时颈静脉充盈超过正常水平，称为颈静脉怒张(distention or jugular vein)。提示静脉压及右房压力升高，见于右心衰竭、缩窄性心包炎、心包积液、上腔静脉阻塞综合征及胸腔腹腔压力增高。右心衰导致肝脏瘀血肿大时，压迫右上腹部时可出现颈静脉怒张或怒张较检查前更为加重，称为肝颈静脉回流征阳性。颈静脉搏动可见于三尖瓣关闭不全等。若平卧位看不到颈静脉的充盈，则提示低血容量状态，见于严重脱水或是机体出血量过大。

(二)颈动脉

正常人安静状态下不易看到颈动脉搏动，仅在剧烈活动心排血量增加时才能见到，且较微弱。若静息状态下出现明显的颈动脉搏动，多见于主动脉瓣关闭不全、高血压、甲状腺功能亢进及严重贫血。

三、甲状腺

甲状腺是人体最大的内分泌腺，位于甲状软骨下方，呈“H”形，分为峡部和左右两侧叶(图6-15)。峡部位于环状软骨下的气管环上，侧叶向后围绕气管两侧，部分侧叶被胸锁乳突肌覆盖两侧对称，表面光滑，质地柔软，不易触及。凡能看到其轮廓或能触及的甲状腺均称为甲状腺肿大。甲状腺的检查按视诊、触诊、听诊的顺序进行。

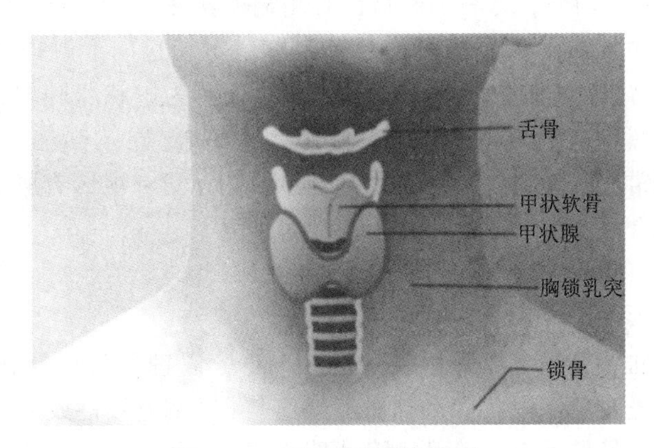

图 6-15　甲状腺的解剖部位

(一) 视诊

患者取坐位，头轻度后仰，嘱患者做吞咽动作，此时可见甲状腺随吞咽动作而上下移动。颈部细长的青春发育期女性甲状腺略微增大，属于正常生理现象。

(二) 触诊

甲状腺检查（视频）

当视诊不能确定轮廓及性质时，可借助于触诊。检查内容有甲状腺的大小、形态、质地，有无结节、压痛及震颤。

1. 从前方触诊甲状腺(图 6-16A)　护士立(坐)于患者对面，检查一侧时，患者头略向该侧倾斜，护士以一手拇指施压于一侧甲状软骨，将气管推向对侧，另一手示指、中指在对侧胸锁乳突肌后缘向前推挤甲状腺侧叶，拇指在胸锁乳突肌前缘触诊，配合吞咽动作重复检查，换手用同法检查另一侧甲状腺。

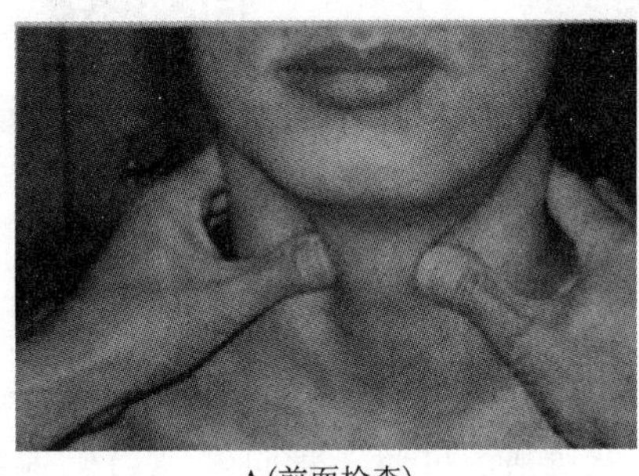

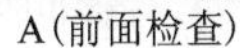

A(前面检查)

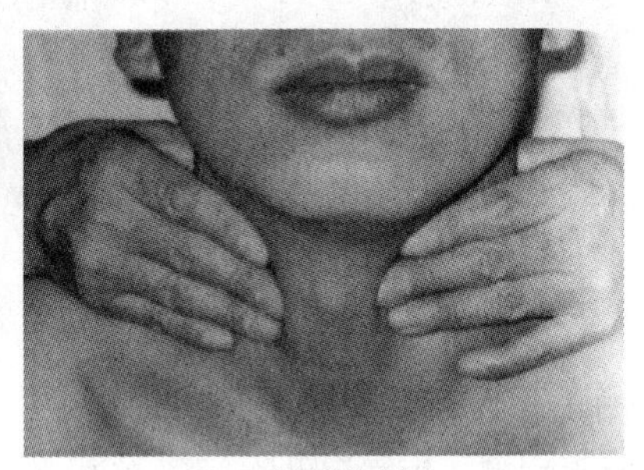

B(后面检查)

图 6-16　甲状腺的触诊方法

2. 从后方触诊甲状腺(图 6-16B)　护士立于患者后面，一手示指、中指施压于一侧甲状软骨，将气管推向对侧，另一手拇指在对侧胸锁乳突肌后缘向前推挤甲状腺，示指、中指在其前缘触诊甲状腺。最后用一手示指自胸骨上切迹向上触摸峡部。当触及肿块时，请患者做吞咽动作，若肿块随吞咽上下移动，证实为甲状腺肿块，可借此与颈前其他肿块相鉴别。

甲状腺肿大通常分三度：视诊无肿大但能触及为Ⅰ度；视诊有肿大且能触及，但在胸锁乳突肌以内为Ⅱ度；超出胸锁乳突肌外缘为Ⅲ度。

（三）听诊

正常甲状腺无血管杂音，发现甲状腺肿大时，应以钟型听诊器在甲状腺上进行听诊。甲状腺功能亢进时由于甲状腺动脉血流加速，可听到连续性或收缩期的“嗡鸣”音。

甲状腺肿大的常见原因有：①甲状腺功能亢进症：甲状腺弥漫性、对称性肿大，质地较柔软，可触及细震颤或闻及血管杂音；②单纯性甲状腺肿：甲状腺弥漫性或结节性肿大，质地较柔软，表面光滑，无震颤和血管杂音，重度增大可引起压迫症状；③慢性淋巴性甲状腺炎（桥本甲状腺炎）：甲状腺轻、中度弥漫性肿大，表面基本光滑，质地坚韧有弹性，无压痛，无粘连；④甲状腺癌：甲状腺多呈结节状、形状不规则、质地坚硬。

四、气管

患者取端坐或仰卧位，头部摆正，两肩等高。护士将右手示指与环指分别置于两侧的锁关节上，中指于胸骨上窝触到气管，观察中指与示指和环指间距离是否对称（图6-17）。正常人两侧距离对称、气管居中。

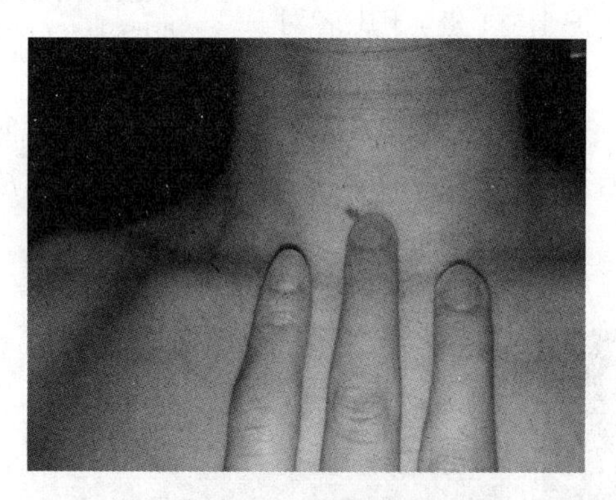

图6-17　气管检查

气管检查（视频）

若两侧距离不等则表示气管发生移位，临床上可根据气管偏移方向判断病变性质。如：大量胸腔积液、积气、纵隔肿瘤及单侧甲状腺肿，可使气管向健（对）侧偏移；肺不张、肺纤维化、肺萎陷及胸膜粘连增厚可使气管向患侧偏移。

第五节　胸部检查

预习案例

患者，男，60岁，10年前开始出现气促，剧烈体力活动时感到呼吸困难、心慌，到当地医院就诊，诊断为“风湿性心脏病”，遵医嘱服“抗风湿药物”后有所好转。近4年来反复出现劳力性呼吸困难，有时夜间出现阵发性呼吸困难，取端坐位，呼吸有所好转，偶有咯血，在当地医院诊断为“二尖瓣狭窄”。

思考

1. 该患者体格检查的重点部位在哪里？
2. 该患者可能存在哪些异常体征？

胸部的体格检查主要包括胸壁、胸廓、乳房、肺和胸膜以及心脏的检查。检查时环境应温暖、安静、光线充足以及较为隐蔽。患者可采取坐位或卧位，尽可能暴露全部胸部，按视、触、叩、听的顺序依次检查前胸部及侧胸部，最后检查背部。

一、胸部的体表标志

借助胸廓上的自然标志和人为的划线可有助于标记胸部脏器的轮廓和位置，描述异常体征的部位和范围(图6-18)。

微课：胸部的体表标志，胸壁、胸廓与乳房检查

(一)骨骼标志

1. 胸骨上切迹(suprasternaln otch)　位于胸骨柄的上方。气管位于其正中。

2. 胸骨柄(manubrium sterni)　指胸骨上端略呈六角形的骨块。

3. 胸骨角(sternal angle)　胸骨柄与胸骨体连接处向前突起而形成，又称Louis角。其两侧分别与左右第2肋软骨连接，胸骨角的意义包括：①为前胸计数肋骨和肋间隙的主要标志；②左右主支气管分叉处；③心房上缘；④第4或第5胸椎水平。

4. 剑突(xiphoid process)　位于胸骨体下端，呈三角形，其底部与胸骨体相连。

5. 肋骨(rib)　共12对。前胸部，第1~7对肋骨与各自的肋软骨连接，再与胸骨相连接，第8~10对肋骨不直接与胸骨相连，其前端借助肋软骨和上位肋软骨连结，再与胸骨相连，构成胸廓的骨性支架。第11~12对肋骨不与胸骨相连，称为浮肋(freeribs)。后胸部，肋骨与相应的胸椎相连。

6. 肋间隙(intercostal space)　两个肋骨之间的空隙，用以标记前胸病变的水平位置。胸骨角连接两侧第2肋软骨，其下为第2肋间隙，其余以此类推。第1对肋骨前部与锁

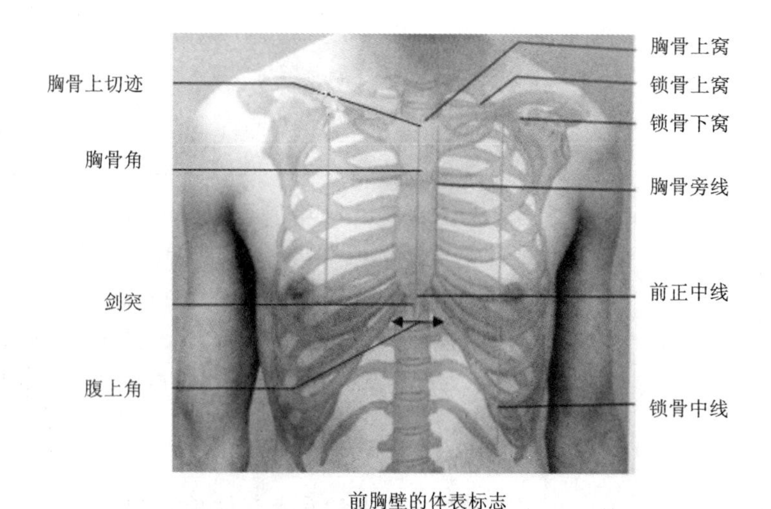

前胸壁的体表标志

第七颈椎
肩胛下角
肋脊角
肩胛间区
肩胛上区
肩胛区
后正中线
肩胛下区
肩胛线

后胸壁的体表标志

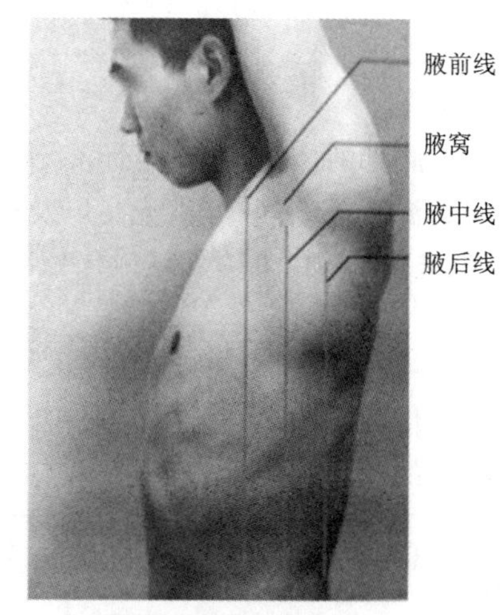

侧胸壁的体表标志

图 6-18　胸部体表标志

骨相重叠，常未能触到。

7. 腹上角(epigastric angle)　由第 7~10 肋软骨相互连接而成的两侧肋弓，汇合于胸骨下端所形成的夹角，又称胸骨下角(infrasternal angle)。正常约 70°~110°，体型瘦长者角度较小，矮胖者较大，深吸气时可稍增宽。为肝脏左叶、胃及胰腺的所在区域。

8. 肩胛骨(scapula)　介于后胸壁第 2~8 肋骨之间。其后有一横行的骨嵴，为肩胛冈，肩胛冈的外侧扁平，称为肩峰。肩胛骨的最下端称肩胛下角。当人体直立双上肢自然下垂时，肩胛下角可作为第 7 或第 8 肋骨水平的标志，或相当于第 8 胸椎的水平。此可作为后胸部计数肋骨的标志。

9. 脊柱棘突(spinous process)　位于后正中线上。颈根部的第 7 颈椎棘突最为突出，其下为第一胸椎棘突，常以此作为计数胸椎的标志。

（二）自然陷窝和解剖区域

1. 腋窝（axillary fossa）（左、右）　为上肢内侧与胸壁相连的凹陷部。

2. 胸骨上窝（suprasternal fossa）　位于胸骨柄上方的凹陷部位。

3. 锁骨上窝（supraclavicular fossa）（左、右）　位于锁骨上方的凹陷部位，相当于两侧肺尖的上部。

4. 锁骨下窝（infraclavicular fossa）（左、右）　为锁骨下方的凹陷部位，相当于两肺尖的下部。

5. 肩胛上区（suprascapular region）（左、右）　为肩胛冈以上的区域，相当于肺尖的下部。

6. 肩胛下区（infrascapular region）（左、右）　为两侧肩胛下角的连线与第 12 胸椎水平之间的区域。

7. 肩胛间区（interscapular region）（左、右）　为两肩胛骨内缘之间的区域。

（三）人工划线

1. 前正中线（anterior midline）（胸骨中线）　为通过胸骨柄上缘的中点和剑突中央的垂直线。

2. 锁骨中线（midclavicular line）（左、右）　为通过锁骨的肩峰端与胸骨端两者中点的垂直线。

3. 胸骨线（sternal line）（左、右）　为沿胸骨边缘与前正中线平行的垂直线。

4. 胸骨旁线（parasternal line）（左、右）　为通过胸骨线和锁骨中线连线中点的垂直线。

5. 腋前线（anterior axillary line）（左、右）　为通过腋窝前皱襞沿前侧胸壁向下的垂直线。

6. 腋后线（posterior axillary line）（左、右）　为通过腋窝后皱襞沿后侧胸壁向下的垂直线。

7. 腋中线（midaxillary line）（左、右）　自腋窝顶端通过腋前线和腋后线连线中点的垂直线。

8. 后正中线（posteriormidline）（脊柱中线）　通过脊柱棘突的垂直线。

9. 肩胛线（scapular line）（左、右）　双臂下垂时通过肩胛下角与后正中线平行的垂直线。

二、胸壁、胸廓与乳房

（一）胸壁

1. 胸壁静脉　正常情况下，胸壁静脉无明显显露。皮下脂肪少者或者哺乳期女性乳房表面偶可见浅静脉。胸壁静脉明显可见或迂曲变粗，称为胸壁静脉充盈或曲张。

（1）检查方法：通过检查曲张静脉的血流方向有助于判断胸壁静脉曲张的来源，选择一段没有分支的胸壁静脉，护士将右手的示指和中指并拢压在静脉上，一手指紧压静脉向外滑动一定距离，然后放松该手指，另一手指紧压不动，看静脉是否充盈，如迅速充盈，则血流方向是从放松的一端流向紧压手指的一端。再同法放松另一手指，即可看出血流方向。

(2)临床意义：上腔静脉或下腔静脉血流受阻，侧支循环建立，可致胸壁静脉充盈或曲张。上腔静脉阻塞时，静脉血流方向为自上而下；下腔静脉阻塞时，血流方向为自下而上。

2. 皮下气肿气　体积存于胸部皮下组织称为皮下气肿(subcutaneous emphysema)。

(1)检查方法：视诊，可见胸壁外观肿胀；触诊，以右手按压皮肤，可引起气体在皮下组织内移动，而出现捻发感或握雪感；听诊，用听诊器加压后，可听到类似捻动头发的声音。

(2)临床意义：正常胸壁无皮下气肿。胸部皮下气肿多因肺、气管或胸膜受损后，气体自病变部位逸出，积存于皮下所致，偶见于局部产气杆菌感染而发生。

胸壁压痛（视频）

3. 胸壁压痛　正常情况下胸壁无压痛。胸壁软组织炎、肋间神经炎、肋软骨炎及肋骨骨折的患者，胸壁局部可有压痛。骨髓异常增生时常有胸骨压痛和叩击痛，见于白血病患者。

(二)胸廓

正常胸廓外形虽有个体差异，但一般来说两侧大致对称，呈椭圆形。双肩基本在同一水平上。锁骨稍突出，锁骨上、下稍下陷。惯用右手的人右侧胸大肌常较发达，惯用左手者则相反。成年人胸廓的前后径较左右径短，两者的比例约为1∶1.5，小儿和老年人胸廓的前后径略小于左右径或几乎相等。常见的胸廓外形改变如下(图6-19)。

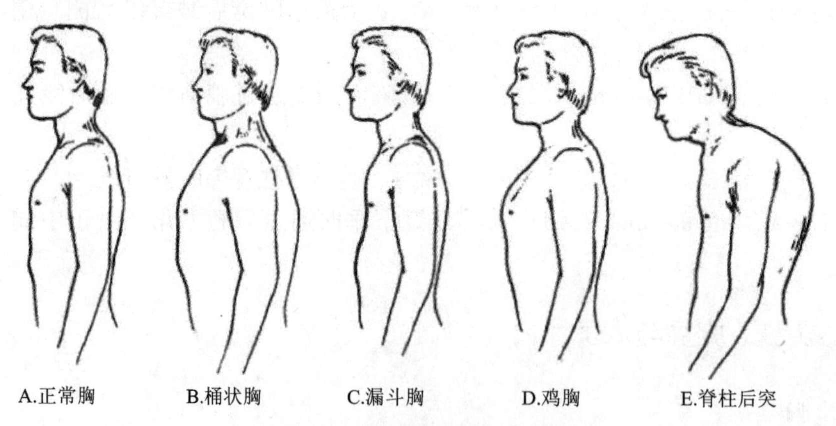

图6-19　常见胸廓外形的改变

1. 扁平胸(flat chest)　为胸廓呈扁平状，其前后径与左右径之比小于或等于1∶2，可见于瘦长体型者及慢性消耗性疾病患者，如肺结核等。

2. 桶状胸(barrel chest)　胸廓呈圆桶状，前后径与左右径之比大于或等于1∶1，肋骨的斜度变小，其与脊柱的夹角常大于45°，肋间隙增宽且饱满，腹上角增大，且呼吸时改变不明显。见于老年或矮胖体型者以及严重肺气肿的患者。

3. 佝偻病胸(rachitic chest)　多见于儿童，为佝偻病所致的胸廓改变。

(1)佝偻病串珠(rachitic rosary)：沿胸骨两侧各肋软骨与肋骨交界处常隆起，形成串珠状。

(2)鸡胸(pigeon chest)：胸廓的前后径略长于左右径，上下径较短，胸骨下端前突，胸廓前侧壁肋骨凹陷。

(3)肋膈沟(Harrison' s groove)：下胸部前面的肋骨常外翻，沿膈附着的部位其胸壁向内凹陷形成的沟状带。

4. 漏斗胸(funnel chest)　胸骨剑突处显著内陷，形似漏斗，先天性多见。

5. 胸廓膨隆　胸廓一侧膨隆可见于大量胸腔积液、气胸或一侧严重代偿性肺气肿等。胸廓局部隆起多为局部脏器肿大、组织肿大或肿瘤所致，多见于心脏明显肿大、心包大量积液、肋骨骨折及胸内或胸壁肿瘤等。

6. 胸廓平坦或下陷　肺不张、肺纤维化、广泛性胸膜增厚和粘连等可引起一侧胸廓平坦或下陷。

7. 脊柱畸形　脊柱结核等疾病以及先天畸形可导致脊柱弯曲度异常(脊柱前凸、后凸或侧凸)，而引起胸廓外形改变，严重时可导致呼吸、循环功能障碍。

(三)乳房

乳房(breast)位于前胸部胸大肌和胸筋膜的表面，由皮肤、乳腺、脂肪组织、结缔组织构成。乳房中央突出0.5～1.3 cm处为乳头(nipple)，乳头周围的色素区域为乳晕(areola)。检查乳房时，患者可取坐位或卧位，充分暴露乳房区域，男护士检查时，应有女助手陪同。先行视诊，再作触诊。检查乳房后还应检查引流乳房部位的淋巴结。

1. 视诊　一般情况下，正常成年男性及儿童乳房不明显，乳头大约位于锁骨中线第4肋间隙，正常女性乳房与乳头在青春期逐渐增大，其外形存在个体差异。乳房视诊的主要内容有：

(1)对称性和大小：正常女性坐位时，两侧乳房基本对称(两侧乳房发育程度不完全相同时可有轻度不对称)。乳房的先天畸形、囊肿、炎症或肿瘤等可以导致一侧乳房明显增大，而一侧乳房明显缩小则多因发育不全所致。

(2)乳房皮肤常见的改变有：

1)皮肤发红提示局部炎症或乳癌累及浅表淋巴管引起的癌性淋巴管炎。乳房炎症常伴局部红肿、热、痛，而癌症引起的局部皮肤多呈深红色，不伴热痛。此外，还应注意乳房皮肤有无溃疡、色素沉着和瘢痕等。

2)皮肤水肿：表现为毛囊和毛囊开口变得明显可见。常见原因包括：①淋巴水肿：乳腺癌肿引起的水肿，为癌细胞机械填塞皮肤淋巴管所致，局部皮肤外观呈“橘皮样”或“猪皮”样。②炎症水肿：乳腺炎症所致，毛细血管通透性增加，血浆外渗至细胞间隙，常伴有皮肤发红。

3）皮肤回缩：乳房的外伤或炎症可使局部脂肪坏死，成纤维细胞增生，引起受累区域乳房表层和深层之间悬韧带纤维缩短称为乳房皮肤回缩（skin retraction）。轻度皮肤回缩，是早期乳腺癌的征象。

（3）乳头正常：乳头呈圆柱形，两侧大小相等，颜色相似，表面有褶皱。检查时应注意乳头的位置、大小，两侧是否对称，有无倒置或内翻。临床意义：①乳头回缩：自幼发生，为发育异常；近期发生则可能为乳腺癌；②乳头出现异常分泌物：提示乳腺导管有病变，分泌物可呈浆液性，紫色、黄色、绿色或血性，常见于乳腺的乳头状瘤、乳腺癌、慢性囊性乳腺炎等。

（4）腋窝和锁骨上窝：完整的乳房视诊应包括乳房淋巴引流最重要的区域。必须详细观察腋窝和锁骨上窝有无红肿、包块、溃疡、瘘管和瘢痕等。

2. 触诊　正常乳房有模糊的颗粒感和柔韧感，皮下脂肪组织的多少，可影响乳房触诊的感觉，一般来说，青年人的乳房柔软，质地均匀；老年人的乳房松弛呈结节感；月经期乳房小叶充血，乳房有紧张感，月经后充血迅即消退；妊娠期乳房增大并有柔韧感，而哺乳期则呈结节感。

（1）检查过程：①体位：患者取坐位，先两臂下垂，然后双臂高举过头或双手叉腰再行检查。取仰卧位时，可在肩下垫一小枕使乳房能挺立于胸壁上，便于检查。②检查方法：护士将手掌置于乳房上，应用指腹，轻施压力，以旋转或来回滑动进行触诊。③检查顺序：以乳头为中心作一垂直线和水平线，可将乳房分为4个象限（图6-20），由外上象限开始，然后依次触诊外下象限、内下象限、内上象限，最后触诊乳头。如有明确病变，则由健侧乳房开始，然后检查患侧。

（2）触诊内容：应注意乳房有无红肿、热痛和包块。乳头有无硬结、弹性消失和分泌物。包括：

1）硬度和弹性（consistency and elasticity）：硬度增加和弹性消失提示皮下组织被炎症或新生物所浸润。

2）压痛（tenderness）：乳房局部有压痛提示有炎症存在或良性增生，而恶性病变则较少出现压痛。

3）包块（masses）：触及包块应注意：部位（location）、大小（size）、外形（contour）、硬度（consistency）、压痛（tenderness）以及活动度（mobility）。

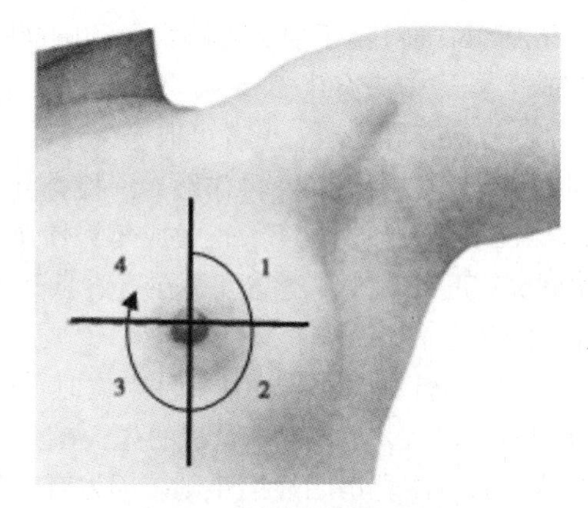

图6-20　乳房的划线与分区

1—外上象限；2—外下象限；
3—内下象限；4—内上象限

乳房触诊后，还应仔细触诊腋窝、锁骨上窝及颈部的淋巴结。

三、肺和胸膜

肺和胸膜检查时，患者可采取坐位或仰卧位，充分暴露

微课：肺和胸膜检查

胸部。室内环境要舒适、温暖、安静以及光线充足。按照视、触、叩、听的顺序完成肺和胸膜的检查。

(一)视诊

1. 呼吸运动

呼吸运动(respiratory movement)是通过膈和肋间肌的收缩和松弛来完成的。正常情况下,吸气时可见胸廓前部肋骨向外上方移动,膈肌收缩,腹部向外隆起,胸廓增大。呼气时可见胸廓前部肋骨向内下方移动,膈肌松弛,腹部回缩,胸廓缩小。呼吸运动主要的视诊内容如下:

胸部视诊(视频)

(1)呼吸运动类型:正常男性与儿童的呼吸以腹式呼吸(abdominal respiration)为主,即以膈肌运动为主,胸廓下部及上腹部的动度较大;女性的呼吸则以胸式呼吸(thoracic respiration)为主,即以肋间肌的运动为主。正常情况下,这两种呼吸运动共存,程度不同。

临床意义:①胸式呼吸减弱而腹式呼吸增强:见于肺或胸膜疾病如肺炎、重症肺结核和胸膜炎等,或胸壁疾病如肋间神经痛、肋骨骨折等。②腹式呼吸减弱胸式呼吸增强:腹膜炎、大量腹水、肝脾极度肿大、腹腔内巨大肿瘤及妊娠晚期时,膈肌向下运动受限所致。

(2)呼吸困难:正常情况下,呼吸不费力,无呼吸困难。根据临床表现和致病因素可分为吸气性呼吸困难、呼气性呼吸困难以及混合性呼吸困难。参见第三章临床常见症状评估的相关内容。

胸腹矛盾呼吸

2. 呼吸频率(respiratory frequency) 正常成人静息状态下,呼吸频率为16~20次/分,呼吸与脉搏之比为1:4。

(1)呼吸过速(tachypnea):指呼吸频率超过24次/分。见于发热、疼痛、贫血、甲状腺功能亢进及心力衰竭等。

(2)呼吸过缓(bradypnea):指呼吸频率低于12次/分。见于麻醉或镇静类药物过量、颅内压增高等。

3. 呼吸深度

(1)呼吸浅快:见于呼吸肌麻痹、严重鼓肠、腹水和肥胖等,也可见于肺和胸膜疾病,如肺炎、胸膜炎、胸腔积液和气胸等。

(2)呼吸深快:情绪激动或过度紧张时,常出现呼吸深快,并有过度通气的现象,此时动脉血二氧化碳分压降低,引起呼吸性碱中毒,患者常感口周及肢端发麻,严重者可发生手足搐搦及呼吸暂停。也见于剧烈运动时。

(3)呼吸深大:严重代谢性酸中毒时,细胞外液的HCO_3^-不足,血pH降低,需通过呼吸排出过多的CO_2,以维持酸碱平衡,呼吸变得深大而规则,又称为库斯莫尔呼吸,见于糖尿病酮中毒和尿毒症酸中毒等。

4. 呼吸节律(respiratory rhythm) 正常成人静息状态下,呼吸节律基本上是均匀而整齐的。常见的呼吸节律改变(图 6-21)包括：

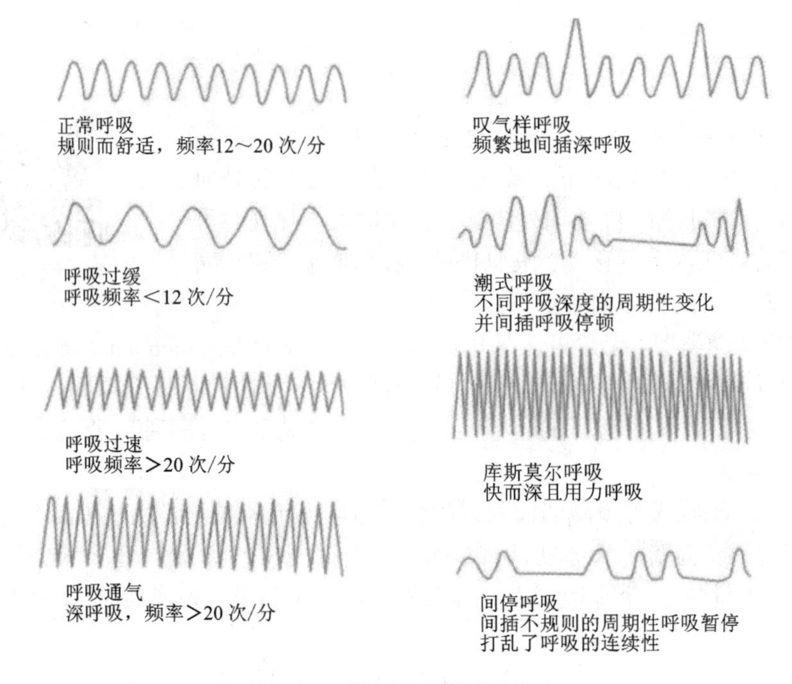

图 6-21　常见呼吸类型及特点

(1)潮式呼吸又称陈-施(Cheyne-Stokes)呼吸：①呼吸特点：呼吸由浅慢逐渐变为深快，然后再由深快转为浅慢，随之出现一段呼吸暂停后，又开始如上变化的周期性呼吸。潮式呼吸周期可长 30 秒至 2 分钟，暂停期可持续 5~30 秒。②发生机制：由于呼吸中枢的兴奋性降低，使呼吸中枢对呼吸节律的调节失常，只有缺氧严重，二氧化碳潴留至一定程度时，才能刺激呼吸中枢，促使呼吸恢复和加强，当积聚的二氧化碳呼出后，呼吸中枢又失去有效的兴奋性，使呼吸又再次减弱进而暂停。③临床意义：多发生于中枢神经系统疾病，如脑炎、脑膜炎、颅内压增高及某些中毒，如糖尿病酮症酸中毒、巴比妥中毒等。有些老年人存在脑动脉硬化、中枢神经供血不足时，在深睡时也可出现潮式呼吸。

(2)间停呼吸又称比奥(Biots)呼吸：①呼吸特点：有规律呼吸几次后，突然停止一段时间，然后又开始呼吸，即周而复始的间停呼吸。②发生机制与临床意义：间停呼吸与潮式呼吸的发生机制大致相同，相比而言，间停呼吸的每次呼吸深度相等，呼吸暂停时间更长，呼吸次数明显减少，较潮式呼吸更为严重，预后多不良，多发生在临终前。

(3)抑制性呼吸：①呼吸特点：吸气突然中断，呼吸运动短暂受到抑制。②发生机制：胸部剧烈疼痛引起患者吸气中断，表情痛苦，呼吸较正常浅而快。③临床意义：见于急性胸膜炎、胸膜恶性肿瘤、肋骨骨折及胸部严重外伤等。

(4)叹息样呼吸：①呼吸特点：在一段正常呼吸节律中插入一次深大呼吸，并常伴有叹息声。②临床意义：多为功能性改变，见于神经衰弱、精神紧张或抑郁症。

（二）触诊

1. 胸廓扩张度（thoracic expansion）　呼吸时的胸廓动度为胸廓扩张度，正常人呼吸时，双侧拇指随胸廓活动而对称性的离合，两侧胸廓呈对称性的张缩。常在胸廓前下部及背部检测。

胸廓扩张度（视频）

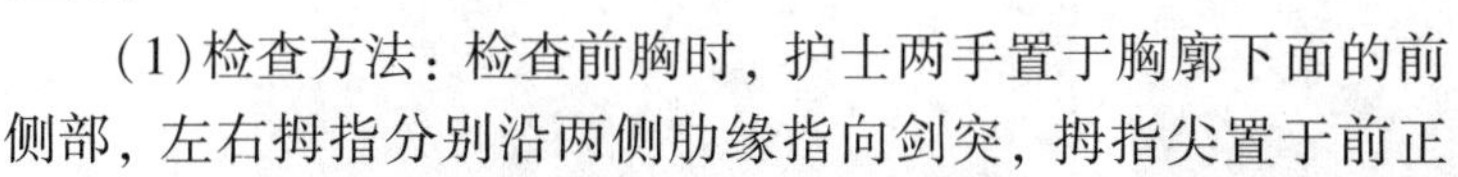

（1）检查方法：检查前胸时，护士两手置于胸廓下面的前侧部，左右拇指分别沿两侧肋缘指向剑突，拇指尖置于前正中线两侧对称部位，而手掌和其余手指置于前侧胸壁；检查后胸廓时，护士两手平置于患者背部，约于第10肋骨水平，拇指与后正中线平行，并将两侧皮肤向中线轻推。嘱患者作深呼吸运动，观察拇指随胸廓扩张而分离的距离，并感觉呼吸运动的范围和对称性（图6-22）。

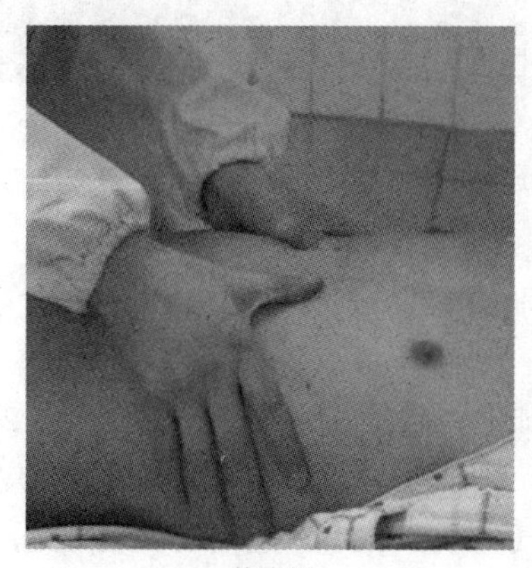

前胸部

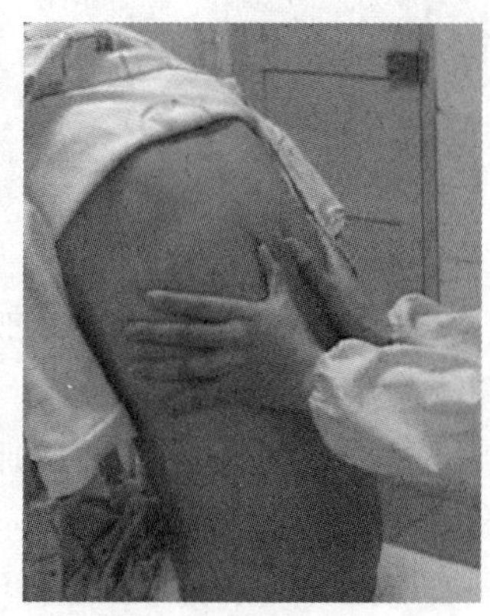

后胸部

图6-22　胸廓扩张度的检查示意图

（2）临床意义：①一侧胸廓扩张受限，见于大量胸腔积液、气胸、胸膜增厚和肺不张等。②双侧胸廓扩张受限可见于双侧胸膜增厚、肺气肿等。③双侧胸廓扩张度增强见于发热、代谢性酸中毒等。

语音震颤（视频）

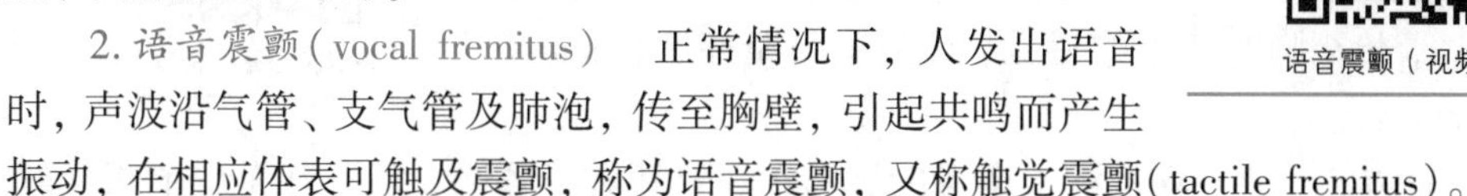

2. 语音震颤（vocal fremitus）　正常情况下，人发出语音时，声波沿气管、支气管及肺泡，传至胸壁，引起共鸣而产生振动，在相应体表可触及震颤，称为语音震颤，又称触觉震颤（tactile fremitus）。

（1）正常语颤：语音震颤的强弱主要取决于声音的性质、支气管是否通畅、肺组织含气量、胸壁传导是否良好等因素。一般来说，发音强、音调低、胸壁薄及支气管至胸壁的距离近者语音震颤强，反之则弱。因此，正常人在前胸胸骨角附近以及背部肩胛间区部位最强，肺底最弱，前胸上部较前胸下部强，右胸上部较左胸上部强。男性和消瘦者较儿童、女性和肥胖者为强。

(2)检查方法：患者可取卧位或坐位，充分暴露胸部，护士将双手手掌的尺侧缘或掌面轻放于患者两侧胸壁的对称部位，然后嘱其用同等的强度重复发“yi”长音，双手交叉重复一次，自上至下，从内到外，先前胸、侧胸再背部，比较两侧相应部位语音震颤的异同，注意有无增强或减弱(图6-23)。

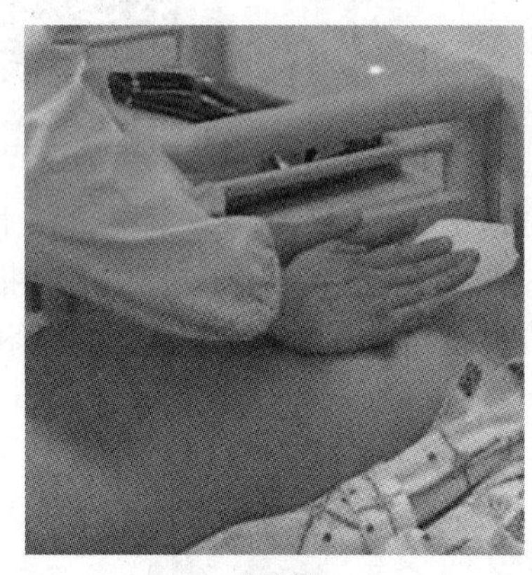

前胸部

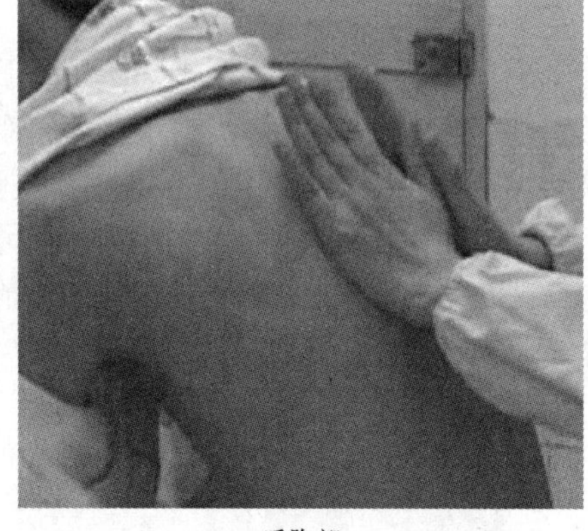

后胸部

图6-23 语音震颤的检查示意图

(3)临床意义：语音震颤的增强或减弱，有助于判断肺组织密度的改变以及胸腔病变的性质。异常情况主要包括：

1)语音震颤减弱或消失主要见于：①肺泡内含气量过多，如肺气肿；②支气管阻塞，如阻塞性肺不张；③大量胸腔积液或气胸；④胸膜高度增厚粘连；⑤胸壁皮下气肿。

2)语音震颤增强主要见于：①肺泡含气量减少，如肺泡内有炎症浸润，肺组织实变致使语颤传导良好，如大叶性肺炎实变期、大片肺梗死等；②接近胸壁的肺内巨大空腔，声波在空洞内产生共鸣，尤其是当空洞周围有炎性浸润并与胸壁粘连时，则更有利于声波传导，使语音震颤增强，如空洞型肺结核。

3. 胸膜摩擦感

(1)发生机制：正常情况下，胸膜的脏层与壁层之间润滑，呼吸运动时不会产生摩擦感。胸膜炎症性病变时，纤维蛋白沉着于两层胸膜，其表面变粗糙，呼吸时，脏层和壁层胸膜相互摩擦，传至胸壁产生的感觉，称为胸膜摩擦感(pleural friction fremitus)。

胸膜摩擦感(视频)

(2)检查方法：护士双手置于患者的胸壁上，嘱其做深呼吸，感受有无皮革相互摩擦的感觉(图6-24)。一般在胸廓的下前侧部或腋中线第5~6肋间易触及。胸膜摩擦感通常于呼、吸两相均可触及，以吸气末和呼气初比较明显。

(3)临床意义：胸膜摩擦感可见于胸膜炎症、胸膜原发性或继发性肿瘤、肺部病变累及胸膜等。当出现大量胸腔积液时，可将两层胸膜分开，胸膜摩擦感消失。在积液吸收过程中，摩擦感可再次出现。

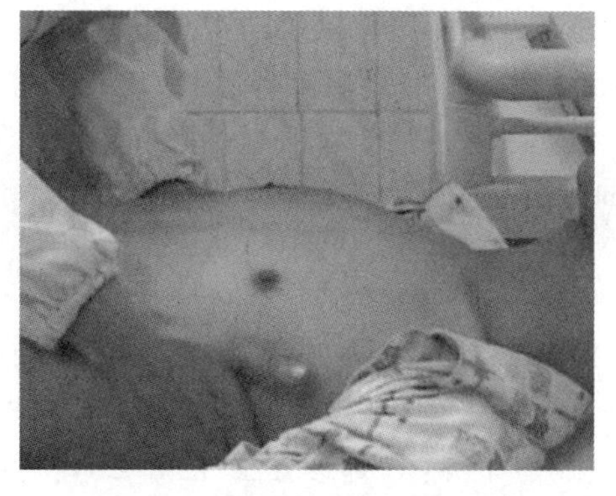

图 6-24　胸膜摩擦感检查示意图

(三)叩诊

用于胸廓或肺部的叩诊方法有间接和直接叩诊法两种。参考第本章第一节相关内容。

1. 肺部叩诊

(1)检查方法：患者取坐位或仰卧位，两臂垂放，呼吸均匀。叩诊时板指平贴于肋间隙并与肋骨平行，叩诊肩胛间区时扳指与脊柱平行，叩击力量均匀，轻重适宜。检查前胸时，胸部稍向前挺，由锁骨上窝开始叩诊，然后沿锁骨中线、腋前线，自第 1 肋间隙从上至下逐一肋间隙进行叩诊。检查侧胸壁时，嘱患者举起上臂置于头部，自腋窝开始沿腋中线、腋后线叩诊，向下检查至肋缘。检查背部时，患者向前稍低头，双手交叉抱肘，使肩胛骨移向外侧方，上半身略向前倾，叩诊由上而下叩诊肩胛间区。并沿肩胛线逐一肋间隙叩诊肩胛下区。叩诊时注意左右、上下、内外叩诊音的对比。

肺野比较叩诊（视频）

(2)影响叩诊音的因素包括：①胸壁组织厚薄：如皮下脂肪较多，肌肉层较厚，乳房较大和水肿等，均可使叩诊音变浊；②胸壁骨骼支架：骨骼支架较大者，可加强共鸣作用；③肺内含气量、肺泡的张力及弹性：如肺内含气量增大，肺泡张力增加，叩诊音调增高。

(3)正常叩诊音：正常胸部叩诊为清音，正常叩诊音的变化(图 6-25)：①前胸上部较下部叩诊音相对稍浊：主要是由于肺上叶的体积较下叶小，含气量较少，且上胸部的肌肉较厚；②右肺上部叩诊音相对稍浊：主要是因为右肺上叶较左肺上叶的体积小，且惯用右手者右侧胸大肌较发达；③背部的叩诊音较前胸部稍浊：由于背部的肌肉发达，骨骼较多；④右侧腋下部因受肝脏的影响叩诊音稍浊；⑤左侧腋前线下方有胃泡区，故叩诊呈鼓音。

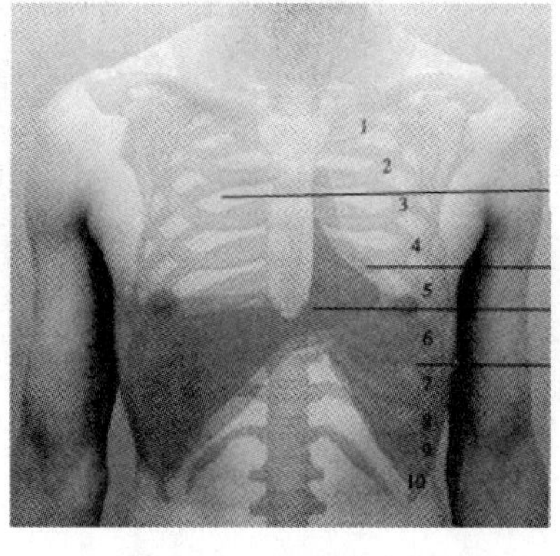

图 6-25　正常前胸部叩诊音

(4)异常叩诊音：正常的清音区范围内，如出现浊音、实音、过清音或鼓音时则为异常叩诊音，异常叩诊音的类型取决于病变的性质、范围的大小及部位的深浅。常见下列几种情况：①异常浊音或实音：见于肺部存在含气量减少或不含气的病变，如肺炎、肺不张、肺梗死、肺肿瘤、肺包囊虫病等；

以及胸腔病变如胸腔积液，胸膜增厚等；②过清音：见于肺弹性减弱，含气量增多时，如慢性阻塞性肺疾病等；③鼓音：见于胸膜腔积气或肺内存在空腔性病变，空腔大于4 cm，并靠近胸壁，如空洞型肺结核、液化破溃的肺脓肿和肺囊肿等。

但需注意，距胸部表面5 cm以上的深部病灶、直径小于3 cm的小范围病灶或少量胸腔积液时，常不能发现叩诊音的改变。

肺上界与肺前界叩诊

2. 肺界的叩诊

肺界叩诊包括：肺上界叩诊、肺前界叩诊、肺下界叩诊以及肺下界移动度。主要介绍肺下界叩诊与肺下界移动度叩诊。

(1)肺下界：①叩诊方法(图6-26)：患者平静呼吸时，护士分别沿锁骨中线第2肋间、腋窝顶部、肩胛线第8肋间开始叩诊，由上向下叩至清音变浊音(右锁骨中线叩诊时，清音变浊音为肝上界，浊音变实音为肺下界)。正常情况下，两侧肺下界大致相同，右肺下界位于锁骨中线第6肋间隙，腋中线第8肋间隙，肩胛线第10肋间隙。左肺下界除在左锁骨中线上变动较大(因有胃泡鼓音区)外，其余与右侧大致相同。正常肺下界的位置可因体型、发育情况的不同而有所差异，如矮胖者的肺下界可上升1个肋间隙，瘦长者可下降1个肋间隙。②临床意义：肺下界降低见于慢性阻塞性肺疾病、腹腔内脏下垂；肺下界上升见于肺不张、腹内压升高使膈肌上升，如鼓肠、腹水、气腹、肝脾肿大及膈肌麻痹等。

肺下界叩诊（视频）

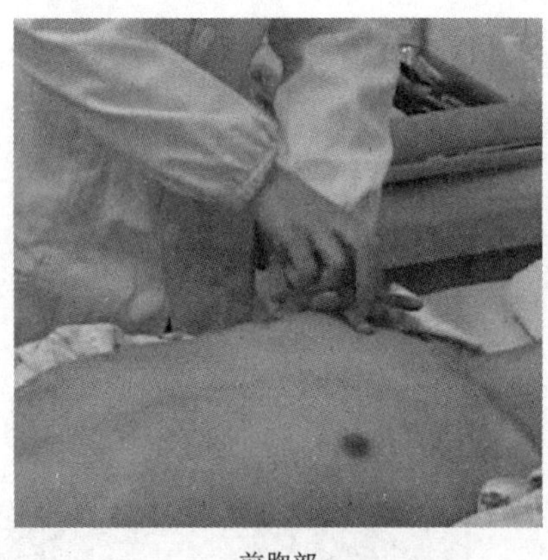
前胸部

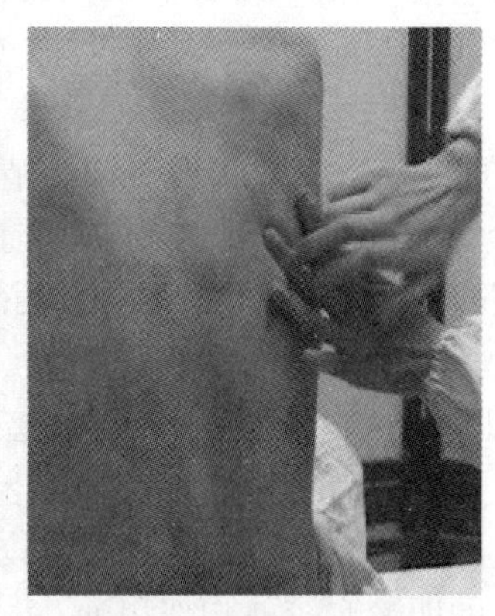
后胸部

图6-26　肺下界叩诊示意图

(2)肺下界的移动范围：相当于深呼吸时膈肌移动范围。①叩诊方法：首先沿肩胛线，叩出平静呼吸时的肺下界，再嘱患者作深吸气屏住呼吸，继续向下叩诊，由清音变为浊音时，为肺下界的最低点。当患者恢复平静呼吸后，再做深呼气并

肺下界移动范围叩诊（视频）

屏住呼吸，再由上向下叩诊，直至清音变为浊音时，为肺下界的最高点。最高至最低两点间的距离即为肺下界的移动范围。正常人为6~8 cm。②临床意义：肺下界移动范围减小见于肺组织弹性减弱，如慢性阻塞性肺疾病等；肺组织萎缩，如肺不张、肺纤维化等；肺组织炎症和水肿。当胸腔大量积液、积气及广泛胸膜增厚粘连时肺下界及其移动范围不能叩出。膈神经麻痹患者，肺下界移动度消失。

（四）听诊

肺部听诊内容包括正常呼吸音、异常呼吸音、啰音、语音共振、胸膜摩擦音的听诊。

1. 检查方法　患者取坐位或卧位，微张口作均匀的呼吸，必要时可作较深的呼吸或咳嗽数声后立即听诊。听诊的顺序：一般由肺尖开始，自上而下，逐一肋间左右交替进行检查，每个肋间至少要听1~2个呼吸周期。先前胸部，再侧胸部，最后背部。前胸部应沿锁骨中线和腋前线听诊，侧胸部应沿腋中线和腋后线听诊，背部分肩胛间区与肩胛下区（沿肩胛线）听诊。听诊时注意在上下、左右对称的部位进行对比。

2. 正常呼吸音　呼吸运动引起气流进出呼吸道，并产生湍流造成振动，经过肺和胸壁传至体表，借助听诊器所听到的声音称为肺部呼吸音，正常呼吸音（normal breath sound）包括：支气管呼吸音（bronchial breath sound）、肺泡呼吸音（vesicular breath sound）、支气管肺泡呼吸音（bronchovesicular breath sound）。

肺部听诊（视频）

（1）发生机制。

1）支气管呼吸音（bronchial breath sound）：呼吸时，气流在声门、气管或支气管形成湍流所产生的声音，颇似抬舌后经口腔呼气时所发出“ha”的音响。

2）肺泡呼吸音（vesicular breath sound）：吸气时气流经支气管进入肺泡，冲击肺泡壁，使肺泡壁由松弛变为紧张，呼气时肺泡壁由紧张变为松弛，这种肺泡弹性的变化和气流的振动形成肺泡呼吸音。其声响似上齿轻咬下唇吸气时发出的“fu”声响。正常肺泡呼吸音的强弱与性别、年龄、呼吸的深浅、肺组织弹性及胸壁的厚薄等有关。男性呼吸运动的力量较强，且胸壁皮下脂肪较少，故男性肺泡呼吸音较女性强，矮胖体型者肺泡呼吸音较瘦长者弱；儿童的胸壁较薄且肺泡富有弹性，而老年人的肺泡弹性较差，因此，儿童的肺泡呼吸音较老年人强；此外，肺泡组织较多，胸壁肌肉较薄的部位，如乳房下部及肩胛下部肺泡呼吸音最强，其次为腋窝下部，而肺尖及肺下缘区域则较弱。

3）支气管肺泡呼吸音（bronchovesicular breath sound）：兼有支气管呼吸音和肺泡呼吸音特点的混合性呼吸音。

（2）听诊特点与听诊部位（表6-5，图6-27）。

表 6-5　三种正常呼吸音比较

正常呼吸音	听诊特点	听诊部位
支气管呼吸音	音响强而高调，吸气相较呼气相短，呼气音较吸气音强而高调	喉部、胸骨上窝、背部第 6 颈椎至第 1、2 胸椎附近
肺泡呼吸音	音调较低，音响较弱，吸气相较呼气相长，吸气音较呼气音强而高调	除支气管呼吸音与支气管肺泡呼吸音的听诊部位外
支气管肺泡呼吸音	吸气音与正常肺泡呼吸音相似，呼气音与支气管呼吸音相似，吸气相与呼气相大致相同	胸骨两侧第 1、2 肋间隙，肩胛间区第 3、4 胸椎水平及肺尖前后

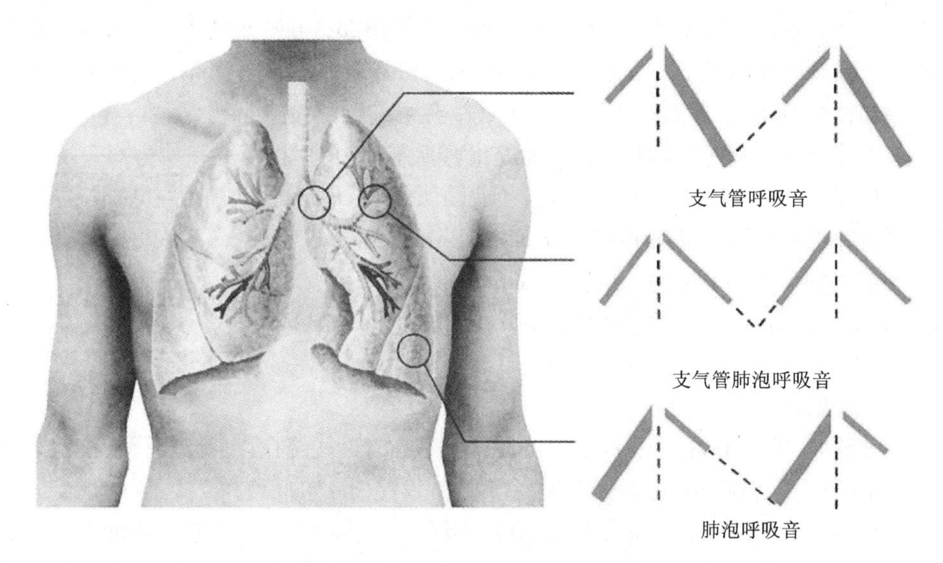

图 6-27　正常三种呼吸音示意图

3. 异常呼吸音(abnormal breath sound)

(1)异常肺泡呼吸音(abnormal vesicular breath sound)。

1)肺泡呼吸音减弱或消失：与肺泡内的气流量减少或气流速度减慢及呼吸音传导障碍有关。局部，单侧或双肺均可出现。常见的原因见表 6-6。

表 6-6　肺泡呼吸音减弱或消失的病理因素

发生机制	常见疾病
影响声音传导	气胸、胸腔积液、胸膜肥厚
影响胸廓或肺扩张	胸痛、肋软骨骨化、腹水、腹部巨大肿瘤
通气动力不足	膈肌麻痹、呼吸肌无力、镇静药过量
通气阻力增加	中央型肺癌、淋巴瘤、阻塞性肺气肿、支气管狭窄、气管异物

2）肺泡呼吸音增强：双侧肺泡呼吸音增强，与呼吸运动及通气功能增强，使进入肺泡的空气流量增多或进入肺内的空气流速加快有关。常见的原因包括：①机体耗氧量增加：如剧烈运动、发热或代谢亢进等；②机体缺氧兴奋呼吸中枢，导致呼吸运动增强：如贫血等；③血液 pH 下降，刺激呼吸中枢，使呼吸深长：如酸中毒等。一侧肺胸病变引起肺泡呼吸音减弱，健侧肺可发生代偿性肺泡呼吸音增强。

3）呼气音延长：呼气费力，呼气音延长。常见原因包括：①呼气的阻力增加，见于各种原因所致下呼吸道部分阻塞、痉挛或狭窄，如支气管炎、支气管哮喘等；②呼气的驱动力减弱，肺组织弹性减退所致，如慢性阻塞性肺气肿等。

4）断续性呼吸音：支气管狭窄或肺内局部性炎症，导致气流不能均匀地进入肺泡，引起断续性呼吸音，并不是呼吸运动断续，又可称齿轮呼吸音（cogwheel breath sound），常见于肺结核和肺炎等。正常人在寒冷、疼痛和精神紧张时，也可出现断续性肌肉收缩的附加音，但与呼吸运动无关。

5）粗糙性呼吸音：主要是由于支气管黏膜轻度水肿或炎症浸润，造成气管内壁不光滑或狭窄，致气流进出不畅所形成的粗糙呼吸音，见于支气管或肺部炎症的早期。

（2）异常支气管呼吸音（abnormal bronchial breath sound）。在正常肺泡呼吸音部位听到支气管呼吸音，为异常的支气管呼吸音，又称管样呼吸音（tubular breath sound），常见原因包括：

1）肺组织实变：实变肺组织较致密，对于声音的传导较正常肺组织好，支气管呼吸音通过较致密的肺实变组织，传至体表。实变的范围越大、位置越表浅，其声音越强，反之则较弱；见于大叶性肺炎实变期等。

2）肺内大空腔：当肺内有大空腔，其周围肺组织又有实变存在，且与支气管相通，音响可在空腔内共鸣，并通过实变组织传至体表可闻及支气管呼吸音，常见于肺脓肿或空洞型肺结核的患者。

3）压迫性肺不张：胸腔积液压迫肺组织，可引发压迫性肺不张，肺组织变致密，利于声响的传导，因此在积液区上方可听到支气管呼吸音，强度较弱且遥远。

（3）异常支气管肺泡呼吸音（abnormal bronchovesicular breath sound）。在正常肺泡呼吸音的区域内听到的支气管肺泡呼吸音。发生机制：①肺实变区域较小，与正常肺组织混合；②肺实变部位较深，被正常肺组织覆盖所致；③胸腔积液上方肺膨胀不全。临床意义：多见于支气管肺炎、肺结核、大叶性肺炎初期、胸腔积液等。

4. 啰音（crackles，rales）　指呼吸音以外的附加音（adventitious sound），正常情况下并不存在。按性质的不同可分为湿啰音和干啰音（图 6-28）。

（1）湿啰音（moist crackles）。

1）发生机制：①吸气时，气流通过呼吸道内分泌物如渗出液、痰液、血液、黏液和脓液等，形成的水泡破裂所产生的声音，又称水泡音（bubble sound）；②小支气管壁因分泌物黏着而陷闭，吸气时突然冲开气道重新充气所产生的爆裂音。湿啰音是肺部听诊时重要体征之一。

2）听诊特点：可连续出现多个湿啰音，断续而短暂，部位较恒定，性质不易变，多出现在吸气相，以吸气终末较为明显，也可出现在呼气早期，咳嗽后可减轻或消失。

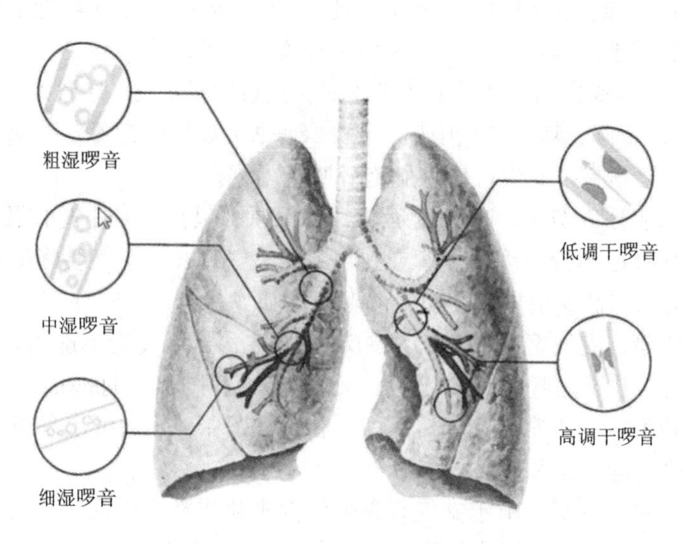

图 6-28　啰音发生的机制与部位

3)分类：按湿啰音的音响强度可分为：①响亮性湿啰音：病变周围具有良好的传导介质，或空洞的共鸣作用而产生的响亮的湿啰音，常见肺炎、肺脓肿或空洞型肺结核；②非响亮性湿啰音：是由于病变周围有较多的正常肺泡组织，音响在传导中逐渐减弱，听诊时声音遥远，音调较低。

按呼吸道管径大小和其内的渗出物的量分为：①粗湿啰音(coarse crackles)：亦称大水泡音，发生在气管、主支气管或空洞部位，多出现在吸气早期。常见于支气管扩张症、肺结核、肺水肿或肺脓肿空洞等。昏迷或濒死的患者因无力排出呼吸道分泌物，气管处也可以听见此声音，称为痰鸣音。②中湿啰音(medium crackles)：亦称中水泡音，发生于中等口径的支气管，多出现在吸气中期，见常于支气管炎、支气管肺炎等。③细湿啰音(fine crackles)：亦称小水泡音，发生于小支气管，多在吸气后期出现。常见于细支气管炎、支气管肺炎、肺梗死和肺淤血等。弥漫性肺间质纤维化患者在吸气后期出现的音调较高的细湿啰音，颇似撕开尼龙扣带时发出的声音，为 Velcro 啰音。④捻发音(crepitus)：细支气管和肺泡壁因分泌物而互相粘着陷闭，吸气气流冲开重新充气，所发出的细小爆裂音，是一种极细而均匀的湿啰音，似在耳边用手指捻搓一束头发时所发出的声音，多在吸气终末听到，常见于细支气管和肺泡炎症或充血，如肺炎早期、肺淤血等。此外，正常老年人或长期卧床的患者，在肺底也可闻及捻发音，一般无临床意义。

4)分布及临床意义：湿啰音是肺与支气管病变的表现。不同原因所致的湿罗音，其分布也不一样：①局部湿罗音：出现局部固定不变的湿啰音，提示局部有病灶，可见于肺炎、肺结核(多在肺尖部)、支气管扩张症、肺脓肿、肺癌及肺出血等；②两侧弥漫性湿罗音：心功能不全导致的肺淤血可出现双侧肺底部湿啰音，并常与体位有关，平卧位时，湿啰音在肺底较多，侧卧位时位置低的一侧较多。双肺广泛湿啰音主要见于急性肺水肿、支气管肺炎、慢性支气管炎等。

(2)干啰音(wheezes,rhonchi)。

1)发生机制：当气管、支气管、细支气管狭窄或部分阻塞时，呼吸的气流进出气道引发湍流，产生的振动形成干啰音。引起呼吸道狭窄或不完全阻塞的原因包括：①黏膜充血水肿以及分泌物增多：见于气管、支气管的炎症等；②支气管平滑肌痉挛：如支气管哮喘等；③管腔内肿瘤、异物阻塞以及气管周围组织病变压迫管壁等引起的管腔狭窄等。

2)听诊特点：音调较高且持续时间较长，干啰音的强度、性质和部位均易改变，瞬间内数量可明显增减，吸气及呼气时均可听及，以呼气时较为明显。

3)分类：干啰音可根据音调的高低分为高调干啰音和低调干啰音两种。①高调干啰音(sibilant wheezes)：类似鸟叫或哨笛声，故又称哨笛音。音调高，呈短促，多起源于较小的支气管或细支气管。②低调干啰音(sonorous wheezes)：音调低，呈呻吟声或鼾声的性质，故又称鼾音，多发生在气管或主支气管。发生于主支气管以上大气道的干啰音，有时不用听诊器即可闻及，称之喘鸣音。

4)分布及临床意义：双侧弥漫性干啰音，见于支气管哮喘、喘息型慢性支气管炎和心源性哮喘。局限性干啰音，见于支气管黏膜结核、肿瘤等。

5. 语音共振(vocal resonance) 语音共振的产生机制与语音震颤基本相同。其临床意义与语音震颤相同。

检查方法：嘱患者用一般的声音强度重复发“yi”长音，同时用听诊器听取语音。正常情况下，可听到柔和而不清晰的声音。语音共振一般在气管和大支气管附近听到的声音最强，肺底最弱。

6. 胸膜摩擦音(pleural friction rub) 胸膜摩擦音发生机制和临床意义与胸膜摩擦感相同。听诊特点：胸膜摩擦音颇似用一手掩耳，以另一手指在其手背上摩擦时所听到的声音，呼吸两相均可听到，吸气末或呼气初较为明显，屏气时即消失。呼吸运动度大的部位较明显，因此，最易听到的部位是前下侧胸壁，很少在肺尖听及胸膜摩擦音。

呼吸系统常见病变的体征

四、心脏检查

心脏检查时，环境需安静、温暖、光线充足，患者可取坐位或卧位，护士立于患者右侧，充分暴露胸部。按照视诊、触诊、叩诊、听诊依次进行检查。

(一)视诊

心脏视诊内容包括：心前区外形、心尖搏动以及观察心前区其他部位有无搏动。患者尽可能取卧位，护士视线与患者胸廓同高。

心脏视诊（视频）

1. 心前区外形 正常人胸部两侧大致是对称的。心前区隆起多见先天性心脏病或风湿性心脏病。幼时，胸壁骨骼尚在发育阶段，受增大心脏的影响，可使心前区隆起。成人有大量心包积液时，心前区可显饱满。

2. 心尖搏动　心尖由左心室构成，心室收缩时，心尖撞击心前区胸壁，使相应部位肋间组织向外搏动，称为心尖搏动(apical impulse)。由于心尖邻近胸壁，因此在前胸壁常可看到或触到心尖的搏动。

剑突下搏动的鉴别

正常成人坐位时，心尖搏动一般位于第5肋间左锁骨中线内0.5~1.0 cm处，距前正中线7.0~9.0 cm，搏动范围直径2.0~2.5 cm。体胖者或女性乳房垂悬时不易看见。因此，需触诊更能准确的判断。

3. 心前区异常搏动　正常人心前区除了心尖搏动之外，一般不存在其他搏动。心前区异常搏动的原因，与异常搏动出现的位置密切相关，常见异常搏动的位置和临床意义(表6-7)。

表6-7　心前区异常搏动的位置与临床意义

异常搏动的位置	临床意义
胸骨左缘第2肋间	肺动脉高压、肺动脉扩张，正常青年人
胸骨右缘第2肋间与胸骨上窝	升主动脉瘤、严重贫血、主动脉瓣关闭不全等
胸骨左缘第3~4肋间	先天性心脏病致右心室肥大
剑突下搏动	右心室增大、腹主动脉瘤

(二)触诊

触诊能更准确地判断心尖搏动或其他搏动的位置、强弱和范围，尤其是视诊不能发现或看不清楚的心尖搏动及心前区搏动，触诊检查则可能确定。通常心脏触诊可与视诊同时进行。

1. 检查内容　心尖搏动、心前区搏动、心前区震颤及心包摩擦感。

心脏触诊(视频)

2. 检查方法　用右手全手掌置于心前区，注意心尖搏动的位置和有无震颤。示指和中指并拢，用指腹确定心尖搏动的准确位置、范围、是否弥散、有无抬举性搏动。触诊检查时，按压在胸壁上的力度不宜过大，用力按压会降低手掌触觉的敏感度，从而影响触诊检查的结果(图6-29)。

3. 临床意义

(1)心尖搏动位置的改变可受生理性和病理性因素的影响。

1)生理性因素：心脏的位置与体位、体型、年龄有关。正常情况下，平卧位心尖搏动略上移；左侧卧位，心尖搏动向左移；右侧卧位可向右移。肥胖体型者、小儿及妊娠时，由于横膈位置较高，心脏呈横位，心尖搏动向外上移，可至第4肋间左锁骨中线外。若体型瘦长(特别是处于站立或坐位)使横膈位置较低，心脏呈垂位，心尖搏动移向内下，可达第6肋间。

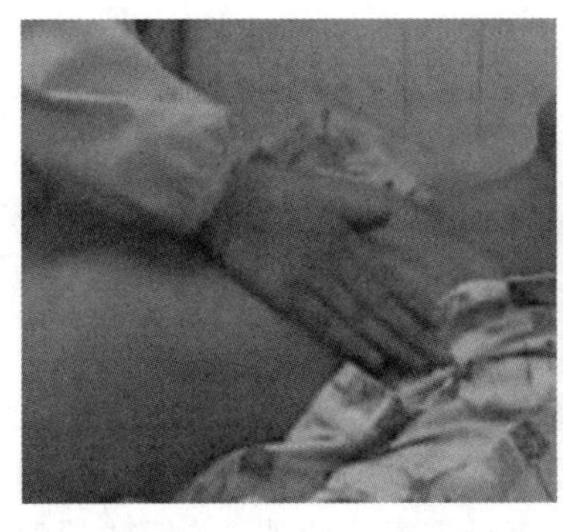
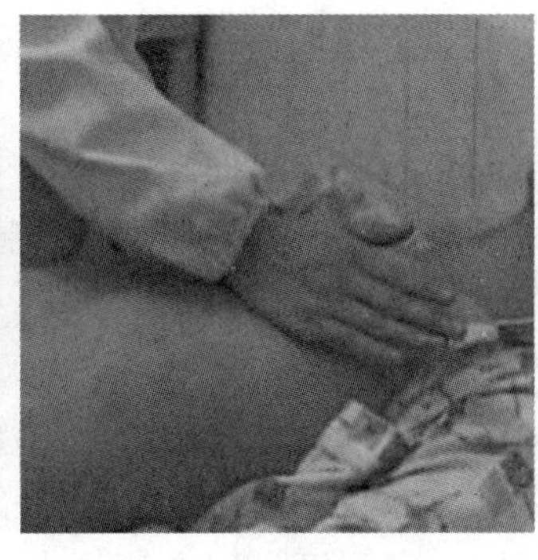
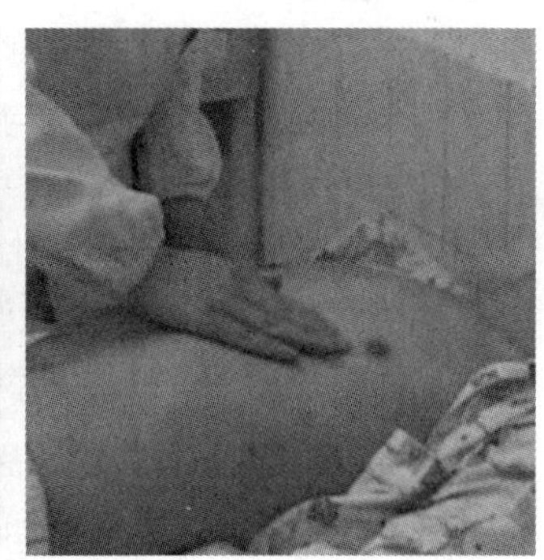

图 6-29　心尖搏动触诊

2）病理性因素（表 6-8）。

表 6-8　心尖搏动移位的病理性因素

<table>
<tr><th colspan="2">病理因素</th><th>心尖搏动移位</th><th>常见原因</th></tr>
<tr><td rowspan="4">心脏因素</td><td>左心室增大</td><td>向左向下移位</td><td>主动脉瓣关闭不全</td></tr>
<tr><td>右心室增大</td><td>向左移位</td><td>二尖瓣狭窄</td></tr>
<tr><td>左、右心室均增大</td><td>向左下移位
伴心界两侧扩大</td><td>扩张型心肌病等</td></tr>
<tr><td>右位心</td><td>位于右侧胸壁</td><td>先天性右位心</td></tr>
<tr><td rowspan="2">心脏外因素</td><td>纵隔移位</td><td>移向患侧
移向健侧</td><td>一侧胸膜粘连、增厚或肺不张等
一侧胸腔积液或气胸等</td></tr>
<tr><td>横膈移位</td><td>向左外侧移位
移向内下</td><td>大量腹水、腹腔巨大肿瘤等
严重肺气肿等</td></tr>
</table>

（2）心尖搏动强度与范围的改变。

1）生理性因素：与胸壁厚薄、乳房大小、肋间隙宽窄有关。胸壁肥厚、乳房悬垂或肋间隙狭窄时心尖搏动较弱，搏动范围也缩小。胸壁薄、肋间隙增宽时心尖搏动相应增强，范围也增大。剧烈运动或情绪激动时，心尖搏动也会增强。

2）病理性因素：①心脏因素：心尖搏动增强，范围增大，可呈抬举性搏动，即心脏徐缓、有力的搏动，可使手指尖端抬起的一种感觉，称为抬举性心尖搏动（heaving apex impulse），提示左室肥厚。如在胸骨左下缘触及收缩期抬举性搏动，提示右心室肥厚。扩张型心肌病、急性心肌梗死等疾病导致心肌受损，心肌收缩力下降使心尖搏动减弱。除此之外，心包积液时，心脏与前胸壁的距离增大，心尖搏动减弱或消失。②心脏以外因素：高热、严重贫血、甲状腺功能亢进症等疾病可使心肌收缩力增加，心尖搏动增强，范围增大；肺气肿、左侧大量胸腔积液或积气可使心脏与前胸壁距离增大而致心尖搏动减弱或消失。

(3)负性心尖搏动：心脏收缩时，心尖搏动内陷，称负性心尖搏动(inward impulse)。见于粘连性心包炎或心包与周围组织广泛粘连。另外，重度右室肥大、心脏顺钟向转位，使左心室向后移位也可引起负性心尖搏动。

4. *震颤* 触诊心前区时，手掌触到的一种细小震动感，类似在猫喉部摸到的呼吸震颤，称为震颤(thrill)，又称"猫喘"。

(1)产生机制：震颤的产生机制与听诊的杂音相类似，是由于血液流经狭窄的口径，或循异常的方向流动时产生涡流，从而造成瓣膜、血管壁或心室壁震动传至胸壁被触及的感觉。一般情况下，血流的速度越快、流经管腔的口径越狭窄以及两侧的压力阶差越大，震颤越强，但是管径狭窄到一定程度可因血流过少，而无震颤。此外，儿童或消瘦等患者可因胸壁薄而使震颤触感越强。

(2)检查方法：护士用手掌在心前区触诊，注意有无震颤。必要时用手掌尺侧(小鱼际)确定震颤的具体位置，判定收缩期还是舒张期。震颤触诊时应注意其部位以及出现的时期，可利用心尖搏动或颈动脉搏动来确定震颤的时期。检查时，护士一手触及震颤，一手触及心尖搏动或颈动脉搏动，如紧随心尖搏动出现或与颈动脉搏动同时出现的为收缩期震颤，难以确定时可配合心脏听诊进行。

(3)临床意义：由于震颤产生机制与杂音相同，故有震颤一定可听到杂音，且在一定条件下，杂音越响，震颤越强；但听到杂音不一定能触到震颤。这是因为人体对声波振动频率感知方式不同。触觉对低频振动较敏感，听觉对高频振动较敏感。如声波频率处于既可触知又可听到的范围，则既可触及震颤，又可听到杂音；如声波频率处于可触知的上限，则可闻杂音而触不到震颤。心前区震颤为器质性心血管疾病的重要体征，多见于某些先天性心血管疾病及狭窄性瓣膜病变。

由于震颤的产生与来源(瓣膜、大血管或间隔缺损)、时相(收缩期、舒张期或连续性)有关。因此，通过触诊震颤的部位和时期可以判断心脏病的原因。常见原因包括：①胸骨左缘第2肋间收缩期震颤见于肺动脉瓣狭窄；②心尖区舒张期震颤见于二尖瓣狭窄；③胸骨右缘第2肋间收缩期震颤见于主动脉瓣狭窄；④胸骨左缘第3~4肋间收缩期震颤见于室间隔缺损。⑤连续性震颤见于动脉导管未闭。

5. *心包摩擦感*

(1)产生机制与临床意义：当心包膜发生炎症时，心包膜纤维素渗出致表面粗糙，心脏收缩时脏层与壁层心包摩擦产生的振动传至胸壁产生心包摩擦感(pericardium friction rub)。随着心包渗液的增多，心包脏层与壁层分离，摩擦感消失。

(2)检查方法：检查时，护士将手掌尺侧置于胸骨左缘第3、4肋间，因为该部位的心脏表面无肺脏覆盖，心脏更接近胸壁。心包摩擦感多呈收缩期和舒张期双相，以收缩期、前倾体位或呼气末(使心脏靠近胸壁)更为明显。

(三)叩诊

心脏是实质性的空腔脏器。心脏前方大部分被肺和胸膜遮盖，叩诊呈浊音，小部分不被肺遮盖的部分叩诊呈实音。

临床通过心脏叩诊来确定心界，判断心脏和大血管的大小、形状以及位置。心界包括相对浊音界（心脏左右缘被肺遮盖的部分）及绝对浊音界（不被肺遮盖的部分）两部分（图6-30）。通常叩诊相对浊音界，来了解心脏的大小。

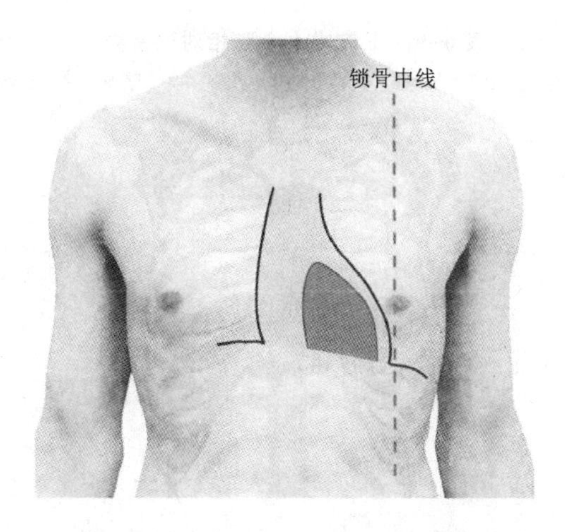

图6-30 心脏绝对浊音界与相对浊音界

1. 心脏相对浊音界叩诊方法 采用间接叩诊法，患者可取平卧位或坐位，平卧时板指与肋间隙平行，坐位时板指与肋间隙垂直。先叩左界，后叩右界。①左界叩诊：从心尖搏动外2~3 cm处开始，由外向内，清音变浊音即为心相对浊音界。再由下向上，逐个肋间隙叩诊，直至第2肋间。②右界叩诊：先沿锁骨中线叩出肝上界，然后于其上一肋间隙开始，由外向内，由下而上，逐一肋间隙进行叩诊，直至第2肋间。对各肋间隙叩得的相对浊音界逐一作出标记，并测量其与前正中线间的垂直距离（图6-31）。

心脏叩诊（视频）

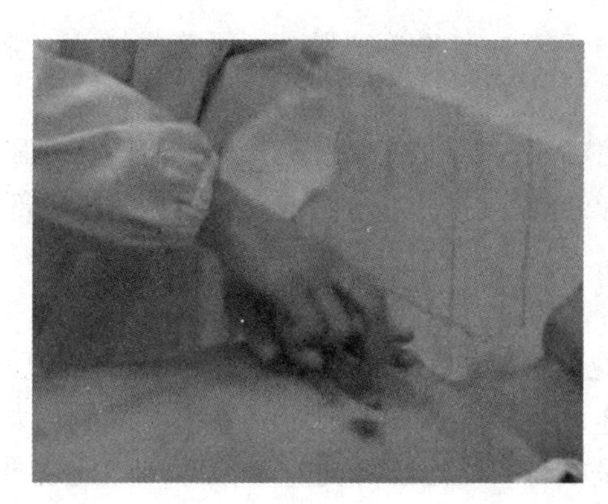
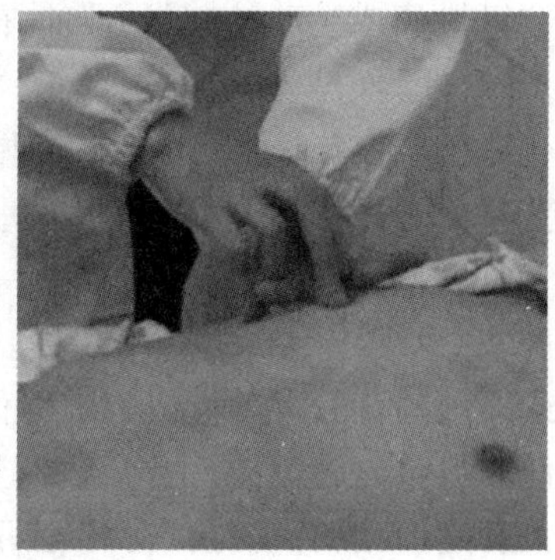

图6-31 心界叩诊

2. 正常心脏相对浊音界　正常心脏左界自第2肋间直至第5肋间，逐渐形成一外凸弧形。右界各肋间几乎与胸骨右缘一致，第4肋间稍超过胸骨右缘。正常心相对浊音界与前正中线的垂直距离(表6-9)。

表6-9　正常成人心脏相对浊音界

右心界/cm	肋间	左心界/cm
2~3	Ⅱ	2~3
2~3	Ⅲ	3.5~4.5
3~4	Ⅳ	5~6
	Ⅴ	7~9

注：正常成人左锁骨中线距前正中线的距离为8~10 cm

3. 心浊音界改变及其临床意义

(1)心脏病变。

1)左心室增大：心脏相对浊音界向左下增大，心腰加深，心界似靴形。多见于主动脉瓣关闭不全或高血压性心脏病等。

2)右心室增大：轻度增大仅使绝对浊音界增大。右心室显著增大时，叩诊心脏相对浊音界向左右两侧增大，由于同时有心脏顺钟向转位，因此向左增大较显著，但不向下增大。多见于肺源性心脏病、房间隔缺损等。

3)左、右心室均增大：心脏相对浊音界向两侧增大，且左界向左下增大，呈普大型。多见于扩张型心肌病、克山病等。

4)左心房增大或合并肺动脉段扩大：左房显著增大时，胸骨左缘第3肋间心脏相对浊音界增大，心腰消失。左心房与肺动脉段均增大时，胸骨左缘第2、3肋间隙心脏相对浊音界增大，心腰更为丰满或膨出，心界似梨形，多见于二尖瓣狭窄，故又称二尖瓣型心脏。

5)升主动脉瘤或主动脉扩张：胸骨右缘第1、2肋间心脏相对浊音界增宽，常伴收缩期搏动。

6)心包积液：心界向两侧增大，其相对浊音界和绝对浊音界几乎相同，可随体位而改变，坐位时心脏相对浊音界形似三角形烧瓶，卧位时心底部浊音增宽，心尖部浊音区可变小。

(2)心外因素。

纵膈或横膈的移位可以造成心脏移位或心脏相对浊音界改变，如一侧大量胸腔积液或气胸可使心界移向健侧；一侧胸膜粘连、增厚与肺不张则使心界移向病侧；大量腹水或腹腔巨大肿瘤导致的横膈抬高，心脏呈横位，可使心界向左增大等。除此之外，胸壁增厚或肺气肿时心浊音界变小，胃含气量增加导致胃泡区鼓音明显，可影响心脏左界下部叩诊。

(四)听诊

心脏瓣膜听诊(视频)

心脏听诊时，患者可取卧位或坐位。也可根据检查需要改变体位或者配合深呼吸、运动等进行检查。听诊内容包括心率、心律、心音、额外心音、杂音和心包摩擦音。

1. 心脏瓣膜听诊区 心脏各瓣膜开放与关闭时所产生的声音沿血流方向传导至体表，最易听清的部位称为心脏瓣膜听诊区。通常有5个听诊区(图6-32)。它们分别为：①二尖瓣区(mitral vale area)：心尖搏动最强点，又称心尖区；②肺动脉瓣区(pulmonary vale area)：胸骨左缘第2肋间；③主动脉瓣区(aortic vale area)：胸骨右缘第2肋间；④主动脉瓣第二听诊区(second aortic vale area)：胸骨左缘第3、4肋间，又称Erb区；⑤三尖瓣区(tricuspid vale area)：胸骨下端左缘，即胸骨左缘第4、5肋间。

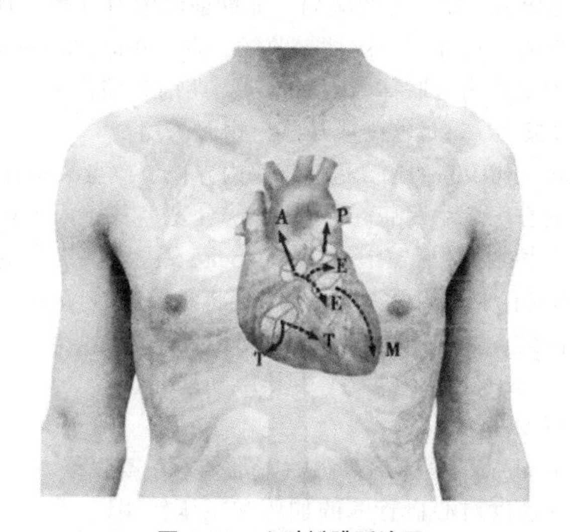

图6-32 心脏瓣膜听诊区

M，二尖瓣区；P，肺动脉瓣区；A，主动脉瓣区；E，主动脉瓣第二听诊区；T，三尖瓣区

注意心脏瓣膜听诊区与其解剖部位不完全一致；同时心脏瓣膜听诊区应根据患者所患的心脏疾病适当调整。

2. 听诊顺序 一般情况下，听诊顺序可以从心尖区开始，逆时针方向依次听诊：心尖区、肺动脉瓣区、主动脉瓣区、主动脉瓣第二听诊区，最后是三尖瓣区。

3. 听诊内容

(1)心率(heart rate)指每分钟心搏次数。一般在二尖瓣区计数第一心音1分钟。正常成人在安静、清醒的情况下心率范围为60~100次/分，老年人偏慢，女性稍快，儿童较快，3岁以内的儿童多在100次/分以上。成年人安静状态下心率超过100次/分，或婴幼儿心率超过150次/分，称为心动过速(tachycardia)；成年人心率低于60次/分，称为心动过缓(bradycardia)。

引起心率改变的常见原因(表6-10)。

表 6-10　心率改变的常见原因

心率改变	生理因素	病理因素
心动过速	运动、情绪激动等	发热、甲状腺功能亢进症、贫血、心力衰竭等
心动过缓	运动员或从事体力劳动的健康人	颅内压增高、甲状腺功能减退症或使用普萘洛尔等药物

（2）心律（cardiac rhythm）指心脏跳动的节律。正常成年人心律基本规则，部分青少年可出现随呼吸改变的心律，吸气时增快，呼气时减慢，为窦性心律不齐（sinus arrhythmia），无临床意义。听诊时，最常见心律失常包括：

1）期前收缩（premature beat）是异位起搏点过早发出冲动引起的心脏搏动，又称过早搏动。听诊特点是：①在规则心律基础上，突然提前出现一次心跳，其后有一较长间歇。②提前出现的第一心音增强，第二心音减弱。如期前收缩有规律出现，可形成联律，例如连续出现每一次窦性搏动后都有一次期前收缩，称二联律（bigeming）；每二次窦性搏动后出现一次期前收缩则称为三联律（trigeming）。期前收缩常见于各种器质性心脏病，也可因精神刺激、过度疲劳、过量饮酒或某些药物而诱发。

2）心房颤动（atrial fibrillation，AF）是指心房内异位节律点兴奋性增高以及冲动传导存在多个微折返引起的心房活动紊乱。听诊特点：①心室律绝对不规则；②第一心音强弱不等；③心率大于脉率，称脉搏短绌（pulse deficit），主要由于心室率绝对不规则，过早的心室收缩（心室内仅有少量的血液充盈）不能将足够的血液输送到周围血管，因此，脉搏不易触及。心房颤动的常见原因有二尖瓣狭窄、冠心病、高血压病、甲状腺功能亢进症等。少数原因不明称特发性。

正常心音产生机制

（3）心音（heart sound）是指心动周期中，心肌收缩、瓣膜启闭、血液加速度和减速度对心血管壁的加压和减压作用以及形成的涡流等因素引起的机械振动，可通过周围组织传至胸壁，如将听诊器放在胸壁某些部位，就可以听到声音，称为心音。按其在心动周期中出现的先后次序，可依次命名为第一心音（first heart sound，S_1）、第二心音（second heart sound，S_2）、第三心音（third heart sound，S_3）和第四心音（fourth heart sound，S_4）。

正常心音

正常心音的听诊特点与临床意义见表 6-11。

表 6-11　正常心音的听诊特点与临床意义

心音	听诊特点	临床意义
S_1	音调较低钝，强度较响，历时较长（持续约 0.1 s），与心尖搏动同时出现，在心尖部最响	提示心室收缩的开始
S_2	音调较高而脆，强度较 S_1 弱，历时较短（持续约 0.08 s），不与心尖搏动同步，在心底部最响	提示心室舒张的开始

续表 6-11

心音	听诊特点	临床意义
S_3	出现在心室舒张早期、快速充盈期之末，轻而低调，持续时间短（约 0.04 s），局限于心尖部或其内上方，左侧卧位、呼气末较清楚	正常情况只在部分儿童和青少年中听到
S_4	出现在心室舒张末期，约在 S_1 前 0.1 s（收缩期前），心尖部及其内侧较明显	一般听不到，听到第四心音，多属病理性

常见的心音改变及其临床意义：

1）心音强度改变。S_1 强度主要取决于心室肌收缩力、心室的充盈程度以及心室收缩时房室瓣的位置和瓣膜的弹性等因素。S_2 强度取决于体循环或肺循环阻力的大小和半月瓣的解剖结构。S_2 有两个主要成分即主动脉瓣成分（A_2）和肺动脉瓣成分（P_2），通常 A_2 在主动脉瓣区最清楚，P_2 在肺动脉瓣区最清晰。一般情况下，青少年 $P_2>A_2$，成年人 $P_2=A_2$，而老年人 $P_2<A_2$。除此之外，影响声音传导的因素如肺含气量、胸壁或胸腔病变等也可改变心音强度。

心音强度改变常见原因见表 6-12。

表 6-12　常见心音强度改变的临床意义

强度改变	发生机制	临床意义
S_1 增强	心室充盈减慢减少，以致在心室开始收缩时二尖瓣位置低垂，并且由于心室充盈减少，使心室收缩时左室内压上升加速和收缩时间缩短，造成瓣膜关闭振动幅度大	二尖瓣狭窄等
S_1 减弱	左心室舒张期过度充盈（包括由肺静脉回流的血液加收缩期返流入左房的血液），使二尖瓣飘浮，以致在心室收缩前二尖瓣位置较高，关闭时振幅小	二尖瓣关闭不全等
S_1 强弱不等	两次心搏相近时 S_1 增强，相距远时则 S_1 减弱；心房心室几乎同时收缩时 S_1 增强，又称“大炮音”（cannon sound）	心房颤动和完全性房室传导阻滞等
S_2 增强	体循环或肺循环阻力增高或血流增多时，主动脉或肺动脉压增高，主动脉瓣或肺动脉瓣关闭有力，振动大	高血压、动脉粥样硬化、肺心病、先天性心脏病、二尖瓣狭窄伴肺动脉高压等
S_2 减弱	体循环或肺循环阻力降低、血流减少或瓣膜病变	低血压、主动脉瓣或肺动脉瓣狭窄等
S_1、S_2 同时增强	心肌收缩力增强和心动过速而引起	高热、贫血、甲状腺功能亢进症等
S_1、S_2 同时减弱	心肌收缩力减弱或声音传导受阻	心肌炎、心肌病、心肌梗死或胸腔积液等

2）心音性质改变。正常情况下，S_1 音调较低钝，强度较响，持续时间长，而 S_2 音调较高而脆，强度较 S_1 弱，历时较短，S_1 与 S_2 的距离短于 S_2 距下一个心动周期的距离，即心室的收缩期短于舒张期。当心肌严重病变时，S_1 失去原有性质与 S_2 相似，形成"单音律"。当心率增快，收缩期与舒张期时限几乎相等时，听诊类似钟摆声，又称钟摆律（pendulum rhythm）或"胎心律"，提示心肌严重受损，如重症心肌炎、大面积急性心肌梗死等。

3）心音分裂（splitting of heart sounds）。正常情况下，心室收缩与舒张时两个房室瓣与两个动脉瓣的关闭并非同步，三尖瓣关闭晚于二尖瓣关闭 0.02~0.03 s，肺动脉瓣关闭晚于主动脉瓣关闭约 0.03 s，由于时间间隔短而不能被人耳分辨，因此，听诊为一个声音。当 S_1 与 S_2 的两个主要成分之间的时距延长，导致听诊时一个心音分成两个心音即为心音分裂。

心音分裂

（4）额外心音（extra cardiac sound）是指在正常 S_1、S_2 之外听到的附加音，与心脏杂音不同。出现在 S_1 之后的为收缩期额外心音，出现在 S_2 之后的为舒张期额外心音。额外心音多数为病理性的，尤以舒张期额外心音最为常见。

奔马律（gallop rhythm）：S_2 之后出现的一种额外心音，并与原有的 S_1、S_2 组成舒张期的三音心律，当心率大于 100 次/分时，听诊类似马奔跑时的蹄声，故称奔马律。奔马律是心肌严重损害的体征。舒张早期奔马律（protodiastolic gallop rhythm）最为常见，是病理性的 S_3。

1）听诊特点：音调低、强度弱，与 S_1 和 S_2 的间距相仿，常伴有心率增快又称第三心音奔马律。它与生理性 S_3 的主要区别（表 6-13）。

舒张晚期奔马律与重叠型奔马律

2）发生机制：由于心室舒张期负荷过重，心肌张力减低与顺应性减退，以致心室舒张早期，血液进入过度充盈的心室而引起的室壁振动。

3）临床意义：提示有严重器质性心脏病，常见于心力衰竭、急性心肌梗死、重症心肌炎与心肌病等。

表 6-13　舒张早期奔马律与生理性第三心音的区别

	生理性第三心音	舒张早期奔马律
临床意义	健康人，尤其是儿童和青少年	严重器质性心脏病
心率	多正常	多大于 100 次/分
性质	轻而低调，持续时间短	音调低、强度弱
与 S_1、S_2 的关系	S_3 与 S_2 的间距近于 S_1 与 S_2 的间距	三个声音时间间隔相等
听诊部位	局限于心尖部或其内上方明显	心尖部或剑突下明显
与呼吸、体位的关系	左侧卧位、呼气末较清楚	呼吸末或吸气时较响

除此之外，心肌严重损害还可引起舒张晚期奔马律（late diastolic gallop rhythm）以及重叠型奔马律（summation gallop rhythm）。

（5）心脏杂音（cardiac murmurs）是指在心音与额外心音之外，心脏收缩或舒张过程中产生的具有不同频率、不同强度、持续时间较长的夹杂声音。杂音判断对于心脏疾病的诊断具有重要的参考价值。

杂音产生的机制：正常血流呈层流状态。在血流加速、异常血流通道、血管管径异常等情况下，可使层流转变为湍流或旋涡而冲击心壁、大血管壁、瓣膜、腱索等使之振动而在相应部位产生杂音（图 6-33）。

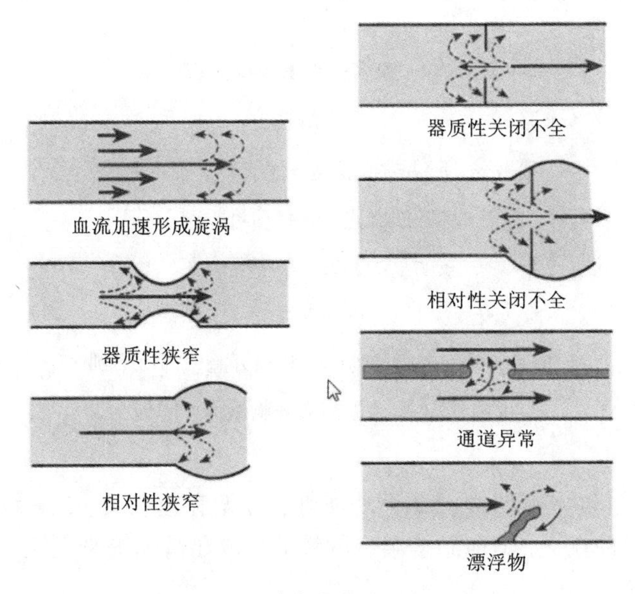

图 6-33　心脏杂音产生机制示意图

杂音听诊内容包括：

1）部位：即指杂音听诊最响部位，往往杂音在哪个瓣膜听诊区最响，就提示该区域相应瓣膜存在病变。

2）传导：杂音可沿血流方向或经周围组织向外传导。杂音越响，传导越广。因此，根据杂音最响部位及其传导方向，可判断杂音来源及其病理性质。

3）时期：不同时期的杂音可反映不同的病变，根据杂音出现的时期可以分为：①收缩期杂音（systolic murmur，SM）：出现在 S_1 与 S_2 之间的杂音；②舒张期杂音（diastolic murmur，DM）：出现在 S_2 与下一心动周期 S_1 之间的杂音；③连续性杂音（continuous murmur，CM）：连续出现在收缩期与舒张期的杂音；④双期杂音：收缩期与舒张期均出现但不连续的杂音。还可根据杂音在收缩期或舒张期出现的早、晚而进一步分为早期、中期、晚期或全期杂音。一般认为舒张期杂音和连续性杂音多为器质性杂音，而收缩期杂音则有可能为器质性的也有可能为功能性。

4）性质：指杂音的不同频率而表现出的音调与音色。常用柔和、粗糙来形容杂音音调。杂音音色常描述为：吹风样、隆隆样(雷鸣样)、喷射样、叹气样、机器样、鸟鸣样和乐音样等。杂音性质不同，可反映不同的病理变化。

5)强度：即杂音的响度。主要取决于：①狭窄程度：一般来说狭窄越重，杂音越强；但极度狭窄时，通过的血流极少，则杂音反而减弱或消失；②血流速度：速度越快，杂音越强；③压力阶差：狭窄口两侧压差越大，杂音越强；④心肌收缩力：心力衰竭时，心肌收缩力减弱，杂音减弱；心衰纠正后，收缩力增强，压力阶差增大，杂音增强。除此之外，一些影响声音传导的因素，如胸壁增厚、肺气肿等均可使杂音强度减弱。

收缩期杂音的强度一般采用 Levine 6 级分度表示(表 6-14)。记录方法：杂音的级别为分子，6 级分类法为分母，例如，响度为 2 级，则记为 2/6 级杂音。

表 6-14　杂音强度 Levine 6 级分度

级别	响度	听诊特点	震颤
1	极轻度	很微弱，所占时间很短，仔细听诊才能听到	无
2	轻度	将听诊器置于胸壁即可听到	无
3	中度	较明显的杂音，呈中等响度	无
4	响亮	声音响亮	有
5	很响亮	震耳，但整个听诊器体件稍离开胸壁即听不到	明显
6	极响亮	整个听诊器体件稍离开胸壁仍可听到	明显

一般认为，2/6 级以下的杂音多为功能性，常无病理意义。3/6 级和以上的杂音多为器质性，具有病理意义，但应结合杂音的性质、传导情况等来判定。舒张期杂音是否分级，目前尚未统一。

6)体位、呼吸和运动对杂音的影响：特定的体位或体位改变、运动、深吸气或呼气、屏气等动作可使某些杂音增强或减弱，有助于杂音的判别(表 6-15)。①体位：迅速改变体位，可使血流分布和回心血量也发生改变从而影响杂音的强度；②呼吸：深吸气时，胸腔负压增加，回心血量增多，深吸气后紧闭声门并用力作呼气动作(Valsalva 动作)时，胸腔压力增高，使回心血量减少，从而影响杂音的强度；③运动：运动引起心率增快，心搏增强，在一定的心率范围内可使心排出量增加从而影响杂音的强度。

表 6-15　体位、呼吸、运动对心脏杂音的影响

体位、呼吸、运动	对杂音的影响
仰卧位	二尖瓣、三尖瓣与肺动脉瓣关闭不全的杂音更明显
前倾坐位	主动脉瓣关闭不全所致叹气样杂音更明显
左侧卧位	二尖瓣狭窄所致舒张期隆隆样杂音更明显
卧位或下蹲位迅速站立	二尖瓣、三尖瓣、主动脉瓣关闭不全及肺动脉瓣狭窄与关闭不全的杂音均减轻，肥厚型梗阻性心肌病的杂音则增强

续表 6-15

体位、呼吸、运动	对杂音的影响
深吸气	三尖瓣和肺动脉瓣狭窄与关闭不全所致杂音增强
Valsalva 动作	经瓣膜产生的杂音减轻，梗阻性肥厚型心肌病的杂音增强
运动后	器质性杂音增强

7）杂音的临床意义：杂音听诊对心血管病的诊断与鉴别诊断有重要价值，临床上根据产生杂音的部位有无器质性病变可分为器质性杂音与功能性杂音；根据杂音的临床意义分为病理性杂音和生理性杂音（包括无害性杂音）。器质性杂音是指杂音产生部位有器质性病变存在，而功能性杂音包括：①生理性杂音：只限于收缩期，心脏无改变，无临床意义；其与收缩期器质性杂音的区别见表 6-16；②全身性疾病造成的血流动力学改变产生的杂音；③相对性杂音：瓣膜结构无改变，但有心脏病理意义的相对性关闭不全或狭窄引起的杂音。相对性杂音与器质性杂音合称为病理性杂音。

收缩期与舒张期杂音的特点和意义

表 6-16　生理性杂音与收缩期器质性杂音的鉴别

	器质性杂音	生理性杂音
年龄	不定	儿童、青少年多见
部位	不定	二尖瓣区或（和）肺动脉瓣区
性质	粗糙、吹风样、高调	柔和、吹风样
强度	常为 3/6 级及以上	常为 2/6 级及以下
传导	沿血流方向传导较远而广	局限
震颤	可有	无

（6）心包摩擦音（pericardial friction sound）：①发生机制：各种原因引起心包的脏层与壁层纤维蛋白沉积而粗糙，在心脏搏动时产生摩擦而出现的声音；②听诊特点：音质粗糙、高音调、比较表浅，类似纸张摩擦的声音。整个心前区均可闻及，但以胸骨左缘第 3、4 肋间最为响亮，坐位前倾或呼气末更明显；③临床意义：见于各种感染性心包炎、急性心肌梗死、心脏损伤后综合征等疾病。

循环系统常见疾病的胸部异常体征

第六节　血管检查

预习案例

患者，女，65岁。因反复胸闷、心悸5余年，再发伴加重半月就诊。门诊拟“心律失常”收住入院。自述有“慢性肾炎”病史20余年。

思考

1. 如何对该患者进行血管检测？
2. 试分析该患者可能有哪些异常体征？

心脏是推动血流的动力器官，血管是血液流动的管道，因此，血管检查是诊断心血管疾病不可忽略的一部分。血管分为动脉（Artery）、静脉（Vein）和毛细血管（Capillary）三种。本节主要介绍周围血管检查，主要包括脉搏、血压、周围血管征检查。

一、脉搏

脉搏（pulse）可以反映血液循环系统的功能状态。脉搏检查主要是触诊浅表动脉，一般常用桡动脉，检查时护士以示指、中指、环指指腹平放于患者手腕桡动脉搏动处。检查时应注意脉率、脉律、紧张度与动脉壁状态、强弱和波形变化，并做双侧对比。

（一）脉率

脉率指脉搏跳动的频率。正常成年人的脉率为60~100次/分钟，儿童较快，老年人较慢。正常人心率与脉率一致，脉率改变的临床意义与心率基本一致。某些心律失常会出现脉率与心率不一致，如心房颤动、频发室性过早搏动等，脉率少于心率。这是由于部分心搏的搏出量显著下降，使周围动脉不能产生搏动，使脉率少于心率，且脉搏强弱不等、快慢不一。这种现象称为脉搏短绌（pulse deficit），又称“短绌脉”。

（二）脉律

脉律指脉搏的节律，反映心搏的节律。正常人脉律较规整。脉律不整齐可为病理性也可为生理性。正常儿童、青少年和部分成年人可见到窦性心律不齐，即吸气时脉搏增快，呼气时减慢，这种变化无临床意义。在发生各种心律失常时，脉律不整有重要临床意义，如Ⅱ度房室传导阻滞时，心房的激动不能下传至心室，使心搏出现脱漏，脉搏亦相应脱落，脉律不规则，称为脱落脉（dropped pulse）。

（三）紧张度

脉搏的紧张度取决于收缩压的高低。

1. 检查方法　以示指、中指和环指指腹诊脉后，示指用力按压使环指触不到脉搏，表示示指压力已将桡动脉血流完全阻断。由所施压力大小和感知的血管壁弹性来判定脉搏紧张度。

2. 临床意义　正常人动脉壁光滑、柔软，有一定弹性，如果桡动脉触诊缺乏弹性，形似条索，迂曲或呈结节状，提示动脉硬化。

(四)强弱

脉搏的强弱取决于心搏出量、脉压和周围血管阻力大小。常见异常包括：

1. 洪脉　脉搏增强，振幅增大，见于高热、甲亢、主动脉瓣关闭不全等。

2. 细脉　脉搏减弱，振幅降低，常提示病情危重，见于心力衰竭、主动脉瓣狭窄、休克等。

(五)脉搏波形

脉搏波形是指将血流通过动脉时动脉内压力上升和下降的情况，用脉搏计描记出来的曲线。正常脉搏波由升支和降支构成。升支反映心室快速射血动脉的被动扩张，降支反映射血后期的回缩。随后心室舒张，心室内压低于主动脉血压，于是动脉血倒流，导致主动脉瓣关闭，在曲线上形成降支切迹，也叫降中峡或重波谷，由于主动脉瓣的关闭使倒流的血液继续向前流去，并在切迹之后又出现上升的小波，称降中波或重脉波。降支的形状与外周阻力的大小有关，如阻力大则降支坡度较缓，其切迹的位置较高，反之，切迹的位置较低。

临床上也可利用触诊来粗略估计其波形。以了解脉搏搏动情况。异常波形包括：

1. 水冲脉(water hammer pulse)　又称“陷落脉”，指脉搏骤起骤落，有急促而有力的水冲感和冲击后急促消退的塌陷感。检查方法(图6-34)：护士握紧患者手腕掌面，使其前臂高举超过头部，若感知脉搏骤起骤落，犹如潮水涨落即为水冲脉，常见于主动脉瓣关闭不全、甲状腺功能亢进症、动脉导管未闭、严重贫血。

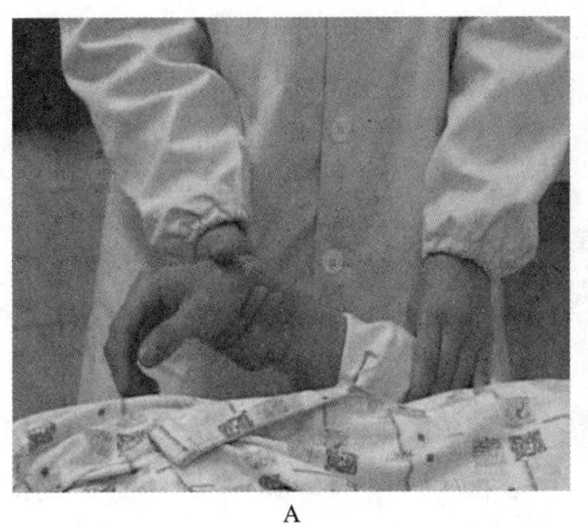
A

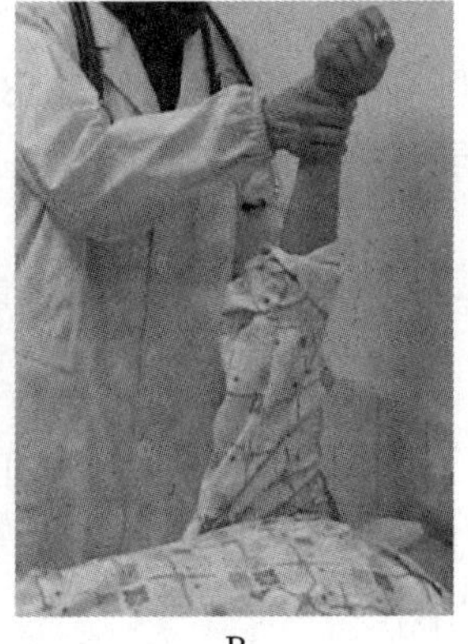
B

图6-34　水冲脉检查示意图

2. 交替脉(pulsus alternans)　脉搏强弱交替，节律规则。

(1)发生机制：为心肌严重损害时，左心室收缩力呈强弱交替变化所致，是左心衰竭的重要体征。

(2)临床意义：见于高血压心脏病、冠心病、心肌炎或心肌病等心功能不全时。

3. 奇脉(paradoxical pulse)　又称“吸停脉”，指平静吸气时脉搏明显减弱甚至消失。

(1)发生机制：心脏压塞或心包缩窄时，吸气时右心舒张受限，回心血量减少，致使肺静脉流入左心房的血量减少，左心室排血降低，造成脉搏减弱，甚至不能触及。

(2)临床意义：奇脉是心包压塞重要体征之一，对于心包积液和缩窄性心包炎有较大的诊断价值。奇脉也见于急性肺梗死、末梢循环衰竭、咽喉及气管狭窄、哮喘以及高度肺气肿等。

4. 无脉(pulseless)　无脉即脉搏减弱或消失。见于严重休克或多发性大动脉炎。主动脉及其分支的慢性进行性炎症，当累及手臂动脉时表现为上肢脉搏减弱或消失，称上肢无脉症；病变累及腹主动脉、髂动脉时引起下肢无脉症，也可因此引起肾动脉狭窄性高血压。

5. 重搏脉(dicrotic pulse)　正常脉波的降支上可见一切迹(代表主动脉瓣关闭)，其后有一重搏波，此波一般不能触及。在某些病理情况下，此波增高而可以触及，即为重搏脉。重搏脉可见于伤寒或其他可引起周围血管松弛、周围阻力降低的疾病。

二、血压

血压(blood pressure，BP)指血管内流动的血液对血管壁的侧压力。在循环系统各段血管中血压高低不等，动脉血压较静脉血压高。一般所称血压是指体循环动脉血压，通常以在上肢肱动脉测得的血压为代表。动脉血压在心室收缩时最高，称收缩期血压(systolic blood pressure SBP)。在心室舒张时最低，称舒张期血压(diastolic blood pressure DBP)。收缩期血压和舒张期血压之间的差值称脉压(pulse pressure PP)。血压测量方法见《护理学基础》相关内容。

(一)血压标准

按照中国高血压防治指南(2018 年修订版)的标准，对我国成年人的血压水平的定义与分类见表 6-17。

表 6-17　中国成年人血压水平的定义与分类

分类	收缩压/mmHg	舒张压/mmHg
正常血压	<120	<80
正常高值	120~139	80~89
高血压	≥140	≥90
1 级高血压(轻度)	140~159	90~99

续表 6-17

分类	收缩压/mmHg	舒张压/mmHg
2 级高血压(中度)	160~179	100~109
3 级高血压(重度)	≥180	≥110
单纯收缩期高血压	≥140	<90

注：当收缩压和舒张压分属于不同级别时，以较高的分级为准。

(二)血压变动的临床意义

1. 高血压(hypertension) 在未使用降压药物的情况下，非同日 3 次测量血压，收缩压≥140 mmHg 和/或舒张压≥90 mmHg，即为高血压。高血压主要见于高血压病(原发性高血压)，占高血压患者的绝大多数。高血压也可见于其他疾病(如肾脏疾病、肾上腺皮质或髓质肿瘤、肢端肥大症、甲状腺功能亢进症、颅内压增高等)，称继发性高血压。

2. 低血压(hypotension) 血压低于 90/60 mmHg 称为低血压。因体质因素影响，部分健康人长期低血压，但无任何不适症状，称为生理性低血压状态。病理性的低血压常见于休克、急性心肌梗死、心力衰竭、心包填塞、肺梗死、肾上腺皮质功能减退等，也可见于极度衰弱者。

3. 两上肢血压差别显著 正常双上肢血压之差不超过 10 mmHg，如超出此范围则属异常，主要见于多发性大动脉炎，先天性动脉畸形，血栓闭塞性脉管炎等。

4. 上、下肢血压差异常 正常情况下，下肢血压应较上肢血压高 20~40 mmHg，如等于或低于上肢血压，则提示相应部位动脉狭窄或闭塞。常见于主动脉缩窄、胸腹主动脉型大动脉炎、闭塞性动脉硬化、髂动脉或股动脉栓塞等。

5. 脉压增大和减小 正常脉压为 30~40 mmHg，脉压>40 mmHg，称为脉压增大，见于甲状腺功能亢进症、主动脉瓣关闭不全等；脉压<30 mmHg 称为脉压减小，见于主动脉瓣狭窄、心包积液或严重衰竭等。

三、周围血管征

脉压增大时可出现周围血管征，包括头部随脉搏呈节律性点头运动、颈动脉搏动明显、毛细血管搏动征、水冲脉、枪击音与杜氏双重杂音。

1. 检查方法

(1)毛细血管搏动征(capillary pulsation syndrome)：护士用手指轻压患者手指甲床末端，或用一清洁玻片轻压其口唇黏膜，如见有红白交替的，和患者心律一致的微血管搏动现象，为毛细血管搏动征(图 6-35)。

(2)枪击音(pistol sound)：在外周大动脉如股动脉表面，轻放听诊器体件可闻及与心跳一致的短促射枪样声音(图 6-36)。

(3)杜氏双重音(Duroziez)：以听诊器体件稍加压于股动脉，可闻及收缩期和舒张期双期吹风样杂音。

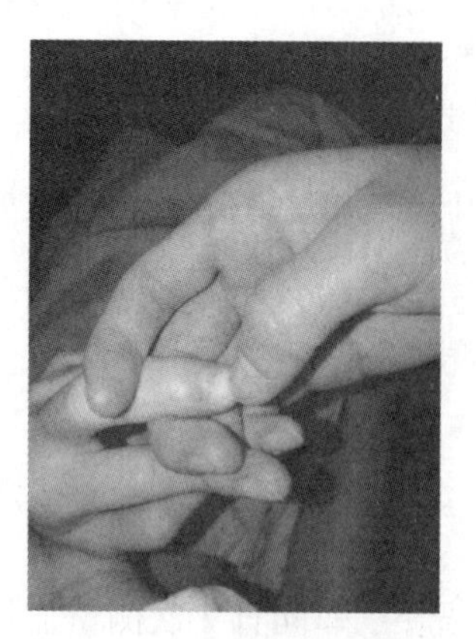
图 6-35　毛细血管搏动征检查

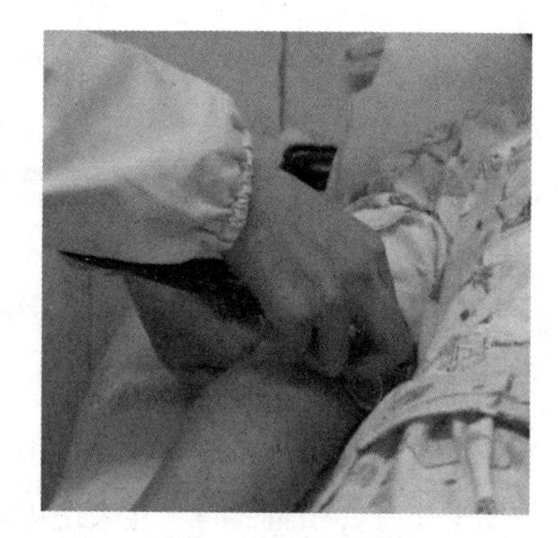
图 6-36　枪击音听诊

2. 临床意义

周围血管征阳性主要见于主动脉瓣关闭不全、动脉导管未闭、发热、甲状腺功能亢进症、严重贫血等脉压增大的疾病。

血管杂音检查

第七节　腹部检查

预习案例

患者，男，40 岁。腹部阵发性绞痛 1 天，持续性疼痛加重伴肛门排气排便停止 5 小时。门诊以“肠梗阻”收住入院。既往史：10 年前因腹外伤行脾切除术。

思考

1. 如何为该患者进行腹部检查？
2. 该患者可能的异常体征有哪些？

腹部上起横膈，下至骨盆，前面和侧面是腹壁，后面是脊柱及腰肌。其内有消化系统、泌尿系统、部分生殖系统及脾和肾上腺等。由于腹腔脏器很多，且又互相交错重叠，体检时正常脏器与异常肿块容易混淆，因此需要仔细检查及辨别。腹部体检中以触诊为主，尤以脏器触诊最为重要。

一、腹部的体表标志及分区

微课：腹部的体表标志及分区、视诊、听诊、叩诊

（一）体表标志

常用腹部体表标志见表 6-18。

表 6-18 常用腹部体表标志的位置与临床意义

体表标志	具体位置	临床意义
肋弓下缘（costal margin）	第 8~10 肋软骨连接形成的肋弓	是腹部体表的上界，常用于腹部分区、肝、脾的测量和胆囊的定位
剑突（xiphoid process）	胸骨下端的软骨	腹部体表的上界，常作为肝脏测量的标志
腹上角（upper abdominal angle）	两侧肋弓的交角	常用于判断体型及肝的测量
脐（umbilicus）	于腹部中心，向后投影相当于第 3~4 腰椎之间	腹部四区分法的标志。此处易有脐疝
髂前上棘（anterior superior iliac spine）	髂嵴前方突出点	腹部九区分法的标志和骨髓穿刺的部位
腹直肌外缘（lateral border of rectus muscles）	相当于锁骨中线的延续	常为手术切口和胆囊点的定位
腹中线（midabdominal line）	胸骨中线的延续	是腹部四区分法的垂直线，此处易有白线疝
耻骨联合（pubic symphysis）	两耻骨间的纤维软骨连接	腹部体表下界
肋脊角（costovertebral angle）	两侧背部第 12 肋骨与脊柱的交角	检查肾叩痛的位置

（二）腹部分区

目前常用的腹部分区有以下两种方法（图 6-37）。

1. 四区分法 通过脐划一水平线与一垂直线，两线相交将腹部分为四区，即左、右上腹部和左、右下腹部。各区所包含主要脏器如下：

（1）右上腹部：肝、胆囊、幽门、十二指肠、小肠、胰头、右肾上腺、右肾、结肠肝曲、部分横结肠、腹主动脉、大网膜。

（2）右下腹部：盲肠、阑尾、部分升结肠、小肠、右输尿管、胀大的膀胱、淋巴结、女性右侧卵巢和输卵管、增大的子宫、男性右侧精索。

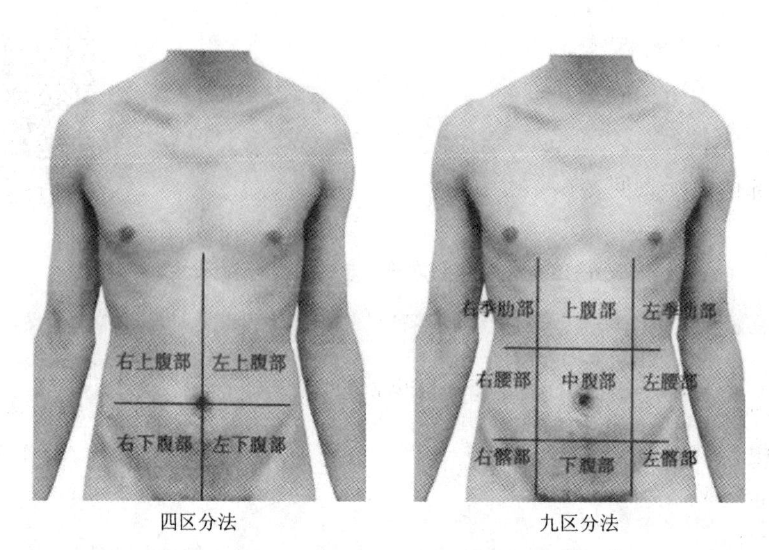

四区分法　　九区分法

图 6-37　腹部体表分区法

(3)左上腹部：肝左叶、脾、胃、小肠、胰体、胰尾、左肾上腺、左肾、结肠脾曲、部分横结肠、腹主动脉、大网膜。

(4)左下腹部：乙状结肠、部分降结肠、小肠、左输尿管、胀大的膀胱、淋巴结、女性左侧卵巢和输卵管、增大的子宫、男性左侧精索。

2. 九区分法　由两侧肋弓下缘连线和两侧髂前上棘连线为两条水平线，过左右髂前上棘至腹中线连线的中点作两条垂直线，四线相交将腹部划分为九区。各区脏器分布情况如下：

(1)右上腹部(右季肋部)：肝右叶、胆囊、结肠肝曲、右肾、右肾上腺。

(2)右侧腹部(右腰部)：升结肠、空肠、右肾。

(3)右下腹部(右髂部)：盲肠、阑尾、回肠下端、淋巴结、女性右侧卵巢和输卵管、男性右侧精索。

(4)上腹部：胃、肝左叶、十二指肠、胰头、胰体、横结肠、腹主动脉、大网膜。

(5)中腹部(脐部)：十二指肠、空肠、回肠、下垂的胃或横结肠、肠系膜及淋巴结、输尿管、腹主动脉、大网膜。

(6)下腹部(耻骨上部)：回肠、乙状结肠、输尿管、胀大的膀胱、女性增大的子宫。

(7)左上腹部(左季肋部)：脾、胃、结肠脾曲、胰尾、左肾、左肾上腺。

(8)左侧腹部(左腰部)：降结肠、空肠、回肠、左肾。

(9)左下腹部(左髂部)：乙状结肠、淋巴结、女性左侧卵巢和输卵管、男性左侧精索。

二、视诊

腹部视诊的内容：腹部外形、呼吸运动、腹壁静脉、腹部皮肤、胃肠型及蠕动波等。

（一）腹部外形

腹部外形是否对称，有无全腹或局部的膨隆或凹陷。

1. 正常腹部外形

（1）腹部平坦：健康正力型成年人平卧时，前腹壁处于肋缘至耻骨联合同一平面或略为低凹，坐起时脐以下部分稍前凸。

（2）腹部饱满：肥胖者或小儿（尤其餐后）腹部外形较饱满，前腹壁稍高于肋缘与耻骨联合的平面。

（3）腹部低平：消瘦者及老年人的腹壁皮下脂肪较少，腹部凹陷，前腹壁稍低于肋缘与耻骨联合的平面。

2. 异常腹部外形　腹部外形明显膨隆或凹陷者具有病理意义。

（1）腹部膨隆：平卧时前腹壁明显高于肋缘与耻骨联合的平面，外观呈凸起状，称腹部膨隆（abdominal protuberance）。分为全腹膨隆和局部膨隆。

1）全腹膨隆：生理状况见于肥胖、妊娠，病理状况见于腹水、腹内积气、巨大肿瘤等。常见于以下几种情况：①腹腔积液（腹水）：当腹腔内有大量积液时，由于水的重力作用，仰卧时腹水下沉于腹腔两侧，腹部外形扁而宽，称为蛙状腹（frog belly），腹部外形可随体位改变而改变。常见于肝硬化、右心功能不全、缩窄性心包炎、腹膜转移癌、肾病综合征和结核性腹膜炎等。②胃肠道内积气：大量积气可引起全腹膨隆，使腹部呈球形，两侧腰部膨出不明显，移动体位时腹部外形无明显改变。见于各种原因引起的肠梗阻或肠麻痹。③气腹：积气在胃肠道外者称为气腹（pneumoperitoneum），见于胃肠穿孔或治疗性人工气腹，胃肠穿孔常伴有腹膜炎。④腹内巨大肿块：腹部膨隆呈球形，但以肿块所在部位较明显。可见于巨大卵巢囊肿、畸胎瘤等。

当全腹膨隆时，注意观察其程度和变化，应定期测量腹围（abdominal perimeter）。可让患者排尿后平卧，用一软尺经脐绕腹一周，测得的周长即为腹围，以厘米计算。

2）局部膨隆：常因为脏器肿大、腹内肿瘤或炎性包块、胃或肠内胀气、腹壁上的肿物和疝等所致（表 6-19）。视诊时应注意膨隆的部位、外形、有无搏动及与体位改变和呼吸运动的关系。

表 6-19　腹部局部膨隆的临床意义

局部膨隆	临床意义
右上腹膨隆	肝肿大（肿瘤、脓肿、淤血等）、胆囊肿大及结肠肝曲肿瘤
上腹部膨隆	见于肝右叶肿大、胃癌、胃扩张（如幽门梗阻、胃扭转）、胰腺肿瘤或囊肿
左上腹膨隆	脾肿大、结肠脾曲肿大或巨结肠
腰部膨隆	多囊肾、巨大肾上腺肿瘤、大量肾盂积水或积脓
脐部膨隆	脐疝、腹部炎性包块（如结核性腹膜炎致肠粘连）
右下腹膨隆	回盲部结核或肿瘤、Crohn 病及阑尾周围脓肿等

续表 6-19

局部膨隆	临床意义
下腹部膨隆	子宫增大(妊娠、肌瘤等)、卵巢囊肿和尿潴留(导尿后膨隆可完全消失)
左下腹膨隆	降结肠肿瘤、干结粪块(灌肠后消失)

(2)腹部凹陷：仰卧时，前腹壁明显低于肋缘与耻骨联合的平面称为腹部凹陷(abdominal concavity)。

1)全腹凹陷多见于显著消瘦、严重脱水及恶病质等，如结核病、恶性肿瘤、神经性厌食、糖尿病、垂体前叶功能减退及甲状腺功能亢进等患者。严重者前腹壁凹陷几乎贴近于脊柱，而肋弓、髂嵴和耻骨联合异常显露，全腹呈舟状，称为舟状腹(scaphoid abdomen)。吸气时出现全腹凹陷见于膈麻痹和上呼吸道梗阻。

2)局部凹陷多由于手术后腹壁瘢痕收缩所致，患者立位或加大腹压时，凹陷可更明显。白线疝(腹直肌分裂)、切口疝在卧位时可见凹陷，立位或加大腹压时反而出现局部膨出。

(二)呼吸运动

正常情况下，男性及小儿以腹式呼吸为主，成年女性以胸式呼吸为主，腹壁起伏不明显。相关内容见本章第五节胸部检查。

(三)腹壁

1.腹壁静脉　正常情况下，脐水平线以上的腹壁静脉血流自下向上经胸壁静脉和腋静脉而进入上腔静脉，脐水平线以下的腹壁静脉血流自上而下经大隐静脉而流入下腔静脉。正常人的腹壁皮下静脉一般不显露，较瘦或皮肤白皙的人才隐约可见。皮肤较薄而松弛的老年人可见静脉显露于皮肤，但常为较直条纹，并不迂曲，仍属正常。

(1)检查方法：通过检查血流方向(图 6-38)有助于辨别腹壁静脉曲张的来源。具体方法见本章第五节胸部检查。

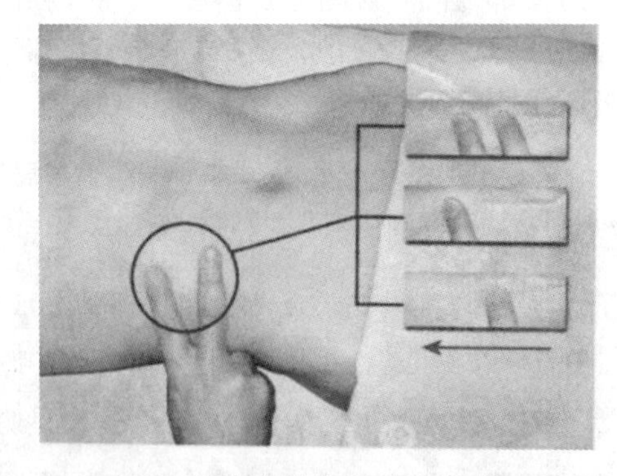

图 6-38　检查静脉血流方向示意图

(2)临床意义：腹壁静脉扩张，显而易见或迂曲变粗，称为腹壁静脉曲张。腹壁静脉曲张(或扩张)常见原因如下：

1)门静脉阻塞：门静脉高压时，脐静脉(胚胎时的脐静脉于胎儿出生后闭塞而成圆韧带)再通，血液经脐孔而入腹壁浅静脉流向四方。腹壁曲张静脉以脐为中心向四周伸展(图 6-39)，如水母头状，此处可听到静脉血管杂音。

2)下腔静脉阻塞：曲张的静脉大都分布在腹壁两侧，有时在臀部及股部外侧以下的腹壁浅静脉血流方向也转向上方。

3)上腔静脉阻塞：上腹壁或胸壁的浅静脉曲张血流均转向下方。

2. 腹壁皮肤　正常腹壁皮肤颜色较暴露部位皮肤浅，无皮疹、腹纹等。

(1)皮疹：不同种类的皮疹提示不同的疾病，充血性或出血性皮疹常出现于发疹性高热疾病或某些传染病，如伤寒的玫瑰疹。一侧腹部或腰部沿脊神经走行分布的疱疹，提示带状疱疹。

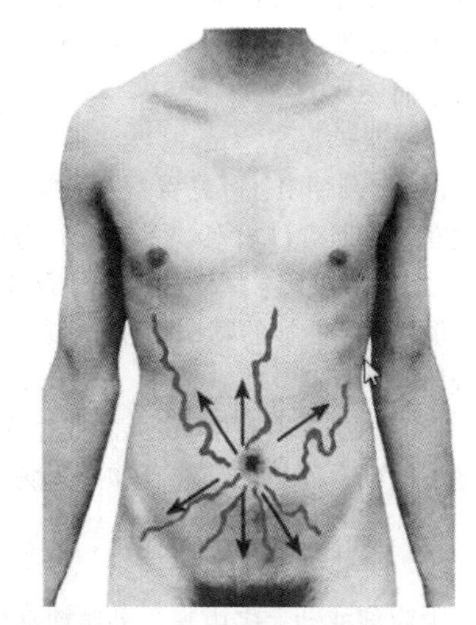
图 6-39　门静脉高压时腹壁浅静脉的血流分布与方向

(2)色素：女性在妊娠期间腹壁皮肤在脐与耻骨联合之间的中线上有褐色素沉着，一般持续至分娩后逐渐消退。如皮肤皱褶处(如腹股沟及腰带部位)有褐色素沉着可见于 Addison 病(又称原发性慢性肾上腺皮质功能减退症)；Grey-Turner 征为左腰部、脐周皮肤蓝褐色斑，为血液自腹膜后间隙渗到侧腹壁皮下所致，见于急性出血性胰腺炎或绞窄性肠梗阻等；Cullen 征指脐周或下腹壁蓝褐色斑，提示腹腔内或腹膜后大出血，见于宫外孕破裂或出血性胰腺炎等。

(3)腹纹：多分布于下腹部。常见腹纹包括：①白纹：为腹壁真皮裂开呈银白色条纹，见于大量腹水、过度肥胖和妊娠妇女(又称妊娠纹)；②紫纹：真皮层结缔组织胀裂、皮肤弹力纤维断裂，而形成的紫色条纹，是皮质醇增多症的常见征象，常分布于下腹部、臀部外、股外侧和肩背部等。

(4)瘢痕：多因外伤、手术以及皮肤感染所致。对于手术瘢痕的定位有助于了解患者的手术史。右上腹腹直肌切口瘢痕提示患者有胆囊手术史。

3. 脐　正常情况下，脐与腹壁相平或稍凹陷。腹壁肥胖者因腹壁增厚致脐深陷；脐稍凸出见于少年或腹壁菲薄者。脐位于腹中线上，剑突与耻骨联合的中点，位置上下变化不超 1 cm。

脐部常见异常改变

4. 疝　任何脏器或组织离开了原来的部位，通过人体正常或不正常的薄弱点或缺损、孔隙进入另一部位即为疝。疝在腹内压增加时明显。因此，视诊时可嘱患者变换体位或咳嗽进行检查，疝在咳嗽或直立时明显，平卧位时可缩小或消失。

(四)胃肠型和蠕动波

正常情况下，腹部一般看不到胃和肠的轮廓及蠕动波形，有时在腹壁菲薄或松弛的老年人、经产妇或极度消瘦者可能见到。

1. 发生机制　胃肠道发生梗阻时，梗阻近端的胃或肠段饱满而隆起，可显出各自的轮廓，称为胃型(gastric pattern)或肠型(intestinal pattern)。伴有该部位的蠕动加强，可以看到蠕动波(peristalsis)。在观察蠕动波时，从侧面呈切线观察更易发现，也可用手轻拍腹壁而诱发。

2. 临床意义

(1)幽门梗阻：可见胃型及胃蠕动波，蠕动波自左侧肋缘下开始，缓慢地向右推进，到达右腹直肌旁(幽门区)消失，此为正蠕动波。也可见到自右向左的逆蠕动波。

(2)小肠梗阻：蠕动波多见于脐部，严重梗阻时，多层梯形的肠型横行排列于腹中部，并可见到明显的肠蠕动波，运行方向不一致，此起彼伏，全腹膨胀，伴高调肠鸣音或呈金属音调。

(3)结肠远端梗阻：宽大的肠型多位于腹部周边，同时盲肠多胀大成球形，随每次蠕动波的到来而更加隆起。如发生肠麻痹，则蠕动波消失。

(五)上腹部搏动

上腹部搏动大多由腹主动脉搏动传导而来，可见于正常较瘦长者。腹主动脉瘤和肝血管瘤时，上腹部明显搏动。右心室增大时上腹部也可见明显搏动。

三、听诊

听诊内容主要有肠鸣音、血管杂音、振水音等。妊娠5个月以上的妇女可在脐下听到胎心音(130~160次/分)。

(一)肠鸣音

1. 产生机制　肠蠕动时，肠管内气体和液体随之而流动，产生一种断断续续的咕噜声(或气过水声)，称为肠鸣音(bowel sound)。

2. 检查方法　肠鸣音听诊可在全腹进行，以脐周最为明显(图6-40)。检查时，护士将听诊器体件置于脐旁，至少听诊1分钟。在正常情况下，肠鸣音每分钟4~5次，其频率、声响和音调变异较大，餐后频繁而明显，休息时稀疏而微弱。

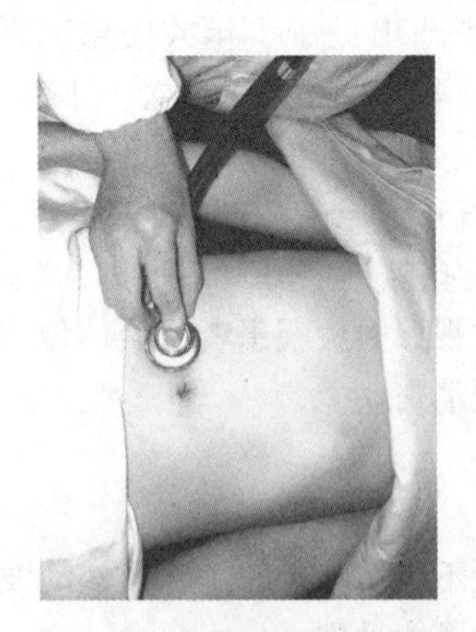

图6-40　肠鸣音听诊示意图

肠鸣音听诊（视频）

3. 临床意义　常见异常肠鸣音的特点与意义见表6-20。

表6-20　常见异常肠鸣音的特点与意义

异常肠鸣音	听诊特点	临床意义
肠鸣音活跃	肠鸣音达每分钟10次以上，但音调不特别高亢	急性胃肠炎、服泻药后或胃肠道大出血
肠鸣音亢进	次数多且肠鸣音响亮、高亢，甚至呈叮当声或金属音	机械性肠梗阻
肠鸣音减弱	肠壁蠕动减弱时，肠鸣音亦减弱，或数分钟才听到一次	老年性便秘、腹膜炎、电解质紊乱(低血钾)及胃肠动力低下等
肠鸣音消失	持续听诊3~5分钟未听到肠鸣音，用手指轻叩或搔弹腹部仍未听到肠鸣音	急性腹膜炎或麻痹性肠梗阻

(二)振水音

1. 产生机制　胃内有大量液体及气体存留时，冲击腹壁振动胃部，可出现气体与液体撞击的声音，为振水音(succession splash)。

2. 检查方法　检查时，患者仰卧，将听诊器体件置于上腹部，同时以冲击触诊法振动胃部(图6-41)，即可听到气体、液体撞击的声音。护士也可以凑近上腹部进行直接听诊。

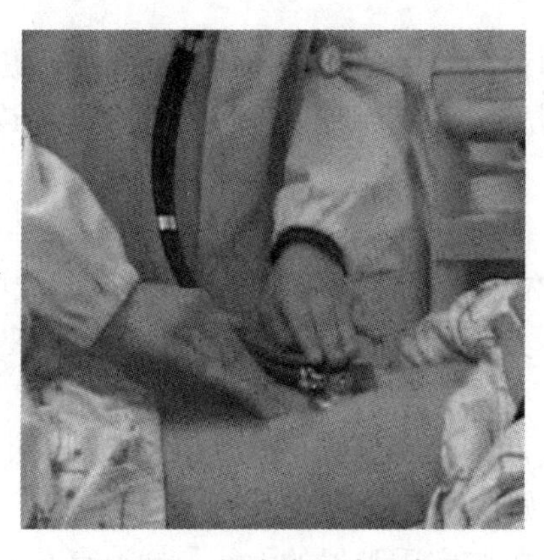

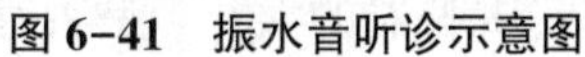

图6-41　振水音听诊示意图

振水音听诊（视频）

3. 临床意义　正常人在餐后或饮大量液体时可有上腹部振水音，但若在清晨空腹或餐后6~8小时以上仍有此音，则提示幽门梗阻或胃扩张等。

（三）血管杂音

腹部血管杂音对诊断某些疾病有一定作用，因此听诊中不应忽视。血管杂音有动脉性和静脉性杂音。

（1）动脉性杂音常在腹中部或腹部一侧。包括腹主动脉、肾动脉、髂动脉以及股动脉杂音听诊。听诊部位见图 6-42。

（2）静脉性杂音为连续的嗡鸣音，无收缩期与舒张期性质。如出现在脐周或上腹部，尤其是腹壁静脉曲张严重时，此音提示门静脉高压有侧支循环形成。

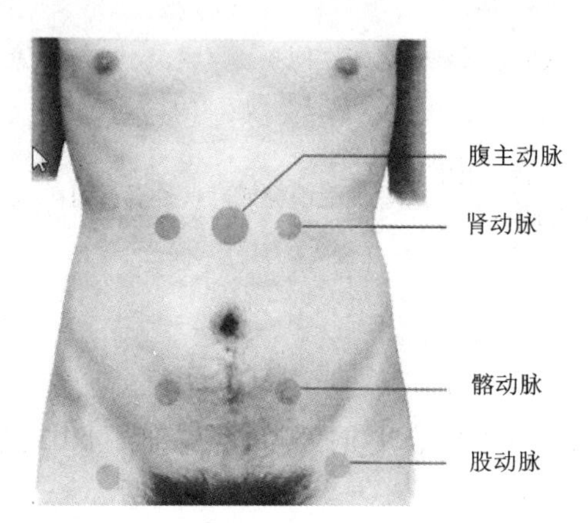

图 6-42　腹部动脉杂音听诊部位

腹部常见动脉杂音的特点

四、叩诊

腹部叩诊可有直接叩诊法和间接叩诊法，一般多采用间接叩诊法。腹部叩诊内容包括：肝界、脾界叩诊，肝区、肋脊角叩击痛，膀胱叩诊以及移动性浊音叩诊。

（一）腹部叩诊

正常情况下，腹部除肝、脾所在部位叩诊呈浊音或实音外，其余部位叩诊均为鼓音。除此之外，当膀胱充盈和子宫增大时，其所处部位以及两侧腹部近腰肌处叩诊也可为浊音。

1. 检查方法　运用间接叩诊法，从左下腹部开始叩诊，沿逆时针方向至右下腹部，最后叩诊脐部。如有病变，则从健侧开始叩诊至患侧。

2. 临床意义　腹部叩诊有助于了解腹腔实质脏器的大小、是否存在叩痛，胃肠道充气情况以及腹腔内病变等。常见异常包括：①鼓音范围缩小：见于肝、脾或其他脏器极度肿大或腹腔内肿瘤或大量腹水时，病变部位出现浊音或实音；②鼓音范围明显增大：见于胃肠高度胀气。

（二）肝脏叩诊

肝界叩诊（视频）

1. 肝界叩诊

（1）检查方法：采用间接叩诊法叩诊肝上界与肝下界（图6-43）。①肝上界叩诊：由第二肋间开始，沿右锁骨中线向下叩诊，当由清音转为浊音时，为肝上界，又称肝相对浊音界；②肝下界叩诊：叩诊肝右叶下界时，由腹部鼓音区沿右腹直肌外缘向上叩诊，肝左叶下界则沿腹中线向上叩诊，当由鼓音转为实音时即为肝下界。注意肝下界与胃、结肠等重叠，很难叩准，故多用触诊法确定。一般叩得的肝下界比触得的肝下缘高1～2 cm，但若肝缘明显增厚，则两项结果较为接近。

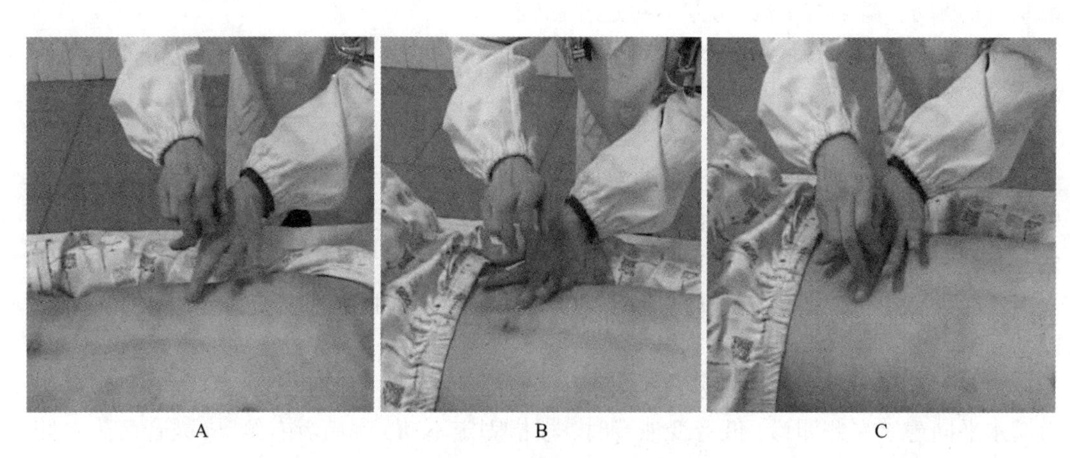

A　　B　　C

图6-43　肝界叩诊示意图

A 肝上界叩诊；B、C 肝下界叩诊

（2）临床意义：正常情况下，匀称体型者的肝脏（在右锁骨中线上）上界在第5肋间，下界位于右季肋下缘。二者之间的距离为肝上下径，为9～11 cm；矮胖体型者肝上下界均可高一个肋间（表6-21）。

表6-21　肝界叩诊异常结果的临床意义

肝界异常改变	临床意义
肝浊音界扩大	肝癌、肝脓肿、肝炎、肝瘀血和多囊肝等
肝浊音界缩小	急性肝坏死、肝硬化和胃肠胀气等
肝浊音界消失代之以鼓音者	多由于肝表面覆有气体所致，是急性胃肠穿孔的一个重要征象
肝浊音界向上移位	右肺纤维化、右下肺不张及气腹、鼓肠等
肝浊音界向下移位	肺气肿、右侧张力性气胸等
肝浊音界向下移位	膈下脓肿引起肝下移和膈升高，但肝脏本身并未增大

2. 肝区叩击痛

(1) 检查方法：左手置于患者肝浊音区上，右手握空心拳用轻到中等力量叩击该区，观察患者表情并询问其有无疼痛(图 6-44)。

(2) 临床意义：肝区叩击痛阳性见于肝炎、肝淤血、肝脓肿或肝癌等。

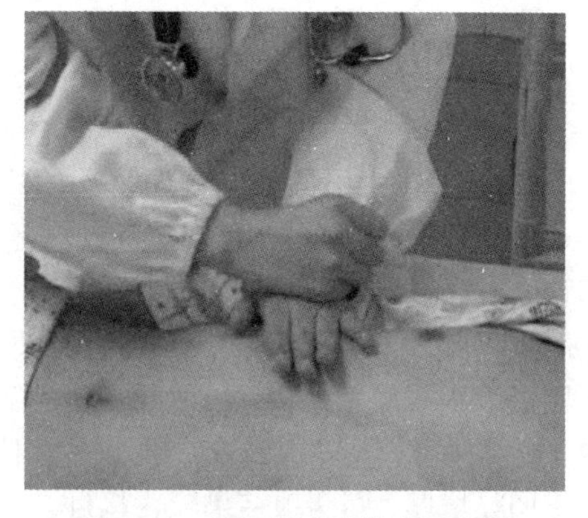

图 6-44　肝区叩击痛检查示意图

(二) 脾脏叩诊

脾浊音区的叩诊宜采用轻叩法，在左腋中线上进行。正常情况下，脾浊音区在左腋中线第 9~11 肋间，宽 4~7 cm，前方不超过左腋前线。脾肿大时，脾浊音区可扩大；左侧气胸、胃扩张、鼓肠等脾浊音区缩小或消失。

(三) 移动性浊音

1. 产生机制　当腹腔内有较多的游离液体时，因重力作用，液体多积存于腹腔的低处，叩诊呈浊音。当体位改变时，液体的位置也会发生改变，腹部叩诊的浊音区也会随之改变，这种现象称为移动性浊音(shifting dullness)。移动性浊音是确定腹腔有无游离性腹水的重要检查方法。正常人无移动性浊音。阳性提示腹腔存在游离性腹水 1000 mL 以上。

2. 检查方法　患者平卧(鼓音区在腹中部，而浊音区在腹腔两侧)，检查者自腹中部沿脐水平向患者左侧叩诊，鼓音变浊音时，板指固定不动，嘱患者右侧卧(鼓音区为左侧腹部，浊音区为右侧腹部)，再度叩诊，如浊音变为鼓音，则移动性浊音呈阳性。同样方法向右侧叩诊(图 6-45)。

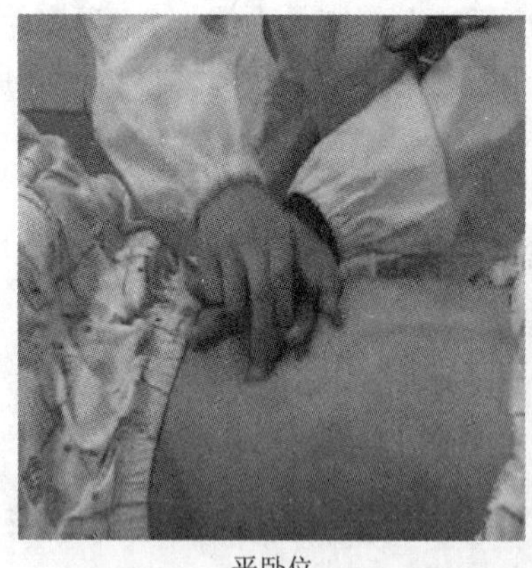

平卧位

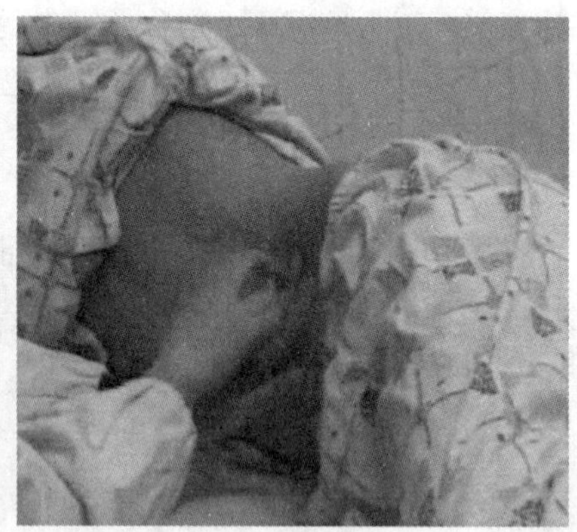

右侧卧位

图 6-45　移动性浊音叩诊示意图

3. 临床意义　移动性浊音阳性见于肝硬化失代偿期、右心功能不全、肾病综合征、腹膜转移癌、结核性腹膜炎等疾病所致腹水达 1000 mL 以上。

移动性浊音叩诊（视频）

腹水征鉴别

（四）肋脊角叩痛

1. 检查方法　患者采取坐位或侧卧位，检查者将左手手掌平放在两侧肋脊角处（肾区），右手握空心拳用由轻到中等的力量叩击左手背。观察患者有无叩击痛（图 6-46）。

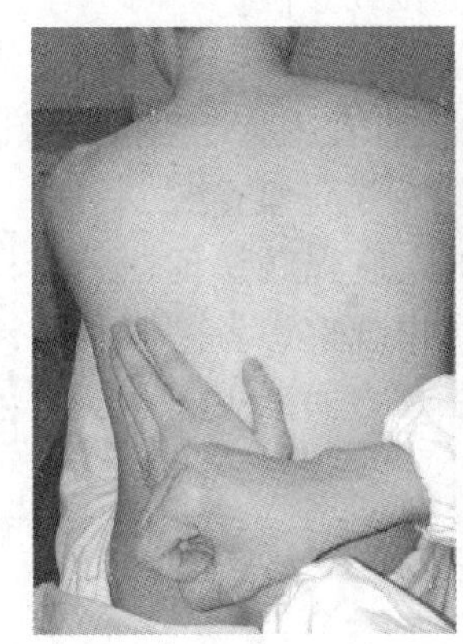
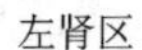
左肾区

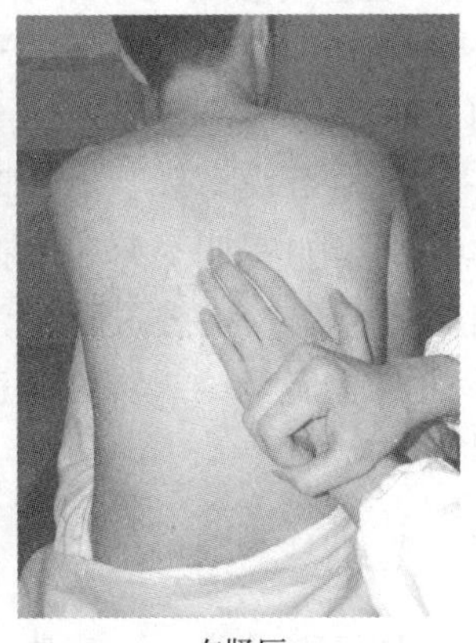
右肾区

图 6-46　肋脊角叩诊示意图

2. 临床意义　肋脊角叩击主要用于检查肾脏病变。正常情况下，肋脊角处无叩击痛，当有肾炎、肾盂肾炎、肾结石、肾结核及肾周围炎等疾病时，肾区可有不同程度的叩击痛。

（五）膀胱叩诊

1. 检查方法　患者仰卧位，双下肢屈曲，放松腹部，护士先用右手触诊下腹部有无饱满感，然后用间接叩诊法进行叩诊。板指与腹中线垂直，自鼓音区开始沿腹中线叩诊，向耻骨联合方向移动（边移边叩），直至鼓音转为浊音，即可能为充盈膀胱的上界，下腹左右两侧依同法叩诊，叩出半圆形浊音区。

膀胱叩诊（视频）

2. 临床意义　当膀胱空虚时，耻骨上方叩诊呈鼓音。当膀胱内有尿液充盈时，耻骨上方叩诊呈圆形浊音区。须注意鉴别：①妊娠子宫增大、子宫肌瘤或卵巢囊肿：在耻骨联合上方叩诊也呈浊音，排尿或导尿后复查，如浊音区转为鼓音，即为尿潴留所致膀胱增大；②腹腔积液：耻骨上方叩诊也可有浊音区，但此区的弧形上缘凹向脐部，并且可有移动性浊音，而膀胱肿大时浊音区的弧形上缘凸向脐部，无移动性浊音。

五、触诊

触诊是腹部检查最主要的方法。检查内容包括：腹壁紧张度、腹壁压痛与反跳痛、肝脏、脾脏触诊、胆囊触诊以及膀胱触诊。

（一）触诊注意事项

微课：腹部触诊

1. 触诊体位　检查前嘱患者排空大小便，取低枕仰卧位，双手自然置于身体两侧，双腿屈膝并稍分开，检查膈下脏器时，嘱患者作张口缓慢腹式呼吸（吸气时横膈向下而腹部隆起，呼气时腹部下陷）。检查肾脏时还可采取坐位或立位。

2. 护士准备　环境保暖，光线适宜，保护患者隐私；护士应双手清洁、干燥、温暖，修剪指甲。触诊前可先以全手掌置于腹壁上，使患者适应片刻再行触诊。

3. 检查顺序　一般自左下腹开始，沿逆时针方向检查致右下腹部，最后触诊脐部。如有明显病变，护士应先触诊健康部位，再逐渐移向病变部位。检查过程中注意观察患者的反应与表情，边触诊边与患者沟通，转移其注意力而减少腹肌紧张，以保证顺利完成检查。

腹部触诊方法的分类与适用范围

（二）腹壁紧张度

腹壁紧张度是指腹壁肌肉的张力。正常人的腹壁有一定张力，触之柔软，较易压陷，称为腹壁柔软。有些人（尤其儿童）因不习惯触摸或怕痒而发笑致腹肌自主性痉挛，称为肌卫增强，在适当诱导或转移注意力后可消失，不属异常。某些病理情况可使全部或局部腹肌紧张度增加或减弱。

腹壁紧张度触诊（视频）

1. 腹壁紧张度增加　根据范围可将其分为全腹紧张度增加和局部紧张度增加。

（1）全腹壁紧张可分为几种情况：①腹腔内容物增多，如肠胀气、腹腔内大量腹水等，触诊腹部张力较大，但无肌痉挛，亦不具有压痛；②急性弥漫性腹膜炎，腹膜受急性炎症刺激引起腹肌反射性痉挛，腹壁常有明显紧张，甚至强直如木板，称为板状腹（board-like rigidity），见于急性胃肠穿孔或脏器破裂等；③结核性腹膜炎，炎症发展缓慢，对腹膜的刺激不强但持久，且伴有腹膜增厚，肠管和肠系膜粘连，故全腹紧张，触之如揉面团一样，称为揉面感（dough kneading sensation），也可见于癌性腹膜炎。

（2）局部腹壁紧张：局限性腹壁紧张常见于该处脏器的炎症累及腹膜所致，如急性阑尾炎出现右下腹紧张；胃肠穿孔时胃肠内容物顺肠系膜右侧流至右下腹，而引起该部位的肌紧张和压痛；急性胆囊炎可发生右上腹紧张；急性胰腺炎可有上腹或左上腹肌紧张。须注意，有些腹膜炎患者其腹壁紧张可不明显，如腹肌发育不良、年老体弱、大量腹水或过度肥胖等。

2. 腹壁紧张度减弱 腹壁紧张度减弱即腹壁肌张力减弱或消失，触之松软无力，失去弹性。全腹壁紧张度减弱，常见于慢性消耗性疾病或大量排放腹水后，也可见于经产妇或老年体弱、脱水的患者。重症肌无力和脊髓损伤所致腹肌瘫痪可使腹壁肌紧张度消失。局部紧张度减弱可见于局部的腹肌瘫痪或缺陷。

(三)压痛及反跳痛

1. 压痛 由浅入深按压腹部时，发生疼痛，称为腹部压痛(abdominal tenderness)。正常腹部触压时不引起疼痛或仅有一种压迫感。

(1)检查方法：患者取屈膝卧位，护士将右手四指并拢置于患者腹壁，指腹下压腹壁，由左下腹开始，逆时针至右下腹部，最后至脐部。观察患者是否出现疼痛。如有病变，则从健侧开始，逐步移向病变侧。腹部的压痛多为腹壁或腹腔内的病变所致，如果抓捏腹壁或仰卧屈颈抬肩时腹痛明显，提示腹壁病变。反之则考虑为腹腔内病变。

阑尾触诊（视频）

(2)临床意义：腹部压痛常因炎症、结核、结石、肿瘤等病变所致。其压痛部位常提示存在相关脏器的病变(图6-47)。如阑尾炎可有右下腹压痛；胰体和胰尾的炎症和肿瘤，常伴有左腰部压痛；胆囊的病变常伴右腰部压痛；膀胱、子宫及附件的疾病可出现下腹部压痛。此外，胸部病变如下叶肺炎、胸膜炎、心机梗死等也可在上腹部或季肋部出现压痛。一些位置较固定的压痛点常反映特定的疾病，如右锁骨中线与肋缘交界处的胆囊点压痛提示胆囊的病变，脐与右髂前上棘连线中、外1/3交界处的McBurney点压痛提示阑尾的病变等。

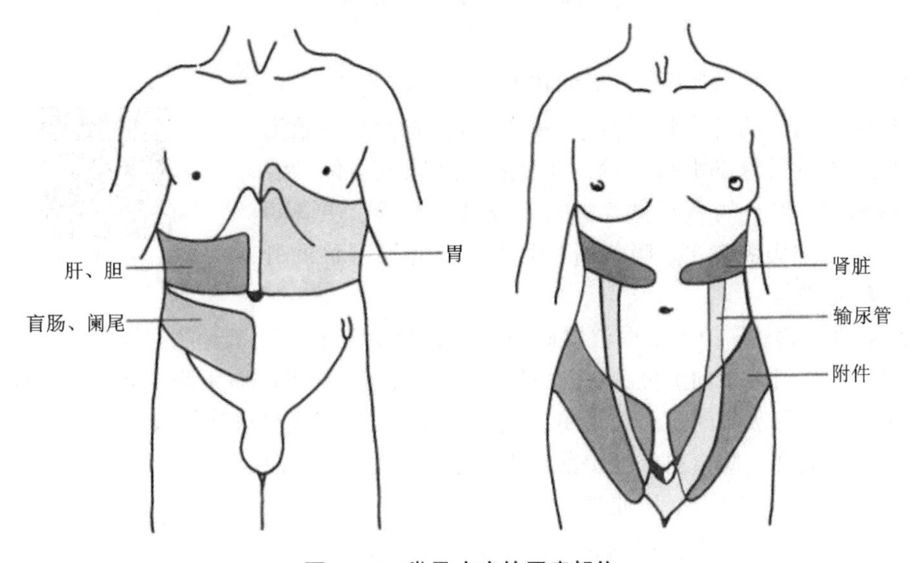

图6-47 常见疾病的压痛部位

2. 反跳痛

(1)检查方法：在检查到压痛后，护士手指在原处稍停片刻，使压痛感稍趋于稳定，然后突然移去手指，如患者腹痛骤然加剧，称为反跳痛(rebound tenderness)。

(2)临床意义：反跳痛提示炎症累及腹膜壁层，因突然抬手时腹膜被激惹而引起，是腹内脏器病变累及邻近腹膜的标志。见于各种原因引起的急、慢性腹膜炎。腹膜炎患者常有腹膜炎三联征即腹肌紧张、压痛及反跳痛，也称腹膜刺激征(peritoneal irritation sign)。

(四)肝脏触诊

1. 检查方法　患者仰卧，双腿屈膝，放松腹肌，并做较深腹式呼吸动作，以增大肝脏随膈肌上下移动的范围。护士立患者右侧用单手或双手进行触诊(图 6-48)，单手触诊较为常用。

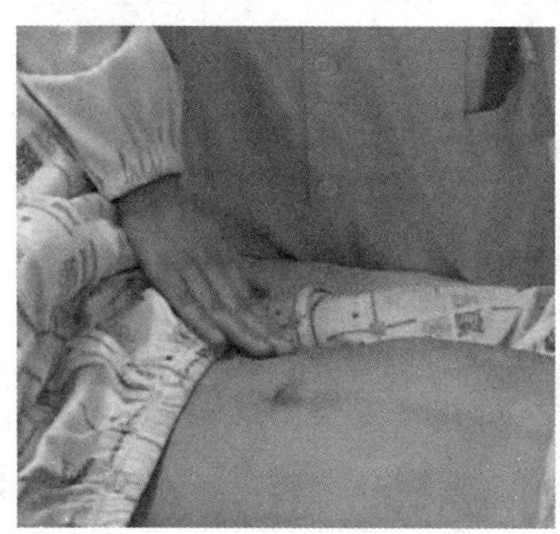
肝脏单手触诊法

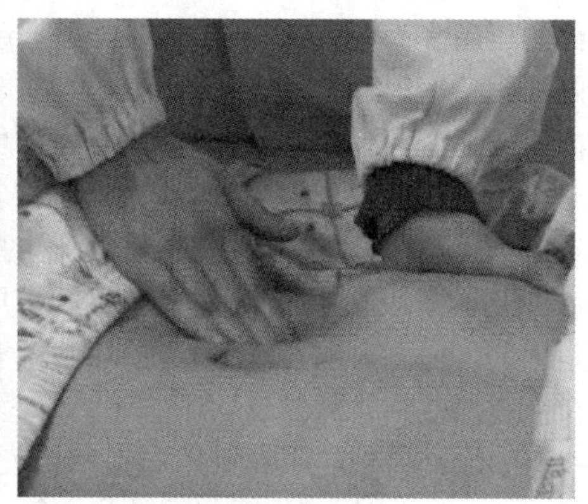
肝脏双手触诊法

图 6-48　肝脏触诊示意图

(1)单手触诊法：护士将右手四指并拢，掌指关节伸直，示指的桡侧与右侧肋缘大致平行，一般由右髂前上棘开始沿右腹直肌外缘进行深部滑行触诊，直致触到肝缘或右侧肋缘为止。触诊时，护士的手与患者腹式呼吸密切配合，患者呼气时，手指压向腹腔深部，吸气时，手指向上迎触下移的肝缘，如此反复进行。

肝脏触诊（视频）

(2)双手触诊法：护士右手位置同单手法，而用左手托住患者的右腰部，拇指张开置于肋部，触诊时左手向上推，使肝下缘紧贴前腹壁，并限制右下胸扩张，以增加膈肌下移的幅度，这样吸气时护士右手更易触及下移的肝脏，提高触诊的效果。

触诊时，需在右腹直肌外缘及前正中线上分别触诊肝右叶与肝左叶下缘，并测量其与肋缘或剑突根部的距离，以厘米表示。

2. 触诊内容　如触及肝脏时，应仔细体会，并描述下列内容：

(1)大小：正常成人的肝脏，一般在肋缘下触不到，但腹壁松软的瘦长体型者，在深吸气末可于肋缘下触及肝下缘，不超过1 cm，在剑突下可触及肝下缘，不超过3 cm，少数在剑突下可达5 cm。常见异常包括两种情况。

1)肝下移：触诊时，肝下缘超出正常标准，但肝脏质地柔软，表面光滑，并无压痛，并且叩诊肝上下径正常，提示肝下移，见于膈肌下降所致的内脏下垂，如肺气肿、右侧胸腔大量积液等。

2)肝肿大：肝下缘下移同时叩诊肝上下径增大，则提示肝肿大。肝脏肿大可分为弥漫性肿大，见于肝炎、肝淤血、脂肪肝、血吸虫病等；局限性肝肿大，见于肝脓肿、肝肿瘤及肝囊肿等。肝脏缩小见于急性和亚急性肝坏死、门静脉性肝硬化晚期。

(2)质地：肝脏质地可分为三级：质软、质韧(中等硬度)和质硬。正常肝脏质地柔软，触之如触口唇；脂肪肝、急、慢性肝炎及肝瘀血等疾病所致肝脏质韧，触之如触鼻尖；肝硬化、肝癌致肝脏质硬，触之如触前额；肝脓肿或囊肿因液体，触诊呈囊性感，大而表浅者可触到波动感(fluctuation)。

(3)边缘和表面状态：是指肝脏边缘的厚薄，是否一致，表面是否光滑、有无结节。正常的肝脏边缘整齐、厚薄一致、表面光滑，无结节。脂肪肝或肝瘀血致肝脏边缘圆钝；肝癌、多囊肝和肝包虫病等肝脏边缘不规则、表面不光滑，成不均匀的结节状；肝脏表面有隆起者，见于巨块型肝癌或肝脓肿；肝脏呈明显分叶状似香蕉者，可见于肝梅毒。

(4)压痛：正常肝脏无压痛。当肝脏包膜有炎性反应或因肝肿大受到牵拉时，则有压痛。轻度弥漫性压痛见于肝炎、肝瘀血等，局限性剧烈压痛常见于较表浅的肝脓肿，可伴叩击痛。

(5)搏动：正常情况下，触诊肝脏时能触及肝脏有搏动。当肝脏肿大压迫腹主动脉或右心室增大向下推压肝脏时，可触到肝脏搏动，表现为单向性或扩张性搏动。①单向性搏动，常为传导性搏动，护士将手掌置于肝脏表面有被推向上的感觉，为肝脏传导了其下的腹主动脉的搏动所致；②扩张性搏动，护士两手掌置于肝脏左右叶上面，感到两手被推向两侧的感觉，扩张性搏动为肝脏本身的搏动，右心室的收缩搏动通过右心房、下腔静脉而传导至肝脏所致，见于三尖瓣关闭不全。

(6)肝区摩擦感：护士将右手的掌面轻贴于患者的肝区，让其配合作腹式呼吸，正常时掌下无摩擦感。肝脏周围炎时，肝表面和邻近的腹膜可因有纤维素性渗出物而变得粗糙，两者的相互摩擦可用手触及，为肝区摩擦感，如听诊，则可听到肝区摩擦音。

(7)肝—颈静脉回流征：当右心衰引起肝淤血肿大时，用手压迫肝脏可使颈静脉怒张更明显，称肝颈静脉回流征(hepatojugular reflux sign)阳性。

(五)脾脏触诊

脾脏触诊（视频）

1. 检查方法　可用单手触诊(同肝脏检查)，也可双手触诊法(图6-49)。双手触诊法为嘱患者仰卧，双腿屈膝，配合做腹式深呼吸运动，护士左手绕过其腹前方，置于其左胸下部第9~11肋骨处，将脾从后向前托起，并限制胸廓运动。护士右手掌平放于脐部，手的长轴与左侧肋缘垂直，配合腹式呼吸，如同触诊肝脏一样，迎触脾尖，直至触到脾缘或左侧肋缘为止。脾脏肿大明显时，可用单手触诊法检查，如肿大不明显或位置较深则选用双手触诊，必要时，还可嘱患者取右侧卧位，右下肢伸直，左下肢屈曲，用双手触诊，较易触到脾脏。

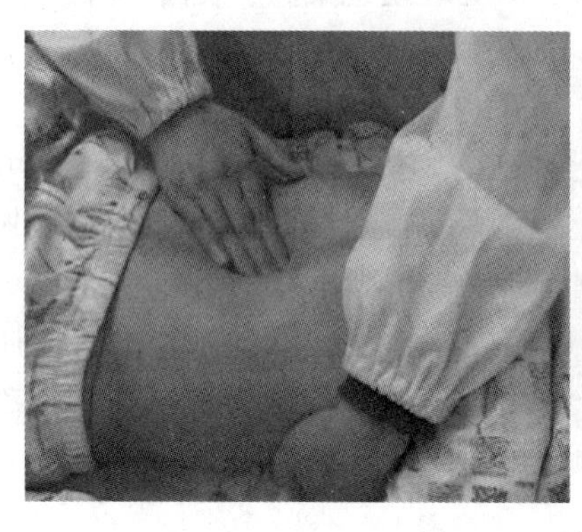
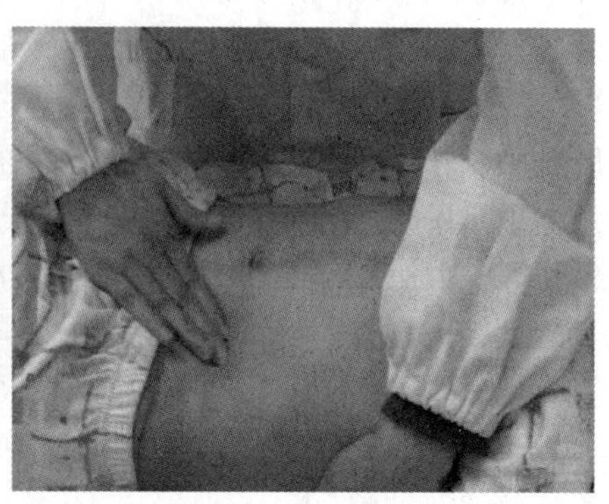

图 6-49　脾脏触诊示意图

2. 检查内容　触及脾脏时，要注意其大小、质地、边缘和表面情况，有无脾切迹、压痛及摩擦感等。

3. 临床意义　正常脾脏左肋缘下不能触及。内脏下垂、左侧胸腔大量积液或气胸时膈下降，可使脾脏向下移位而被触及，除此之外，若能触及脾脏则提示脾肿大。

(1)脾脏肿大的测量：临床采用第Ⅰ线、第Ⅱ线、第Ⅲ线测量来描述脾脏大小(图 6-50)。第Ⅰ线，指左锁骨中线与左侧肋缘交点至脾脏下缘间的距离，脾脏轻度肿大时可仅用此线描述；第Ⅱ线，指左锁骨中线与左肋缘交点到脾尖(脾脏最远点)之间的距离，脾脏肿大明显时，应加测第Ⅱ线；第Ⅲ线，指脾脏最右端与腹中线间最短距离，超过腹中线以“+”表示；未达腹中线则以“-”表示。

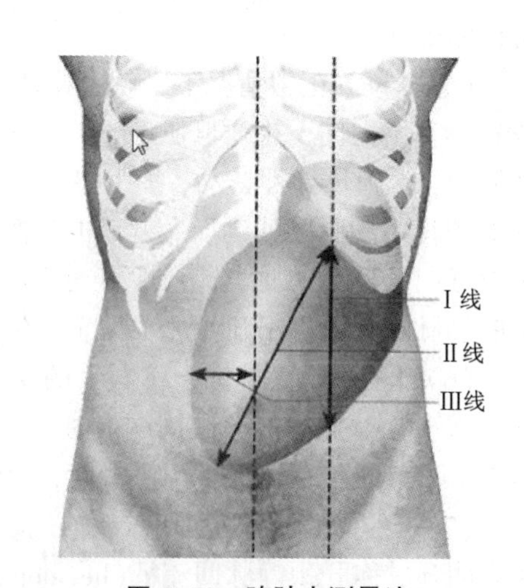

图 6-50　脾肿大测量法

(2)脾脏肿大的分度：

1)轻度肿大：指深吸气末，脾在肋缘下不超过 3 cm 者，一般质地柔软，常见于急、慢性肝炎，伤寒，急性疟疾，感染性心内膜炎及败血症等。

2)中度肿大：指深吸气末，脾在肋缘下 3 cm 至脐水平线者，质地一般较硬，常见于肝硬化、疟疾后遗症、慢性淋巴细胞性白血病、慢性溶血性黄疸、淋巴瘤、系统性红斑狼疮等。

3)高度肿大：指深吸气末，脾超过脐水平线或向右超过腹中线者，又称巨脾。脾表面光滑者见于慢性粒细胞性白血病、黑热病、慢性疟疾和骨髓纤维化症等，表面不光滑有结节者见于淋巴瘤和恶性组织细胞病等。

此外，脾表面有囊性肿物者见于脾囊肿。脾压痛见于脾脓肿等。脾周围炎或脾梗死时，由于脾包膜有纤维素性渗出，并累及壁层腹膜，故脾脏触诊时有摩擦感并有明显压痛，听诊时可闻及摩擦音。

（六）胆囊触诊

胆囊触诊时除注意胆囊有无肿大、肿大胆囊的质地外，还要探测胆囊有无触痛。

1. 检查方法　正常情况下，胆囊隐没于肝脏之下，不能触及。

（1）胆囊肿大明显：患者屈膝仰卧，护士用单手滑行触诊法或钩指触诊法在右侧肋缘与右腹直肌外缘相交处触诊。当胆囊肿大超过肋缘时，可触及肿大的胆囊，呈梨形或卵圆形，有时较长呈布袋形，张力较高，常有触痛，随呼吸上下移动。

胆囊触诊（视频）

（2）墨菲（Murphy）征：护士以左手掌置于患者右上腹部，并以拇指指腹勾压于右侧肋缘下胆囊点处，然后嘱患者缓慢深吸气。在吸气过程中，发炎的胆囊下移碰到用力按压的拇指，即可引起疼痛，即为胆囊触痛，如剧烈疼痛而致吸气终止称 Murphy 征阳性（图 6–51）。

2. 临床意义　胆囊肿大常见原因有：①胆总管阻塞，胆汁大量淤积在胆囊内，见于胆总管癌、胆总管结石及胰头癌等，胰头癌压迫胆总管导致胆道阻塞、黄疸进行性加深，胆囊显著肿大，但无压痛，称为 Courvoisier 征阳性；②急性胆囊炎，胆囊渗出物潴留，呈囊性感，有明显压痛，如果胆囊肿大未达到肋缘以下，触诊时不能探查到胆囊，但可探测胆囊触痛（Murphy 征阳性）；③胆囊内有大量结石或癌肿，壶腹周围癌所致胆囊肿大，呈囊性感而无压痛，胆囊结石或胆囊癌其肿大的胆囊有实体感。

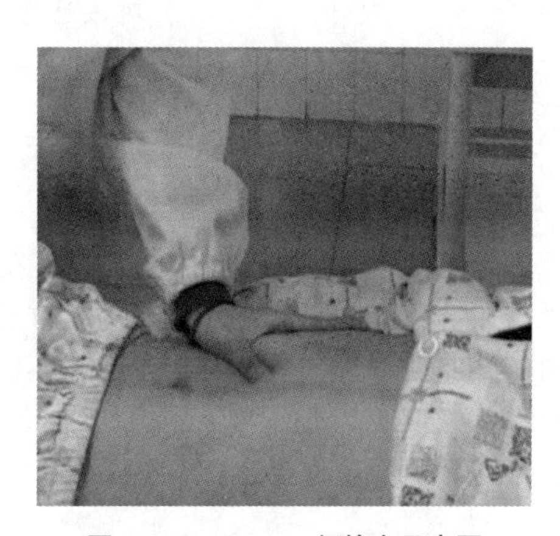

图 6–51　Murphy 征检查示意图

（七）膀胱触诊

正常膀胱空虚时隐存于盆腔内，不易触到。只有当膀胱积尿，充盈胀大时，才能触及。

1. 检查方法　膀胱触诊一般采用单手滑行触诊法。患者仰卧屈膝，护士右手置于脐部，向耻骨联合方向进行滑行触诊，如触及肿块，应注意其性质，以便鉴别其是否为膀胱、子宫或其他肿物。膀胱胀大可在下腹中部触及扁圆形或圆形的肿物，呈囊性，光滑，不能用手推移，按压时憋胀，有尿意，排尿或导尿后缩小或消失。

消化系统常见疾病的腹部体征

2. 临床意义　膀胱胀大的原因多为尿道梗阻(如前列腺肥大或癌)、脊髓病(如截瘫)所致的尿潴留。此外，昏迷、腰椎或骶椎麻醉后、手术后局部疼痛的患者也可出现膀胱胀大。

第八节　肛门、直肠和男性生殖器检查

预习案例

患者，男，32 岁，工人。间断便血 7 月余。患者于 7 个月前出现大便干燥，3~5 天 1 次，大便呈羊粪样。严重时排便疼痛，有时排鲜红色血便，附着在大便上，有时便后滴鲜血，有数滴至 10 mL 不等，伴肛门周围异物感。病后食欲正常，喜欢辛辣食物，体重无变化。

思考

1. 肛门与直肠检查包括哪些内容?
2. 对该患者如何进行肛门直肠触诊？检查应注意什么？

一、直肠和肛门

直肠是一个长 12~15 cm 的肠管。在直肠下 1/3 前方，男性有前列腺、膀胱体和精囊，女性有子宫和阴道。因此，通过肛门进行直肠指诊，能发现许多有临床价值的体征。但肛门和直肠的检查，常常会引起患者不适和害羞。因此，检查前应先向患者解释肛门和直肠检查的必要性，消除恐惧和紧张心理。同时让患者作好各项准备，如排空大小便，以便顺利完成检查。

(一)检查体位

不同的肛门和直肠疾病在检查和治疗时，需采取不同的体位，常见体位有以下几种(图 6-52)。

1. 膝胸位或肘膝位　患者双膝屈曲跪伏于检查台上，肘关节和胸部紧贴台面，臀部抬高。此体位主要用于前列腺、精囊及内镜检查。

2. 左侧卧位　患者背向光线，取左侧卧位，臀部靠近检查台右侧，左腿伸直，右腿屈曲。此体位主要用于病重、年老体弱或者女性。

3. 仰卧位或截石位　患者仰卧检查台上，臀部垫高，两腿屈曲、抬高并外展。此体位主要用于膀胱直肠窝检查，也可以进行直肠双合诊，以检查盆腔脏器情况。

4. 蹲位　患者下蹲作排便姿势，屏气向下用力增加腹压。此体位主要用于直肠脱出、内痔及直肠息肉。

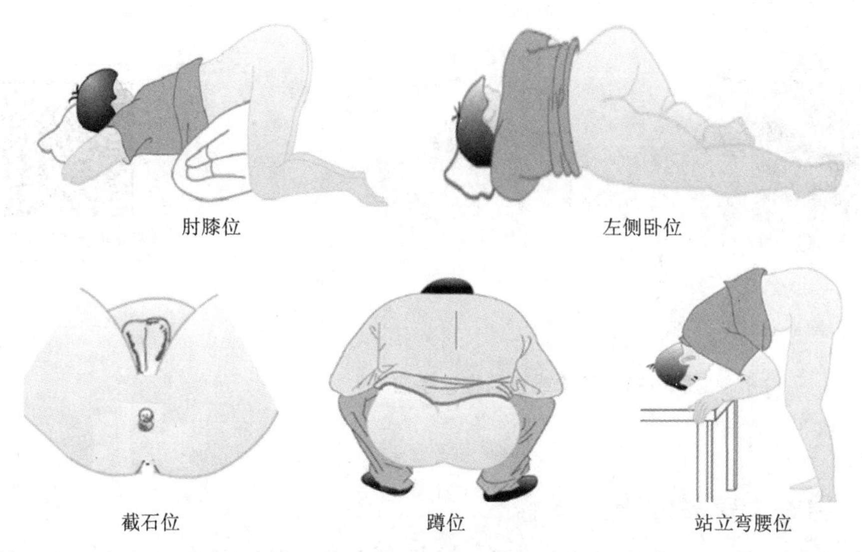

图 6-52 肛门直肠检查常用体位

5. 站立弯腰位 患者背向光线站立，上身向前弯曲匐伏床侧，使髋部弯曲成90°，双手扶床，护士将其臀部肌肉轻轻分开，暴露臀部及肛门。此体位适用于门诊或轻症患者。

肛门和直肠检查的结果及其病变部位按时钟方向进行记录，并注明其体位。如肘膝位时肛门后正中点为12点钟位，前正中点为6点钟位；而仰卧位的时钟位则与此相反。

(二)检查方法和内容

肛门和直肠检查方法以视诊和触诊为主，必要时辅以内镜检查。

1. 视诊 护士先用食指和中指将其两侧臀部分开，使肛门外翻，观察骶尾部和肛周皮肤颜色及皱褶。然后嘱患者做排便姿势或让患者用力屏气观察。正常肛门四周皮肤颜色较深，其周围的褶皱呈放射状。肛门收缩时皱折加深，做排便动作时褶皱变浅。

检查时，需观察肛门及其周围皮肤有无皮肤损伤、红肿、血性、脓性分泌物、皮疹及瘘管等，有无外痔及脱出的内痔，有无肛门皲裂(肛门黏膜狭长裂伤)，有无直肠脱垂。儿童注意有无饶虫。由于肛门皮肤有痛觉神经纤维分布，所以，肛门的疼痛和触痛提示有感染、肛裂和肛瘘或外痔静脉血栓形成。

2. 肛诊或直肠指诊 对肛门和直肠的触诊称为肛诊或直肠指诊，是诊断肛门直肠疾病、盆腔疾病，如阑尾炎、髂窝脓肿、前列腺与精囊病变、子宫和输卵管病变不可缺少的一种诊断方法。其方法简便易行，检查体位应根据病情及检查目的选用，护士右手戴橡皮手套或指套，食指涂以液体石蜡、肥皂液或凡士林等润滑剂，以指腹轻轻按摩肛门外口，等患者的肛门括约肌松弛后，然后缓慢插入肛门及直肠内(图 6-53)。先检查肛门及括约肌的紧张度，再对肛管及直肠的内壁的上下左右全面检查。注意有无触痛、黏膜是否光滑，有无包块、狭窄或波动感，食指抽出后，观察指套上有无黏液、脓血等分泌物，必要时送检。

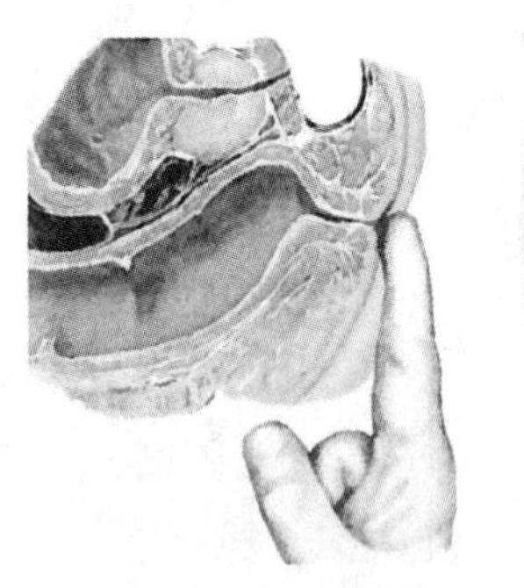
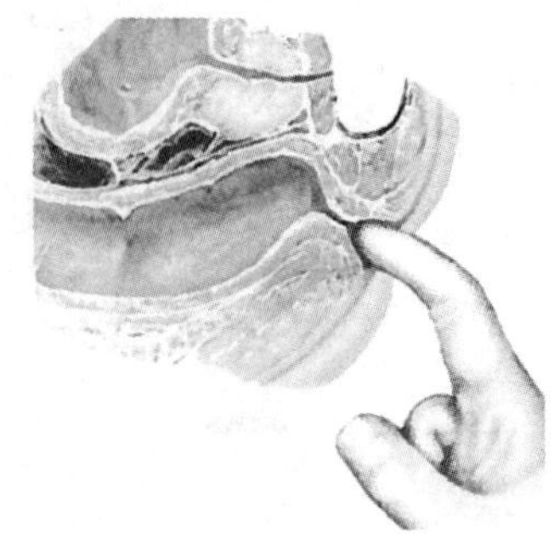

图 6-53　肛诊或直肠指诊手法

肛门和直肠常见疾病特点

二、男性生殖器检查

男性生殖器检查方法为视诊和触诊。检查前应向患者说明检查目的，并解释检查会迅速、轻柔，让患者放心，消除紧张情绪。进行检查时要戴手套。检查外生殖器时，患者一般取直立位，两腿自然分开，暴露下身。先检查外生殖器(阴茎、阴囊)，后检查内生殖器(睾丸、附睾和前列腺)。检查内生殖器时，患者采用站立弯腰位或膝胸位。

(一)外生殖器

1. 阴茎(penis)

(1)检查方法(图 6-54)：检查阴茎时，护士要轻柔地在冠状沟处从侧面提起，并检查其表面结构。先观察阴茎表面的包皮，用拇指和食指轻轻地将包皮向阴茎体方向往后推，使包皮退缩(包皮过长者应将其包皮翻开)，观察阴茎头和阴茎颈有无充血、水肿、糜烂、溃疡、肿块等，检查后再恢复原状，必要时触诊腹股沟淋巴结。然后用双手拇指和示指将尿道口分开，观察是否有分泌物，必要时用拇指和示指挤压阴茎头，检查尿道口是否狭窄，有无红肿、分泌物、溃疡，有无触痛和压痛。

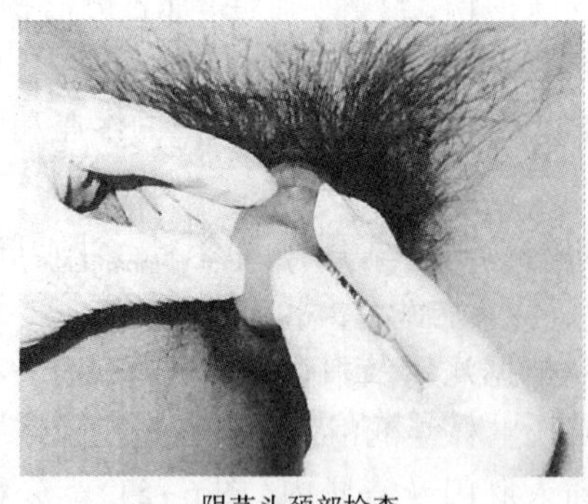
阴茎头颈部检查

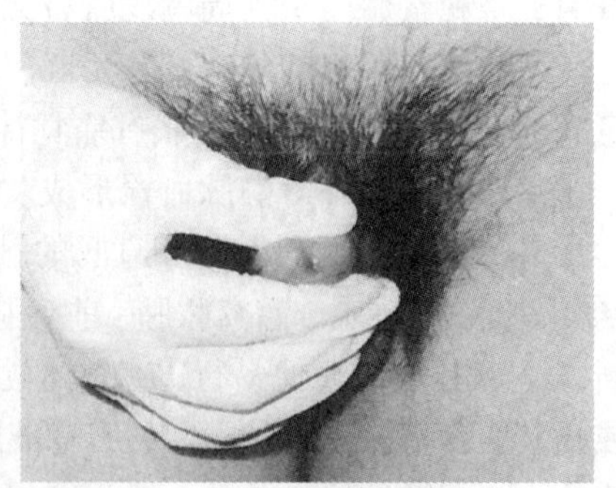
尿道口检查

图 6-54　阴茎检查

(2)常见异常表现。

1)包皮：包皮长过阴茎头，但上翻后能露出尿道外口和阴茎头称为包皮过长(redundant prepuce)，易引起炎症、包皮嵌顿，甚至阴茎癌。若包皮上翻后不能露出阴茎头称为包茎(phimosis)，可由先天性包皮口狭窄、外伤或炎症后粘连引起。

2)龟头：如在龟头看到或触到硬结，伴有暗红色溃疡、易出血，或呈菜花状、表面覆有灰白色坏死组织、有腐臭味，可能是阴茎癌。阴茎颈若有单个椭圆形硬质溃疡，称为下疳，可见于梅毒。

3)尿道外口：尿道外口狭窄见于先天性畸形或炎症引起的粘连；尿道外口发红、附有分泌物并沿尿道有压痛者，见于尿道炎；尿道开口于阴茎腹面者，见于尿道下裂。

2. 阴囊(surotum)

(1)检查方法(图6-55)：患者取立位或仰卧位，两腿稍分开，请患者将其阴茎向上拉，露出阴囊，先观察阴囊皮肤有无颜色改变，有无渗出、糜烂、皮疹及水肿等；然后护士将双手拇指置于阴囊前面，食指、中指置于阴囊后面，轻柔地触诊双侧阴囊里的结构，检查睾丸时，左手握住睾丸上下极，右手轻柔触诊睾丸前后侧面，注意其大小、形状、硬度及有无触痛和结节。然后用拇指、示指在睾丸的后方和正上方分别触诊附睾及精索，注意其大小、有无结节和触痛。

正常情况下，睾丸长3.5~5 cm，表面光滑无触痛；附睾位于睾丸后侧，睾丸在耻骨结节下方>4 cm的位置。如在阴囊内触及肿块和隆起物，可以进行透光试验(图6-56)来鉴别鞘膜积液和斜疝。

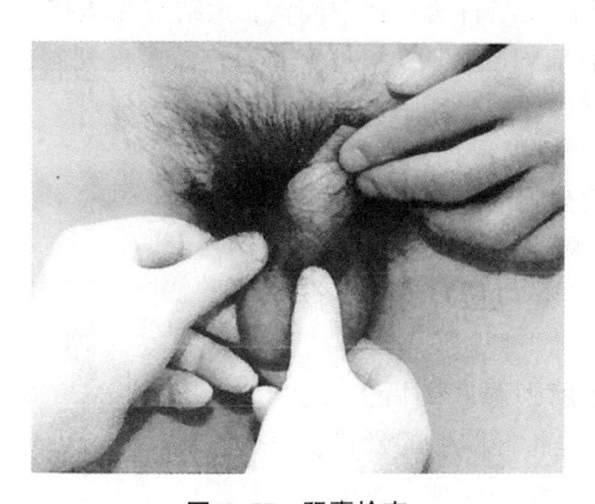

图6-55　阴囊检查

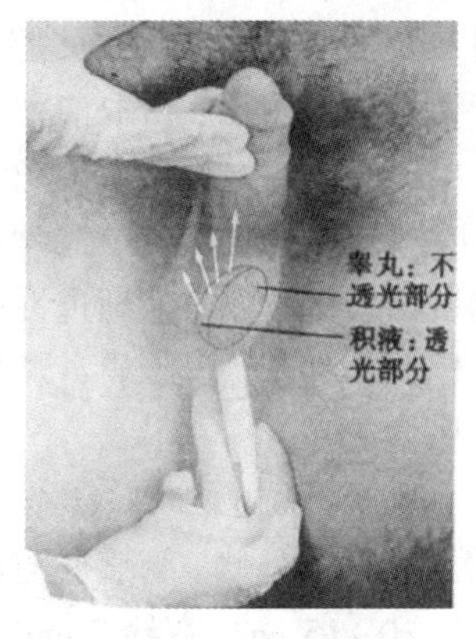

图6-56　透光实验

(2)常见异常表现。

1)阴囊：阴囊皮肤青紫、增厚、褶皱变浅或消失，见于阴囊皮下淤血或血肿；阴囊皮肤肿胀发亮，达到透明程度，称阴囊水肿，见于全身性水肿，也可为局部因素所致，如炎症、过敏反应、下腔静脉阻塞等；阴囊皮肤粗厚呈象皮样、明显下垂，褶皱变宽变浅、色淡，见于丝虫病引起的淋巴管炎或淋巴管阻塞(象皮肿)；阴囊单侧或双侧肿大，触之有囊性感，可回纳至腹腔，但咳嗽或腹压增高时又降至阴囊者，见于阴囊疝；阴囊过小、松弛、皱褶少，见于隐睾、睾丸萎缩、睾丸发育不全；阴囊皮肤增厚呈苔藓样，并有小片鳞屑或皮肤呈暗红色糜烂，有浆液渗出，有时形成软痂，伴有顽固性奇痒，提示阴囊湿疹。

2）睾丸（testicle）：一侧睾丸肿大、质硬或伴结节，见于睾丸肿瘤；睾丸急性肿大，并有明显触压痛，见于睾丸外伤或急性睾丸炎、流行腮腺炎、淋病等炎症；睾丸过小多由先天性因素和内分泌异常所致，如肥胖性生殖无能症；睾丸萎缩可由外伤后遗症、流行性腮腺炎及精索静脉曲张所致；若在阴囊内未触及睾丸，还应仔细检查同侧的阴茎根部、腹股沟管、会阴部或腹腔等处，如均未触及，见于性染色体数目异常所致的先天性无睾症，如在上述部位触及较正常小而柔软的睾丸，则为隐睾。

3）附睾（epididymis）：急性附睾炎时，附睾肿痛；慢性附睾炎时，触诊能摸到结节，稍有压痛；附睾肿胀，可触到结节状硬块，但一般无挤压痛，与周围组织粘连并伴输精管增粗且呈串珠状，见于附睾结核。

4）精索（spermatic cord）：局部皮肤红肿且有挤压痛，见于急性精索炎；若局部呈串珠样，见于输精管结核；若触及蚯蚓状柔软的团块，且团块于站立位或增加腹压时明显，平卧位时消失，见于精索静脉曲张。

阴囊内肿块和隆起物的鉴别

（二）外生殖器检查

1. 前列腺（prostate） 在检查直肠前壁时，还可以进行前列腺的触诊（图 6–57）。正常成人前列腺距肛门约 4 cm，向直肠内突出约 1 cm，如栗子大小，上端宽大，下端细小，后面较平坦，触之有弹性、表面光滑、可触及左右两叶及中间沟，无结节和压痛。向上还可触及输精管壶腹和精囊腺。如怀疑有前列腺炎时，可以在直肠内按摩前列腺，使前列腺液从尿道流出，留取前列腺液进行镜检和培养。

临床上，如男性有耻骨上不适、腹胀，提示前列腺有问题，应进行前列腺检查。注意老年人的前列腺增生肥大，易造成膀胱出口处梗阻，伴渐进性膀胱扩大、尿路感染和逼尿肌异常。因此，对有意识障碍、尿失禁的老人，还应检查膀胱是否有扩张情况。

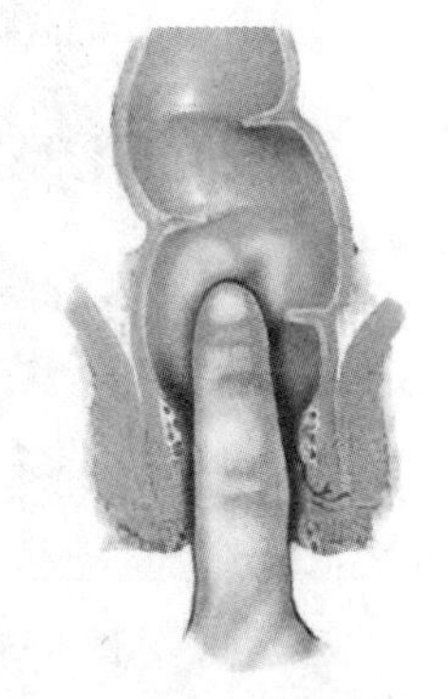

图 6–57 前列腺触诊

2. 精囊（seminal vesicle） 精囊位于前列腺底的后上方、输精管壶腹的外侧、膀胱底与直肠之间，呈长椭圆形的囊状小体，长 10~15 cm，宽约 2 cm。直肠指诊一般不能触及，正常精囊柔软、光滑。

3. 常见前列腺和精囊病变的特点 见表 6–22。

表 6–22 常见前列腺和精囊病变的特点

常见病变	特点
良性前列腺肥大	前列腺弥漫性肿大、中间沟不明显、表面光滑、质地较韧、无触痛
急性前列腺炎	前列腺弥漫性肿大、有明显压痛

续表 6-22

常见病变	特点
前列腺癌	一个或数个前列腺肿大、中间沟消失、表面不规则、质地坚硬
精囊炎	精囊呈条索状肿胀、有压痛
精囊结核	精囊表面呈结节状
精囊癌	不规则硬结

第九节　脊柱与四肢检查

预习案例

患者，女，40 岁。反复关节疼痛 3 年，加重 1 个月入院。3 年前起无明显诱因反复出现多处关节疼痛，活动关节时疼痛加剧，主要位于双侧肩关节、腕关节、掌指关节及膝关节，关节肿痛，伴有间断发热，体温 37.2~38℃，伴全身不适、乏力。3 年来上述症状反复，且逐渐加重，掌指关节出现屈曲畸形，多次抗炎止痛处理，症状无明显缓解。1 个月前再次出现上述症状，关节疼痛不能耐受，夜间尤甚，生活不能自理。以“类风湿性关节炎”收治入院。

思考

1. 该患者体格检查的重点在哪里？检查的内容有哪些？
2. 该患者目前可能存在的异常体征有哪些？分析其原因。

一、脊柱(spine)

脊柱由 7 个颈椎、12 个胸椎、5 个腰椎、5 个骶椎及 4 个尾椎组成。脊柱是维持躯体各种姿势的重要支柱，有负重、减震、保护和运动等功能。姿势的异常、疼痛和活动受限是脊柱疾病的主要表现。脊柱检查以视诊为主，结合触诊和叩诊。检查内容主要是脊柱的弯曲度、活动度、压痛与叩击痛。

(一)脊柱的弯曲度

检查脊柱弯曲度时，患者可取站立位或坐位，肌肉放松，上肢自然下垂，充分暴露背部。护士从患者背面和侧面观察脊柱的姿势。

1. 生理性弯曲

脊柱弯曲度检查（视频）

正常人的脊柱从侧面观察有颈、胸、腰、骶4个生理性弯曲，颈曲和腰曲前凸，胸曲和骶曲后凸，形似“S”型。必要时，护士位于患者后方，用手指沿其脊椎棘突自上而下划压皮肤，观察按压出现的红色压痕是否位于后正中线。

2. 病理性变形

(1)脊柱后凸(kyphosis)：又称驼背(gibbus)，多发生于胸段。小儿脊柱后凸多见于佝偻病；青少年多见于胸椎结核；成年人胸段呈弓形后凸，见于强直性脊柱炎；老年人多发生于胸椎上部，为骨质退行性变胸椎椎体压缩所致；另外，外伤致脊椎骨折、青少年发育期姿势不良及脊椎骨软骨炎等也可造成脊柱后凸。

(2)脊柱前凸(lordosis)：多发生在腰段。见于晚期妊娠、大量腹水、腹腔巨大肿瘤等各种原因所致腹压增大及髋关节结核、先天性髋关节脱位等病变。

(3)脊柱侧凸(scoliosis)：功能性脊柱侧凸时，改变体位能使其纠正，见于儿童发育期姿势不良、椎间盘脱出及脊髓灰质炎后遗症等；器质性脊柱侧凸时，改变体位不能使其纠正，见于佝偻病、慢性胸膜粘连或肥厚、肩或胸廓畸形等。在躯干前屈时脊柱侧凸常常加重。

（二）脊柱的活动度

正常脊柱活动范围以颈段和腰段最大，胸段较小，骶段几乎不活动。一般颈段可前屈、后伸各45°，左右侧弯各45°，旋转60°；腰段在臀部固定条件下可前屈、后伸45°，左右侧弯各30°，旋转为45°(图6-58)。

1. 检查方法　检查颈段时，护士用手固定患者的两肩，以头部正直为中位，作前曲、后伸、旋转动作。检查腰段时，在固定臀部的条件下，嘱患者作前屈、后伸、左右侧弯及旋转运动。注意动作应小心缓慢，严禁急速或剧烈的运动检查。

脊柱活动度检查（视频）

2. 临床意义　脊柱活动受限见于软组织损伤、颈椎及腰椎增生性关节炎、结核或肿瘤所致骨质破坏、骨折及脱位、椎间盘脱出等。

（三）脊柱的压痛和叩击痛

1. 压痛　嘱患者取坐位，身体稍前倾。护士站在其后面，用右手拇指自上而下逐个按压脊柱棘突和椎旁肌肉，观察有无局限性压痛及肌肉痉挛(图6-59)。

正常者无压痛及肌肉痉挛，如有压痛，提示压痛部位可能有病变。脊椎有压痛，提示脊椎结核、椎间盘脱出及脊椎外伤或骨折；椎旁肌肉有压痛或痉挛，提示腰背肌纤维炎或急性腰肌劳损。

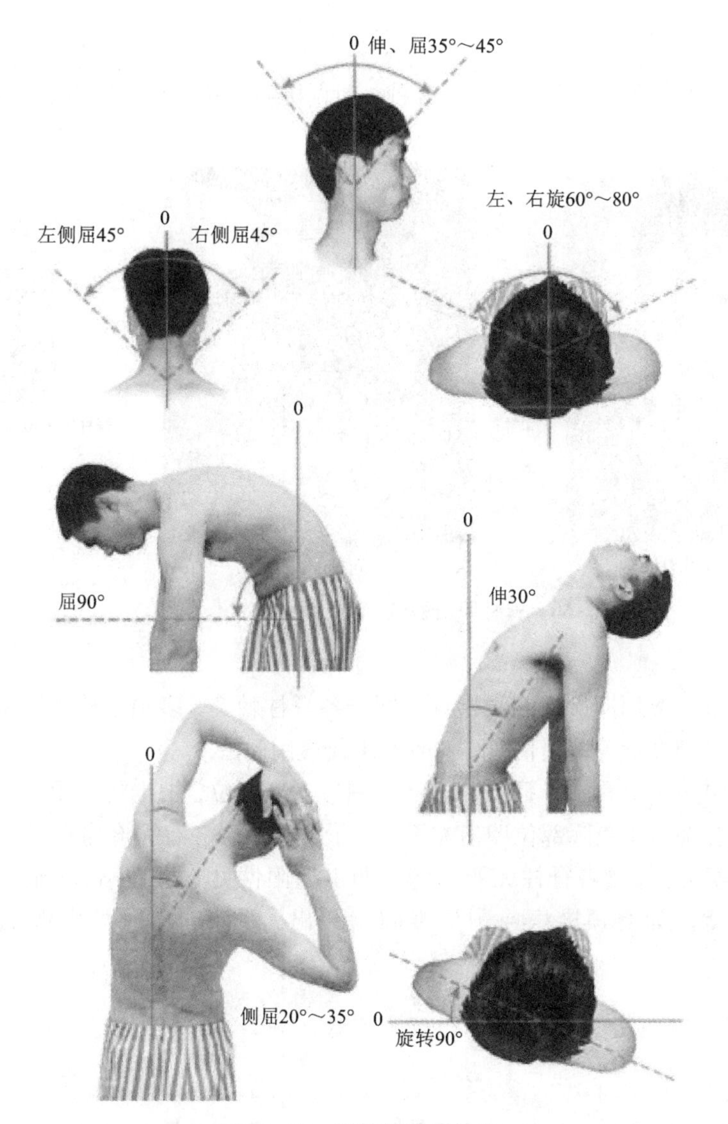

图 6-58　脊柱活动度检查

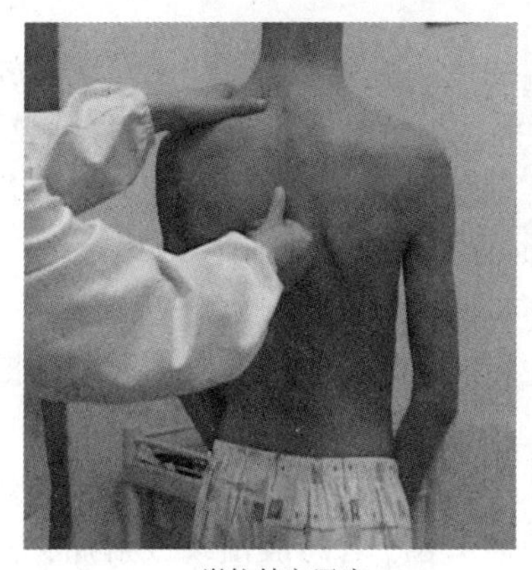

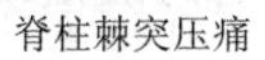
脊柱棘突压痛

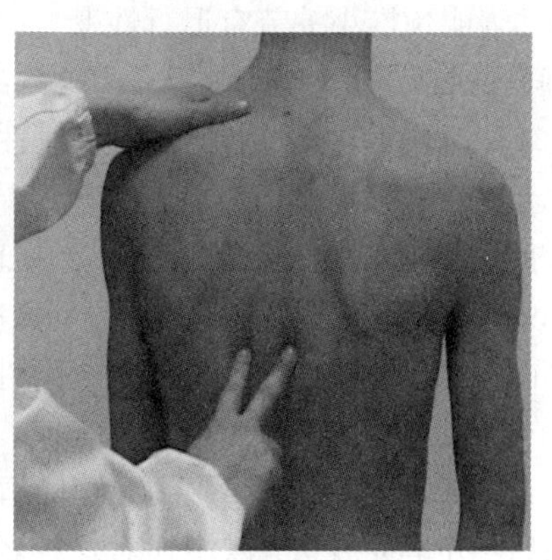
椎旁肌肉压痛

图 6-59　脊柱压痛检查

2. 叩击痛

(1)检查方法：常用的检查方法有两种，即直接叩击法和间接叩击法(图 6-60)。

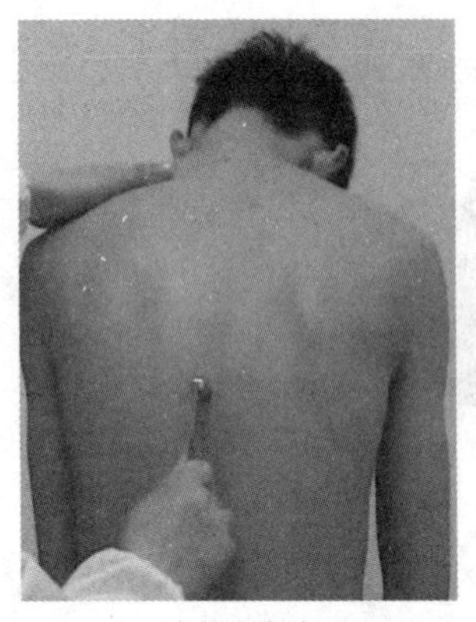
直接叩击法

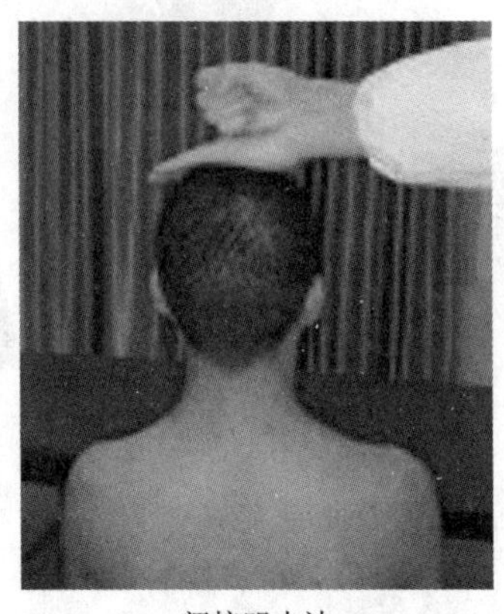
间接叩击法

脊柱压痛与叩击痛检查（视频）

图 6-60　脊柱叩击检查

1)直接叩击法：用叩诊锤或中指直接叩击各脊柱棘突，多用于检查胸椎及腰椎。颈椎疾病，特别是颈椎骨关节损伤时，一般不用或慎用此法。

2)间接叩击法：又称传导痛或冲击痛。嘱患者取坐位，护士将左手掌面置于患者头顶上，右手半握拳以小鱼际部位叩击左手背，了解患者脊柱有无疼痛。

(2)临床意义：正常者脊柱无叩击痛。叩击痛阳性见于脊柱结核、骨折、椎间盘突出、脊椎肿瘤等。如有颈椎病或颈部椎间盘突出，间接叩击时可出现上肢的放射性疼痛。

(四)脊柱检查的特殊检查实验

1. 颈椎检查的特殊实验

(1)前屈旋颈试验(fenz 征)：嘱患者颈部前屈、然后嘱其向左右旋转活动。如颈椎处出现疼痛，表明颈椎小关节有退行性变。

(2)椎间孔挤压试验(Jackson 压头试验)：患者头偏向患侧，护士左手掌放于其头顶部，右手握拳轻叩左手背，如出现肢体放射性痛或麻木，提示有根性损害。对根性疼痛严重者，护士用双手重叠放于头顶、向下加压，即可诱发或加剧症状。当患者头部处于中立位或后伸位出现加压试验阳性时称之为 Jackson 压头试验阳性。

(3)头顶加压试验：患者取坐位，头部微向一侧偏斜；护士位于患者背后，将手按于患者头顶部向下加压，若该侧上肢发生放射性疼痛，则为本试验阳性。阳性提示颈椎病存在。

(4)上肢后伸试验：护士一手置于健侧肩部起固定作用，另一手握于患者腕部，并使其逐渐向后、外呈伸展状，以增加对颈神经根牵拉，若患肢出现放射痛，表明颈神经根或臂丛有受压或损伤。

2. 腰骶椎检查的特殊试验

(1)摇摆试验：患者平卧，屈膝、髋，双手抱于膝前。护士手扶患者双膝，左右摇摆，如腰部疼痛，则为阳性。多见于腰骶部病变。

(2)拾物试验：将物品放在地上，嘱患者拾起。腰椎正常者可两膝伸直，腰部自然弯曲，俯身将物品拾起。如患者先以手扶膝蹲下，腰部挺直并用手接近物品，此即为拾物试验阳性。多见于腰椎病变，如腰椎间盘脱出、腰肌外伤及炎症。

(3)直腿抬高试验(Lasegue 征)：患者仰卧，双下肢伸直，护士一手置于膝关节上，另一手握患者踝部，分别做双侧肢体抬高的动作。腰与大腿正常可达 80°~90°。在未达 70°以前引起腰部及坐骨神经走行部位疼痛者为阳性。见于腰椎间盘突出症，也可见于单纯性坐骨神经痛。如在直腿抬高试验中引发了疼痛，于该角度放低 5°~10°，维持膝关节伸直位的同时，再使同侧足极度背伸，若再引发疼痛则为阳性。称之为直腿抬高加强试验阳性。

(4)屈颈试验(Linder 征)：患者仰卧，也可取端坐或直立位，护士一手置于患者胸前，另一手置于枕后，缓慢、用力地上抬患者头部，使颈前屈，若出现下肢放射痛，则为阳性。见于腰椎间盘突出症的“根肩型”患者。

(5)股神经牵拉试验：患者俯卧，髋、膝关节完全伸直。护士将一侧下肢抬起，使髋关节过伸，如大腿前方出现放射痛为阳性。见于高位腰椎($L_{2\sim3}$ 或 $L_{3\sim4}$)间盘突出症。

二、四肢与关节

四肢(limbs)及其关节(articulation)的检查通常运用视诊、触诊和动诊。四肢检查应以关节为主，也须注意软组织的状态、肢体的位置及形态。主要检查内容是形态正常与否，有无功能障碍。正常人四肢与关节左右对称、形态正常、无肿胀及压痛，活动不受限。

(一)四肢与关节的形态

应充分暴露被检查部位，观察有无畸形或形态改变，有无红、肿、热、痛、结节等。

1. 手指异常形态

(1)匙状甲(spoon nails)：又称反甲(koilonychia)，其特点为指(趾)甲中央凹陷，边缘翘起，指甲变薄变脆，表面有粗糙条纹。多见于缺铁性贫血及高原疾病，偶见于风湿热及甲癣等。

(2)杵状指(趾)(acropachy)：为手指(或足趾)末端指(趾)节明显增宽、增厚，指(趾)甲从根部到末端拱形隆起呈杵状，指(趾)端背面的皮肤与指(趾)甲所构成的基底角≥180°。其发生与肢体末端慢性缺氧、代谢障碍及中毒损害有关。多见于支气管扩张、支气管肺癌、脓胸、肺脓肿、发绀型先天性心脏病、感染性心肌炎、亚急性感染性心内膜炎、Crohn 病、溃疡性结肠炎、肝硬化等疾病。

(3)指关节变形：①梭形关节，近端指间关节增生、肿胀呈梭形畸形，早期局部有红肿及疼痛，晚期明显强直、活动受限，重者手腕及手指尺侧偏斜，见于类风湿性关节炎；②爪形手，大小鱼际肌和骨间肌萎缩，掌指关节过伸，指间关节屈曲，手似鸟爪状，见于脊髓空洞症、进行性肌萎缩及麻风病等。若第 4、5 指呈爪形手见于尺神经损伤。

2. 腕关节异常形态

(1)腱鞘囊肿：发生于腕部的背侧或桡侧，为圆形无痛性囊状隆起，坚韧，可顺肌腱的垂直方向稍微推动。

(2)腱鞘滑膜炎：发生于腕关节的背面或掌面，关节部呈结节状隆起，影响关节活动。多为类风湿关节炎或结核性病变。

(3)腱鞘纤维脂肪瘤：发生于腕关节背面，触之柔软或柔韧，可随肌腱推动来回移动。

3. 膝关节异常形态

(1)膝内、外翻：正常人直立双脚并拢时，双膝和双踝均能靠拢。当双脚的内踝部靠拢时两膝因双侧胫骨向外弯曲而呈“O”形时，称为膝内翻(genua valgum)，又称“O”形腿畸形；如两下肢膝关节靠近时，双侧小腿斜向外方呈“X”形弯曲，使双侧的内踝分离，称为膝外翻(genua varum)，又称“X”形腿畸形，可见于佝偻病和大骨节病(图 6-61)。

(2)关节腔积液：表现为关节周围有明显肿胀，当膝关节屈曲成 90°时，髌骨两侧的凹陷消失，触诊出现“浮髌现象”(图 6-62)。其检查方法为患者平卧，患肢伸直放松，护士左、右手的拇指和其余手指分别固定于肿胀膝关节上、下方的两侧，然后用右手示指将髌骨连续向下方按压数次，压下时有髌骨与关节面的碰触感，松手时有髌骨随手浮起感，即为浮髌试验阳性，提示膝关节腔积液。

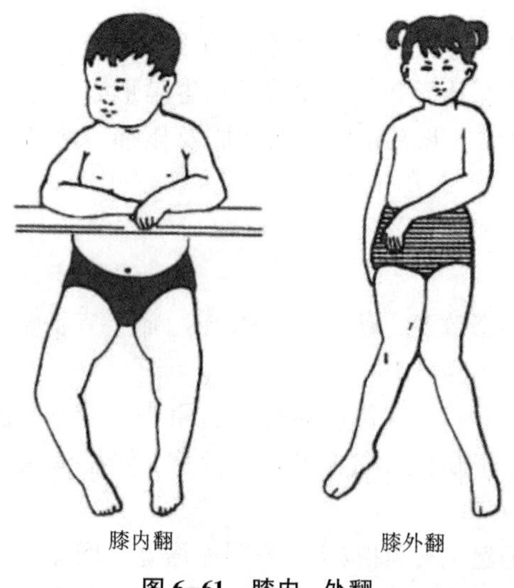

图 6-61 膝内、外翻

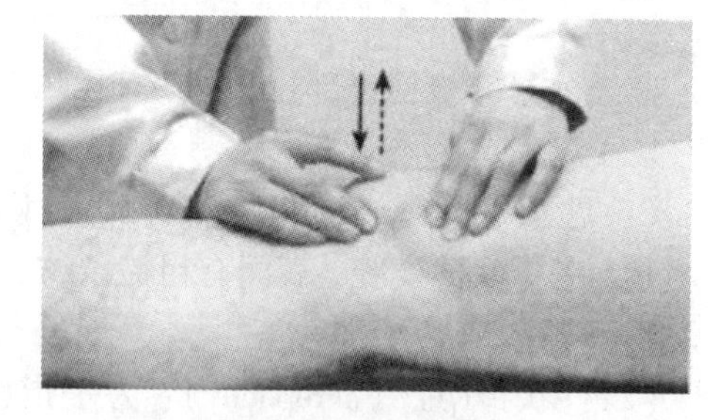

图 6-62 浮髌试验

(3)其他：膝关节红、肿、热、痛及活动障碍，多为膝关节急性炎症，如风湿性关节炎、结核性或外伤性关节炎、痛风等。若受轻伤后即引起关节腔或皮下出血、关节增生、肿胀，常见于血友病。

4. 足部异常形态 见图 6-63。

(1)足内、外翻：正常人当膝关节固定时，足掌可向内翻、外翻各达 35°，复原时足掌、足跟可全面着地。若足掌部活动受限呈固定性内翻、内收畸形，称为足内翻。足掌部固定性外翻、外展，称为足外翻。多见于脊髓灰质炎后遗症或先天性畸形。

(2)平跖足：又称扁平足。正常人直立时足跟与足掌前部及足趾部位平稳着地，而足底中部内侧稍离开地面。若足底变平，直立时足底中部内侧也能着地，称为平跖足，多为先天性异常。平跖足者不能持久站立，并影响长途行走或行进速度。

(3)马蹄足和跟足畸形：马蹄足是指踝关节跖屈，前半足着地，常因跟健挛缩或腓总神经麻痹引起。跟足畸形是由于小腿三头肌麻痹，足不能跖屈，伸肌牵拉使踝关节背伸所形成，行走和站立时足跟着地。

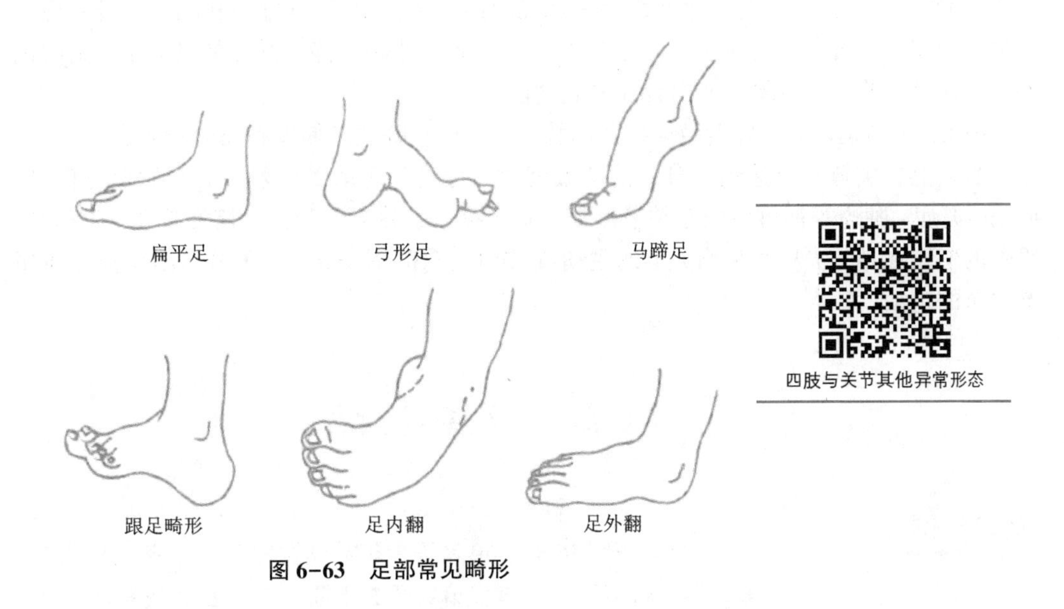

图 6-63　足部常见畸形

(二)关节活动

关节活动有两种表现形式，即主动运动和被动运动。主动运动指患者用自己力量活动，能达到的最大范围称为主动关节活动范围。被动运动指用外力使关节活动，能达到的最大范围称被动关节活动范围。关节病变可引起各关节的主动和被动运动功能障碍。

先让患者做主动运动，再做被动的运动，观察其活动范围及有无活动受限或疼痛。再结合患者的姿势、步态。关节活动障碍的原因有骨和关节病变、肌腱韧带病变、神经病变、皮肤瘢痕挛缩。如患者被动运动正常，主动运动不能，提示神经麻痹或肌腱断裂；如主动运动和被动运动均不能，提示关节强直或僵硬、关节内外骨阻滞、肌肉挛缩、皮肤瘢痕挛缩。

1. 上肢关节运动

(1)指关节运动：嘱患者做手指展开、并拢，除拇指外各手指握拳和拇指对掌动作。

(2)腕关节运动：嘱患者前臂处旋前位，然后腕关节屈曲、背伸、移向桡侧和移向尺侧的动作，检查腕关节掌屈、背伸、内收和外展功能。

(3)肘关节运动：嘱患者做屈肘、伸肘动作，检查肘关节屈、伸功能；维持肘关节于屈曲位，嘱患者旋转手臂至掌心向下，然后沿反方向旋转使掌心向上，检查肘关节旋前和旋后功能。

(4)肩关节运动：嘱患者肘关节贴在胸前触摸对侧耳，检查肩关节内收功能；嘱被检手自颈后触摸对侧耳，检查肩关节前屈、外展和外旋功能；嘱患者手自背后触摸或接近对侧肩胛骨下角，检查肩关节内旋和后伸功能。

2. 下肢关节运动

(1)跖趾关节运动：嘱患者伸直和屈曲趾，做跖趾关节伸、屈动作。

(2)踝关节运动：嘱患者做足背伸和跖屈动作，检查踝关节背伸和跖屈功能；患者以足趾为支点，向内和向外转足，检查踝关节内翻和外翻功能；患者足跟固定，做向内和向外转足动作，检查踝关节内旋和外旋功能。

(3)膝关节运动：嘱患者做伸膝和屈膝动作，检查膝关节伸展和屈曲功能。

当以上各关节不能达到各自的活动幅度时，为关节运动受现限。关节的退行性变、创伤、炎症、肿瘤等都可以引起关节疼痛、肌肉痉挛、关节失稳，以及关节囊、关节腔、肌腱的挛缩和粘连，从而影响关节的主动或被动运动范围。此外，关节周围受损也可影响关节的运动。

第十节　神经系统检查

预习案例

微课：脊柱、四肢、神经系统检查

患者，男，56岁。患者于3年前感觉左下肢发麻，逐渐加重，不久右下肢也同样发麻，至2年前渐出现右上肢发麻、无力，同时感左颈部及肩部中等程度的跳痛，咳嗽时明显，大小便困难。近2个月来，上述症状逐渐加重，双下肢行走困难，双上肢无力。

思考

1. 该患者神经系统检查重点内容有哪些？
2. 根据上述资料，该患者可能出现哪些异常体征？
3. 该患者有哪些问题需要护理？

神经系统检查是判断神经系统有无损害，以及损害部位和程度的重要方法。本节神经系统检查主要介绍感觉功能、运动功能、神经反射及自主神经功能的检查。

一、感觉功能

感觉检查可以发现患者有无感觉障碍及感觉障碍的分布、性质、程度，以此寻找病因。但感觉主观性强，为保证检查的准确性，检查前护士需向患者解释说明，以取得合作。检查时患者应意识清楚，并充分暴露检查部位，一般从感觉障碍区检查至正常区，并进行左右、前后及远近端的对比。

（一）浅感觉

1. 痛觉（algesia） 用针尖轻刺身体对应部位的皮肤，要求刺激力度一样，询问患者有无痛觉，以及左右的程度是否相同。如出现痛觉障碍，则见于脊髓丘脑侧束损伤。

2. 温度觉（thalposis） 用盛有冷水（5℃～10℃）和热水（40℃～50℃）的试管分别接触身体对应部位的皮肤，询问患者有无“冷”或“热”感觉。如有温度觉障碍，则见于脊髓丘脑侧束损伤。

3. 触觉（thigmesthesia） 用棉花或棉签轻触患者身体对应部位的皮肤，刺激不要频繁，间隔时间应不等，询问患者是否察觉到触及感。如有触觉障碍，则见于脊髓前束和后索损伤。

以上检查在患者闭眼的情况下进行，避免主观因素和暗示作用。检查后让患者指出被测部位或说出自己的感觉如何，同时还应注意观察患者的表情和反应，以判断结果的可靠程度。

（二）深感觉

1. 运动觉（motor sensation） 嘱患者闭目、放松、勿动，护士用手指从两侧轻轻夹住患者的手指或足趾两侧，上下移动5°左右，询问其被夹指（趾）的位置，然后依次逐渐向上检查其他关节。

2. 位置觉（position sensation） 将患者的肢体置于某一位置，嘱患者保持这个姿势，然后用对侧肢体模仿，或者能描述其所处位置。

3. 震动觉（vibration） 将音叉震动后，放在患者的骨突起部（如内外踝、桡骨茎突、膝部等）的皮肤上，询问其有无震动的感觉和持续时间，两侧对比。

以上深感觉的检查出现障碍，提示脊髓后索病变。

（三）复合感觉

复合感觉（synaesthsia）又称皮质感觉，是经大脑皮质综合和分析来完成的。一般先查患侧，后查健侧。

1. 皮肤定位觉（skin topethesia） 患者闭目，护士用棉签轻触其皮肤某部位，让患者说出是哪一处皮肤。皮肤定位觉障碍见于皮质病变。

2. 两点辨别觉（two-point discrimination） 将钝脚分规放在患者皮肤（如手背、手掌、指尖、鼻尖、舌尖、颈部、背部等）处，施加一定的压力，询问是否分辨为两点，若患者判断为两点，则再缩小分规两点的间距，直至缩小到患者能分辨出为两点的最小距离。正常身体的不同部位两点辨别觉是有差异的，检查时观察两侧是否对称。触觉正常而两点辨别觉障碍见于额叶病变。

3. 图形觉（graphesthesia） 在患者皮肤上画简单的图形（圆形、三角形或方形）或写简单的字，观察其能否在闭目的情况下正确识别。体表图形觉障碍见于丘脑水平以上病变。

4. 实体觉(stereognosis) 嘱患者闭目，将日常生活中熟悉的物品(如硬币、钥匙、钢笔等)放置于手中，让其说出物品名称。实物辨别觉障碍见于皮质病变。

感觉障碍

二、运动功能

运动功能检查方法有：观察患者的外貌、语言、姿势和步态；判断主动运动的力量和范围；检查被动运动和肌张力；检查共济运动等。本节主要介绍肌力、肌张力、不随意运动、共济运动。

(一)肌力

肌力(muscle power)是指作随意运动时肌肉收缩的最大力量。

1. 检查方法 有主动法和被动法。

主动法是患者作主动运动时，护士观察其运动的幅度、速度和力量；被动法是护士给予阻力，嘱患者用力抵抗，以测其肌力。检查肌力时，注意须排除因疼痛、关节强直或肌张力过高所致的活动受限。

2. 肌力分级 采用0~5级的6级分级法。

0级 完全瘫痪，不见肌肉收缩。

Ⅰ级 仅见肌肉收缩，但无肢体运动。

Ⅱ级 肢体能在床上水平移动，但不能抬离床面。

Ⅲ级 肢体能抬离床面，但不能抵抗阻力。

Ⅳ级 肢体能作部分抗阻力的运动，但未达正常。

Ⅴ级 运动自如，正常肌力。

3. 临床意义 肌力的减弱或消失称为瘫痪(paralysis)。瘫痪的分类如下：

(1)按轻重程度可分为完全性瘫痪和不完全性瘫痪。完全无肌力者称完全性瘫痪；肌力减弱者称不完全性瘫痪或轻瘫。

(2)按病变部位可分为中枢性瘫痪和周围性瘫痪两种。前者见于中央前回或皮质脊髓束损害，可出现肌张力增高、深反射亢进、病理反射阳性，除废用性萎缩外，肌肉无局限性萎缩，亦无肌震颤；后者见于脊髓前角细胞、前根以及运动神经病变，表现为肌力减退或消失、肌张力减低、深反射消失、肌肉萎缩、病理反射阴性，可有肌纤维或肌束震颤。

(3)根据瘫痪的部位可分为：①单瘫(monoplegia)，单一肢体瘫痪，多见于脊髓灰质炎；②偏瘫(hemiplegia)，一侧肢体瘫痪，常伴有同侧脑神经损害，多见于脑血管病变、脑肿瘤等；③截瘫(paraplegia)，双下肢瘫痪，由脊髓横贯性损伤所致，见于脊髓外伤、炎症、肿瘤等；④交叉性偏瘫(crossed paralysis)，病变侧脑神经麻痹及对侧肢体瘫痪，见于脑干肿瘤、炎症和血管病变等。

(二)肌张力

肌张力(muscle tone)是指肌肉在静息状态下的紧张度。

1. 检查方法 嘱患者完全放松，先触摸肌肉的硬度，再测试完全放松的肢体作被动活动时的阻力大小。

2. 临床意义

(1)肌张力减低：触诊时肌肉软而无弹性，被动运动阻力减小或消失，见于周围神经病变、小脑病变、肌肉病变，以及低血钾、深度昏迷。

(2)肌张力增高：肌肉触之坚硬，被动运动阻力增大。①痉挛性肌张力增加，患者肢体被动伸屈时，开始阻力较大，终末阻力突然减弱，称为折刀现象，提示锥体束受损；②强直性肌张力增加，患者肢体被动伸屈时，阻力同等增加，如弯曲铅管，故称为铅管样强直，提示锥体外系受损。

(三)共济运动

共济运动(coordination)是指一组肌群协调一致完成的动作。随意动作的协调完成与小脑、前庭神经、视神经、深感觉、锥体外系的功能有关。当这些结构发生病变，动作协调性发生障碍称为共济失调(ataxia)(表6-23)。

表6-23 共济失调的鉴别

检查	小脑性	感觉性	前庭性
肌张力	降低	正常	正常
Romberg 试验	无特殊	极不稳	不稳
姿势步态	无变化	改善	无变化
轮替动作	障碍	正常	正常
距离辨别	障碍	正常	正常
协调动作	障碍	正常	正常
震颤	集中注意力明显	无	无
眼球震颤	水平、垂直、旋转>2次	水平<2次	水平>2次
躯干共济失调	在床边靠坐时，患者坐不稳	稳定	稳定

1. 检查方法

(1)指鼻试验：嘱患者一侧上肢前臂外展伸直，用食指触碰自己的鼻尖，动作先慢后快，先睁眼后闭眼，再换另一侧上肢重复同样动作，观察其动作是否准确。

(2)指指试验：让患者先曲肘后伸直前臂，用示指碰触对面护士的食指，先睁眼后闭眼，重复同样动作。

(3)快速轮替动作：嘱患者双手快速地作旋前、旋后动作。观察其动作是否协调完成。

(4)跟—膝—胫试验：嘱患者仰卧、双下肢伸直，抬起一侧下肢，将足跟放在对侧膝部，并沿胫骨前缘向下移动。观察其动作是否准确无误。

(5) Romberg 征：又称闭目难立征。嘱患者双足并拢站立，两臂向前平伸，然后嘱其闭眼，视其有无晃动或倾斜。

Romberg 征分级和步骤：基本体位是站立，双脚分开；第 1 级双脚并拢，眼睛不闭；第 2 级患者双臂前屈，与身体呈 90°，前臂前旋；第 3 级在第 2 级的基础上患者闭眼；第 4 级在伸出的双臂上施压。患者试图保持上臂的位置，注意观察患者是否有脚跟不能维持并拢位置，一旦患者侧倾或侧移，立即结束试验，谨防患者跌倒。

共济失调的患者跌倒的风险较大，在检查过程中，护士必须保护患者。

2. 临床意义

(1) 小脑性共济失调：睁眼、闭眼均有共济失调表现，肌张力减低。小脑半球病变以肢体共济失调为主，小脑蚓部病变以躯干共济失调(即平衡障碍)为主。

(2) 感觉性共济失调：共济失调在睁眼时减轻，闭目时加剧，伴有位置觉、振动觉减低或消失；因深感觉障碍下肢重而多见，故站立不稳和步态不稳为主要表现。

(3) 前庭性共济失调：以平衡障碍为主，静止与运动时均出现。与小脑性共济失调相同，如站立时两足基底宽、身体不稳、向侧方或后方倾倒、步行时偏斜等，但常有明显呕吐、眩晕、眼震和前庭功能试验异常等。

(四) 不随意运动

不随意运动可分为以下几种(表 6-24)。

表 6-24　常见不自主运动的鉴别

类型	节律	幅度	其他表现	病因
生理性震颤	规则且快	低	肢体末端(如手)，焦虑时加重	焦虑
动作性震颤	不规则	高	自主性有目的的动作时加重	小脑
特发性震颤	规则且快	中度	声音嘶哑，头颈部明显，如点头或摇头动作，步态正常	基底节
搓丸样震颤	规则而快	中度	休息时出现，双手双脚明显，慌张步态，表情少	帕金森病、精神抑制药
扑翼样震颤	不规则	高	不能维持特殊体位，如双手不规则扑动	肝性脑病、一氧化碳中毒
舞蹈样运动	短暂非重复	无特殊	无目的动作，上肢明显	脑风湿病变、脑瘫、遗传性舞蹈病

1. 震颤(tremor)　指躯体某部位出现不自主的收缩动作。

(1) 静止性震颤(static tremor)：肢体在静止并保持肌肉松弛状态下震颤明显，运动时减轻或消失，见于帕金森病(常伴肌张力增高)、老年动脉硬化(伴摇头、手抖症状，但肌张力正常)。

(2) 动作性震颤(action tremor)：也称意向性震颤。指运动的肢体有意向性的接近目标时震颤明显，而静止时症状轻微，多见于小脑病变。

(3)姿势性震颤(postural tremor)：让患者肢体保持某种固定姿势时震颤明显，见于甲状腺功能亢进引起的震颤、肝性脑病及其他代谢性脑病引起的扑翼样震颤等。

2. *舞蹈样运动*(choreatic movement)　由肌张力降低引起的动作增多，表现为耸肩、缩颈、伸舌、噘嘴、挤眉、弄眼等四肢和面部的异常的不规律动作，于兴奋或注意力集中时加剧，入睡后消失。多见于儿童脑风湿病变和遗传性舞蹈病。

3. *手足搐搦*(tetany)　手足肌肉痉挛，上肢表现为腕关节和掌指关节屈曲，指间关节伸直，拇指和小指均向掌心内收，呈"助产士手"；下肢表现为足踝部跖屈、趾关节屈曲。见于婴儿维生素 D 缺乏、低血钙、碱中毒、高热等。

(五)运动障碍的表现

中枢性和周围性瘫痪的鉴别

临床上最常见的运动功能障碍是瘫痪，通常根据瘫痪类型和分布范围来推断神经受损的部位。首先确定是上运动神经元还是下运动神经元损伤引起的瘫痪，再明确瘫痪分布范围，然后结合感觉障碍进行分析，有助于运动障碍的定位。

三、神经反射

神经反射的反射弧

神经反射是通过反射弧来完成的。反射弧受大脑皮质的易化和抑制性控制，使反射活动维持一定的速度、强度(幅度)和时间。

反射检查需患者的主动合作，保持肢体放松并处于适当位置。检查时可与患者谈话，分散其注意力，以利反射的引出。注意双侧对称检查。

(一)浅反射(superficial reflexes)

浅反射指刺激皮肤或黏膜引起的皮肤—肌肉反射或黏膜—肌肉反射，属于保护性反射，其反射弧较长，反射冲动可上达皮质顶叶及运动区或运动前区。因此，在锥体束损伤时，浅反射不是亢进而是减弱或消失。

角膜反射检查(视频)

1. *角膜反射*(corneal reflex)

(1)检查方法：嘱患者眼睛向内上方注视，睁大眼睛，护士用棉签毛在其不注意时轻触一侧角膜外缘，注意不触其睫毛。正常反应是双眼睑同时闭合。刺激侧的眼睑闭合称直接角膜反射，对侧的眼睑也闭合称间接角膜反射。

(2)临床意义：一侧三叉神经病变时，直接与间接反射均消失；一侧面神经病变时，直接反射消失而间接反射存在；深度昏迷患者角膜反射完全消失。

2. *腹壁反射*(abdominal reflex)

(1)检查方法：患者仰卧位，双下肢稍屈曲，放松腹壁，用钝竹签迅速自外向内轻划上、中、下腹壁皮肤(图 6-64)。正常反应为划过的象限内的肌肉收缩。但正常人可有反射极弱或完全不能引出，而在腹肌稍紧张时(此时头稍抬起)容易引出，最好在吸气末进行检查，称为反射加强法。

(2)临床意义：脊髓节段受损时，相应部位腹壁反射消失；锥体束损害时，同侧腹壁反射减弱或消失；急腹症、经产妇、膀胱过度胀满、肥胖及腹壁松弛者也可有腹壁反射减弱或消失；精神紧张、兴奋或神经质者可出现腹壁反射亢进，但无定位意义；帕金森病、舞蹈病、锥体外系疾病腹壁反射可增强。

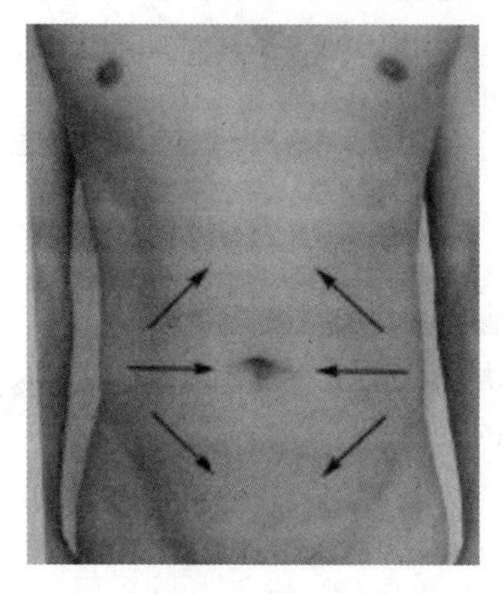

图 6-64　腹壁反射

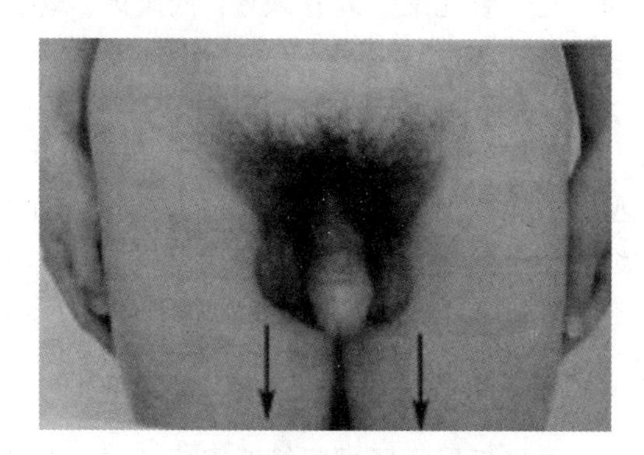

图 6-65　提睾反射检查

3. 提睾反射(cremasteric reflex)

(1)检查方法：用竹签钝头由下而上轻划股内上方皮肤，正常反应为同侧提睾肌收缩，同侧睾丸上提(图 6-65)。

腹壁反射检查（视频）

(2)临床意义：腰髓 1~2 节病变时，如马尾综合征或脊髓中央受压，双侧提睾反射减弱或消失；一侧锥体束病变、老年人及局部病变（腹股沟疝、阴囊水肿、睾丸炎），可致同侧反射减弱或消失。若急性脊髓损伤后该反射存在说明预后良好。

4. 肛门反射(anal reflex)

(1)检查方法：用大头针轻划肛门周围皮肤，正常反应为肛门外括约肌收缩。

(2)临床意义：因为肛门括约肌受双侧神经支配，所以当一侧锥体束损害或周围神经损害时，肛门反射仍存在；当两侧锥体束损害或马尾神经损害时，肛门反射消失。

5. 跖反射(plantar reflex)

(1)检查方法：患者仰卧，双下肢伸直，护士用左手托住其足部，右手用竹签钝头沿足底外侧缘划，由后往前至小跖趾关节再转向拇趾侧(图 6-66)。正常反应为各足趾向跖面屈曲，即 Babinski 征阴性。

(2)临床意义：足跖反射减弱或消失，提示跖反射弧有损害。

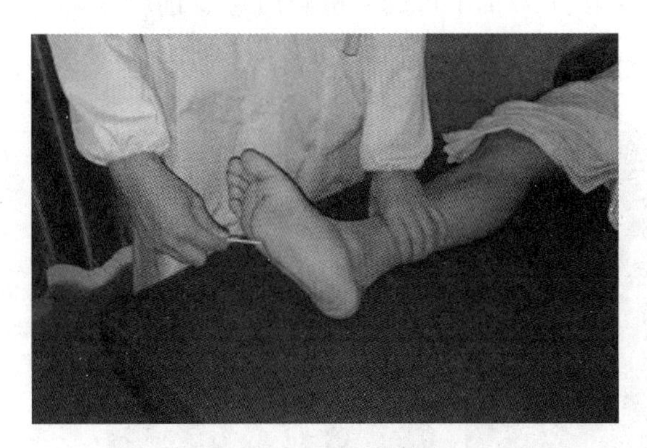

图 6-66　跖反射检查

(二)深反射(deep reflexes)

深反射又称腱反射，是指刺激肌腱、骨膜引起的肌肉收缩反应，属于牵张反射。其反射弧较简单，在脊髓前角，受高级中枢的控制。因此，在脊髓反射弧中断时，深反射可以消失，在它失去高级中枢控制时，深反射可以亢进。

检查时，嘱患者放松肢体，并放置于合适的体位，用叩诊锤叩击肌腱或骨膜的力量要均匀适当，并注意转移患者的注意力，以免由于患者精神紧张或注意力集中于检查部位使反射受到抑制。反射检查需左右两侧检查，叩诊锤或轻划刺激部位都应用相同的力量，最好重复几次，对照检查。

1.检查内容及方法

(1)肱二头肌反射(biceps reflex)：检查时患者前臂屈曲 90°，护士以左手拇指置于其肘前窝处的肱二头肌肌腱上，右手持叩诊锤叩击自己的左手拇指，正常引起肌腱收缩，前臂屈曲(屈肘)(图 6-67)。

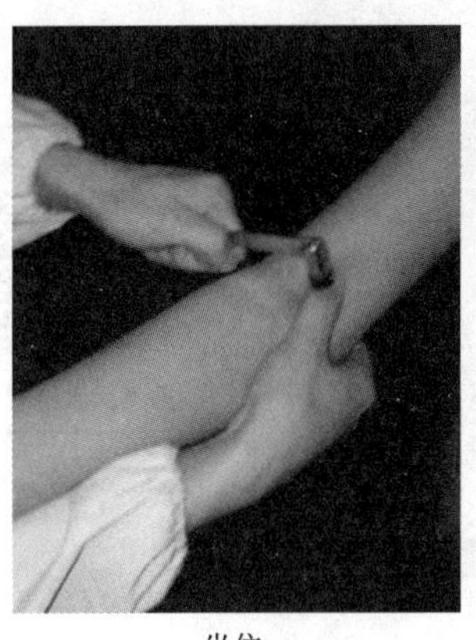

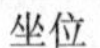

坐位

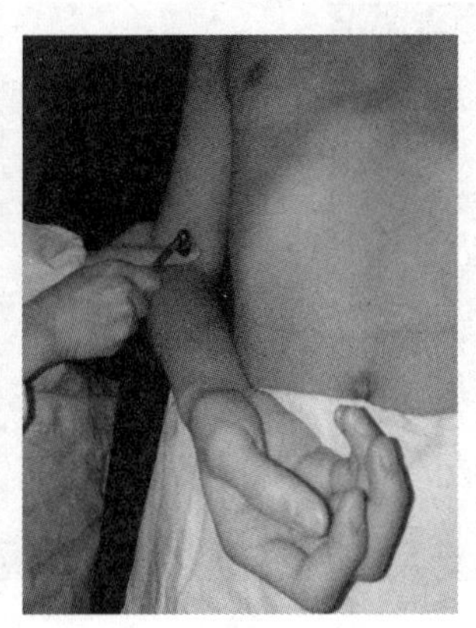

卧位

图 6-67　肱二头肌反射检查

肱二头肌反射检查（视频）

(2)肱三头肌腱反射(triceps reflex)：检查时患者前臂半屈并旋前，护士托住其肘部，叩击鹰嘴突上方肱三头肌肌腱，引起前臂伸展(图6-68)。

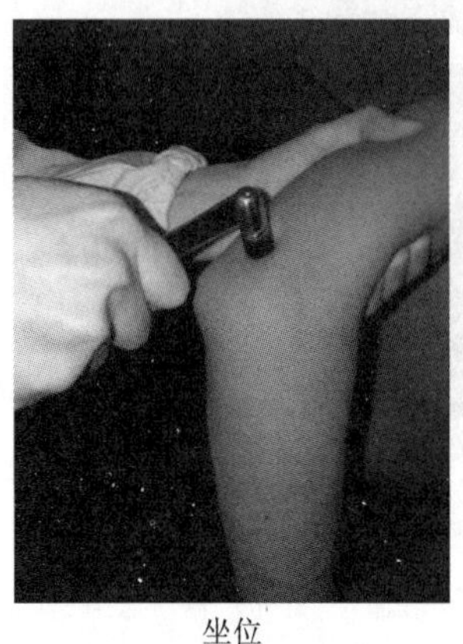

坐位

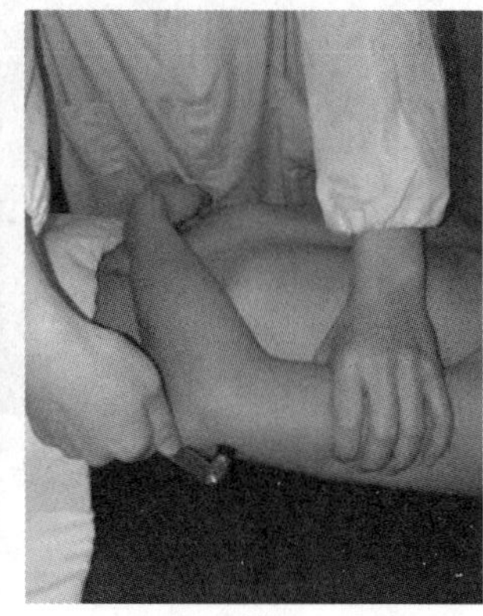

卧位

肱三头肌反射检查（视频）

图6-68 肱三头肌反射检查

(3)桡骨骨膜反射(radioperiosteal reflex)：患者前臂置于半屈半旋前位，腕部自然下垂。护士用左手托住其腕部，用叩诊锤叩击桡骨茎突，引起前臂屈曲、旋前和手指屈曲(图6-69)。

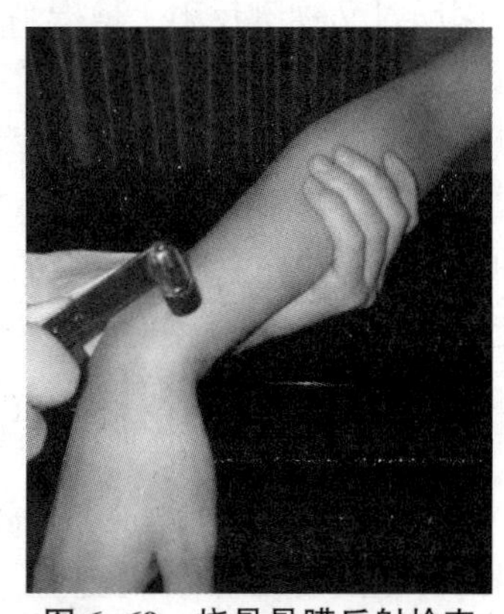

图6-69 桡骨骨膜反射检查

(4)膝腱反射(knee reflex)：检查时患者取坐位，小腿自然下垂，完全放松，或卧位时护士用左手置于其腘窝处托起双下肢，使髋、膝关节均稍屈曲，右手持叩诊锤叩击髌骨下方的股四头肌肌腱，正常反应是股四头肌收缩，小腿伸直(图6-70)。

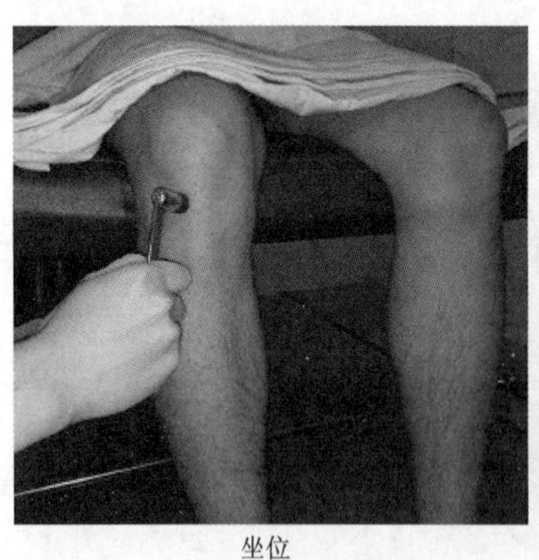

坐位

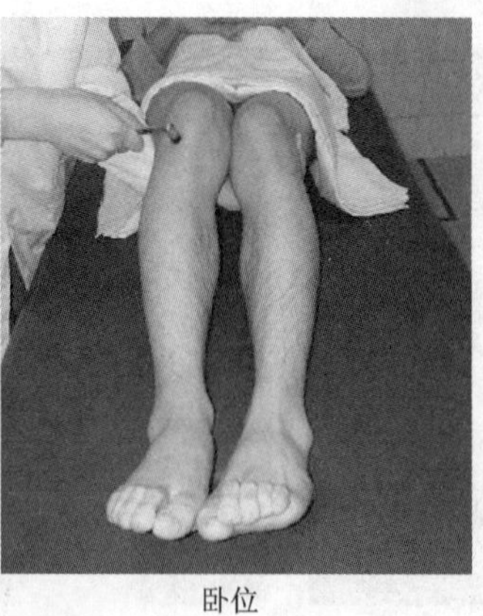

卧位

膝腱反射检查（视频）

图6-70 膝腱反射检查

(5)跟腱反射(achilles tendon reflex)：又称踝反射，让患者仰卧，髋关节、膝关节均微屈曲，下肢呈外旋外展位，护士左手轻板其足呈背屈，右手持叩诊锤叩击跟腱(图 6-71)；或让患者双膝跪于椅上，双足悬于椅座外，用叩诊锤叩击跟腱，正常引起腓肠肌收缩，足向跖面屈曲。

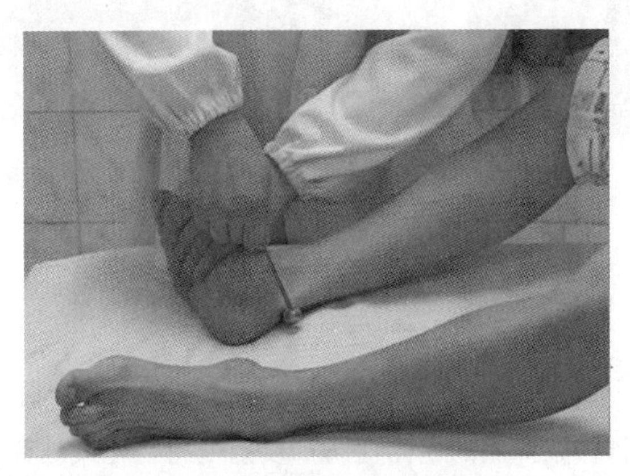

图 6-71　跟腱反射检查(仰卧位)

跟腱反射检查(视频)

2. 临床意义

(1)深反射减弱或消失：提示反射弧受损或中断，亦见于神经肌肉接头或肌肉本身疾病，如重症肌无力、周期性麻痹等。麻醉、昏迷、熟睡、脊髓休克期、颅压增高，尤其后颅窝肿瘤，深反射也降低或消失。

(2)深反射亢进：多因锥体束受损(如脑出血、脑梗死及脑瘤等)不能对深反射弧起抑制作用而出现反射释放现象，是上运动神经元损害的重要体征；亦见于手足搐搦、破伤风等肌肉兴奋性增高时；神经症、甲状腺功能亢进等神经系统兴奋性普遍增高时也可出现双侧对称性深反射亢进。

注意反射检查的不对称性要比增强或消失更有意义。

反射消失标记为(-)，反射减低标记为(+)，反射正常标记为(++)，反射增强为(+++)，反射亢进伴有阵挛标记为(++++)。

(三)阵挛(clonus)

当深反射高度亢进时，如突然牵拉引出该反射的肌腱不放手，使之持续紧张，则出现该牵拉部位的持续性、节律性收缩，称阵挛，主要见于上运动神经元性瘫痪。①踝阵挛(patella clonus)，患者仰卧，护士一手托腘窝，使膝髋稍屈，另一手握足底突然背屈并不再松手，引起腓肠肌和比目鱼肌节律性收缩致踝关节呈有节律性的屈伸运动；②髌阵挛(ankle clonus)，患者仰卧，下肢伸直，护士的拇指、食指置髌骨上缘，突然用力向下推并不再松手，引起股四头肌节律性收缩致髌骨发生一连串节律性的上下运动(图 6-72)。

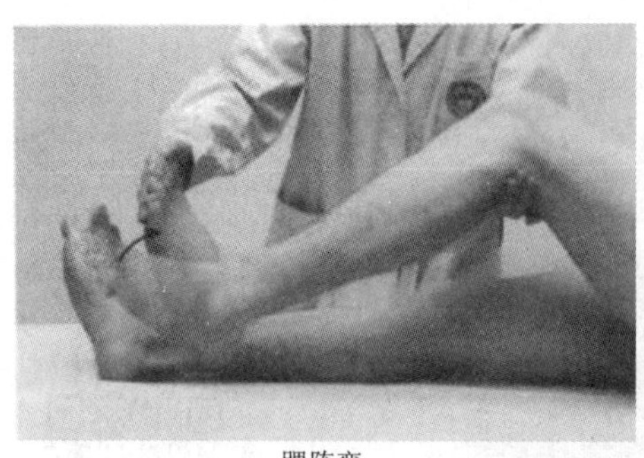
踝阵挛

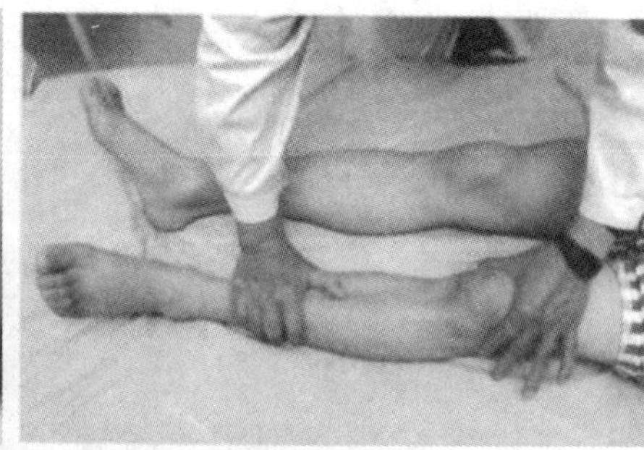
髌阵挛

图 6-72　阵挛检查

（四）病理反射

当上运动神经元受损后，被锥体束抑制的屈曲性防御反射变得易化或被释放，称为病理反射。这种反射还可见于锥体束尚未发育完善的婴幼儿，必须注意辨别。

病理反射检查时注意刺激物不可过尖过钝；用力适当，以不引起疼痛但有一定压力为宜；刺激部位准确。常见的病理反射有以下几种（图 6-73）。

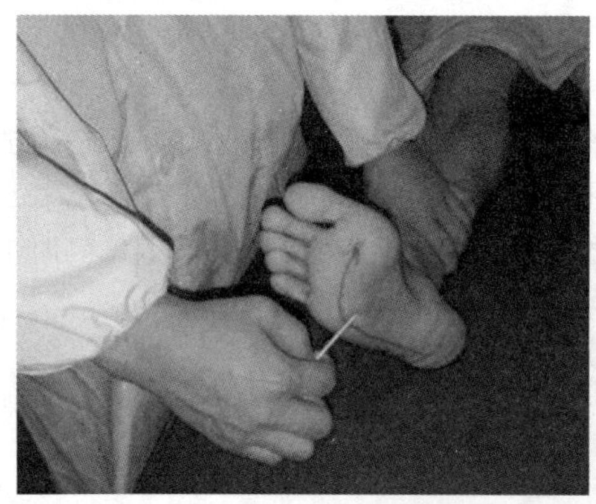
Babinski征

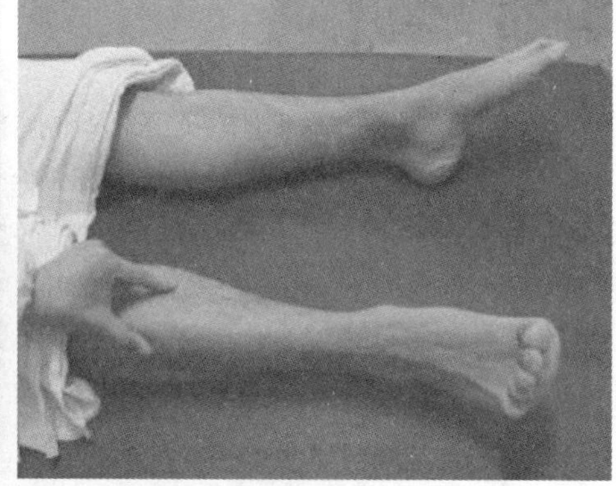
Oppenheim征

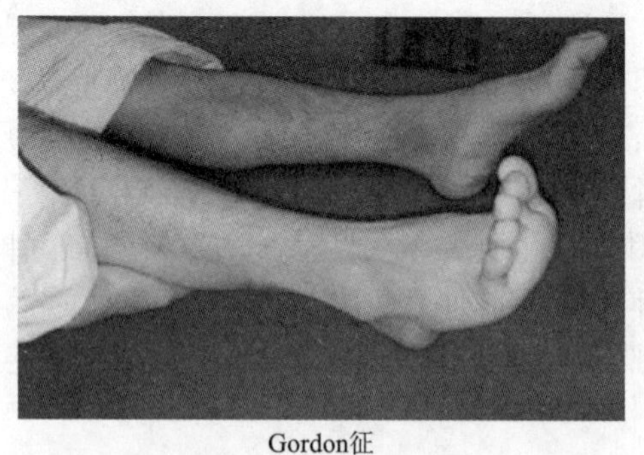
Gordon征

图 6-73　病理反射检查

1. Babinski 征检查　用叩诊锤柄端或竹签等钝尖物由后向前划足底外侧缘，至小趾跖关节处转向拇趾侧。阳性表现为拇趾缓缓背伸，其余四趾扇形分开。

Babinski征检查（视频）

2. Oppenheim 征检查　护士用拇指和示指沿患者胫骨前缘自上而下用力滑压。阳性表现同 Babinski 征。

3. Chaddock 征检查　护士用钝尖物由后向前划患者足背外侧缘，至小趾跖关节处转向拇趾侧，阳性表现同 Babinski 征。

4. Gordon 征检查　护士用手用力挤压患者腓肠肌。阳性表现同 Babinski 征。

5. Hoffmann 征检查　护士左手握持患者腕关节上方，右手示指和中指夹住患者中指，并向上方提拉使腕略背屈，再用拇指指甲迅速弹刮患者的中指指甲。阳性表现为其余四指微掌屈。多见于颈髓病变。检查结果一侧阳性或双侧强度不对称者有意义。

Oppenheim征检查（视频）

Gordon征检查（视频）

Hoffmann征检查（视频）

（四）脑膜刺激征（meningeal irritation sign）

软脑膜受刺激时，影响到脊神经根，当受牵拉刺激时可出现相应肌群反射性痉挛，这种现象称脑膜刺激征。主要见于脑膜炎、蛛网膜下隙出血、颅内压增高和脑膜转移瘤等。

1. 颈强直检查　患者仰卧，双下肢伸直，护士左手托住其枕部，右手置于其前胸，并被动屈颈测试其颈肌抵抗力。如患者下颏不能贴近前胸，且屈颈时有抵抗感，或患者感到颈后疼痛，即为颈强直。

2. Kernig 征检查　患者仰卧，一腿伸直，将另一腿的髋关节、膝关节均屈曲成直角，护士左手置其于膝部，右手托住其踝部以抬高小腿，如小腿与大腿夹角应小于 135°，且大腿后屈肌痉挛并伴有疼痛，为 Kernig 征阳性（图 6-74）。

3. Brudzinski 征检查　患者仰卧，双下肢伸直，护士左手托起其枕部，右手置于其前胸。如屈颈时双下肢膝关节、髋关节呈反射性屈曲，为 Brudzinski 征阳性（图 6-75）。

颈强直检查（视频）

Kernig征检查（视频）

Brudzinski征检查（视频）

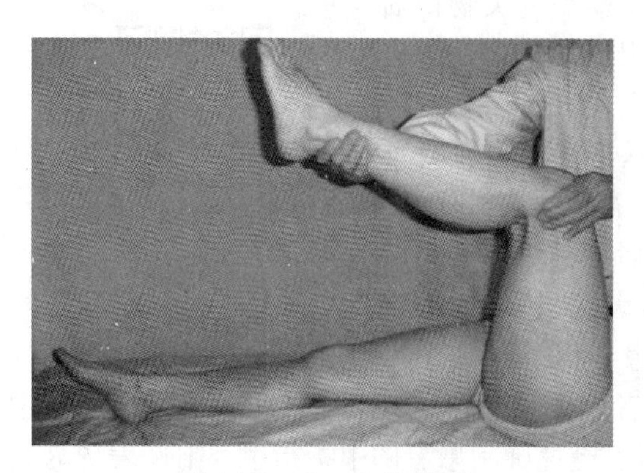

图 6-74　Kernig 征检查

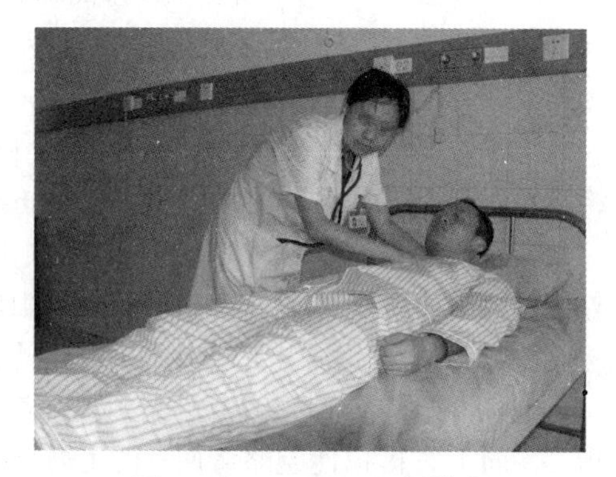

图 6-75　Brudzinski 征检查

四、自主神经功能

自主神经是神经系统中枢和周围部调节内脏活动的部分。其主要功能是控制内脏、心血管的运动和腺体的分泌及竖毛肌的活动。可分为交感神经和副交感神经两系统，交感神经兴奋表现机体消耗增加，器官功能活动增强，副交感神经兴奋引起所支配脏器保护作用和功能的抑制，二者相互制约维持和调节体内的平衡，如任何一方的功能过强或不足均可导致机体功能失调。

检查自主神经的常用方法有以下几种。

（一）视诊

1. 内容

（1）皮肤颜色和温度：观察皮肤的颜色，触摸其温度，有无浮肿，注意皮肤质地是否正常，有无粗糙、变薄、增厚、脱屑、溃疡或褥疮等。

（2）毛发、指甲营养状况：毛发有无稀少、脱落；指甲有无条纹、枯脆、裂痕等。

（3）汗腺分泌：观察有无多汗、少汗或无汗。

2. 临床意义

（1）血管功能的刺激症状为血管收缩、皮肤发白，发凉；毁坏症状为血管扩张、皮肤发红、发热，之后因血流受阻而发绀、发凉，并可有浮肿。

（2）周围神经、脊髓侧角和脊髓横贯性病变损害自主神经通路时，均可产生皮肤、毛发、指甲的营养改变。

（3）自主神经刺激性病变时，表现为皮肤潮红、发热、潮湿、角化过度及脱屑等；如植物神经破坏性病变，则表现为皮肤发绀、冰凉、干燥、菲薄、皮下组织轻度肿胀、指甲变脆、毛发脱落，甚至发生营养性溃疡等。

（二）自主神经反射检查

1. 眼心反射　让患者闭目静卧片刻，数 1 分钟脉搏。护士用右手示指和中指压迫眼球两侧，逐渐加压 20~30 秒后，再数 1 分钟脉搏，正常 1 分钟脉搏可减慢 10~12 次。迷走神经亢进者减慢次数增加，迷走神经麻痹者无反应；交感神经亢进者不减慢，甚至加快。

2. 竖毛反射 将冰块放在患者颈后或腋窝皮肤上数秒钟后，引起局部竖毛肌收缩，毛囊隆起呈鸡皮状。交感神经麻痹时会出现竖毛反射障碍。

3. 卧立位试验 先计数患者卧位时 1 分钟脉搏，再计数其立位时 1 分钟脉搏，若这一体位改变引起的脉搏增加超过 10~12 次/分，提示为交感神经兴奋性增强；或先计数患者立位时 1 分钟脉搏，再计数其卧位时 1 分钟脉搏，若这一体位改变引起的脉搏减慢超过 10~12 次/分，则为迷走神经兴奋性增强。

4. 皮肤划纹试验 用竹签或棉签钝头在皮肤上适当加压划一条线，因血管收缩，数秒后出现白色划痕，继之血管扩张变为稍宽的红色条纹，为正常反应。如白色划痕持续时间超过 5 分钟，为交感神经兴奋性增高；如划压后红色条纹出现早且持续时间久，有明显增宽甚至隆起，为副交感神经兴奋性增高或交感神经麻痹。

5. 发汗试验 患者洗净并弄干皮肤，用含碘溶液(纯碘 1.5 g，蓖麻油 10 mL，95%酒精 100 mL)涂于体表(外阴部和眼睑不宜涂布)，待皮肤晾干后撒以淀粉。皮下注射毛果芸香碱 10 mg，作用于交感神经末梢而引起出汗。当皮肤出汗时，碘使淀粉变蓝色，观察其颜色变化及分布情况。

6. Horner 综合征 由颈交感神经损害引起颈交感神经麻痹而产生的一系列症状。患者病侧瞳孔缩小，眼裂变小，眼球凹陷，面部无汗。

7. 膀胱和直肠功能 排尿和排便的初级中枢均位于脊髓，并且受大脑高级中枢的控制。因此，脊髓排尿和排便反射弧损害或反射中枢以上部位损害均会导致其功能障碍。护士可以通过检查患者有无排尿费力、尿频、尿急，有无尿潴留、残留尿，以及每次排尿量，有无大便失禁或便秘，来了解膀胱和直肠的功能。

(1)排尿障碍：包括排尿困难、尿频、尿急、尿潴留、尿失禁等。由神经系统病变引起者称神经源性排尿障碍。

1)上运动神经元损害：为高张力性膀胱，膀胱容积小，张力大，无残余尿，表现为高张性尿失禁。其中，如为双侧锥体束及旁中央小叶病变，则有尿失禁，但膀胱感觉正常。如脊髓横贯性损伤病变，除有尿失禁外，常有膀胱感觉模糊。注意脊髓横贯性损伤在脊髓休克期内会有一定时期的尿潴留。

2)下运动神经元损害：为低张力性膀胱，膀胱容积大，张力小，残余尿多，排尿无力，表现为低张性尿潴留。其中，如脊髓后柱或后根损害，则膀胱感觉消失，容量异常增大，残余尿极多，又称无张力膀胱；如脊髓前、后根同时受损，或病灶位于脊髓圆锥、马尾或坐骨神时，膀胱张力较之无张力膀胱略高，膀胱增大但不及无张力膀胱，又称自动性膀胱。

(2)排便障碍：包括便秘、大便失禁、排便紧迫和自动性排便，以前两者多见。双侧大脑或脑干损害，如颅脑损伤、脑血管意外、脑肿瘤等，常致便秘；圆锥病变及昏迷患者可有大便失禁；骶髓 2~4 以上的横贯性损伤可致自动性排便。

第十一节　全身体格检查

在临床工作中，我们面对的是一个完整的个体，在分段学习各器官系统的检查之后，应学会面对具体患者，能从头到脚进行全面系统、井然有序地体格检查。为最大限度保证体格检查的效率、速度和检查结果的可靠性，应遵循全身体格检查的原则和规范，确保检查内容全面系统，检查顺序合理流畅。为患者的健康状况的判断提供可靠的理论依据，也为护理计划的实施提供方向。

一、全身体格检查的本要求

1. 保证患者的知情权　在进行体格检查前，先要向患者解释体格检查的目的、内容、方法和步骤，以便护理人员的检查更顺利，结果也更有效。

2. 增强保护患者隐私意识　在体格检查过程中，一方面要保护患者隐私，尽量只暴露检查部位，其余部位遮盖好，避免由于患者的害羞而影响检查结果。另一方面，要加强自我防护，若患者为异性，须有家属或其他医护人员陪同，避免医疗纠纷。

3. 系统与重点相结合　一般检查应先对身体进行全面的检查，了解患者的身体状态，避免遗漏某些病症。在护理实际工作中，体格检查更注重局部问题的检查，因此，在体格检查先整体后局部。

4. 检查顺序合理有序　为避免检查的重复和遗漏，以及减轻反复翻动患者带来的痛苦，一般检查顺序是从头到脚、由前向后、自外向内、先左后右的顺序进行。具体检查顺序应根据患者的病情轻重、检查对结果的影响等来调整。

5. 检查手法专业娴熟　在进行体格检查时，动作宜轻柔，避免增加患者的痛苦。同时，注意左右及相邻部位的对比，反复仔细辨认。

6. 边问边查，手脑并用　在进行体格检查时，强调边查边想，正确评价检查结果；边检查边与患者沟通，以便补充检查项目，核实资料。

7. 全身检查时间　一般应控制在30~40分钟。

二、全身体格检查的基本项目

（一）一般状态和生命体征

1. 一般状态　观察患者的发育、营养、面容表情和意识等。

2. 检查生命体征　测体温、触脉搏、数呼吸、量血压。

（二）头颈部

（1）头颅检查：观察患者的头部外形、毛发、有无异常运动等；检查头颅的大小、头颅与头皮。

（2）眼睛检查：观察患者的颜面、眉毛、眼睑；检查下睑结膜、球结膜、巩膜；翻转上睑检查上睑、球结膜和巩膜；用近视力表检查两眼的近视力；检查眼球运动和眼球震颤；观察瞳孔的形状、大小、对称性、对光反射、集合反射。

(3)耳检查：先观察然后触诊双侧外耳、耳廓及耳后区(乳突)；检查双耳粗听力(摩擦手指或用手表)。

(4)鼻检查：观察并触诊外鼻，观察鼻前庭、鼻中隔，检查两侧鼻道通气状态；检查鼻窦(上颌窦、额窦、筛窦有无压痛及叩痛)。

(5)口唇检查：观察口唇、牙齿、上腭、舌质和舌苔；检查颊黏膜、牙齿、牙龈、口底、口咽部及扁桃体。

(6)头面部神经检查：检查角膜及角膜反射检查面神经运动功能(皱额、闭目、露齿、鼓腮或吹口哨)；检查三叉神经运动(触双侧嚼肌，或以手对抗张口动作)及感觉功能(上、中、下三支)；检查颞颌关节及其运动情况；检查舌下神经(伸舌)。

(三)颈部

(1)观察颈部外形和对称性、颈静脉充盈和颈动脉搏动情况、甲状腺(吞咽动作)。
(2)触诊甲状腺(峡部、侧叶，配合吞咽动作)，左右颈动脉，气管位置。
(3)听诊颈部甲状腺、血管杂音。
(4)检查颈椎活动情况(屈、伸、侧弯、旋转)。
(5)检查副神经耸肩及对抗头部旋转。
(6)触诊耳前、耳后、枕后、颌下、颏下、颈前、颈后、锁骨上淋巴结。

(四)前胸和侧胸部

(1)观察胸部外形、对称性、皮肤和呼吸运动(类型)等。
(2)触诊乳房(四个象限及乳头)及腋窝淋巴结。
(3)检查胸壁胸骨有无压痛、胸廓扩张度、触觉语颤、胸膜摩擦感。
(4)叩诊前胸和侧胸、肺尖、肺下界。
(5)听诊肺尖、前胸和侧胸的呼吸音、有无啰音、语音共振、胸膜摩擦音。
(6)观察心尖、心前区搏动(切线方向观察)。
(7)触诊心尖搏动(两步法)、心前区震颤。
(8)叩诊心脏相对浊音界(先左后右)。
(9)听诊心率、心律、心音、杂音、摩擦音(顺序：二尖瓣区→肺动脉瓣区→主动脉瓣区→主动脉瓣第二听诊区→三尖瓣区)。

(五)背部(患者坐起)

(1)观察脊柱、胸廓外形、呼吸运动。
(2)检查背部胸廓扩张度、触觉语颤。
(3)叩诊后胸部肺下界及其移动度(患者双上肢交叉)。
(4)听诊后胸部呼吸音、语音共振、有无啰音。
(5)触诊脊柱有无畸形、压痛、叩击痛(直接和间接叩诊法)

(6)检查肋脊点及肋腰点有无压痛、肾区有无叩击痛。

(六)腹部(患者仰卧位屈膝，双上肢置于躯干两侧，平静呼吸)

(1)观察腹部外形、对称性、皮肤、腹壁静脉、胃肠型和蠕动波、脐及腹式呼吸等。
(2)听诊肠鸣音(至少1分钟)、震水音、腹部血管杂音。
(3)叩诊全腹、肝上下界，检查肝脏有无叩击痛，移动性浊音。
(4)触诊全腹紧张度(浅触诊)、全腹压痛、反跳痛(深触诊)。
(5)训练患者作加深的腹式呼吸2~3次，触诊肝脏(在右锁骨中线、前正中线上触诊)，检查肝颈静脉回流征，胆囊点有否触痛。
(6)触诊脾脏(双手法)。
(7)检查腹壁反射。

(七)上肢

(1)观察患者上肢皮肤、关节、双手及指甲等。
(2)触诊双上肢关节及其周围有无包块、压痛，滑车上淋巴结。
(3)检查关节运动(指间关节、掌指关节、腕关节、肘关节、肩关节)。
(4)检查双上肢运动功能(肌力、肌张力)。
(5)检查双上肢感觉功能(触觉或痛觉)。
(6)检查双上肢深反射(肱二头肌反射、肱三头肌反射、桡骨骨膜反射)。
(7)检查 Hoffman 征。

(八)下肢

(1)观察双下肢外形、皮肤有无水肿、关节有无肿胀等。
(2)触诊腹股沟区淋巴结，检查有无肿块、疝等，股动脉、足背动脉搏动。
(3)检查髋关节运动(髋关节、膝关节、踝关节)，必要时检查浮髌试验。
(4)检查双下肢运动功能(肌力、肌张力、跟膝胫试验)。
(5)检查双下肢感觉功能(触觉或痛觉)。
(6)检查双下肢深反射(膝腱反射、跟腱反射)。
(7)检查髌阵挛、踝阵挛。
(8)检查病理反射(Babinski 征、Oppenheim 征、Gordon 征、Kernig 征、Brudzinski 征)。

(九)直肠肛门(必要时进行，左侧卧位)

(1)观察肛门、肛周、会阴区。
(2)直肠指检(戴上手套，示指涂以润滑剂行，观察指套有无分泌物)。

(十)外生殖器(必要时进行，仰卧位)

1. 男性
(1)视诊阴毛、阴茎、冠状沟、龟头、包皮、尿道外口、阴囊。

(2)检查双侧睾丸、附睾、精索，必要时作提睾反射。

2. 女性

(1)视诊阴毛、阴阜、大小阴唇、阴蒂、尿道口及阴道口、阴阜、大小阴唇。

(2)触诊阴阜、大小阴唇、尿道旁腺、巴氏腺。

(十一)姿势、步态与腰椎运动(站立)

(1)观察患者姿势和步态。

(2)检查共济失调(轮替运动、指鼻试验、Romberg征)。

(3)检查腰椎运动(伸屈、侧弯、旋转)。

检查结束后对患者的配合与协作表示感谢，然后交代下一步的检查配合及护理措施。如患者对检查方式和检查结果有疑问或担心，作必要的解释和安慰，消除患者的思想顾虑和紧张情绪，鼓励战胜疾病的信心。如检查结果正常，一般应向被检查者说明。最后清点和整理检查器具，向患者道别。

特殊情况的体格检查

思考题

患者，男，52岁，出租司机。近1周来，患者出现间断性胸痛，无放射痛，每次持续1~2分钟，疼痛自行缓解，疼痛与活动有关。今日再发胸痛和背痛，疼痛剧烈，不能平卧，伴有呼吸困难，急诊入院。入院后约半小时患者突然昏迷。既往有高血压、高血脂病史。

问题

1. 作为接诊护士，如何对昏迷患者进行全身体格检查？
2. 该患者体格检查的重点是什么？检查时需要注意哪些？

课程思政

医者之心

“我这一辈子都在研究一颗‘心’。”这是95岁高龄的中国工程院院士陈灏珠对自己一生工作的总结。陈灏珠是我国“当代心脏病学”主要奠基人之一，从第一个在国内提出“心肌梗死”医学名词，到完成国内首例选择性冠状动脉造影手术、首例埋藏式永久性心脏起搏器安置手术，再到在世界范围内首次使用超大剂量异丙肾上腺素治疗奎尼丁晕厥并取得成功……70年来，陈灏珠院士坚守在临床一线岗位上，坚持查房、教学、指导临床工作，他精彩丰富的人生、闪耀的人格魅力为医护人员树立了榜样。工作中，人们注意到了一些有血有肉的小细节。比如，给患者听诊前，他会先用手把听诊器捂暖，这样不至于让患者一接触听诊器就“猛地一惊”；给每一个患者看病前，他都会先洗一洗手，看完一个患者，再洗一洗手，接待下一个患者，这些都充分体现了陈灏珠院士的仁爱之心。

在体格检查过程中对受检者要有“四心”，即爱心、耐心、责任心和细心，这也是对患者人文关怀的体现。比如老年患者出现剧烈咳嗽时，给老人家拍拍背，行动不便时帮忙搀扶一下；肺部检查时让患者深呼吸，要考虑到他们的耐受程度；触诊手接触患者身体时，或者用听诊器给患者进行听诊时，要留意自己的手及听筒的温度。特别是在寒冷的冬天，应避免冰凉的手和听诊器给患者带来不适，必要时应搓搓手、焐热听诊器听筒。对患者进行检查时，要注意保护患者的隐私，对紧张不适的患者应耐心进行解释和安慰。处理好这些不起眼的小环节，可以建立和谐的医患关系，甚至可以大大减少医患矛盾的发生。

本章小结

体格检查是健康评估最基本方法之一，也是各科临床护士的基本功。它是护理人员运用视诊、触诊、叩诊、听诊、嗅诊等基本技术，收集患者的客观资料，发现患者身体方面的异常体征，并运用医学基础知识，对检查结果进行评判性思维，以便判断患者的身体是否健康、健康程度、健康风险、健康需求。

体格检查常按照一定顺序进行检查，先观察一般情况和测量生命体征，然后遵循从头到脚、由前向后、自外向内、先左后右的原则进行身体检查，并注意两侧对比。

要熟练地进行全面、有序、重点、规范和正确的体格检查，获得准确的检查结果，需反复的练习和临床实践，积累丰富的实战经验，为确定护理诊断、制订护理计划和实施护理措施提供科学、有效的依据。

客观题测验

主观题测验

第七章

实验室检查

实验室检查PPT

学习目标

1. 掌握临床常用实验室检查项目的标本采集方法和注意事项。
2. 熟悉临床常用实验室检查项目的参考值。
3. 了解临床常用实验室检查项目的临床意义。

预习案例

患者，女，20 岁，未婚。月经周期延长，经期不规则，月经量较少，质地可，末次月经 2019 年 1 月 1 日。2019 年 2 月 10 日 B 超示：子宫附件大小正常。为再一次明确月经失调的病因，建议患者进行性激素 6 项检查。2019 年 2 月 11 日早晨患者因工作问题与家人吵架后，跑步到医院，立即去门诊抽血查性激素水平。

思考

1. 该患者检查出的性激素水平结果是否能反应患者真正的性激素水平？
2. 患者检查性激素水平前应该注意哪些事项？

第一节　概述

一、概念、作用

1. 实验室检查的概念

实验室检查(laboratory examination)是运用物理、化学、生物、免疫等学科的实验技术，对患者离体的血液、体液、骨髓、排泄物、分泌物、组织脱落物、穿刺物等标本进行检测，以获得反映机体的功能状态或病理改变的资料。随着现代化仪器的不断更新，实验室检查的敏感性与特异性不断提高，因此其在临床诊疗过程中的地位也越来越重要。通过本章的学习，应学会根据病情选择合理、恰当的检查项目，并对检查结果进行正确的分析从而做出正确诊断。

2. 实验室检查在健康评估中的作用

实验室检查与临床护理有着十分密切的关系。一方面，大部分实验室检查的标本需护士去采集；另一方面实验室检查的结果作为客观资料的重要组成部分，又可协助和指导护士观察、判断病情和护理治疗效果，为形成护理诊断提供线索。

护士应熟悉下列各项与临床常用实验室检查有关的事项：①检验目的，为什么要对患者进行该项目的检验，其主要的临床价值是什么？②标本采集方法与主要干扰因素包括熟悉直接采集标本的方法、影响检验结果正确性的主要因素及避免干扰的措施，以及教育患者如何正确配合医护人员采集好标本；③检验参考值时须特别注意那些对疾病诊断、治疗和护理产生重大影响的参考值；④检验项目的临床意义及其与护理的关系。

二、实验室检查的主要内容

1. 临床一般检查　是临床经常用于筛查疾病的检查。多用定性或定量分析的方法，检查来自血液及各种排泄物、分泌物和体液标本的理化性状以及标本中的有形成分。

2. 临床血液学检查　主要是针对原发于血液系统疾病的专门检查，以及对非造血组织疾病所致的血液学变化的检查。

3. 临床生物化学检查　是对血液及各种体液中生化物质以及治疗药物等浓度的定量检查。

4. 临床病原生物学检查　是利用微生物学或分子生物学方法对各种病原体进行检测，其检查结果有确诊疾病的作用。

5. 临床免疫学检查　指包括病原血清学检查在内的各种特异性或非特异性免疫功能的检查。

6. 临床遗传学检查　主要是针对遗传性疾病染色体及基因的检查。

三、影响实验室检查结果的主要因素

1. 检查结果分析前因素　受检者的年龄、性别、用药、情绪、标本采集与处理等对结果的影响，为导致检验误差的最主要因素。故护士采集标本的过程中，对其中的可控制部分应加以注意；在解释检验结果的临床意义时应考虑其影响因素。

2. 分析过程的干扰　涉及标本质量、实验室条件、试剂、仪器、检测方法等因素对检验结果的影响。其中不合格标本，如污染的血液标本、高脂肪血液标本和溶血标本等在相当程度上取决于护士采集和处理标本的过程。

3. 检查结果分析后因素　包括结果填写形式和报告单发送过程，以及对检验结果的理解或解释等。

课程思政

遵守“具体情况，具体分析”的原则

在实验室教学中，既要依靠各种仪器的检验，又要对其结果科学分析、判断。一方面，在保证实验室各种仪器、试剂及各种辅助检查器械正常的情况下，检查的结果是客观的、肯定的，即使患者有明显的症状、体征，但其阴性结果也是可信的。例如，某女性患者，39 岁，自诉有明显的胸闷、气短等心绞痛的症状，而冠状动脉造影却显示正常，该结果绝对准确，因此，该患者“冠心病”的诊断是不成立的，而她貌似心绞痛的症状可以考虑为心神经官能症。另一方面，仅凭借某些检查的阳性结果是不能对疾病进行诊断的。这种情况往往出现在体检人群中，最常见的为心电图 ST-T 的改变。它是诊断心肌缺血的一项指标，但受其他很多因素的影响，比如情绪紧张、休息不好、女性生理期等，所以没有任何症状的轻微 ST-T 改变不能作为心肌缺血的诊断指标。

第二节　血液检查

预习案例

患者，女，24 岁，未婚。月经周期，月经量多，质地可。近 1 个月易出现神疲乏力、心慌气短等。查体：T 37.3℃，P 90 次/分，R 18 次/分，BP 100/70 mmHg，面色苍白，唇舌色淡，眼睑苍白。血常规：RBC 3.0×10^{12}/L，Hb 90 g/L。腹部妇科 B 超显示子宫和附件正常。

思考

1. 该患者的诊断是什么？
2. 该患者神疲乏力、心慌气短的原因是什么？

一、血液标本的采集

（一）血液标本的种类和用途

1. 血液标本根据成分不同分为全血、血清、血浆

（1）全血：包括血液的全部成分。用于对血细胞成分的检查。

（2）血清：血液凝固后分离出来的液体部分，其中已无纤维蛋白原。用于大部分临床生物化学检查和免疫学检查。

（3）血浆：血液中除血细胞以外的液体成分，是由抗凝的全血中分离出来，其中含有纤维蛋白原。适用于部分临床生物化学检查、凝血因子测定和游离血红蛋白测定。

2. 根据采集部位不同，血液标本分毛细血管血、静脉血、动脉血

（1）毛细血管血：用血量不超过 200 μL 的检查项目，其结果代表局部的状态，如全血细胞计数、血细胞形态学和血液寄生虫学检查、血脂、床边血糖等快速检验以及婴幼儿某些生物化学检查。可选择手指或耳垂采血，婴幼儿可在足跟部采血，采血部位应无炎症或水肿。

（2）静脉血：静脉血是最常使用的血液标本，用于全血细胞计数和血细胞形态学检查、出血和血栓学检查、血液寄生虫学和病原微生物学检查、血液和组织配型及绝大多数生物化学、血清学和免疫学等检查。采血部位可选择肘部静脉、手部表浅静脉或踝部静脉等，婴儿常选择颈外静脉。

（3）动脉血：动脉血常用于血气分析。采血可选择桡动脉、股动脉、肱动脉、足背动脉等。采血标本必须与空气隔绝，立即送检。

（二）血液标本采集器材

1. 普通采血　器材主要有塑料注射器和试管。注射器采血时由于抽吸和转注，容易引起溶血，从而使血浆某些成分发生改变。

2. 真空管采血　器材主要有双向采血针和真空采血管。临床可按检验要求选用不同规格和不同用途的真空采血管。真空管采血简便、快速、省力，可连续多管采血；可避免或减轻用注射器抽吸和转注造成的机械性溶血；无血液污染，应保持手、工作台面和申请单清洁，预防交叉感染，对工作人员和患者有保护作用；抗凝药与血液比例固定，有利于保证检验质量。

真空管的规格和标志

（三）标本的保存

（1）血液标本应贮存在密闭的试管中，以防止标本的蒸发和外溅。

（2）避免光线照射，防止某些血液成分，如胆红素在光照下分解。

抗凝剂的种类及抗凝剂的正确使用

(3)将标本离心，取血清或血浆置4℃冰箱中保存(淀粉酶测定除外)。

(四)血液标本采集的影响因素

1. 进食的影响

(1)进食可使葡萄糖、甘油三酯、血钠、胰岛素、尿素氮、碱性磷酸酶、尿酸、胆红素、乳酸升高。

(2)餐后由于血液稀释，血清总蛋白、清蛋白、α_2球蛋白、血红蛋白、红细胞容积、游离脂肪酸、血钾、无机磷等降低。因此血脂、血清铁、总铁结合力、维生素B_{12}、叶酸、胃泌素等测定应在空腹(指禁食8小时以上)状态下采血。

(3)血糖和胆汁酸有时需要在餐前或餐后测定。为了方便门诊患者，除上述应在空腹采血的项目外，一般在午餐前3小时内采血不妨碍临床评价。

2. 采血时间的影响　血液中的许多成分在一天之内会出现周期性的变化。对周期性变化成分的测定，应按规定的时间采血，例如：促肾上腺皮质激素、皮质醇应在上午8时和下午4时两次采血，以了解其分泌水平和分泌节律；卧立位醛固酮试验应在早6~8时采卧位静脉血，然后保持立位至12时采立位静脉血，以鉴别特发性醛固酮增多症或醛固酮瘤；甲状旁腺激素最好在早8时采血。输液、手术、透析、各种穿刺等也会对检验结果产生影响，因此应该在这些治疗手段进行前采血。

3. 采血体位的影响　体位改变可引起一些生理变化，血液的许多成分会随之发生改变。从卧位变为直立位，血红蛋白、红细胞、总蛋白、清蛋白等浓度增加；肾素、血管紧张素、醛固酮、儿茶酚胺等神经-内分泌激素在立位时也增加。所以，采血时受检者一般取坐位或卧位，要注意体位的一致性。

另外，体力活动、情绪变化、饮酒、吸烟、喝咖啡及服用某些药物对血液标本的测定结果也有重要的影响。

(五)采血注意事项

1. 止血带的使用　用止血带压迫静脉时间过长，易引起静脉压升高，静脉淤血，局部血管中的乳酸增高，pH降低，钙、钾、肌酸激酶升高。因此止血带压迫时间以不超过40秒为宜。乳酸测定最好不用止血带，如果使用，应在针头刺入静脉后立即解除止血带。

特殊血液标本的采集和处理

2. 输液与采血　应尽量避免输液时取血，输液不仅使血液稀释，而且严重干扰测试结果。急诊情况下可在对侧手臂或足背静脉采血，并要注明输注液体和药物种类，供检验科医生和临床医生解释结果时参考。一般情况下，推荐中断输液至少3分钟后取血，但也要加以注明。

3. 避免溶血　红细胞成分与血浆不同，标本溶血可使转氨酶、乳酸脱氢酶、酸性磷酸酶、钾、锌、镁升高。严重溶血对血清总蛋白、碱性磷酸酶、血清铁、无机磷、胆红素的测定以及与凝血活酶相关的检验也有影响。红细胞虽不含肌酸激酶，但可因腺苷酸激酶的释放而使肌酸激酶测定值增高。因此，应尽力避免特别用力抽吸和推注、剧烈震荡等人为因素造成的机械性溶血。

4. 避免污染　取血器材必须洁净、干燥，避免化学污染和细菌污染。

二、红细胞和血红蛋白检查

【参考值】

红细胞计数：成年男性(4.3~5.8)×10^{12}/L，成年女性(3.8~5.1)×10^{12}/L，新生儿(6.0~7.0)×10^{12}/L。

血红蛋白：成年男性120~160 g/L，成年女性110~150 g/L，新生儿170~200 g/L。

【临床意义】

1. 红细胞及血红蛋白增多

(1)绝对增多：①红细胞生成素代偿性的增加，生理性增多见于胎儿及新生儿、高原居民、登山运动员等；病理性增多见于严重的慢性心肺疾患，如肺源性心脏病、阻塞性肺气肿、发绀型先心病等；②红细胞生成素非代偿性增多见于某些肿瘤和肾脏疾病，如卵巢癌、肝癌、肾癌、多囊肾等；③真性红细胞增多症是一种原因未明的以红细胞增多为主的骨髓增值性疾病，特点为红细胞持续性显著增多。

(2)相对增多：因血浆中水分丢失，血液浓缩，使红细胞和血红蛋白含量相对增多。见于严重呕吐、腹泻、烧伤、出汗、尿崩症、甲亢危象、糖尿病酮症酸中毒、慢性肾上腺皮质功能减退等。

2. 红细胞及血红蛋白减少

(1)生理性减少：见于婴幼儿、儿童，15岁以前少年、老年人和妊娠中晚期的妇女。

(2)病理性减少：见于各种原因所致贫血，如缺铁性贫血、失血性贫血、溶血性贫血等。

(3)药物干扰：见于抗生素、抗肿瘤药物、磺胺类、利福平、阿司匹林等。

3. 红细胞形态的检查

红细胞形态的检查

白细胞分类计数

三、白细胞检查

【参考值】

白细胞计数：成人(4.0~10.0)×10^9/L；新生儿(15.0~20.0)×10^9/L。

【临床意义】

中性粒细胞在白细胞中所占百分率最高，其数值增减是影响白细胞总数的关键。

1. 中性粒细胞

(1) 中性粒细胞增多。

1) 生理性增多：妊娠、分娩、新生儿及人体受严寒、高温等刺激。

2) 病理性增多：①急性化脓菌感染，如金黄色葡萄球菌、肺炎链球菌等。轻度感染时，白细胞总数可正常，分类可见中性粒细胞百分率增高；中度感染时，白细胞多超过 $10.0\times10^9/L$；重度感染时，白细胞明显增高，且常超过 $20.0\times10^9/L$；感染过于严重或机体反应性较差时，白细胞可不增高反而减低。②严重的组织损伤，如严重的烧伤、机械性损伤、较大手术后、心肌梗死等。③大量血细胞破坏、肝脾破裂或宫外孕破裂所致大出血。④急性化学药物中毒，如安眠药有机磷等中毒；代谢性中毒，如糖尿病酮症酸中毒、尿毒症等。⑤急、慢性粒细胞性白血病。

(2) 中性粒细胞减少。

1) 感染性疾病：伤寒、副伤寒等革兰阴性杆菌感染及病毒感染。

2) 血液系统疾病：如再生障碍性贫血及非白血性白血病，此时白细胞可少于 $1.0\times10^9/L$，分类呈淋巴细胞相对增多。

3) 单核-巨噬细胞功能亢进：脾功能亢进等。

4) 自身免疫性疾病：如系统性红斑狼疮等。

5) 理化损伤：如长期接触电离辐射或应用某些化学药物、毒物。

2. 嗜酸性粒细胞

(1) 嗜酸性粒细胞增多：①变态反应性疾病，如支气管哮喘、血管神经性水肿、风疹、食物过敏、血清病等；②寄生虫病，如钩虫、蛔虫感染等；③皮肤病，如湿疹、天疱疮、银屑病、剥脱性皮炎等；④某些传染病，如猩红热等；⑤某些恶性肿瘤，如肺癌、霍奇金病等；⑥某些血液病，如慢性粒细胞白血病等。

中性粒细胞核象变化

(2) 嗜酸性粒细胞减少：见于伤寒、休克、应激状态等。

3. 嗜碱性粒细胞

(1) 嗜碱性粒细胞增多：①血液病，如慢性粒细胞白血病等；②变态反应性疾病，如类风湿性关节炎等；③恶性肿瘤，尤其转移癌；④其他，如糖尿病、流感等。

(2) 嗜碱性粒细胞减少：其临床意义较小。

4. 淋巴细胞

(1) 淋巴细胞增多。

1) 生理性增多：出生后一周的新生儿淋巴细胞达50%以上，可持续到6~7岁，其后逐渐接近成人。

2) 病理性增多：①感染性疾病，可见于某些病毒或细菌感染（如风疹、流行性腮腺炎、传染性单核细胞增多症、传染性淋巴细胞增多症、百日咳等）；②血液病，见于再生障碍性贫血、急或慢性淋巴细胞白血病等；③急性传染病的恢复期；④其他疾病，如肿瘤、慢性炎症等。

(2) 淋巴细胞减少：见于应用肾上腺皮质激素以及长期接触放射线等。

5. 单核细胞

(1)单核细胞增多。

1)生理性增多：出生2周后的婴儿单核细胞增多，儿童期较成人稍高。

2)病理性增多：①某些感染，如亚急性感染性心内膜炎、疟疾、黑热病等；②血液病，如恶性组织细胞病、恶性淋巴瘤、骨髓增生异常综合征及急性单核细胞白血病等。

(2)单核细胞减少：临床意义不大。

四、网织红细胞计数

网织红细胞(reticulocytecount，Ret)是晚幼红细胞脱核后至完全成熟的红细胞的过渡型细胞。

【参考值】

百分数：成人0.5%~1.5%；绝对值：(24~84)×10^9/L。

【临床意义】

1. 网织红细胞增多　表示骨髓红细胞系增生旺盛。见于增生性贫血，如溶血性贫血时，网织红细胞计数可达0.4以上；急性失血性贫血也明显增高。

2. 网织红细胞减少　表示骨髓造血功能减低。见于再生障碍性贫血、急性白血病。

五、血小板检查

血小板检查(platelet count，PC或PLT)是计数单位容积外周血液中血小板的数量。

【参考值】

(125~350)×10^9/L。

【临床意义】

1. 血小板减少　指血小板数低于125×10^9/L。

(1)血小板生成障碍：再生障碍性贫血、放射性损伤、急性白血病、骨髓纤维化、化疗药物作用等。

(2)血小板破坏或消耗增多：特发性血小板减少性紫癜、弥散性血管内凝血、血栓性血小板减少性紫癜、溶血性贫血、恶性淋巴瘤、脾功能亢进、输血后血小板减少症等。

(3)血小板分布异常：肝硬化、脾大、输入大量库存血等。

2. 血小板增多　指血小板数超过400×10^9/L。

(1)原发性增多：见于原发性血小板增多症、真性红细胞增多症、慢性粒细胞性白血病、淋巴瘤、多发性骨髓瘤、骨髓纤维化早期等。

(2)反应性增多：急性溶血、急性出血、类风湿关节炎、恶性肿瘤等。

六、红细胞比容测定和红细胞平均值参数

(一)红细胞比容测定

红细胞比容(hematocrit，Hct)是红细胞占全血的容积百分比。

【参考值】

成年男性0.4~0.5(40vol%~50vol%),成年女性0.37~0.48(37vol%~48vol%)。

【临床意义】

1. 红细胞比容增高

(1)相对性增高:见于各种原因所致的血液浓缩,生理性,如大量出汗;病理性,如严重呕吐、腹泻、大面积烧伤等。

(2)绝对性增高:见于真性红细胞增多症。

2. 红细胞比容降低　见于各种原因所致的贫血。由于贫血类型不同其红细胞体积大小不一,红细胞比容降低与红细胞数减少不一定成正比,因此只有将红细胞计数、血红蛋白测定和红细胞比容三者结合起来,计算出红细胞各项平均值参数,才对贫血的形态学分类诊断有参考价值。

(二)红细胞平均值参数

根据同一份血液标本同时测得的红细胞计数、血红蛋白含量、血细胞比容三项数据计算红细胞平均值参数。

1. 平均红细胞容积(mean corpuscular volume MCV)　指平均每个红细胞的体积,以飞升(fL)为单位。

2. 平均红细胞血红蛋白量(mean corpuscular hemoglobin, MCH)　指每个红细胞内所含血红蛋白的平均量,以皮克(pg)为单位。

3. 平均红细胞血红蛋白浓度(mean corpuscular hemoglobin concentration, MCHC)　指平均每升红细胞中所含血红蛋白的浓度,以g/L表示。

贫血的细胞形态分类

【参考值】

MCV:82~100 fL;MCH:27~34 pg;MCHC:316~354 g/L。

【临床意义】

主要用于贫血的细胞形态分类。

七、红细胞体积分布宽度测定

红细胞体积分布宽度(red blood cell volume distribution width, RDW)是反映外周血红细胞体积异质性的参数。

【参考值】

RDW:成人11.5%~14.5%。

【临床意义】

根据MCV、RDW的贫血形态学分类

1. 用于缺铁性贫血的诊断和鉴别诊断　缺铁性贫血早期RDW可增高,而MCV、MCH等仍可正常;轻型珠蛋白生成障碍性贫血也属小细胞低色素性贫血,但超过80%患者RDW基本正常;缺铁性贫血治疗后贫血纠正,若RDW仍未能恢复正常水平,可间接反映体内贮存铁尚未完全补足。

2. 用于贫血的形态学分类

八、红细胞沉降率测定

红细胞沉降率(erythrocyte sedimentation rete, ESR)是指红细胞在一定条件下沉降的速度，简称血沉。

【参考值】

女性：0~20 mm/h；男性：0~15 mm/h。

【临床意义】

1. 血沉增快

(1)生理性增快：12 岁以下的儿童、60 岁以上的高龄者、女性月经期、妊娠期前 3 个月以上血沉可增快，可能与生理性贫血或血浆纤维蛋白原含量增高有关。

(2)病理性增快。

1)各种炎症性疾病：细菌性急性炎症时，炎症发生后 2~3 天即可见血沉增快。风湿热及结核病活动期的血沉明显增快，可能与纤维蛋白原及免疫球蛋白含量增加有关。临床上常用血沉来观察风湿热和结核病的动态变化。

2)组织损伤及坏死：心肌梗死时，常于发病后一周左右血沉增快，并持续 2~3 周，心绞痛时血沉正常。因此可用血沉结果加以区别。

3)恶性肿瘤：迅速增长的恶性肿瘤血沉增快，可能与肿瘤分泌糖蛋白、肿瘤组织坏死、继发感染或贫血有关。良性肿瘤血沉多正常。

4)高球蛋白血症：如系统性红斑狼疮、慢性肾炎、肝硬化时血沉常增快；多发性骨髓瘤时，浆细胞的恶性增殖使血浆病理性球蛋白高达 40~100 g/L 或更高，故血沉增快明显；巨球蛋白症患者，血浆中 IgM 增多，血沉理应增快，若 IgM 明显增多而使血浆黏稠度增高反而抑制血沉，可使血沉正常甚至减慢。

5)其他：贫血患者，血沉可轻度增快；动脉粥样硬化、糖尿病、肾病综合征、黏液性水肿等患者，血中胆固醇含量增高，血沉增快。

2. 血沉减慢　临床意义较小，见于真性红细胞增多症、弥散性血管内凝血、球形红细胞增多症、低纤维蛋白原血症等。

第三节　止血与凝血检查

预习案例

患者，男，8 岁。自幼有关节疼痛史，拔牙后出血不止。

思考

1. 该患者应该进行哪些方面的检查？
2. 出血不止可能的原因是什么？

一、血小板功能测定

(一) 出血时间测定

将皮肤毛细血管刺破后，血液流出到自然停止所需的时间称为出血时间(bleeding time，BT)。

【参考值】

测定器法(推荐使用)：(6.9±2.1)分钟，超过9分钟为异常。

【临床意义】

BT主要反映血小板的数量、功能，以及血管壁的通透性和脆性的变化。

BT延长见于：①血小板显著减少，如原发性或继发性血小板减少性紫癜等；②血小板功能异常，如血小板无力症、巨大血小板综合征等；③严重缺乏血浆某些凝血因子，如血管性血友病、弥散性血管内凝血等；④毛细血管壁异常，如维生素C缺乏症、遗传性出血性毛细血管扩张症等；⑤药物影响，如服用乙酰水杨酸、双嘧达莫等。

(二) 血小板黏附功能试验

【参考值】

玻璃柱法：62.5%±8.6%。

【临床意义】

1. 血小板黏附率减低　见于血小板无力症、遗传性血管性血友病(vonWillebvand disease，vWD)、骨髓增生异常综合征、异常蛋白血症、低(无)纤维蛋白原血症、尿毒症、肝硬化等。

2. 血小板黏附率增高　见于急性心肌梗死、甲状腺功能亢进、血栓性静脉炎、脑血栓形成、糖尿病、脾切除术后、口服避孕药等。

(三) 血块收缩试验

【参考值】

非抗凝全血法：血块1~2小时开始收缩，于18~24小时收缩完全。抗凝全血法：48%~64%。

【临床意义】

1. 减低　见于特发性血小板减少性紫癜、原发性巨球蛋白血症、血小板无力症、高纤维蛋白原血症凝血因缺乏症、多发性骨髓瘤、红细胞增多症等。

2. 增高　见于先天性和获得性凝血因子XⅢ缺乏症、严重贫血等。

二、凝血与抗凝血功能检测

(一) 凝血时间测定

凝血时间(clotting time，CT)即全血凝固时间，主要反映内源性凝血过程第一期有无异常。

【参考值】

CT：6~12 分钟（试管法）。

血小板聚集试验

【临床意义】

1. CT 延长　见于血友病、严重的肝损害、胆汁淤积性黄疸、新生儿出血、先天性纤维蛋白原减少症、系统性红斑狼疮、应用肝素或双香豆素等抗凝药物、纤溶亢进等。

2. CT 缩短　见于血液高凝状态、血栓性疾病等。

（二）活化部分凝血活酶时间测定

活化部分凝血活酶时间（activated partial thromboplastin time；APTT）测定是内源性凝血功能的综合性检查。

【参考值】

APTT：32~43 秒。比正常对照延长 10 秒以上为异常。

【临床意义】

1. APTT 延长　见于血友病、遗传性血管性血友病、纤维蛋白原缺乏症、凝血酶原缺乏症、严重肝病、维生素 K 缺乏、纤溶亢进等。

2. APTT 缩短　见于血栓性疾病和妊娠高血压综合征等高凝状态。

（三）血浆凝血酶原时间测定

血浆凝血酶原时间（prothrombin time，PT）测定是外源性凝血活性的综合性检查。

【参考值】

1. 凝血酶原时间　为 11~13 秒，超过参考值 3 秒以上有临床意义。

2. 凝血酶原时间比值（protrombin time ratio，PTR）　被检血浆的凝血酶原时间与正常血浆的凝血酶原时间的比值。参考值为 0. 85~1. 15。相关凝血因子减少时，比值增大。

3. 国际标准化比值（international normalized ratio，INR）　即 PTR^{ISI}，参考值为 1. 0±0. 1。国际敏感度指数越小，组织凝血活酶的敏感性越高。

【临床意义】

1. PT 延长　①见于先天性凝血因子 Ⅰ、Ⅱ、Ⅴ、Ⅶ、Ⅹ 缺乏或异常；②后天性凝血因子缺乏，如严重肝病、维生素 K 缺乏、纤溶亢进、弥散性血管内凝血（disseminated intravasular coagulation，DIC）后期、使用抗凝药物等；③其他因素，如饮酒、吸烟、痢疾等。

2. PT 缩短　血液高凝状态，如 DIC 早期、急性心肌梗死、急性脑血栓形成、急性血栓性静脉炎等。

3. PTR 及 INR 是监测口服抗凝药的首选指标　WHO 推荐用 INR，中国人的 INR 以 2. 0~2. 5 为宜，一般不超过 3. 0。

三、纤维蛋白溶解功能检测

（一）血浆凝血酶时间测定

血浆凝血酶时间（thrombin time，TT）是测定纤维蛋白原转变成纤维蛋白，使血浆凝固的时间。

【参考值】

TT：16~18 秒，超过正常对照 3 秒以上为异常。

【临床意义】

TT 延长见于各种原因所致的纤维蛋白原缺乏症（纤维蛋白原少于 750 mg/L）、异常纤维蛋白原血症、严重肝脏疾病、胰腺疾病及过敏性休克、多发性骨髓瘤等。

TT 是肝素抗凝治疗的良好指标，一般控制在参考值的 2~5 倍。TT 也是链激酶、尿激酶溶栓质量监测的良好指标，一般在参考值的 1.5~2 倍。

（二）血浆硫酸鱼精蛋白副凝固试验

血浆硫酸鱼精蛋白副凝固试验（plama protamine paracoagulation test，PPPT）是反映可溶性纤维蛋白单体复合物和纤维蛋白降解产物中的片段 X 存在的试验。

【参考值】

PPPT：阴性。

【临床意义】

1. PPPT 阳性　见于 DIC 早期。PPPT 假阳性见于恶性肿瘤、分娩、人工流产、上消化道大出血、咯血、外科大手术后、败血症、肾小球疾病等。

2. PPPT 阴性　见于正常人、DIC 晚期、原发性纤溶症。

（三）血浆 D-二聚体测定

D-二聚体（D-dimer，D-D）是纤维蛋白经纤溶酶水解所产生的降解产物之一。

【参考值】

胶乳凝集法：阴性；ELISA 法：0~0.256 mg/L。

【临床意义】

DIC 时，D-D 明显升高，呈阳性反应，它是诊断 DIC 的重要指标；在原发性纤溶症，D-D 为阴性或不增高，呈阴性反应，是两者鉴别的重要指标；此外，在肝脏疾病、急性心肌梗死、脑血管病变、外科手术时，D-D 也常升高。

第四节　排泄物、分泌物及体液检查

预习案例

患者，男，29岁。患者身面浮肿，日益加剧，伴有胸肋不舒服，无汗，小便少，大便自调。身体评估：颜面、四肢及躯干浮肿，肝脾未触及。尿检：蛋白(+++)、红细胞(+++)、白细胞(++)、颗粒管型(+++)；Bp 155/89 mmHg。

思考

1. 该患者的诊断是什么？
2. 该患者出现尿中有蛋白的原因是什么？

一、尿液

(一)尿液标本的留取

尿液标本的正确收集和处理是保证尿液质量的重要因素，对保证检验结果的可靠性十分重要。获取高质量的标本除与患者和检验人员有关以外，也包括护士。

1. 采集前准备　为使检验结果有效地应用于临床，医护人员应根据标本采集的目的，了解标本采集前患者状态的要求和影响结果的非疾病性因素，将相关要求和注意事项以书面、口头等方式通知患者并指导尿液标本的留取。

2. 留尿容器　留尿容器要求符合下列标准：圆形开口且直径至少为4~5 cm、底座宽、容积为50~100 mL、干净的可一次性使用的有盖塑料容器。采集时段尿容器的开口应更大，容积至少应达2~3 L，且能避光。用于细菌培养的尿标本容器应采用特制的无菌容器。

3. 标本种类　临床常用的尿液标本分类如下。

(1)晨尿(firstmorning urine)：指清晨起床未进早餐和做运动之前排出的第一次尿液。尿液中各种成分较浓缩和酸化，可用于肾浓缩功能的评价、早期妊娠试验以及血细胞、上皮细胞、管型等有形成分分析。晨尿采集后在2小时内送检，否则应采取适当防腐措施。

(2)餐后尿(postprandial urine)：通常收集午餐后2~4小时的尿液，有利于尿中尿胆原的检测。

(3)中段尿(midstream urine)：留尿前先清洗外阴，女性应清洗尿道旁的阴道口，男性应清洗龟头；再用0.1%清洁液消毒尿道口，但不可用抗生素和肥皂等清洗尿道口，以免影响细菌生存力。在排尿过程中，以无菌容器收集中间时段的尿液。中段尿一般用于细菌培养和药物敏感试验。

(4)24 小时尿：24 小时尿标本最常见的问题是很难采集到全部 24 小时内的尿量。因此，要求患者密切配合。收集方法：一般在开始标本采集的当天早上八点，患者排尿并弃去此次尿液，从此时间开始到次日早上八点患者最后一次排出的尿液，全部收集于容器内。全部尿液收集后，必须充分混匀，从中取出适量(一般约 40 mL)用于检验，余尿则弃去。24 小时尿主要用于肌酐清除率试验、儿茶酚胺、17-羟皮质类固醇(17-羟)、17-酮类固醇(17 酮)、总蛋白质、尿糖、电解质等化学物质定量或结核分枝杆菌检查等。

(5)随机尿(random urine)：指患者无需任何准备，任意时间自然排泄的尿液标本，尤其适合于门诊、急诊患者的尿液筛检试验，但易受饮食、运动和用药等影响，因而随机尿不能准确反映患者状况。

尿标本的保存

4. 注意事项

(1)避免粪便、经血、阴道分泌物、前列腺液及精液等污染。避免干扰结果的化学物质混入。

(2)标本采集时在容器上标记留尿时间、标本种类、尿量等。

(3)尿液标本采集后应在 2 小时内送检，以免发生细菌繁殖、蛋白质变性及细胞溶解等。

(4)尿液标本采集后应避免强光照射，以免尿胆原等物质因光照分解或氧化而减少。

(二)一般性状检查

1. 尿量

【参考值】

以 24 小时内尿液为测量值，正常成人尿液为 1000~2000 mL，平均值为 1500 mL。

【临床意义】

(1)多尿(polyuria)：成人 24 小时尿量>2500 mL 称为多尿。生理性多尿见于大量饮水、精神紧张、输液、应用利尿药、脱水剂后或应用某些药物(如咖啡因)等；病理性多尿见于尿崩症、慢性肾盂肾炎、糖尿病、慢性间质性肾炎和急性肾衰竭多尿期等。

(2)少尿(oliguria)：成人 24 小时尿量<400 mL 称为少尿，生理性少尿见于出汗过多、水分摄人不足等。病理性少尿常见于：①肾前性少尿，见于腹泻、呕吐、烧伤等各种原因引起的脱水，及大出血、严重休克、心功能不全等引起的肾有效循环血量减少；②肾性少尿，见于各种肾实质性病变，如急、慢性肾小球肾炎、间质性肾炎及各种休克、感染、中毒致急性肾小管坏死等；③肾后性少尿，见于各种原因引起的尿路梗阻，如肿瘤、输尿管结石等。

(3)无尿(anuria)：24 小时内尿量<100 mL 或 12 小时内完全无尿称无尿。主要见于严重的急、慢性肾衰竭及肾移植术后发生排斥反应时。

2. 外观　正常新鲜尿多呈淡黄色至琥珀色，清澈透明。尿液颜色受尿色素、尿胆素、尿胆原、尿液浓缩程度、酸碱度及食物药物等影响，透明度也称混浊度，尿液久置可出现轻微混浊，甚至沉淀，这是由于尿液的酸碱度改变、尿内的黏蛋白等逐渐析出所致。尿中含有各类结晶、白细胞、红细胞、病原体等也可使尿液变混浊。病理性尿液的外观改变主要有。

（1）血尿（hematuria）：尿中含有一定量的红细胞时，称血尿。每升尿中含血量超过 1 mL 即可呈现淡红色，称肉眼血尿，随着含血量的增加，可呈洗肉水样或鲜血样，甚至混有凝血块；如尿外观变化不明显，离心沉淀后，镜检时每高倍镜视野下红细胞平均>3 个 HP，称为镜下血尿。血尿常见于泌尿系统结石、肿瘤、肾结核、急性肾小球肾炎、肾盂肾炎、膀胱炎及血小板减少性紫癜和血友病等出血性疾病。

（2）血红蛋白尿（hemoglobinuria）：大量红细胞破坏时，血浆中出现大量的游离血红蛋白，经肾小球滤过，超过肾小管重吸收能力即形成血红蛋白尿，呈浓茶色或酱油样色，隐血试验呈阳性，此时显微镜下不见红细胞或偶见溶解的红细胞碎屑。主要见于严重血管内溶血、蚕豆病、恶性疟疾等。

（3）乳糜尿（chyluria）：不同原因致淋巴循环受阻，从肠道吸收的乳糜液未能经淋巴管入血而逆流进入肾，从而进入尿液中所致外观呈不同程度的乳白色，如牛奶样或豆浆样。主要见于丝虫病、结核、腹腔肿瘤、胸腹部创伤等。

（4）脓尿（pyuria）和菌尿（bacteriuria）：尿内含大量细菌、白细胞或脓细胞等炎性渗出物，排出的新鲜尿即可混浊。主要见于泌尿系感染，如膀胱炎、急性肾盂肾炎等。

（5）胆红素尿（bilirubinuria）：尿内含大量结合胆红素，呈深黄色，振荡后泡沫亦呈黄色，胆红素定性试验呈阳性。若在空气中久置，可因胆红素被氧化为胆绿素而使尿液呈棕绿色。见于胆汁淤积性黄疸及肝细胞性黄疸等。

3. 气味　正常尿液的气味是由尿液中的酯类和挥发酸共同产生的。新鲜尿具有特殊微弱的芳香气味，久置的尿液，细菌将尿素分解产生氨而散发出氨臭味。若新鲜尿即有氨味，见于慢性膀胱炎或尿潴留等；有机磷农药中毒患者尿液可有蒜臭味；糖尿病酮症酸中毒时，尿液可有烂苹果样气味。

4. 尿比重（specific gravity，SG）　是指 4℃ 条件下尿液与同体积纯水重量之比，常用比重计或干化学试纸条法测定。尿比重可粗略判断肾小管的浓缩和稀释功能。

【参考值】

在普通饮食情况下，成人尿比重为 1.015~1.025，晨尿最高，新生儿、婴幼儿尿比重偏低。

【临床意义】

（1）比重降低：尿比重低、尿量少，见于慢性肾衰竭终末期、急性肾衰竭等；比重低、尿量多，见于利尿药的使用、慢性肾炎、肾盂肾炎、水摄取或静脉输液过多等。

（2）比重增高：尿比重高、尿量少，见于高热、脱水、出汗过多、周围循环衰竭等致血容量不足的肾前性少尿；比重高、尿量多，见于尿中含有大量葡萄糖的糖尿病患者、含有大量蛋白质的肾病综合征患者、造影剂使用及渗透性利尿药治疗等，因此高比重尿不一定都是病理性的。

5. 酸碱反应　尿液酸碱反应即尿的 pH，反映肾脏调节体液酸碱平衡的能力。正常人新鲜尿多呈弱酸性，pH 约为 6.5（4.5~8.0）。尿液的酸碱度受饮食、用药和疾病的影响，高蛋白饮食可使尿液偏酸，进食多量水果、蔬菜可使尿液偏碱；尿液放置过久也会变为碱性尿。常用复合指示剂试纸法进行检测，怀疑肾小管中毒时可使用 pH 计测定。

(1)尿液 pH 偏高：多见于碱中毒、呕吐、膀胱炎、尿潴留、泌尿系统变形杆菌感染、肾小管性酸中毒及服用碳酸氢钠等。碱性尿液条件下易发生磷酸盐性或碳酸盐性结石。

(2)尿液 pH 偏低：多见于酸中毒、脱水、高热、痛风、服用氯化铵或维生素 C 等药物的患者。酸性尿液条件下可形成尿酸盐性、草酸盐性或胱氨酸性结石。

(三)化学检查

尿液化学检查包括蛋白质、糖、脂类及其代谢产物、电解质、酶、激素等的检查，以蛋白与糖的检查最为常用。

1. *尿蛋白*

【参考值】

定性试验：阴性；定量试验：24 小时尿蛋白正常值为 0~80 mg。当 24 小时尿中蛋白质含量超过 150 mg，蛋白质定性试验呈阳性，称为蛋白尿(proteinurna)。

【临床意义】

蛋白成分及其演变对肾小球疾病的诊断及预后判断极为重要。

(1)生理性蛋白尿。

1)功能性蛋白尿：泌尿系统无器质性病变，尿液内暂时出现轻度蛋白质，程度较轻，持续时间短，诱因解除后消失。见于剧烈运动、发热、紧张、妊娠等。

2)体位性蛋白尿：又称直立性蛋白尿，活动后出现蛋白尿，卧床休息时蛋白尿消失，可为持续性或间歇性，系立位时局部因素引起肾脏被动充血所致，多见于发育期儿童。特点为在晨尿中无蛋白，较长时间站立或活动后尿中蛋白量增高，而平卧休息后尿蛋白又减少或消失。

(2)病理性蛋白尿是因各种肾脏及肾外疾病所致的蛋白尿，多为持续性蛋白尿。

1)肾小管性蛋白尿(tubular proteinuria)：指肾小球滤过功能正常，而肾小管重吸收功能障碍所致的蛋白尿，尿中以清蛋白为主，受损严重尿中可有大、中、小分子量的蛋白质，见于肾盂肾炎、急慢性间质性肾炎、急性肾小管坏死、药物(解热镇痛药、氨基糖苷类抗生素)影响等。

2)肾小球性蛋白尿(glomerular proteinuria)：指肾小球滤过膜损伤时，其通透性增加，血浆蛋白的滤出量增加，肾小管不能完全重吸收，而致尿液中出现蛋白。根据病变滤过膜损伤的程度，蛋白尿的组分又分为 2 种：①选择性蛋白尿，以中分子的清蛋白为主，并有少量小分子蛋白，尿中无大分子量蛋白，提示肾小球病变较轻，主要见于肾病综合征；②非选择性蛋白尿，尿液中可以呈现出血液循环中的成分，有大分子量的蛋白(比如补体、IgG)、中分子量的清蛋白、小分子量的 β_2 微球蛋白，反映肾小球病变严重，提示预后不良，多见于原发性肾小球肾炎或继发性肾小球疾病，如糖尿病肾病、狼疮性肾炎等。

3)混合性蛋白尿(mixed proteinuria)：指肾小球和肾小管均受损，尿中可出现小分子和大分子量的蛋白，见于慢性肾炎、慢性肾盂肾炎、肾小管间质病、狼疮性肾炎、糖尿病肾病综合征等。

4)溢出性蛋白尿(overflow poteinuria)：指肾小球滤过及肾小管重吸收功能均正常，

由于血浆中低分子量蛋白异常增多，超过肾小管重吸收阈值所致。常见于：①浆细胞疾病，如多发性骨髓瘤、巨球蛋白血症等；②急性血管内溶血所产生的血红蛋白尿，如阵发性睡眠性血红蛋白尿；③急性肌肉损伤所致的肌红蛋白尿，如挤压综合征，急性心肌梗死等。

5）组织性蛋白尿（histicproteinuria）：尿液形成过程中，肾小管代谢产生的蛋白质和组织分解产生的蛋白质及由于中毒或药物刺激泌尿系统分泌蛋白增加所致的蛋白尿，以T-H 糖蛋白为主。

6）假性蛋白尿：指肾脏以下的泌尿道疾病，如膀胱炎、前列腺炎等致尿蛋白定性试验阳性，或尿内混有白带、月经血、精液、前列腺液等含蛋白质的物质，亦可致尿蛋白阳性，又称为假性蛋白尿。

2. *尿糖*　正常人尿中可有微量葡萄糖，但尿试纸条检查呈阴性。当血糖>8.88 mmol/L，超过肾小管重吸收能力的最大限度即肾糖阈，或近端肾小管重吸收功能障碍时，尿糖增加，糖定性试验呈阳性，称尿糖，一般指尿中葡萄糖。

【参考值】

定量试验：24 小时尿中葡萄糖为 0.56~5 mmol。一般留取清晨首次尿液或餐后 2 小时尿液。

【临床意义】

（1）病理性尿糖。

1）暂时性尿糖：又称应激性尿糖，见于颅脑外伤，脑血管病等应激反应时，胰高血糖素、肾上腺素分泌过多，或血糖中枢受到刺激致暂时性高血糖所致的尿糖。

2）血糖正常性尿糖：又称肾性糖尿，是指血糖正常，但肾糖阈降低所致的尿糖。先天性异常、肾小管受损时导致对糖的重吸收减少，如肾毒性药物的使用、家族性肾性糖尿、Fanconi 综合征等，特征为血糖和糖耐量正常而有大量的尿糖。

3）血糖增高性糖尿：见于以下情况：①糖尿病，最常见于因胰岛素绝对或相对不足所致糖尿病，此时其血糖的水平已超过肾糖阈，其每日尿糖总量与病情轻重相平行，因而尿糖测定也是判断糖尿病治疗效果的重要指标之一；②甲状腺功能亢进，由于肠壁的血流加速和糖的吸收增快，因而在饭后血糖高而出现尿糖；③肢端肥大症，可因生长激素分泌旺盛而致血糖升高，出现尿糖；④嗜铬细胞瘤，可因肾上腺素及去甲肾上腺素大量分泌致使磷酸化酶活性增强，促使肝糖原降解为葡萄糖，引起血糖增高而出现尿糖；⑤库欣综合征，可因糖皮质激素分泌增多，使糖异生旺盛，抑制己糖磷酸激酶和对抗胰岛素作用，因而出现尿糖。

4）假性尿糖：受尿中还原性物质（如维生素 C、尿酸）或随尿排出的药物（如阿司匹林、异烟肼、水杨酸等）的影响，可使 Benedict 试剂呈假阳性反应，称为假性尿糖。

5）其他：如哺乳期乳糖尿、遗传性半乳糖或果糖尿、戊糖尿等。

（2）生理性尿糖：①饮食性尿糖，如短时间内食糖过多或输注葡萄糖溶液过快过多；②精神性尿糖，如因精神过度紧张、情绪激动，使交感神经兴奋，肾上腺素分泌过多，所引起的一过性尿糖；③妊娠尿糖。

3. *尿酮体*　酮体（ketone bodies）是体内脂肪分解代谢的中间产物，包括乙酰乙酸、

β-羟丁酸和丙酮。在饥饿或各种原因引起的糖代谢发生障碍，脂肪分解增加及糖尿病酮症酸中毒时，因产生酮体速度大于组织利用速度，可出现血中酮体增高，称为酮血症。尿酮体检查呈阳性的尿液称为酮尿(ketonuria)。

【参考值】

定性试验：阴性。

【临床意义】

(1)糖尿病性酮尿：糖尿病加重时，胰岛素绝对缺乏，三大代谢紊乱，由于糖利用减少，分解脂肪产生酮体增加而引起酮症，糖尿病患者一旦出现尿酮，应考虑糖尿病酮症酸中毒，是发生酮症酸中毒性昏迷的前兆。

(2)非糖尿病性酮尿：见于感染性疾病，如肺炎、伤寒、败血症、结核等发热期；严重腹泻、呕吐、饥饿、禁食过久；妊娠反应，如呕吐、进食少，因糖代谢障碍而出现酮尿。

4. 尿胆红素与尿胆原　尿胆红素、尿胆原检查可协助鉴别黄疸病因。尿胆红素阳性见于肝细胞性黄疸或阻塞性黄疸；尿胆原阳性见于肝细胞性黄疸或溶血性黄疸。

(四)显微镜检查

尿沉渣显微镜检查是用显微镜识别和计数尿中细胞、管型、结晶、细菌等有形物质，用于泌尿系疾病的诊断、病情观察及预后判断等。

尿胆红素与尿胆原、尿亚硝酸盐

1. 细胞

(1)红细胞。

【参考值】

正常人尿沉渣镜检红细胞0~3个/HP。

【临床意义】

①非肾小球源性血尿常见于肾结石、输尿管结石和泌尿系统肿瘤等；②肾小球源性血尿。常见于急性肾小球肾炎、急进性肾炎和慢性肾炎等。

(2)白细胞和脓细胞。新鲜尿中，白细胞外形完整，尿中一般以中性粒细胞多见，炎症时白细胞发生破坏或死亡，其形态多变，称为脓细胞(pogteh)。

【参考值】

正常人尿沉渣镜检白细胞0~5个/HP。

【临床意义】

尿中白细胞增多，提示泌尿系统有化脓性炎症，见于膀胱炎、尿道炎、肾盂肾炎或肾结核合并感染等。肾移植术后、淋巴细胞白血病，尿液中也可见淋巴细胞。

(3)上皮细胞。

【参考值】

正常尿中可见少量移行上皮细胞和鳞状上皮细胞，无肾小管上皮细胞。

【临床意义】

①肾小管上皮细胞见于急性肾小管坏死、慢性肾炎、肾梗死等；②大量上皮细胞伴白细胞，见于泌尿生殖系统炎症，如膀胱炎、尿道炎、前列腺炎、肾盂肾炎等；③移行上

皮细胞：移行上皮成片脱落见于肾盂、输尿管或防胱颈部炎症，大量出现时警惕移行上皮癌。

2. 管型(cast) 是由肾小球滤出的蛋白质、脱落细胞或细胞碎片等在肾小管、集合管中浓缩、酸化后凝固而成的圆柱状聚体。

【参考值】

正常人尿中无管型或可偶见少量透明管型。

【临床意义】

(1)透明管型(hyaline cast)：当肾脏有轻度或暂时性功能改变，如剧烈运动、高热、全身麻醉及心功能不全等，尿中可见少量透明管型。在肾实质病变，如急/慢性肾小球肾炎、肾盂肾炎、慢性间质性肾炎时，透明管型明显增多。

(2)颗粒管型(granular ast)：为肾实质病变崩解的细胞碎片、血浆蛋白及其他有形物质凝聚于 T-H 糖蛋白而形成，颗粒管型内含大小不同的颗粒物，其量超过 1/3 面积时称为颗粒管型。见于急、慢性肾小球肾炎，肾病综合征或药物中毒性肾小管损伤。

(3)细胞管型(cellular cast)：尿液通过炎症损伤部位时，有白细胞、红细胞、上皮细胞等脱落黏附在处于凝结过程的蛋白质之中而形成细胞管型，按细胞种类可分为：

1)肾小管上皮细胞管型(renal tubular epithelial cast)提示肾小管有病变，为肾小管上皮细胞脱落的证据。常见于急性肾小管坏死、肾移植急性排斥反应、重金属中毒、子痫等。上皮细胞管型的出现，提示病变在急性期。

2)白细管型(leucocyte cast)提示有化脓性炎症，为肾盂肾炎影响到肾小管的特异性标志，常见于急性肾盂肾炎、间质性肾炎，亦可见于狼疮性肾炎等。

3)红细胞管型(Lerythrocyte cast)是由于肾小球滤过红细胞或肾小管出血所致。红细胞管型是诊断肾小球病变的重要依据，几乎均合并有肾小球源性血尿，为肾小球肾炎的特异性标志，常见于急性肾小球肾炎、慢性肾小球肾炎急性发作期、急性肾小管坏死、肾移植后急性排斥反应。

(4)蜡样管型(waxy cast)：为蜡烛样浅灰色或淡黄色，折光性强、质地厚、有裂痕的管型，一般略有弯曲或断裂成平齐状。在肾单位慢性损害，长期少尿或无尿的情况下，由颗粒管型或细胞管型等长期滞留于肾小管中演变而来；也可由发生淀粉样变性的上皮细胞溶解后逐渐形成。见于肾脏长期而严重的病变，如慢性肾小球肾炎的晚期、肾衰竭及肾淀粉样变等。蜡样管型的出现，提示肾脏病变严重，预后较差。

(5)脂肪管型(atty cast)：脂肪管型内可见大小不等、折光很强的脂肪滴，其基质中亦可含有脂肪变性的肾小管上皮细胞。多见于肾病综合征、中毒性肾病及类脂性肾病等。

(6)肾衰竭管型(renal failure cast)：又称宽幅管型，在管型基质上带有大量颗粒，外形宽大而长，不规则，易折断，有时呈扭曲状。见于急性肾衰竭多尿期、慢性肾衰竭者尿中，提示预后不良。

3. 结晶 尿中出现结晶称结晶尿。尿液中盐类结晶的析出，取决于该物质的饱和度、尿液的 pH、温度等因素。

(1)药物性结晶：可见于使用放射造影剂患者。退热药，如水杨酸制剂可在尿中出现双折射性斜方形或放射性结晶，磺胺类药物在体内乙酰化率较高，易在酸性尿中析出形成结晶，可引起血尿、肾损伤，甚至是尿闭。

(2)病理性结晶：尿液中出现的亮氨酸与酪氨酸结晶，为蛋白分解产生。可见于有大量组织坏死的疾病，如急性重型肝炎与急性磷中毒，分别见于严重的肝实质损伤和氨基酸代谢障碍。

(3)生理性结晶：常见的有尿酸结晶、草酸钙结晶和磷酸盐结晶，一般无临床意义。但当结晶伴随较多红细胞出现于新鲜尿液时，疑似尿路结石。

二、粪便检查

尿液自动化仪器检测

粪便常规检验包括一般性状检验、显微镜检验和化学检验，必要时可检验酸碱度、胆红素和粪胆素、脂肪定量和细菌学检验等。

(一)标本采集

为保证检验结果的准确性，粪便标本的采集应注意以下几点。

(1)粪便检验应取新鲜的自然排出的粪便3~5 g，器皿应清洁、干燥、不渗不漏，选取含有黏液、脓血的部分；外观无异常的粪便须从表面、深处及粪端多处取材；无粪便又必须检测时，可经肛门指诊采集或以肛拭子采取粪便。灌肠或服油类泄剂的粪便常因过稀且含有油滴等而不适于做检查标本。

(2)检查蛲虫卵须用透明薄膜拭子或浸泡生理盐水的棉签于晚上00：00后或清晨排便前自肛门周围皱襞处拭取，并立即镜检。

(3)查痢疾阿米巴滋养体时，应于排便后立即检查，从脓血和稀软部分取材。寒冷季节标本运送及检查时均需保温，保证滋养体有活力以利于检出。

(4)检查日本血吸虫卵时，应取黏液、脓血部分，孵化毛蚴时至少留取30 g粪便，并尽快送检，必要时留取整份粪便送检。

(5)找寄生虫虫体及做虫卵计数时，应采集24小时粪便，前者应从全部粪便中仔细搜查或过筛，然后鉴别其种属，后者应混匀后检查。

(6)做细菌学检查的粪便标本应置于灭菌有盖的容器内立即送检。

(7)做化学法隐血试验时，患者必须在试验前3天停止服用维生素C，禁食动物血、肉、鱼、肝脏和大量含过氧化物酶的蔬菜。因出血在粪便中分布不均匀，应在粪便各部位取标本混匀后，1小时内检查完毕。

(8)做粪胆原定量时，应连续收集3天的粪便，应避免光照使尿胆原分解，每天将粪便混匀称重后取20 g送检。

(9)一般常规检查不应超过1小时送检，寄生虫和虫卵检查不宜超过24小时。

(二)一般性状检查

1. 颜色与性状　正常成人粪便为成型、黄褐色软柱状，婴儿呈黄色或金黄色糊状。久置后，由于粪便中胆色素原被氧化可致颜色加深，病理情况下粪便性状可发生下列改变。

(1)鲜血便：提示下消化道出血，常见于肛裂、痔疮、直肠息肉、直肠癌。痔疮时常在排便之后有鲜血滴落，而其他疾病则鲜血附着于粪便表面。

(2)脓便及脓血便：常见于细菌性痢疾、阿米巴痢疾、溃疡性结肠炎、结肠癌或直肠癌等。其中细菌性痢疾以脓及黏液为主，脓中带血；阿米巴痢疾以血为主，血中带脓，呈暗红色稀果酱样。

(3)黏液便：正常粪便中含有少量黏液，但因与粪便均匀混合而不易被发现。一旦出现肉眼可见的黏液，则提示黏液量增多。常见于肠道受刺激、肠道炎症、细菌性痢疾、阿米巴痢疾等。

(4)柏油样便：粪便呈暗褐色或黑色、质软、有光泽，如柏油状。一般上消化道出血量在50~100 mL以上即可出现柏油样便。若柏油样便持续2~3天，说明出血量在500 mL以上。当上消化道持续大出血时，可因肠蠕动增快，粪便可呈暗红色。服用铁剂、铋剂、活性炭和中药后也可排出黑色便，但无光泽，且隐血试验呈阴性。

(5)水样或糊状便：常因肠蠕动亢进或肠黏膜分泌过多所致，见于各种感染和非感染性腹泻，尤其是急性胃肠炎、甲状腺功能亢进。

(6)胶冻状便：粪便呈膜状、纽带状。多见于肠易激综合征患者腹部绞痛之后，也见于过敏性肠炎及某些慢性细菌性痢疾患者。

(7)米泔样便：呈乳白色淘米水样，量多，稀水样，见于重症霍乱、副霍乱。

(8)白陶土样便：见于胆汁淤积性黄疸，提示胆道完全梗阻。钡餐造影后大便也可呈灰白色。

(9)细条状便：粪便呈细条状或扁片状，提示直肠和肛门狭窄，见于直肠癌。

(10)球形硬便：又称羊粪便，粪便在结肠内停留过久，水分过度吸收所致。见于便秘、老年人排便无力者。

(11)乳凝块便：粪便里可见黄绿色乳凝块，提示脂肪或酪蛋白消化不全。见于乳儿消化不良症、婴儿腹泻。

2. 量　粪便量的多少与进食量、食物种类及消化器官的功能状态有直接关系。进食粗粮及含纤维素较多的食物，粪便量相对较多；进食细粮及肉食者，则粪便细腻而量少；胃肠、胰腺有炎症，功能紊乱及消化不良时粪便量增多。健康成人每天的粪便量100~300 g(干重25~50 g)，排便次数可隔天1次至每天2次，一般为每天1次。

3. 寄生虫　蛔虫、蛲虫、带绦虫等较大虫体或其片段肉眼即可分辨，钩虫虫体须将粪便冲洗过筛后方可看到，服驱虫剂后应查找有无虫体。

4. 气味　食物在肠道中经细菌作用后，产生吲哚、硫醇、粪臭素、硫化氢等很多有臭味的物质，故正常粪便有一定臭味。一般肉食者味重，素食者味轻。慢性肠炎、胰腺疾病、消化道大出血，结肠或直肠癌溃烂时常有恶臭；阿米巴痢疾有鱼腥味，脂肪和糖消化不良时有酸臭味。

5. 结石　粪便中可见胆石、胰石、粪石等，最重要且最多见的是胆石。常见于应用排石药物或碎石术之后，较大者肉眼可见到，较小者需用铜筛淘洗粪便后仔细查找才能见到。

（三）化学检查

1. 隐血试验　隐血是指胃肠道少量出血，粪便外观无变化，用肉眼和显微镜检查均不能证实的出血。隐血试验（occult blood test，OBT）是指用化学或免疫的方法来证实出血的试验。

【参考值】

OBT：阴性。

【临床意义】

粪便隐血检查对消化道出血的诊断有重要价值，凡消化道有出血的疾病，如消化性溃疡活动期、各种原因所致胃肠黏膜损伤、肠息肉、钩虫病、消化道恶性肿瘤等，隐血试验常呈阳性反应。隐血试验也用于消化道良恶性疾病的鉴别，如恶性肿瘤多呈持续阳性，阳性率可达95%，良性病变多为间歇阳性。隐血试验连续检测可对早期发现消化道恶性肿瘤有重要价值。

2. 粪胆红素、粪胆素试验

【参考值】

粪胆红素：阴性。

粪胆素：阳性。

【临床意义】

粪胆红素阳性见于婴幼儿、成人腹泻。

粪胆素减少或消失见于胆道梗阻，不完全梗阻时呈弱阳性，完全梗阻时呈阴性。

（四）显微镜检查

通过粪便直接涂片可以发现粪便中的病理成分，如各种细胞、寄生虫虫卵、细菌、原虫等；也可通过检验食物残渣以了解消化吸收功能。

1. 细胞

（1）红细胞：红细胞增多见于下消化道出血、痢疾。炎症时，红细胞一般伴随白细胞出现。在细菌性痢疾时以白细胞为主，红细胞常分散存在，且形态正常；在阿米巴痢疾时以红细胞为主，成堆出现，并有破碎现象。

（2）白细胞：白细胞增多见肠道炎症。结肠炎症，如细菌性痢疾时，可见大量白细胞或成堆出现的脓细胞；过敏性肠炎和肠道寄生虫病时，粪便中可见较多的嗜酸性粒细胞，可伴有夏科-莱登结晶。

（3）巨噬细胞：见于急性细菌性痢疾、急性出血性肠炎，偶见于溃疡性肠炎。

（4）肠黏膜上皮细胞：结肠炎症时上皮细胞增多，夹杂于白细胞之间；假膜性肠炎时，肠黏膜小块中可见到成片存在的上皮细胞，在黏液冻状分泌物中亦可大量存在。

（5）肿瘤细胞：见于乙状结肠癌、直肠癌，常为鳞状细胞癌或腺癌。

2. 结晶　出现夏科-莱登结晶、血红素结晶，则是消化道出血的依据，主要见于胃肠道出血、阿米巴痢疾、钩虫病及过敏性肠炎。

3. 寄生虫卵及原虫

（1）寄生虫卵：粪便中常见的寄生虫卵有蛔虫卵、钩虫卵、鞭虫卵、蛲虫卵、华枝睾吸虫卵、血吸虫卵、姜片虫卵、带绦虫卵等。从粪便中找到寄生虫卵，是诊断肠道寄生虫感染最可靠、最直接的依据。

（2）原虫：常见的原虫有阿米巴原虫及滋养体、包囊体、隐孢子虫、鞭毛虫和纤毛虫等。

三、痰液检查

粪便细菌学检查

正常人痰液较少。在病理情况下痰中可出现细菌、肿瘤细胞及血细胞等。痰液检查对呼吸道疾病的诊断和治疗监测方面具有不可忽视的重要作用，临床主要用在肺部感染性疾病的病原学诊断、开放性肺结核的诊断、肺癌的诊断、肺部寄生虫病的诊断及上述疾病观察疗效和预后判断。

（一）标本采集

一般用自然咳痰法，必要时采用气管穿刺吸取或经支气管镜抽取。为了采集真正的痰液标本，采集时应注意：

（1）留取痰液标本时，先用清水充分漱口，然后用力咳出气管深部痰液，盛于清洁容器内送检。

（2）对无痰或痰少患者，可给予化痰药物或应用超声雾化吸入法，使痰液稀释，并易于咳出。昏迷患者可于清理口腔后，用负压吸引法吸取痰液。幼儿痰液收集困难时，可用消毒棉拭刺激喉部引起咳嗽反射，用棉拭刮取标本。

（3）做24小时痰量和分层检查时，应嘱患者将痰吐在无色广口瓶内，加少许防腐剂（苯酚）防腐。

（4）做细胞学检测时收集上午9：00~10：00时的新鲜痰液，及时送检。细菌培养需用无菌容器留取，以防污染，及时送检。

（5）如用漂浮或浓集法查结核分枝杆菌时，须采集12~24小时的痰液。

（二）一般性状检查

1. 痰量　正常人无痰或仅咳少量泡沫或黏液样痰。痰量增多，见于慢性支气管炎、支气管扩张、肺脓肿、肺结核等。在疾病过程中，如痰量逐渐减少，表示病情好转；反之，则表示病情有所发展。痰量突然增加并呈脓性见于肺脓肿或脓胸破入支气管腔。

2. 颜色　正常为无色或灰白色，病理情况下除了有黄色或黄绿色痰、红色或棕红色痰、铁锈色痰、粉红色泡沫样痰、烂桃样灰黄色痰（详见第三章第六节“咳嗽与咳痰”），痰色还有以下改变。

（1）灰色、灰黑色痰：为大量吸入煤灰粉尘或烟雾所致，见于矿工、锅炉工或长期吸烟者。

（2）棕褐色痰：见于阿米巴肺脓肿及慢性充血性心力衰竭肺淤血时。

3. 性状　详见第三章第七节“咳嗽与咳痰”。

4. 气味　正常痰液无特殊气味。晚期肺癌的痰液有特殊臭味；肺结核、肺癌咳出的血性痰液可带有血腥气味；肺脓肿、支气管扩张合并厌氧菌感染时痰液有恶臭；粪臭味痰见于膈下脓肿与肺相通。

（三）显微镜检查

1. 非染色检查

(1) 白细胞：白细胞增多，多为脓细胞，并且成堆分布，见于呼吸道化脓性炎症或有混合感染；嗜酸性粒细胞增多，见于支气管哮喘、过敏性支气管炎、肺吸虫病等；淋巴细胞增多见于肺结核患者。

(2) 红细胞：脓性痰中可见少量红细胞，血性痰中可见大量红细胞。疑有出血而痰中观察不到红细胞时，可进行隐血试验证实。

(3) 上皮细胞：痰中常见的上皮细胞有：①鳞状上皮细胞，急性喉炎和咽炎时可有大量鳞状上皮细胞混入痰液；②柱状上皮细胞，气管和支气管黏膜发炎或癌变时脱落较多。③肺泡壁上皮细胞，当肺组织遭到严重破坏时可出现。

(4) 肺泡巨噬细胞(pulmonary alveolar macrophage)：吞噬炭粒者称为炭末细胞，见于炭末沉着症及吸入大量烟尘者。吞噬含铁血黄素的细胞称为含铁血黄素细胞，又称心力衰竭细胞，见于肺淤血、肺梗死及肺出血患者。

(5) 硫磺样颗粒(sulfur granule)：肉眼可见的黄色小颗粒，将该颗粒放在载玻片上压平，显微镜下检查中心部位可见菌丝放射状排列呈菊花状，称之为放线菌，见于放线菌病患者。

(6) 寄生虫及虫卵。

1) 阿米巴：于阿米巴性肺脓肿或与肺贯通的阿米巴脓肿患者痰中，可查到溶组织阿米巴滋养体。

2) 卡氏肺孢子虫：见于肺孢子虫病患者痰中，但阳性率不高。

3) 细粒棘球蚴和多房棘球蚴：当肺内寄生虫棘球蚴囊破裂时，患者痰中可检出原头蚴和囊壁碎片。

4) 卫氏并殖吸虫卵：肺吸虫病患者的痰中，尤其是有脓血性痰时，多能查到该虫虫卵。

2. 染色检查　痰涂片染色显微镜检查，能更清楚地观察脱落细胞结构，有利于细胞的识别。通过化学染色观察进行细菌和寄生虫分类。

(1) 肺部感染性疾病的病原学诊断：咳出黄色或黄绿色脓痰，提示为呼吸道化脓性感染；痰有恶臭提示为厌氧菌感染。取痰液涂片革兰染色，可大致识别为何种细菌感染。

(2) 开放性肺结核的诊断：肺部不典型病变影像学诊断有困难时，借助于痰涂片抗酸染色，若发现分枝杆菌，则可诊断为开放性肺结核。

(3) 肺部寄生虫病的诊断：如肺吸虫、卡氏肺孢子虫病等诊断。

(4) 肺癌的诊断：肺癌的早期诊断可依据早期临床症状、胸部X线片检查、痰液涂片检查及纤维支气管镜检查等配合进行。痰脱落细胞检查阳性是确诊肺癌的组织学依据。

（四）细菌学检查

【参考值】

上呼吸道正常菌群。

【临床意义】

当支气管与肺部有感染时，可于痰中出现相应的病原菌，如金黄色葡萄球菌肺炎链球菌、肺炎克雷伯菌、结核分枝杆菌等。可取痰作涂片染色检查，最常用的是革兰染色。当怀疑结核感染时可采用抗酸染色；怀疑为支原体肺炎时，可进行直接或间接荧光抗体染色检查，有助于早期诊断。根据检测目的进行细菌、真菌、支原体的培养，鉴别菌种；通过药物敏感试验，指导临床用药。

四、脑脊液检查

脑脊液（cerebrospinal fluid，CSF）为无色透明液体，存在于脑室及蛛网膜下隙。脑脊液通过蛛网膜绒毛回吸收入静脉。0.3%左右的脑脊液是血浆蛋白。脑脊液这种穿行于脑室和蛛网膜下隙并最终进人静脉系统的运行方式，在一定程度上起到了降低其中大分子和脂溶性分子的作用。其循环非常高效，每日被更新4~5次。中枢神经系统任何部位发生感染、外伤、肿瘤、出血和阻塞等都可以引起脑脊液性状和成分的改变。因此通过对脑脊液的检查可以协助神经系统疾病的诊断疗效观察和预后判断。

脑脊液标本一般通过腰椎穿刺术采集，特殊情况下可采用小脑延髓池或脑室穿刺术。穿刺后先进行脑脊液压力测定。测压后，将脑脊液分别收集于3支无菌试管内、分别做细菌学检查、生物化学和免疫学检查、细胞计数和分类检查。若疑为恶性肿瘤，另留一管做细胞学检查。

（一）一般性状检查

1. *颜色*　正常脑脊液为无色透明液体。在感染、外伤时可出现颜色改变，没有颜色改变并不能排除神经系统疾病。脑脊液可有如下颜色改变。

（1）红色：常因出血引起，常见于穿刺损伤、蛛网膜下隙出血或脑室出血所致。如果为穿刺损伤，留取标本时会发现脑脊液从第1管至第3管颜色从血性逐渐变浅接近澄清；蛛网膜下隙出血或脑室出血时，3管脑脊液均呈血性，颜色一致。

（2）乳白色：多因白细胞增多所致，常见于各种化脓菌引起的化脓性脑膜炎。

（3）黄色：见于蛛网膜下隙出血、椎管阻塞、多神经炎或脑膜炎。因脑脊液中红细胞裂解、血红蛋白变性或胆红素、蛋白质含量异常增高所致。血清中胆红素超过256 umol/L或脑脊液中胆红素超过8.6 umo/L时，可使脑脊液黄染。

（4）微绿色：见于铜绿假单胞菌、肺炎链球菌等引起的脑膜炎。

（5）褐色或黑色：见于脑膜黑色素瘤等。

2. *透明度*　脑脊液的透明度与脑脊液所含的细胞数量和细菌多少有关。正常脑脊液无色清晰透明，出血感染时脑脊液可变混浊或呈云雾状。脑脊液中白细胞超过200×10^6/L，或红细胞超过400×10^6/L时，即可呈现混浊。结核性脑膜炎时脑脊液呈现毛玻璃样混浊，化脓性脑膜炎时脑脊液呈现乳白色混浊，腰椎穿刺损伤时脑脊液呈现红色混浊，病毒性脑膜炎、流行性乙型脑膜炎时脑脊液呈清亮或微混。

3. 凝固性　结核性脑膜炎时，脑脊液静置12~24小时后，可见其液面有纤细网膜状凝结；急性化脓性脑膜炎时，脑脊液静置1~2小时后即出现凝块或者沉淀物；蛛网膜下隙阻塞时，阻塞远端脑脊液呈黄色胶冻状，因其中纤维蛋白原和细胞增多所致。正常脑脊液中不含纤维蛋白原，因此静置24小时后不会出现凝固。

（二）化学检查

脑脊液的一般性状检查（压力）

1. 蛋白质检查

【参考值】

蛋白定性试验：阴性；蛋白定量试验：腰椎穿刺为200~400 mg/L，小脑延髓池穿刺为125~250 mg/L，脑室穿刺为50~150 mg/L。

【临床意义】

（1）蛋白质含量增高：见于感染和出血所致的血脑脊液屏障通透性增加；肿瘤和阻塞所致的脑脊液循环障碍；鞘内免疫球蛋白合成增加；腰椎穿刺损伤等。

（2）蛋白质含量减少：见于脑脊液漏、脑脊液丢失和颅内压增高等。

2. 葡萄糖检查

【参考值】

成人：2.5~4.5 mmol/L，儿童：2.8~5.5 mmol/L。

【临床意义】

（1）脑脊液中葡萄糖浓度增高：见于病毒性神经系统感染、脑出血、下丘脑损害、糖尿病等。

（2）脑脊液葡萄糖浓度减低：见于化脓性脑膜炎、结核性脑膜炎和累及脑膜的肿瘤等疾病。

3. 氯化物检查

【参考值】

120~130 mmol/L（腰池）。

【临床意义】

化脓性脑膜炎时，脑脊液中氯化物含量轻度减低；结核性脑膜炎时，脑脊液中氯化物含量明显减低。脑脊液中氯化物含量增高主要见于慢性肾功能不全和呼吸性碱中毒。

4. 酶学检查　正常脑脊液中含有多种酶，临床常测定的酶为乳酸脱氢酶（lactate dehydrgense，LDH）。

【临床意义】细菌性脑膜炎、脑血管疾病和脑肿瘤时，LDH活性多增高；而病毒性脑膜炎和颅脑外伤时，LDH活性正常。

（三）显微镜检查

正常脑脊液中无红细胞，仅有少量白细胞。

【临床意义】

1. 脑室和蛛网膜下隙出血　为均匀血性脑脊液，除红细胞明显增加外，还可见各种白细胞，但仍以中性粒细胞为主。

2. 中枢神经系统感染性疾病　化脓性脑膜炎时，脑脊液中的白细胞可高达（1000～20000）$\times10^6$/L，分类以中性粒细胞为主；结核性脑膜炎时，白细胞数一般不超过 500×10^6/L，中性粒细胞、淋巴细胞及浆细胞同时存在；病毒性脑炎、病毒性脑膜炎时，白细胞数正常或轻度增多，一般不超过 1000×10^6/L，以淋巴细胞为主。

3. 中枢神经系统寄生虫病　脑脊液中白细胞数可轻度增多，分类以嗜酸性粒细胞为主，脑脊液离心沉淀镜检可找到病原体。

4. 中枢神经系统肿瘤　脑脊液中白细胞数可正常或稍多，以淋巴细胞为主，若找到白血病细胞，则能确诊为脑膜白血病。

（四）细菌学检查

常见中枢神经系统疾病脑脊液特点

细菌学检查可用涂片法、培养法或动物接种法。多用涂片法，直接涂片或离心沉淀物涂片。怀疑化脓性脑膜炎、结核性脑膜炎时，分别做革兰染色、抗酸染色后镜检。疑为隐球菌性脑膜炎，则在涂片上加印度墨汁进行染色，可见未染色的荚膜。

第五节　临床生物化学检查

预习案例

患者，男，67 岁，已婚。因反复水肿 25 年，发热、咳嗽 10 天入院。患者于入院前 25 年开始出现眼睑水肿，并逐渐蔓延至全身，病情时轻时重，未经正规治疗。入院前 10 天，患者无明显诱因出现发热、咳嗽，伴食欲减退、精神不振，曾自行服用一些药物，症状无缓解，遂来医院就诊。

入院检查显示：Hb 70 g/L，RBC 2.87×10^{12}/L，N 0.75；血肌酐 998 μmol/L，尿素氮 28.5 mmol/L。

思考

请分析该患者的检查结果是否正常。

一、肝脏疾病实验室检查

肝脏是人体最大的多功能实质性重要代谢器官，具有重要的生理、生化和免疫功能。当发生肝脏病变时，其各种功能均发生相应的变化。为了解、评估肝脏各种功能状态、发现肝脏损伤而设计的众多实验室检测方法，广义上统称为肝功能试验，主要包括反映肝脏代谢功能状态的相关指标及反映损伤的相关指标。

（一）血清酶学检查

肝脏是人体含酶最丰富的脏器。当肝细胞发生变形及坏死等损伤后，细胞内各种酶释放入血，根据血清中肝脏酶的种类和活性变化，可了解肝脏的病理状态。但有些酶并非肝细胞所特有，血清总酶活性检查的特异性偏低，而对肝细胞酶的同工酶测定的价值更大。

1.血清转氨酶及其同工酶

（1）血清转氨酶是一组催化氨基酸与α-酮酸之间的氨基转移反应的酶类，用于检测肝细胞损伤的主要有丙氨酸氨基转移酶（alanine aminotransferase，ALT）和天门冬氨酸氨基转移酶（aspartate aminotransferase，AST）。ALT广泛存在于各种器官中，按照含量分布由多至少，分别为肝脏、肾脏、心脏和骨骼肌等，AST主要分布在心肌，其次是肝脏、骨骼肌和肾脏等组织中。在肝细胞中，ALT主要存在于细胞质中，只有少量存在于线粒体中。而AST大部分（80%左右）存在于肝细胞线粒体中，少部分存在于细胞质中。由上可知，ALT与AST均为非特异性细胞内功能酶，正常时血清的含量很低；但当肝细胞受损时，肝细胞膜通透性增加，胞浆内的ALT与AST释放入血浆，致使血清ALT与AST的酶活性升高；在中度肝细胞损伤时，ALT漏出率远大于AST漏出率。此外ALT与AST的血浆半衰期分别为47小时和17小时（如急性肝炎恢复期，ALT恢复时间慢于AST），因此ALT测定反映肝细胞损伤的灵敏度较AST为高。但在严重肝细胞损伤时，线粒体膜亦损伤，可导致线粒体内AST的释放，血清中AST/ALT比值升高。

（2）在肝细胞中有两种AST同工酶，存在于细胞质中的称胞质AST（c-AST）；存在于线粒体中的称为线粒体AST（m-AST），正常血清中大部分为c-AST，m-AST仅占10%以下。当肝细胞受到轻度损害，线粒体未遭破坏，血清中c-AST漏出增加，而m-AST正常。如肝细胞严重损害，线粒体遭到破坏，此时血清中m-AST升高，因此m-AST升高表明肝细胞坏死严重；细胞轻度损伤时c-AST升高显著。

【标本的采集及注意事项】

血清转氨酶及其同工酶常用血清检测，用黄色或红色管帽真空采血管采血。由于红细胞内的ALT和AST分别为血清中ALT和AST含量的7倍与15倍，为了防止红细胞中的ALT和AST进入血清，造成干扰，注意切勿使标本发生溶血。

【参考值】

采用连续监测法（37℃），具体的参考值如下所述。①试剂中不含磷酸吡哆醛时，ALT参考值：成年男性9~50 U/L（37℃），成年女性7~40 U/L。AST参考值：成年男性15~40 U/L，成年女性13~35 U/L（37℃）。②试剂中含磷酸吡哆醛时，ALT参考值：成年男性 9~60 U/L(37℃)，成年女性 7~45 U/L。

AST 参考值：成年男性 15~45 U/L，成年女性 13~40 U/L（37℃）。ALT/AST>1，轻度肝损伤；ALT/AST<1，重度肝损伤。

【临床意义】

(1)急性肝炎：各种原因导致急性肝损伤时，血清 ALT 和 AST 均升高 2 倍以上，其中以 ALT 升高显著，血清 ALT 升高幅度与肝细胞损伤程度相关，急性重症肝炎时 ALT 明显增高，随病情进展，因大量肝细胞坏死，导致血中 ALT 下降，甚至回到正常范围内，与此同时胆红素却进行性升高，呈现"胆酶分离"现象，提示预后极差。由于 ALT 与 AST 的血浆半衰期分别为 47 小时和 17 小时，急性肝炎恢复期 AST 快于 ALT 恢复正常。急性肝炎时，肝细胞轻度损害，线粒体未受破坏，血中 ALT 升高程度大于 AST，AST/ALT 比值降低，且血清中 AST 以 c-AST 为主。如肝细胞严重损害，血清中 m-AST 升高，所以 m-AST 升高是肝细胞坏死的指征。

(2)慢性肝炎和脂肪肝：慢性迁延性肝炎患者的 ALT、AST 轻至中度升高；慢性活动性肝炎患者 ALT 多数升高至参考值 3~5 倍以上，且长期维持在较高水平；脂肪肝患者 ALT 可持续轻度升高并伴有高脂血症。急性肝炎患者如血清 ALT 活性持续升高或反复波动半年以上者，说明已形成慢性肝炎。

(3)肝硬化：转氨酶活性取决于肝细胞进行性坏死程度，肝硬化代偿期 ALT 可轻度升高或正常，失代偿期 ALT 可持续升高；肝硬化病变累及线粒体时，多数患者 AST 升高程度超过 ALT。

(4)原发性肝细胞癌：ALT 与 AST 可正常或轻度、中度升高，提示可能并发肝坏死，预后较差。

(5)胆道疾病：各种原因引起胆道梗阻时，血清 ALT 与 AST 可中度升高，梗阻缓解后 1~2 周即可恢复正常。

(6)其他疾病：急性心肌梗死、急性肾盂肾炎、传染性单核细胞增多症、细菌性肝脓肿或阿米巴性肝脓肿、手术等均可导致血清 ALT 与 AST 增高；某些化学药物，如异烟肼、氯丙嗪、利福平、环磷酰胺和某些抗生素等也可引起血清 ALT 增高。所以 ALT 单项增高，须结合临床实际情况进行判断。

2. 血清碱性磷酸酶及其同工酶

(1)碱性磷酸酶(alkaline phosphatase，ALP)在碱性环境中能水解磷酸酯产生磷酸。ALP 主要分布在肝脏、骨骼，少量分布在小肠及胎盘中，极少量分布在肾脏中。肝细胞产生的 ALP 一般自胆道排入小肠。血清中 ALP 以游离形式存在，极少量与脂蛋白、免疫球蛋白形成复合物。由于血清中大部分 ALP 来源于肝脏和骨骼，因此常作为肝脏疾病的检查指标之一；胆道疾病时可能由于 ALP 生成增加而排泄减少，引起血清中 ALP 升高。

(2)碱性磷酸酶同工酶可根据琼脂凝胶电泳分析、热抑制反应(56℃，15 分钟)及其抗原性不同分为 6 种，自 ALP_1 至 ALP_6。根据其来源不同，ALP_2、ALP_3、ALP_4、ALP_5 分别称为肝型、骨型、胎盘型和小肠型，ALP_1 是细胞膜组分和 ALP_2 的复合物，ALP_6 是 IgG 和 ALP_2 复合物。

【参考值】

成年男性：45～125 U/L。

女性(20～49岁)：35～100 U/L；女性(50～79岁)：50～135 U/L。

【临床意义】

(1)ALP生理性增高：新生儿、儿童、青少年于骨骼生长期ALP比成人高，1～5岁时有一个高峰，为成人的2～4倍；10～18岁时再有一个高峰，为成人的4～5倍；妊娠3个月时胎盘即可产生ALP，妊娠9个月时达高峰，分娩后1个月左右即恢复正常；绝经期后妇女血清ALP水平有所上升。

(2)ALP病理性增高：①肝胆系统疾病：各种肝内外胆管阻塞性疾病，如胰头癌、胆道结石引起的胆管阻塞、原发性胆汁性肝硬化、肝内胆汁淤积等，ALP明显升高，且与血清胆红素升高相平行，梗阻消除后ALP浓度可恢复正常；累及肝实质细胞的肝胆疾病(如肝炎、肝硬化)，ALP仅轻度升高，很少超过正常值上限的3倍。②黄疸的鉴别诊断：ALP和血清胆红素、转氨酶同时测定有助于黄疸鉴别诊断。胆汁淤积性黄疸，ALP和血清胆红素明显升高，转氨酶仅轻度增加；肝细胞性黄疸，血清胆红素中等程度增加，转氨酶活性很高，ALP正常或稍高；肝内局限性胆道阻塞(如原发性肝癌、转移性肝癌、肝脓肿等)，ALP明显增高，ALT无明显增高，血清胆红素大多正常。③骨骼疾病：如纤维性骨炎、佝偻病、骨软化症、成骨细胞瘤及骨折愈合期，成骨细胞增生和功能旺盛，产生过多的ALP，血清ALP可有不同程度的升高。④其他：ALP同工酶检查对肝外胆汁淤积性黄疸与肝内胆汁淤积性黄疸、原发性肝癌与继发性肝癌具有鉴别意义。ALP_1升高可见于肝外胆管梗阻，转移性肝癌、肝脓肿等可伴有ALP_2升高；肝内胆管梗阻所致胆汁淤积，如原发性肝癌及急性黄疸性肝炎患者则以ALP_2增高为主，ALP_1相对减少。

3. 血清γ-谷氨酰转移酶(γ-glutamyl transferase，GGT)　GGT是催化谷胱苷肽上γ-谷氨酰基转移到另一个肽或另一个氨基酸上的酶。GGT主要存在于细胞膜和微粒体上，参与谷胱苷肽的代谢。肾脏、肝脏和胰腺含量丰富，但血清中GGT主要来自肝胆系统。GGT在肝脏中广泛分布于肝细胞的毛细胆管一侧和整个胆管系统，因此当肝内合成亢进或胆汁排出受阻时，血清中GGT增高。

【参考值】

成年男性：10～60 U/L。成年女性：7～45 U/L。

【临床意义】

(1)胆道阻塞性疾病：原发性胆汁性肝硬化、硬化性胆管炎等所致的慢性胆汁淤积，肝癌时由于肝内阻塞，诱使肝细胞产生大量GGT，同时癌细胞也合成GGT，均可使GGT明显升高，可达参考值上限的10倍以上。此时，GGT、ALP、5-核苷酸酶、亮氨酸氨肽酶(LAP)及血清胆红素呈平行增加。GGT是反映肝内占位性病变、胆汁淤积及胆道梗阻敏感的酶学指标之一。

(2)急、慢性病毒性肝炎、肝硬化：急性肝炎时，GGT呈中度升高，慢性肝炎、肝硬化的非活动期，GGT可正常，若GGT持续升高，提示病变处于活动期或病情恶化。若在恢复期，其他肝功能指标都恢复正常，而GGT仍未复原，提示肝炎尚未痊愈，如反复波动或长期维持在较高水平，则应考虑肝炎有慢性化趋势。

(3)急、慢性酒精性肝炎：乙醇能诱导微粒体生物转化系统，血清 GGT 可明显升高，检查血清 GGT 活性是反映酒精性肝损伤和观察戒酒的良好指标。

(4)其他：脂肪肝、胰腺炎、胰腺肿瘤、前列腺肿瘤等患者 GGT 亦可轻度增加。某些药物，如抗癫痫药、苯妥英钠、三环类抗抑郁药、对乙酰氨基酚或其他能诱导肝微粒体生物转化系统的药物均可导致 GGT 升高，停药后血中 GGT 水平降至正常，同时测定 ALP 与 GGT 有助于鉴别 ALP 的来源(ALT 来源于肝脏和骨骼肌，GGT 主要来源于肝脏)：GGT 与 ALP 同时增高常见于肝脏疾患；GGT 正常、ALP 升高见于肝外疾患，如骨骼系统疾病等。

(二)血清蛋白质检查

肝脏是机体蛋白质代谢的主要器官，肝脏合成的蛋白质占体内每天合成蛋白质总量的 40%以上。肝脏病变时合成蛋白质的功能下降，主要表现为白蛋白减少、球蛋白增高、纤维蛋白原减少等。所以测定血清蛋白质的含量及各种蛋白质的比例有助于了解肝脏合成蛋白质的功能状况，对肝脏疾病的诊断和预后判断有重要意义。

1. 血清总蛋白和白蛋白、球蛋白比值　血清总蛋白(serum total protein，STP)是血清白蛋白(albumin，Alb)和球蛋白(globulin，G)的总和。白蛋白由肝实质细胞合成，在血浆中的半衰期约为 20 天，约占血浆总蛋白的 60%，是血浆中重要的运输蛋白，许多非水溶性的物质需与白蛋白结合后才会被运输，白蛋白具有维持血浆胶体渗透压和缓冲血液酸碱的能力，Alb 的浓度也能反映肝损伤的程度，以及有助于对疗效的观察及预后的判断。球蛋白是多种蛋白质的混合物，其中包括含量较多的免疫球蛋白、补体、多种糖蛋白、金属结合蛋白、多种脂蛋白及酶类。球蛋白与机体免疫功能、血浆黏稠度密切相关。

在进行蛋白质检测时，应注意多种因素可影响测定结果：①激烈运动后数小时内血清总蛋白可增高 4~8 g/L；②卧位比直立位时总蛋白浓度低 3~5 g/L；③溶血标本中，每存在 1 g/L 的血红蛋白，总蛋白测定值约增加 3%；④含脂类较多的乳糜标本影响检测准确性，须进行预处理，以消除测定干扰。检查前应注意：抽血前一天不吃过于油腻、高蛋白食物，避免大量饮酒。血液中的乙醇成分会直接影响检验结果。抽血前禁食 12 小时，取新鲜血液送检。

【参考值】

STP 及 Alb 含量与性别无关，但和年龄相关：新生儿及婴幼儿稍低，60 岁以后约降低 2 g/L。Alb 在 STP 中的占比至少达 60%，G 不超过 40%。正常成人 STP 60~85 g/L，Alb 40~55 g/L，G 20~40 g/L，A/G 比值为 1.5∶1~2.5∶1。

【临床意义】

STP 降低与 Alb 减少相对应，STP 升高常同时有 G 的升高。由于肝脏具有很强的代偿能力及 Alb 半衰期较长，因此肝脏病变往往达到一定程度和一定病程后，才能出现 STP 和 Alb 含量改变；急性肝损伤时，STP、Alb、G 和 A/G 多为正常。因此它用于检测慢性肝损害，并可反映肝实质细胞储备功能。

(1)慢性肝脏疾病：如慢性肝炎、肝硬化及肝癌时，G 增高程度与肝脏疾病严重程度相关。随病情加重出现 A/G 比值倒置，提示肝功能严重损害。Alb 持续下降者多提示预后不良；治疗后 Alb 上升，提示治疗有效。Alb 减少到 30 g/L 以下，易发生腹腔积液。

(2)肝外疾病：STP 或 Alb 减少可见于蛋白质丢失过多，如肾病综合征、大面积烧伤等；蛋白质分解过剩，如恶性肿瘤、甲状腺功能亢进等；蛋白质摄入不足，如慢性营养障碍等。G 增加可见于系统性红斑狼疮、多发性骨髓瘤、黑热病和血吸虫病等。

2. 血清蛋白电泳 在碱性环境中白蛋白带负电，球蛋白带正电，在进行醋酸纤维素膜电泳时，白蛋白因带负电荷，分子质量小，在电场中，迅速向阳极泳动；各种球蛋白因等电点和分子质量差异，泳动速度不一，γ 球蛋白因分子质量大，泳动最慢。电泳后从阳极开始依次排列为白蛋白、α_1 球蛋白、α_2 球蛋白、β 球蛋白和 γ 球蛋白 5 个区带，常用光密度计扫描图表示。

【参考值】

醋酸纤维素膜法：白蛋白 62%～71%、α_1 球蛋白 3%～4%、α_2 球蛋白 6%～10%、β 球蛋白 7%～11%、γ 球蛋白 9%～18%。

【临床意义】

(1)肝炎：急性肝炎早期或病变较轻时，电泳结果多无异常。随病情加重和时间延长，电泳谱形可改变，白蛋白、α 球蛋白及 β 球蛋白减少，γ 球蛋白增高，γ 球蛋白增高的程度与肝炎的严重程度成正比。

(2)肝硬化：白蛋白中度或高度减少，α_1 球蛋白、α_2 球蛋白和 β 球蛋白也有降低倾向，γ 球蛋白明显增加，并可出现 β-γ 桥(β-γ 桥出现的原因是 IgA、IgM、IgG 同时增加，而 IgA 和 IgM 在电泳上位于 β 区和 γ 区之间)，即电泳图谱上从 β 区到 γ 区带连成一片难以分开，或两区间仅见一浅凹，如同时有 α_1 球蛋白、α_2 球蛋白减少，首先要考虑肝硬化的可能。肝硬化时常有多克隆免疫球蛋白升高，特别当 IgA 明显升高时，也使 β 区与 γ 区融合一片。

(3)肝癌：α_1 球蛋白、α_2 球蛋白明显增高，有时可见在白蛋白和 α_1 球蛋白的区带之间出现一条甲胎蛋白区带，具有诊断意义。

(4)肝外疾患：①肾病综合征患者由于尿中排出大量白蛋白而使血液中白蛋白水平明显下降，α_2 球蛋白及 β 球蛋白升高；②多发性骨髓瘤、巨球蛋白血症、良性单克隆免疫球蛋白增生症患者血清蛋白电泳图谱 β 区至 γ 区带处出现一特殊单克隆区带，称为 M 蛋白；③系统性红斑狼疮、风湿性关节炎患者可有不同程度的白蛋白下降及 γ 球蛋白升高。

3. 血清前白蛋白(prealbumin，PAB) PAB 在肝细胞合成，分子量为 62000，醋酸纤维素膜电泳向阳极的泳动速度较白蛋白快，在电泳图谱上位于白蛋白前方可以看到一条染色很浅的区带。PAB 是一种载体蛋白，能与甲状腺素结合，因此又叫甲状腺素结合前白蛋白(thyroxine binding prealbumin)，并能运输维生素 A。前白蛋白半衰期较其他血浆蛋白短(约 2 天)，因此它比白蛋白更能早期反映肝细胞损害。它的血清浓度明显受营养状况及肝功能的影响，常用放射免疫扩散法测定。

(三)胆红素代谢检查

正常人血液中的胆红素，绝大部分来源于衰老的红细胞在单核-巨噬细胞系统中受到破坏，产生的血红蛋白逐步衍化而成；还有10%~20%的胆红素是由血红蛋白以外的肌红蛋白、游离血红素等在肝脏中生成。血液中的胆红素在进入肝细胞前为非结合胆红素(unconjugated bilirubin，UCB)，又称间接胆红素，在血流中与白蛋白相结合而运转。到达肝脏后，在肝细胞膜上与白蛋白分离后，胆红素被肝细胞摄取并与葡萄糖醛酸结合，成为水溶性的结合胆红素(conjugated bilirubin，CB)，又称直接胆红素，结合胆红素随胆汁排入肠道，在小肠下部和结肠中，经肠道菌的作用而脱结合，胆红素经过几个阶段的还原作用成为尿胆原，尿胆原大部分随粪便排出，少部分自肠道被吸收进入门静脉，其中大部分被肝细胞摄取再排至肠汁中(肝肠循环)，一部分从门静脉进入体循环，经肾自尿中排出。血清总胆红素(serum total bilirubin，STB)是UCB与CB的总和。胆红素生成过多或肝细胞对胆红素的摄取、结合与排泄障碍，可使血液中胆红素浓度增加，出现高胆红素血症或黄疸。检测血清总胆红素、结合胆红素及非结合胆红素浓度，对了解肝功能、鉴别黄疸类型和判断病情有重要意义。

1. 血清胆红素

【参考值】

成人：STB 3.4~17.1 μmol/L，CB 0~3.4 μmol/L，UCB 1.7~10.2 μmol/L，CB/STB比值为0.2~0.4。

【临床意义】

(1)判断有无黄疸及黄疸的程度：STB 17.1~34.2 μmol/L提示隐性黄疸；STB 34.2~171 μmol/L提示轻度黄疸；STB 171~342 μmol/L提示中度黄疸；STB>342 μmol/L提示重度黄疸。

(2)推断黄疸的原因：溶血性黄疸多为轻度黄疸，肝细胞性黄疸多为轻度、中度黄疸，不完全梗阻的胆汁淤积性黄疸常为中度黄疸，完全阻塞性黄疸多为重度黄疸。

(3)判断黄疸的类型：溶血性黄疸以UCB增高为主，CB/STB<0.2；胆汁淤积性黄疸以CB增高为主，CB/STB>0.5；肝细胞性黄疸CB与UCB均增加，CB/STB比值介于0.2~0.5之间。三种类型黄疸的实验室检查鉴别要点，见表7-1。

表7-1　三种类型黄疸的实验室检查鉴别要点

黄疸类型	直接胆红素	间接胆红素	尿胆原	尿胆红素	粪便颜色
溶血性黄疸	↑	↑↑↑	↑↑↑	-	深棕色
肝细胞性黄疸	↑↑	↑↑	↑↑	+	棕黄色
胆汁淤积性黄疸	↑↑↑	↑	↓/-	强+	浅黄色或灰白色

2. 尿内胆红素与尿胆原　见本章第三节尿液检查相关内容。

(四)血清总胆汁酸检查

总胆汁酸(total bile acide，TBA)在脂肪的吸收、转运、分泌和调节胆固醇代谢方面起重要作用。肝细胞分泌的初级胆汁酸大部分以结合形式分泌入胆汁，再排入小肠，约

95%的胆汁酸在回肠末端被重吸收经门静脉至肝，肝细胞将 90%～95%所摄取的胆汁酸经过肝细胞转变为结合胆汁酸后，连同新合成的初级胆汁酸一起分泌至胆汁中，这种由肠至肝的过程称为肠肝循环。血清 TBA 测定可反映肝细胞合成、摄取和排泌功能，是较其他指标更敏感的肝功能检测指标。因肠道、胆道和门脉系统疾病时也可引起胆汁酸代谢紊乱，所以 TBA 测定也可用于肠道、胆道和门脉系统病变的诊断。

【参考值】

TBA 0～10 μmol/L；胆酸(CA)/鹅脱氧胆酸(CDCA)比值为 0.5～1.0。

【临床意义】

(1)血清 TBA 增高：主要见于①肝脏疾病，如急性肝炎、慢性活动性肝炎、肝硬化和肝癌等。因餐后血清 TBA 水平及异常率均比空腹时高，故对肝病的诊断餐后 TBA 测定比空腹时测定更灵敏。②胆道阻塞性疾病，如胆石症、胆道肿瘤等肝内、肝外胆管阻塞。③其他疾病，如门脉分流、肠道疾病、胆结石。

(2)CA/CDCA 比值：有助于判断肝损害类型，肝胆疾病肝细胞损害为主者 CA/CDCA 比值常<1.0；以胆汁淤积为主者 CA/CDCA 比值常>1.0。

(五)肝脏纤维化检查

1. 单胺氧化酶　单胺氧化酶(monoamine oxidase，MAO)是一组作用于单胺类化合物，在有氧条件下催化氧化脱氨反应相关酶。体内 MAO 以肝脏、肾脏和脑组织中含量较多，主要存在于线粒体中。MAO 能促进结缔组织的成熟，因此测定 MAO 能反映肝脏纤维化的程度。

【参考值】

MAO 12～40 U/mL。

【临床意义】

MAO 增高见于：

(1)肝脏疾病：如重症肝硬化及肝硬化伴肝癌时，MAO 活性明显增高；但早期肝硬化 MAO 增高不明显；急性重型肝炎时 MAO 增高；中度、重度慢性肝炎近半数患者 MAO 增高；MAO 增高程度与肝纤维化程度呈正比，故临床用于肝硬化的辅助诊断。

(2)其他疾病：如甲状腺功能亢进、糖尿病、肢端肥大症、结缔组织病、慢性充血性心力衰竭时，MAO 也可增高。

2. Ⅳ型胶原(collagen Ⅳ，CⅣ)　CⅣ分布于肝窦内皮细胞下，是构成基膜的主要成分。在肝纤维化过度增生时，CⅣ的合成与降解均处于较高水平。血清 CⅣ及其产物的增加是肝纤维化早期的表现，故 CⅣ成为目前临床上主要用于观察肝硬化的指标。

【参考值】

CⅣ<140 ng/mL。

【临床意义】

急性肝炎时，虽然有大量肝细胞损害，但无明显结缔组织增生，血清Ⅳ型胶原浓度无显著增加；慢性肝炎、肝硬化、原发性肝细胞肝癌时，血清Ⅳ型胶原浓度依次增加。

二、肾脏疾病实验室检查

肾脏由肾小球、肾小管和集合管组成，其主要生理功能是产生尿液，排泄体内代谢产物，调节水、电解质和酸碱平衡，对维持生命系统的稳态，保证机体的新陈代谢平衡至关重要。肾脏还能分泌一些生物活性物质，如肾素、促红细胞生成素等，参与血压调节和造血功能。通过肾小球滤过和肾小管重吸收的实验室检查，可了解肾脏的功能是否受到损害。

(一)肾小球功能检查

1. 内生肌酐清除率(endogenous creatinine clearance rate，Ccr)　血浆肌酐包括直接来自鱼、肉等食物中摄取的外源性肌酐以及由体内磷酸肌酸去磷酸基并环化生成的内生肌酐。Ccr指肾单位时间内把若干毫升血液中的内在肌酐全部清除。在严格控制外源性肌酐的情况下，内源性肌酐为血肌酐的唯一来源，每日生产量比较恒定。肌酐的相对分子质量小，又不与血浆蛋白结合，除少量肌酐由肾小管排泌外，绝大部分由肾小球滤过进入原尿，并且不被肾小管重吸收，最后完全从终尿中排出。若能控制饮食等外源性肌酐的摄取，内生肌酐则能准确地反映肾小球的滤过功能。

【标本采集及注意事项】

(1)连续3天禁食肉类，不饮咖啡和茶，停用利尿药，采血前避免剧烈运动，饮足够的水，使尿量不少于1 mL/min。

(2)准确收集24小时或4小时尿液，混匀计量。

(3)收集尿样的同时抽静脉血3 mL送检。

按清除率公式计算Ccr，由于个体肌肉含量不同，可用计算得来的值乘以1.73 m^2/受试者体表面积进行校正。公式如下：

$$\text{Ccr(mL/min)}=\frac{\text{尿肌酐浓度}\times\text{每分钟尿量(mL/min)}}{\text{血肌酐浓度}}$$

$$\text{校正 Ccr}=\text{Ccr}\times 1.73\ \text{m}^2/\text{受试者体表面积(m}^2\text{)}$$

【参考值】

成人Ccr为80~120 mL/(min·1.73 m^2)，一般男性略高于女性，青年略高于老年，40岁后随年龄增长，Ccr逐年下降，70岁时约为青壮年的60%，血肌酐水平无相应增高。

【临床意义】

(1)判断肾小球滤过功能损害的敏感指标：肾脏功能损害，如急性肾小球肾炎，肾小球滤过率(glomerular filtration rate，GFR)降至正常值的50%时，因为肾脏强大的储备能力，当血清肌酐和尿素氮仍在正常范围时，Ccr可降低，显示Ccr的高敏感性。

(2)评估肾小球滤过功能损害程度：慢性肾衰竭患者Ccr 51~70 mL/min为轻度肾功能损害；Ccr 31~50 mL/min为中度肾功能损害；Ccr<30 mL/min为重度肾功能损伤；Ccr<20 mL/min为肾衰竭；Ccr<10 mL/min为终末期肾衰竭。

(3)指导临床治疗和用药：当Ccr<40 mL/min时，应限制患者蛋白质的摄入；Ccr<30 mL/min时，使用噻嗪类等中效利尿药常无效；Ccr<10 mL/min时，可作为血液透析治

疗的指征，此时患者对呋塞米等利尿药物的疗效明显减低。此外，肾衰竭时对经肾小球排泄的药物的排除能力降低，应根据 Ccr 降低的程度调节用药剂量和用药间隔。

（4）监测肾移植术后排异反应：若移植物存活 Ccr 会逐步回升，提示移植成功，否则提示失败。Ccr 上升后又下降，提示发生排异反应。

2. 血清肌酐　血清肌酐（serum creatinine，Scr）是肌酸代谢的终产物。在控制外源性肌酐、未进行剧烈运动的情况下，血清肌酐浓度主要取决于肾小球滤过率，肾功能受损时，血清肌酐浓度可上升。

血中的肌酐由外源性和内源性两类组成。内生肌酐是人体肌肉代谢的产物。在肌肉中，肌酸主要通过不可逆的非酶脱水反应缓缓地生成肌酐，再释放到血液中随尿排泄。因此血肌酐与体内肌肉总量关系密切，基本上不受饮食、高分解代谢等肾外因素影响。在外源性肌酐摄入量稳定，体内生成量恒定的情况下，血肌酐浓度主要取决于肾小球滤过功能。但是血肌酐与肌酐清除率并不完全一致，肌酐清除率较血肌酐更为敏感。

【参考值】

成年男性：44～132 μmol/L。成年女性：70～106 μmol/L。

【临床意义】

肾脏的储备能力很大，当肾小球滤过率（GFR）降至正常值的 50%时，Scr 仍可正常，GFR 降至正常水平的 1/3 时，Scr 明显上升，且上升曲线斜率会陡然变大，所以 Scr 增高提示肾脏病变较重。肾功能衰竭期：GFR<25 mL/min，Scr 451～707 μmol/L。尿毒症期：GFR<10 mL/min，Scr>707 μmol/L。Scr 增高常作为氮质血症、肾衰竭等病情观察和疗效判断的有效指征。

3. 血尿素氮（blood urea nitrogen，BUN）　BUN 是体内蛋白质分解代谢的终产物之一，主要经肾小球滤过后随尿排出。当肾功能受损时，血中尿素浓度升高，高蛋白饮食、应用解热镇痛类药、应用头孢类或氨基苷类抗生素等亦可影响检查结果。

【参考值】

尿素酶法：成人为 1.8～7.1 mmol/L；儿童为 1.8～6.5 mmol/L。

【临床意义】

血尿素氮增高见于：

（1）肾小球滤过功能损害：由于尿素氮只有在有效肾单位受损约 50%以上时才开始上升，因此，BUN 为反映肾小球滤过功能损害的中晚期指标，见于各种原因引起的肾功能不全。

（2）蛋白质摄入过多或蛋白质水解：如摄入大量蛋白性食物、上消化道出血、甲状腺功能亢进、大面积烧伤、高热、应用大剂量肾上腺糖皮质激素等。此时，血清肌酐及其他肾实质损害的指标可正常。

（3）肾前性肾衰竭：如严重脱水、大量腹腔积液、心力衰竭、肝脏综合征等导致血容量不足、肾血流量减少引起少尿，尿素氮排出减少，血中浓度上升，但血清肌酐升高不明显。

4. 血清胱抑素 C　胱抑素 C（cystatin C）又称半胱氨酸蛋白酶抑制剂 C，分子量较小，体内有核细胞均能产生，且量较恒定。胱抑素 C 可自由通过肾小球，原尿中胱抑素 C 全部被肾小管重吸收，在肾小管上皮细胞内分解，并且不回到血液中。因此，血液中 cystatin C 的水平时反映肾小球滤过功能的可靠指标。

【参考值】

成人为 0.6~2.5 mg/L。

【临床意义】

同血尿素氮、肌酐和内生肌酐清除率，但与肾小球滤过率（GFR）线性关系显著，为反应 GFR 的敏感指标。所以，在判断肾小球滤过功能的早期损害方面，以血清 cystatin C 水平更为敏感。

（二）肾小管功能检查

1. α_1-微球蛋白（α_1-microglobulin，α_1-MG） α_1-MG 分子量仅为 27 kDa。血浆中 α_1-MG 以游离或与 TgG 和白蛋白结合两种形式存在。游离的 α_1-MG 可自由透过肾小球，但原尿中的 α_1-MG 约 99%被近曲小管上皮细胞重吸收并分解，仅微量自尿中排泄。由于 α_1-MG 尿中的浓度也远高于其他低分子量蛋白组分，目前已成为检测尿中低分子量蛋白质的首选指标，正逐渐取代长期沿用的尿 β_2-微球蛋白测定。

【标本采集】

血清游离 α_1-MG 测定标本采集：采用黄色或红色管帽真空采血管空腹采血。尿 α_1-MG 测定标本采集：4 小时、8 小时、12 小时和 24 小时定时尿或随机尿，随机尿测定时需要同时测定尿液肌酐进行校正。

【参考值】

血清游离 α_1-MG 10~30 mg/L；成人尿 α_1-MG<15 mg/24 h。

【临床意义】

（1）评价近端肾小管功能：尿液 α_1-MG 增高，反映早期近端肾小管功能损伤的特异、敏感指标，不受恶性肿瘤影响，酸性尿中不会出现假阴性，更可靠。

（2）评估肾小球滤过功能：血清游离 α_1-MG 增高提示肾小球滤过率降低所致的 α_1-MG 潴留于血中。α_1-MG 比血肌酐和 β_2-MG 更灵敏。

（3）血清游离 α_1-MG 降低：见于严重肝实质性病变所致生成减少。

2. β_2-微球蛋白（β_2-microglobulin，β_2-MG） β_2-MG 是除了成熟红细胞和胎盘滋养层细胞外几乎所有有核细胞都能产生的小分子量蛋白（11.8 kD）。正常人体每日生成 β_2-MG 100~200 mg，其血中浓度相当稳定（约为 2 mgL）。β_2-MG 可自由滤过肾小球，但绝大部分（99%）在近端肾小管被重吸收并降解，仅有微量随尿液排出。因此，测定尿 β_2-MG 和血清游离 β_2-MG 含量可用于监测肾小管重吸收和肾小球滤过功能。

【参考值】

成人：尿 β_2-MG<0.3 mg/L，血清 β_2-MG 1~2 mg/L。

【临床意义】

（1）尿 β_2-MG 升高：提示近曲小管受损，可见于肾小管—间质性疾病、药物或毒物所致早期肾小管损伤，以及肾移植后早期急性排斥反应，可用于上述疾病的监测和预后判断。

(2)血 β_2-MG 升高：提示肾小球滤过功能受损，且比 Ccr 更灵敏。但肺癌、肝癌、鼻咽癌、白血病等恶性肿瘤时，由于 β_2-MG 合成增加，可见血 β_2-MG 升高；若生成过多，超过肾小管重吸收阈值，可见尿 β_2-MG 升高。

(3)肾移植术后监测：肾移植成功后血和尿的 β_2-MG 会很快下降；但当发生排斥反应时，由于排异引起的淋巴细胞增多，β_2-MG 合成增多及肾功能下降，血 β_2-MG 常升高，应用抗 β_2-MG 抑制药后尿 β_2-MG 仍升高提示排斥反应未能有效控制。

3. 尿浓缩稀释试验　在日常或特定条件下，通过观察患者尿量和尿比重的变化，以判断肾浓缩与稀释功能的方法，称为尿浓缩稀释试验。尿比重易受溶质微粒大小和分子量大小的影响。

【标本采集】

(1)昼夜尿比密试验：又称莫氏试验，受试日患者正常饮食，每餐含水量控制在 500~600 mL，早晨 8 时完全排空膀胱后至晚上 8 时止，每 2 小时留尿 1 次，即上午 10 时、上午 12 时、下午 2 时、下午 4 时、下午 6 时和下午 8 时共 6 次尿，以及次日晨 8 时留尿 1 次，总共 7 个标本，分别测定其尿量和尿比密。排尿间隔时间准确，每次尿须排尽。

(2)3 小时尿比密试验：又称齐氏试验，受试日患者正常饮食与活动，晨 8 时排尿弃去后，每 3 小时留尿 1 次至次晨 8 时，分装 8 个容器，分别测定其尿量和尿比密，排尿间隔时间准确，每次尿须排尽。

【参考值】

(1)昼夜尿比密：夜尿量<750 mL。昼尿量∶夜尿量比值为(3~4)∶1，至少 1 次尿比密>1.020，最高与最低比密之差≥0.009。

(2)3 小时尿比密：昼尿量∶夜尿量比值为(3~4)∶1，至少 1 次尿比密>1.025，另一次尿比密<1.003。

【临床意义】

(1)夜尿>750 mL 或昼/夜尿量比值降低，尿比密值及变化率正常，为肾浓缩功能减退的早期改变，见于间质性肾炎、慢性肾小球肾炎、高血压肾病和痛风性肾病早期损害肾小管时；若同时未出现夜尿量增多及尿比密>1.018，或昼尿比密差<0.009，提示上述疾病所致肾脏浓缩—稀释功能严重受损；若每次尿比密均在 1.010~1.012，表明肾脏浓缩—稀释功能完全丧失。

(2)尿量超过 4 L/24 h，尿比密均低于 1.006，见于尿崩症。

4. 尿渗量　尿渗量(urine osmolality，Uosm)是指尿内全部溶质的微粒总数，受溶质的离子数量的影响。尿渗量和尿比密均反映尿中溶质的含量，但尿蛋白、葡萄糖等对尿比密的影响较尿渗量大，所以在判断肾浓缩—稀释功能上，测定尿渗量较尿比密更有意义。

【标本采集】

(1)禁饮尿渗量测定：用于尿量基本正常的患者，晚饭后禁饮 8 小时，早晨一次性送尿液检查，同时空腹采集静脉血测血浆渗量。

(2)随机尿渗量测定：常用于尿量减少患者，同时空腹采集静脉血测血浆渗量。

【参考值】

尿渗量(Uosm)：600～1000 mOsm/(kg·H_2O)，平均为800 mOsm/(kg·H_2O)。24小时波动范围：50～1200 mOsm/(kg·H_2O)。血浆渗透压：275～305 mOsm/(kg·H_2O)，平均300 mOsm/(kg·H_2O)。尿渗量/血浆渗量(Uosm/Posm)为(3～4.5)∶1。

【临床意义】

(1)判断肾浓缩功能：Uosm及Uosm/Posm的比值正常，表明肾浓缩功能正常。Uosm及Uosm/Posm的比值降低，提示肾浓缩功能受损；Uosm/Posm的比值等于或接近1，称为等渗尿，提示肾脏浓缩功能接近完全丧失，见于慢性肾小球肾炎、阻塞性肾病、多囊肾及慢性肾盂肾炎、尿酸性肾病等慢性肾小管—间质性肾病晚期；Uosm＜200 mOsm/(kg·H_2O)或Uosm/Posm的比值<1，称低渗尿，提示肾浓缩功能丧失而稀释功能仍存在，见于尿崩症。

(2)鉴别肾前性少尿和肾性少尿：肾前性(休克、脱水等)少尿，肾小球滤过率降低而远端小管功能相对正常，肾小管浓缩功能完好，尿量少而Uosm、Uosm/Posm正常或升高，常>500 mOsm/(kg·H_2O)；肾小管坏死所致肾性少尿者，尿量少而Uosm降低，接近等渗，常<350 mOsm/(kg·H_2O)。

三、血糖及其代谢物检查

血糖是指血液中的葡萄糖，正常人血糖浓度相对恒定在一定范围内，依赖于神经、内分泌及某些体液调节因子对血糖的调节作用。参与血糖调节的激素包括胰岛素、胰岛素样生长因子等降低血糖的激素以及胰高血糖素、肾上腺激素、生长激素、皮质醇等升高血糖的激素。检测血糖、糖代谢中间产物以及调节糖代谢的有关激素可以诊断或协助诊断糖代谢紊乱的相关疾病。

(一)空腹血糖测定

空腹血糖(fasting plasma glucose，FPG)是指在隔夜空腹(8～10小时未进任何食物，饮水除外)后，早餐前采的血所测定的血糖值。也可在任何时间采血测定血糖，此时称为随机血糖(random plasma glucose，RPG)。空腹血糖是目前诊断糖代谢紊乱最常用的指标。

【标本采集】

以空腹血浆葡萄糖检测较为方便，结果也最可靠。推荐采用含氟化钠的灰色管帽真空采血管采血，可抑制糖酵解途径中酶活性。采血前12～14小时内禁止进食、吸烟，停用胰岛素和降血糖药物，避免精神紧张和剧烈运动等。标本采集过程中防止标本溶血，采集后尽快送检。

【参考值】

空腹血清/血浆葡萄糖。脐带血：2.5～5.3 mmol/L；早产儿：1.1～3.3 mmol/L；婴儿1.7～3.3 mmol/L；新生儿(1天)：2.2～3.3 mmol/L；新生儿(>1天)：2.8～4.5 mmol/L；儿童：3.3～5.6 mmol/L；成年人：4.1～5.6 mmol/L；>60岁：4.6～6.4 mmol/L；>90岁：4.2～6.7 mmol/L。成人全血(肝素)：3.5～5.3 mmol/L。

【临床意义】

诊断糖尿病、判断糖尿病病情和疗效。

(1)空腹血糖增高：空腹血糖增高而又未达到诊断糖尿病标准时，称为空腹血糖过高，空腹血糖增高超过7.0 mmol/L时称为高血糖症。根据空腹血糖水平将高血糖症分为3度：①轻度增高，血糖7.0~8.4 mmol/L；②中度增高，血糖8.4~10.1 mmol/L；③重度增高，血糖>10.1 mmol/L。当空腹血糖水平超过肾糖阈值(9 mmol/L)时则出现尿糖阳性。

1)生理性增高：见于餐后、高糖饮食、剧烈运动或情绪激动等。

2)病理性增高：①各型糖尿病；②内分泌疾病，如甲状腺功能亢进症、巨人症、肢端肥大症、皮质醇增多症、嗜铬细胞瘤和胰高血糖素瘤等；③应激性高血糖，如颅内压增高、颅脑损伤、中枢神经系统感染、心肌梗死、大面积烧伤、急性脑血管病等；④药物影响，如噻嗪类利尿药、口服避孕药、肾上腺糖皮质激素等；⑤肝脏或胰腺疾病，如严重的肝病、坏死性胰腺炎、胰腺癌、胰外伤等；⑥其他：如高热、呕吐、腹泻、脱水、麻醉和缺氧等。

(2)空腹血糖降低：空腹血糖低于3.9 mmol/L为空腹血糖降低；空腹血糖低于2.8 mmol/L时称为低血糖症。

1)生理性降低：见于饥饿、剧烈运动和妊娠期。

2)病理性降低：①胰岛素过多，如胰岛素用量过大、口服降糖药、胰岛B细胞增生或肿瘤等；②对抗胰岛素的激素分泌不足，如肾上腺皮质激素、生长激素缺乏；③肝糖原储存缺乏，如暴发性肝衰竭、重型肝炎、肝硬化、肝癌、肝淤血等；④急性酒精中毒；⑤先天性糖原代谢酶缺乏，如Ⅰ型、Ⅲ型糖原累积病等；⑥消耗性疾病，如严重营养不良、恶病质等；⑦非降糖药物影响，如磺胺药、水杨酸、吲哚美辛等；⑧特发性低血糖。

(二)口服葡萄糖耐量试验

正常人服用定量葡萄糖后，血糖浓度可暂时增高，同时胰岛B细胞分泌胰岛素增多，促使大量葡萄糖合成肝糖原贮存，使血糖在短时间内即可恢复至空腹水平，此为正常人葡萄糖耐受性。病理状态下，口服或注射一定量葡萄糖后，血糖急剧增高或升高不明显，但短时间内不能恢复至原有水平，此即糖耐量降低。口服或注射一定量葡萄糖后间隔一定时间测定血糖浓度称为糖耐量试验，为葡萄糖代谢功能试验，主要用于诊断症状不明显或血糖升高不明显的可疑糖尿病。临床常用口服葡萄糖耐量试验(oral glucose tolerance test，OGTT)。服用葡萄糖后2小时血浆葡萄糖(2 hours plasma glucose，2 h-PG)是诊断糖尿病的重要依据。

【标本采集】

试验前3天应有足够的碳水化合物饮食，每天食物中含糖量不得少于200 g，同时停服所有影响试验的药物，可维持正常的活动。受试前晚餐后禁食10~16小时，试验日于清晨采集空腹血糖标本后，将75 g葡萄糖溶于300 mL水中，5分钟内饮完，其后30分钟、1小时和2小时、3小时各采集静脉血标本1次，采血的同时留取尿标本，分别测定血糖和尿糖。采血时取坐位姿势，整个试验过程不能吸烟、饮茶或喝咖啡。

【参考值】

健康成年人 OGTT：FPG≤5.6 mmol/L，2h-PG≤7.8 mmol/L；服糖后 0.5~1 小时血糖达峰值，峰值<11.1 mmol/L（一般为 7.8~9.0 mmol/L）；服糖后 2 小时血糖≤7.8 mmol/L；服糖后 3 小时血糖基本恢复至空腹血糖水平，各检测时间点尿糖均为阴性。

【临床意义】

（1）诊断糖尿病：临床上有以下情况之一者，即可诊断为糖尿病。①有糖尿病症状，（空腹血糖）FPG>7.0 mmol/L；②（口服葡萄糖耐量实验）OGTT 血糖峰值>11.1 mmol/L，2 h-PG（两小时血糖）>11.1 mmol/L；③有糖尿病症状，（随机血糖）RPG>11.1 mmol/L，且伴有尿糖阳性者。妊娠期发生的不同程度糖耐量异常为妊娠期糖尿病。

（2）判断糖耐量降低：指空腹血糖<7.0 mmol/L，服糖后 2 小时血糖为 7.8~11.1 mmol/L，且血糖达到高峰的时间可延至 1 小时以后，血糖恢复正常的时间延至 2~3 小时以后，同时伴有尿糖阳性。多见于 2 型糖尿病、肥胖症、甲状腺功能亢进症、肢端肥大症及皮质醇增多症等。

（3）葡萄糖耐量曲线低平：指糖耐量曲线较空腹血糖水平低，服糖后血糖水平增高不明显，2 小时血糖仍处于低水平。见于胰岛 B 细胞瘤、腺垂体功能减退症、肾上腺皮质功能减退症等。

（4）鉴别低血糖：

1）功能性低血糖：表现为空腹血糖正常，服糖后血糖高峰时间及峰值在正常范围内，但服糖后 2~3 小时出现低血糖，见于特发性餐后低血糖症等。长期随访糖耐量异常人群，发现有 1/3 的人可恢复、1/3 的人仍为糖耐量异常、1/3 的人可进展为糖尿病。

2）肝源性低血糖：表现为空腹血糖低于正常，服糖后血糖峰值提前并超过正常水平，服糖后 2 小时血糖仍不能降至正常水平，尿糖阳性，见于暴发性病毒性肝炎、中毒性肝炎、肝肿瘤等肝脏疾病。

（5）慢性肾脏疾病：糖耐量轻度降低，尿糖可阳性。

（三）糖化血红蛋白测定

糖化血红蛋白（glycosylated hemoglobin，GHb）是在红细胞生存期间 HbA 与己糖（主要是葡萄糖）缓慢、连续的非酶促反应的产物。由于 HbA 所结合的成分不同，GHb 又分为 HbA_{1a}、HbA_{1b} 和 HbA_{1c}，其中 HbA_{1c} 含量最高（占 60%~80%），是目前临床最常检测的指标。由于糖化过程非常缓慢，一旦生成不易解离，因此 HbA_{1c} 对高血糖，特别是血糖和尿糖波动较大时有特殊诊断价值。

【参考值】

HbA_{1c} 4.0%~5.6%。

【临床意义】

GHb 生成量与血糖浓度呈正比，取决于血糖水平、高血糖持续时间，其代谢周期与红细胞寿命基本一致，GHb 水平反映了近 2~3 个月的平均血糖水平。

（1）评价糖尿病控制程度：GHb 水平升高，提示糖尿病控制不良。作为糖尿病诊断和长期监控的指标，糖尿病控制良好，每 2~3 个月检测 1 次；控制欠佳者，需每个月检测 1 次。

(2)鉴别糖尿病性高血糖及应激性高血糖：前者 HbA_{1c} 水平多增高，后者正常。

(3)预测血管并发症：GHb 与 O_2 亲和力强，可导致组织缺氧，长期 GHb 增高，可引起血管并发症。GHb>10%，提示并发症严重，预后差。

(四)血清胰岛素测定和胰岛素释放试验

胰岛素为胰岛 B 细胞所分泌的蛋白激素，其生理作用主要为促进肝脏和外周组织摄取和利用葡萄糖使血糖降低。血胰岛素水平受血糖浓度调控，血糖浓度高，可刺激胰岛 B 细胞分泌胰岛素。糖尿病时，胰岛 B 细胞分泌功能障碍或有胰岛素抵抗现象，从而产生高血糖症，也可伴有高胰岛素血症。为了解胰岛 B 细胞基本功能和储备功能，临床上在进行 OGTT 的同时，做胰岛素释放试验(insulin releasing test)。

【标本采集】

(1)血清胰岛素测定：用黄色或红色管帽真空采血管采血。

(2)胰岛素释放试验：于空腹及服糖后 0.5 小时、1 小时、2 小时和 3 小时分别采集静脉血测定胰岛素和 C 肽。

【参考值】

空腹胰岛素 10~20 mU/L；胰岛素(μU/L)/血糖(mg/dL) <0.3；释放试验：口服葡萄糖后胰岛素高峰在 0.5~1 小时，峰值为空腹胰岛素的 5~10 倍，2 小时胰岛素<30 mU/L，3 小时后达到空腹水平。

【临床意义】

(1)鉴别糖尿病类型：胰岛素分泌减少、释放迟缓，有利于糖尿病早期诊断。1 型糖尿病，空腹胰岛素明显减低，口服葡萄糖后仍很低，胰岛素/血糖比值下降；2 型糖尿病，空腹胰岛素水平可正常、稍高或稍低，口服葡萄糖后胰岛素呈延迟性释放反应，与血糖比值下降。

(2)高胰岛素血症或胰岛 B 细胞瘤：空腹血糖降低，糖耐量曲线低平，胰岛素 C 肽释放曲线相对较高。胰岛素/血糖>0.4。

(3)其他：胰岛素增高见于肥胖、肝衰竭、肾衰竭、肢端肥大症、巨人症等；胰岛素降低见于腺垂体功能低下、肾上腺功能不全或饥饿状态等。

(五)血清 C-肽测定

C 肽(C-peptide)是胰岛素原在蛋白水解酶作用下转变为胰岛素的过程中裂解出来的、含 31 个氨基酸的肽类片段。C 肽连接胰岛素的 A 链和 B 链，在胰岛素合成的过程中，单个序列被蛋白酶切割，随后 C 肽也被移除，胰岛素的 A 链和 B 链由二硫键连接，生成胰岛素，C 肽与胰岛素是等摩尔释放。C-肽不受肝脏和肾脏胰岛素酶的灭活，仅在肾脏中降解和代谢。C-肽与外源性胰岛素无抗原交叉，其生成量不受外源性胰岛素的影响。检测 C-肽也不受胰岛素抗体的干扰。因此，检测空腹 C-肽水平、C-肽释放试验可更好地评价胰岛 B 细胞的分泌和储备功能。

【参考值】

空腹C-肽：0.3~1.3 mmol/L。

C-肽释放试验：口服葡萄糖后0.5~1小时出现高峰，其峰值为空腹C-肽的5~6倍。

【临床意义】

C-肽检测常用于糖尿病的分型诊断，由于其可真实地反映实际胰岛素水平，也可用于指导胰岛素用量的调整。

(1)C-肽水平增高：空腹血清C-肽增高、C-肽释放试验呈高水平曲线见于胰岛B细胞瘤；血清C-肽增高，C-肽/胰岛素比值降低见于肝硬化。

(2)C-肽水平降低：

1)空腹血清C-肽降低见于糖尿病。

2)C-肽释放试验：口服葡萄糖后1小时血清C-肽水平降低提示胰岛B细胞储备功能不足；释放曲线低平提示1型糖尿病；释放延迟或呈低水平见于2型糖尿病。

3)C-肽水平不升高，而胰岛素增高，提示为外源性高胰岛素血症，如胰岛素用量过多等。

四、血清脂质与脂蛋白检查

血清脂类物质(脂质)包括胆固醇[70%是胆固醇脂(CE)、30%是游离胆固醇(FC)，合称总胆固醇(TC)]、甘油三酯(TG)、磷脂(PL)和游离脂肪酸(FFA)，除FFA与白蛋白结合外，其他都包含在脂蛋白(Lp)中。肝脏除合成胆固醇、脂肪酸等脂类外，还能利用食物中的脂类及由脂肪组织而来的游离脂肪酸，合成甘油三酯及磷脂等，并能合成极低密度脂蛋白、高密度脂蛋白以及酰基转移酶等。血液中的胆固醇及磷脂主要来源于肝脏。当肝细胞损伤时，脂肪代谢发生异常。因此，测定血浆脂蛋白及脂类成分，是评估肝脏对脂类代谢功能的重要手段。

(一)血清脂质检测

血脂既是重要的生理物质，又与脂质代谢紊乱及其有关疾病相关，尤其是动脉粥样硬化和由其引起的心脑血管疾病的发生、发展有密切的关系，成为这些疾病的危险因素。因此，血脂检查对于动脉粥样硬化及心脑血管疾病的诊断、治疗和预防都有重要意义。血脂检测时，注意标本采集需在患者素食或低脂饮食3天后，采集空腹静脉血。采血过程中止血带结扎时间不可过长，防止标本溶血。采血前24小时内禁酒、避免剧烈运动。

1. 血清总胆固醇测定

【参考值】

合适范围：<5.18 mmol/L；边缘升高：5.18~6.19 mmol/L；升高：≥6.22 mmol/L。

【临床意义】

(1)胆固醇降低见于：①在肝细胞严重损害如肝硬化、暴发性肝衰竭时，血中总胆固醇降低。②营养不良及甲状腺功能亢进症患者，血中总胆固醇减少。③严重的贫血：

如再生障碍性贫血、溶血性贫血、缺铁性贫血等。

(2)胆固醇增高见于：

1)生理性：主要取决于饮食性质、体力劳动量、环境因素、性别和年龄等。青年男性高于女性；女性绝经后高于同龄男性；新生儿哺乳后很快接近成人水平；胆固醇水平有随年龄增长而增高的趋势，但70岁后减低。

2)病理性：见于冠心病、高脂血症、甲状腺功能减退、糖尿病、肾病综合征、类脂性肾病、胆总管阻塞等。

(3)冠心病治疗监测：对已经诊断为冠心病的患者，要求血清胆固醇控制在4.66 mmol/L以下。

2. 血清甘油三酯测定

【参考值】

合适范围：<1.7 mmol/L；边缘升高：1.7~2.25 mmol/L；升高：≥2.26 mmol/L。

【临床意义】

(1)增高见于：①生理性，如高脂肪饮食，一般餐后2~4小时达高峰，8小时后基本恢复空腹水平，运动不足和肥胖可使甘油三酯升高；②病理性，如动脉粥样硬化、原发性高脂血症、肥胖症、阻塞性黄疸、糖尿病、脂肪肝、肾病综合征等。

(2)降低见于：低脂蛋白血症、严重肝脏疾病、甲状腺功能减退、肾上腺功能减退症等。

(二)血清脂蛋白测定

1. 血清高密度脂蛋白(HDL)　HDL是颗粒最小、密度最大的脂蛋白，主要由肝脏和小肠合成。HDL的组成中，蛋白质(ApoA1、ApoA2为主，占90%)与脂质各占50%，脂质中胆固醇占20%。HDL的功能之一是运输内源性胆固醇至肝脏处理，故有抗动脉粥样硬化作用。常规检查中，通过HDL中胆固醇(HDL-C)的含量间接反映HDL的水平，用于动脉粥样硬化的早期识别以及降脂药物的治疗反应评价。

【参考值】

HDL≥1.04 mmol/L为合适水平，HDL≥1.55 mmol/L为升高，HDL<1.04 mmol/L为减低。

【临床意义】

(1)判断发生冠心病的危险性：HDL-C值低的个体患冠心病的危险性增加，HDL-C水平高者，患冠心病的可能性小；对冠心病患者要求治疗目标为HDL-C水平大于1.00 mmol/L。

(2)HDL-C增高：生理性增高见于饮酒、长期大量运动。病理性增高见于原发性胆汁性肝硬化。

(3)HDL-C降低：生理性降低见于高糖及素食饮食、肥胖、吸烟和运动不足；病理性降低见于动脉粥样硬化、糖尿病、肾病综合征、急性心肌梗死、肝损害等。

2. 血清低密度脂蛋白(LDL)　LDL是血清中携带胆固醇的主要颗粒。LDL是由极低密度胆固醇分解而成。经LDL受体途径进入细胞内的LDL经溶酶体消化，造成

ApoB100 的降解和胆固醇脂被水解释放出游离胆固醇。LDL 有 A、B 两个亚型，LDL 向组织及细胞内运送胆固醇，直接促使动脉粥样硬化。临床上以 LDL 中胆固醇(low density lipoprotein-choesterol，LDL-C)的含量反映 LDL 的水平，为动脉粥样硬化的早期发现及降脂药物的治疗反应提供依据。

【参考值】

LDL<3.37 mmol/L 为合适水平；3.37~4.12 mmol/L 为边缘升高；>4.14 mmol/L 为升高。

【临床意义】

(1)LDL-C 增高：LDL-C 水平增高与冠心病发病呈正相关，因此可用于判断发生冠心病的危险性。此外，甲状腺功能减退症、肾病综合征、胆汁淤积性黄疸、肥胖症、糖尿病、慢性肾衰竭等 LDL-C 可增高。

(2)LDL-C 降低：见于甲状腺功能亢进症和肝硬化等。

3. 血清脂蛋白(a)[lipoprotein(a)，Lp(a)]　Lp(a)是一种特殊的脂蛋白，其结构在蛋白质方面与 LDL 很相似，但带有一个富含碳水化合物和高度亲水性称为 Apo(a)的蛋白，Apo(a)和纤溶酶原有同源性，可以黏附于纤维蛋白。一方面，Apo(a)和纤溶酶原竞争，可以延缓纤维蛋白的溶解；另一方面，Lp(a)促进 LDL 在血管壁上聚集，故 Lp(a)有增加动脉粥样硬化和动脉血栓形成的危险性。

【参考值】

0~300 mg/L。

【临床意义】

Lp(a)浓度明显升高是冠心病的一个独立危险因素，其浓度随年龄的增加而增加。此外，Lp(a)浓度升高还可见于 1 型糖尿病、肾脏疾病、炎症、手术或创伤、血液透析后以及除肝癌以外的恶性肿瘤等。

(三)血清载脂蛋白测定

载脂蛋白 A(apo-lipoprotein A，ApoA)有 ApoA-Ⅰ、A-Ⅱ、A-Ⅳ三种，ApoA-Ⅰ和 ApoA-Ⅱ主要分布在 HDL 中，是 HDL 的主要载脂蛋白。其中 ApoA-Ⅰ的意义最明确，在组织中的浓度也最高，为临床常用的检测指标。检查时要求患者在检查前禁止服用某些药物如避孕药、甲状腺激素、甾体激素等。近期有急性疾病、损伤或外科手术史时亦可影响血脂水平。

1. 血清载脂蛋白 A-Ⅰ　载脂蛋白 A-Ⅰ由肝脏和小肠合成，是 HDL 的主要载脂蛋白成分(占 90%)，它可催化卵磷脂—胆固醇酰基转移酶(LACT)，将组织细胞内多余的胆固醇酯运至肝脏处理，因此 APO-A1 有清除组织内脂质和抗动脉粥样硬化作用，对防止动脉粥样硬化的发生发展极为重要。

【参考值】

ELISA 法：男性 1.11~1.72 g/L；女性 1.2~1.9 g/L。

【临床意义】

血清 ApoA-Ⅰ(与 HDL 一样)可以预测和评价冠心病的危险性。

2. 血清载脂蛋白 B(apo-lipoprotein B, ApoB) ApoB 有 ApoB100 和 ApoB48 两种。前者由肝脏合成，是 LDL 的主要载脂蛋白(98%)；后者在空肠合成，主要存在于乳糜微粒中。ApoB 与外周细胞膜上的 LDL 受体结合，起介导 LDL 进入细胞的作用，故 Apo-B 是调节肝内、外细胞表面 LDL 受体与血浆 LDL 之间平衡的作用，对肝脏合成 VLDL 有调节作用。实验室通常测定 ApoB100。

【参考值】

ELISA 法：ApoB100 男性为 0.75~1.55 g/L，女性为 0.80~1.55 g/L。

【临床意义】

血清 ApoB 增高与动脉粥样硬化、冠心病的发病率呈正相关，也是冠心病的危险因素，可用于评价冠心病的危险性和降脂治疗的效果。糖尿病、甲状腺功能减退、肾病综合征和肾衰竭等也可见 ApoB 增高，ApoB 降低见于无 β-脂蛋白血症、低 β-脂蛋白血症、恶性肿瘤、甲状腺功能亢进症和营养不良等。

五、血清电解质检查

人体体液中有无机物和有机物，无机物与部分以离子形式存在的有机物统称为电解质，电解质具有维持体液渗透压及保持水正常分布的作用。临床上通过电解质检测，及时了解机体的内环境情况。测定电解质常用静脉血清(浆)测定，也有采用全血标本进行检测。

(一) 血清钾测定

人体内的钾离子是维持细胞生理活动的主要阳离子，是保持机体的正常渗透压及酸碱平衡，参与糖及蛋白质代谢，保证神经肌肉的正常功能所必需。钾离子大部分存在于细胞内，少量存在于细胞外液(约为细胞内的 1/20)，且浓度较恒定。血清钾测定实为细胞外液钾离子测定，但体内的钾离子经常不断地在细胞内与体液之间相互交换，以保持动态平衡。因此血清钾浓度的高低，在一定程度上也可间接的反映细胞内钾离子的水平。

【参考值】

3.5~5.5 mmol/L。

【临床意义】

(1) 血清钾增高：血清钾高于 5.5 mmol/L 称为高钾血症(hyperkalemia)。常见原因包括：①急性肾衰竭，由于肾功能严重受损、尿少或尿闭，体内的钾不能经肾排出体外；同时因肾组织细胞受破坏，致使细胞内的钾离子大量进入细胞外液，使血清钾升高。②肾上腺皮质功能减退，肾排泄钾的功能主要由肾上腺皮质激素调节，当肾上腺皮质功能减退时，肾上腺皮质激素分泌减少，使肾脏排钾能力降低，排钠增多，故血钾升高而血钠降低。③严重溶血或组织损伤，此时红细胞或肌肉组织内钾大量释放至细胞外液，使血清钾升高。④急性酸中毒或组织缺氧，此时细胞内大量钾离子转移到细胞外液。⑤食入或注射大量钾盐，食入或经静脉注入大量钾盐，超过肾排钾能力，尤其是肾排钾功能降低时更易发生高钾血症。

(2)血清钾降低：血清钾低于3.5 mmol/L称为低钾血症(hypokalemia)。其原因如下：①钾盐摄入不足，长期低钾饮食、禁食或厌食等。②钾丢失过多，常见于严重呕吐、腹泻或胃肠减压；大量应用排钾利尿药(如有机汞)及肾上腺皮质激素；肾上腺皮质功能亢进或醛固酮增多症；某些慢性消耗性疾病(如恶性肿瘤)，由于细胞分解过多，大量钾从尿液排出；代谢性碱中毒时肾脏排钾增多等。③钾在体内分布异常：有时体内并非真正缺钾，只是分布异常而使血清钾降低。例如：心力衰竭、肾性水肿或大量输入无钾盐液体时，细胞外液被稀释，血清钾降低；大量应用胰岛素促使葡萄糖被利用或形成糖原时，细胞外钾大量移入细胞内以保持细胞内、细胞外的相对平衡，结果使血清钾浓度降低；急性碱中毒时细胞外液的钾急剧转入细胞内引起低钾血症；家族性周期性麻痹患者，发作时细胞外钾可转入细胞内，发生低钾血症。

(二)血清钠测定

人体内的总钠(sodium)量为60~100 g，平均为45~50 mmol/kg。其中44%存在于细胞外液，47%存在于骨骼中，约10%在细胞内液中。机体内的钠主要来源于食物中的钠盐，经肠道吸收入血液，是细胞外液中含量最多的阳离子。血清钠多以氯化钠的形式存在，其主要功能在于保持细胞外液容量、维持渗透压及酸碱平衡，并具有维持肌肉、神经正常应激性的作用。约95%的钠盐经肾脏排出体外。正常情况下从食物所摄取的钠远远超过生理需要量，一般不会缺乏，多余者随尿液排出。

【参考值】

135~145 mmol/L。

【临床意义】

(1)血清钠增高：血钠>150 mmol/L为高钠血症。临床较少见，见于如下情况：①摄入过多，进食过量含钠盐的液体且伴有肾功能障碍，心肺复苏时输入过多碳酸氢钠，透析液比例失调等。②体内水分摄入过少或丢失过多，渗透性利尿或肾小管浓缩功能不全、出汗过多、甲状腺功能亢进等。③肾上腺皮质功能亢进，库欣综合征、原发性醛固酮增多症等使肾小管对钠的重吸收增加。④脑性高钠血症：脑外伤或脑血管意外等。

(2)血清钠降低：血钠<130 mmol/L为低钠血症。常见于如下情况：①严重呕吐、腹泻或胃肠造瘘后，使消化液丢失过多，引起血钠降低。②慢性肾炎并发尿毒症或糖尿病酮症所致酸中毒及慢性肾上腺皮质功能减退时，均可有大量钠从尿液排出，降低血清钠浓度。③大量应用有机汞、呋塞米等排钠利尿药，使大量钠离子随尿液排出，特别是在长期限制钠盐的心力衰竭或肾脏疾病患者，更易引起低血钠。④大面积烧伤时血浆大量外渗而丢钠过多；广泛性炎症如大叶性肺炎时，肺泡内渗出物中亦含大量钠离子，引起血清钠降低。⑤大量放腹水或出汗过多，亦可丢钠使血钠降低。

(三)血清氯测定

氯离子在细胞内、外均有分布，但细胞内含量仅为细胞外的一半，是血浆内的阴离子。其主要功能有：①调节机体的酸碱平衡、渗透压及水电平衡；②参与胃液中胃酸的生成。

【参考值】

96～106 mmol/L。

【临床意义】

(1)血清氯增高：血清氯>106 mmol/L 称为高氯血症。常见于如下情况：①急性或慢性肾小球肾炎所致的肾功能衰竭及尿道、输尿管梗阻或心力衰竭时排泄氯化物减少，使血清氯化物升高。②氯化钠摄入量过多，如食入或静脉输入过量的氯化钠等。③过度换气所致的呼吸性碱中毒，如癔病或某些药物刺激呼吸中枢等。④脱水，如腹泻、呕吐、出汗等致血氯浓缩性增高。

(2)血清氯降低：血清氯<90 mmol/L 称为低氯血症，血清氯降低大多为稀释性，不伴酸碱平衡失调的血氯降低一般无重要的临床意义。常见于如下情况：①严重的呕吐、腹泻或胃肠造瘘时，丢失大量含氯的胃肠液、胰液、胆汁等。②摄入不足，如饥饿、营养不良、出汗过多或低盐治疗后。③氯向组织内转移过多，如急性肾炎、肾小管疾病、酸中毒等。④水摄入过多，如尿崩症。⑤呼吸性酸中毒。

(四)血清钙测定

人体内的总钙约 99%以上以磷酸钙或碳酸钙的形式存在于骨骼中，血液中钙含量甚少，不及总钙的 1%，主要存在于血浆中。钙离子的主要生理功能为降低神经肌肉的兴奋性、维持心肌传导系统的兴奋性和节律性、参与肌肉收缩及神经传导、激活酯酶及三磷酸腺苷，并参与凝血过程。

【参考值】

血清总钙：2.25～2.75 mmol/L；离子钙：1.03～1.23 mmol/L。

【临床意义】

(1)血钙增高：总钙高于 2.58 mmol/L 为高钙血症。常见于如下情况：①钙摄入过多，如静脉用钙过量、大量饮用牛奶等。②钙吸收作用增强，如维生素 A 或维生素 D 摄入过多。③溶骨作用增强，如原发性甲状旁腺功能亢进症、甲状腺功能亢进症、转移性骨癌、急性白血病、多发性骨髓瘤和淋巴瘤等。④肾脏功能损害，如急性肾衰竭。

(2)血钙降低：总钙低于 2.25 mmol/L 为低钙血症。常见于如下情况：①钙摄入不足或吸收不良，如长期低钙饮食、腹泻、胆汁淤积性黄疸、急性坏死性胰腺炎、妊娠后期等。②钙吸收作用减弱，如佝偻病、软骨病。③成骨作用增强，如甲状旁腺功能减退、恶性肿瘤骨转移。④肾脏疾病，如急性肾衰竭、慢性肾衰竭、肾病综合征、肾小管性酸中毒。

(五)血清磷测定

体内的磷 70%～80%存在于骨骼以及软组织和细胞内，小部分存在于体液中，血液中的磷以有机磷和无机磷两种形式存在，血清磷测定通常指测定无机磷。正常人血磷和血钙浓度的乘积为一个常数(以 mg/dL 浓度计算，乘积等于 40)。磷的生理功能主要为调节酸碱平衡，参与多种酶促反应和糖类、脂类及氨基酸代谢，构成生物膜和维持膜的功能，参与骨骼组成。

【参考值】

成人：0.97～1.61 mmol/L。儿童：1.29～1.94 mmol/L。

【临床意义】

(1)血磷降低：血清磷低于0.97 mmol/L为低磷血症。常见于如下情况：①磷摄入不足或吸收不良，如佝偻病、脂肪泻、长期服用含铝的制酸剂、饥饿或恶病质、维生素D缺乏。②丢失过多，如呕吐和腹泻、血液透析、肾小管性酸中毒、急性痛风。③磷转入细胞内，如静脉注射葡萄糖或胰岛素、过度换气综合征、妊娠、急性心肌梗死、甲状腺功能减退。④其他，如酒精中毒、糖尿病酮症酸中毒、甲状旁腺功能亢进症、维生素D抵抗性佝偻病等。

(2)血磷增高：血清磷高于1.61 mmol/L为高磷血症。常见于如下情况：①内分泌疾病，如甲状旁腺功能减退症、甲状腺功能减退症。②肾排泄受阻，如慢性肾衰竭。③维生素D过多。④其他，如肢端肥大症、多发性骨髓瘤、骨折愈合期、Adisson病、急性重型肝炎、粒细胞性白血病等。

六、心肌损伤生物标志物检查

冠状动脉粥样硬化性心脏病、心肌疾病和心力衰竭等心脏疾病时，均存在心肌组织的损伤。实验室可通过检测血液中的心肌酶学指标和心肌损伤相关的特异蛋白指标为临床医师对心脏疾病的诊断、预后估计以及危险性分类提供重要和有价值的信息，已成为心血管疾病诊断的重要组成部分。

（一）心肌酶学检查

1.肌酸激酶及其同工酶　肌酸激酶(creatine kinase，CK)是心肌中重要的能量调节酶，在ATP提供的能量下，催化肌酸生成磷酸肌酸和ADP。CK主要存在于胞质和线粒体中，以骨骼肌、心肌含量最高，其次为脑组织和平滑肌。CK是一种二聚体，由M和B两个亚基组成，有CK-MM、CK-MB和CK-BB三种同工酶，其中CK-BB主要分布于脑，CK-MB主要分布于心肌，CK-MM主要分布于骨骼肌。

【标本采集】

采用黄色或红色管帽真空采血管采血。红细胞中虽不含CK，但含大量腺苷酸激酶(AK)能催化ADP转化为ATP，使CK增高，所以标本不能溶血。

【参考值】

血清CK总酶活性：男性：80～200 U/L，女性：60～140 U/L；CK-MB活性<15 U/L。

【临床意义】

(1)血清CK总酶升高见于如下情况：①急性心肌梗死(AMI)：发生AMI时，CK活性在3～8小时升高，24小时达高峰，3～4天后恢复至正常水平。AMI时CK升高一般为参考值的数倍，为AMI早期诊断的较敏感指标。②心肌炎和肌肉疾病：病毒性心肌炎时CK明显增高；挫伤、手术、肌内注射、癫痫发作等肌肉损伤、多发性肌炎、横纹肌溶解症、进行性肌营养不良、重症肌无力等肌肉疾病以及甲状腺功能减退出现黏液性水肿时，CK可有不同程度升高，其活性甚至可高于参考值数十倍至数百倍。③急性脑外伤、脑恶性肿瘤者 CK 也可增高。

临床上还可根据血清 CK 的变化判断 AMI 溶栓治疗后的效果，如峰值时间提前，即在发病 4 小时内，CK 即达峰值，提示冠状动脉再通的能力为 40%～60%。此外，CK 在不同年龄、性别和种族间存在差异，男性高于女性；新生儿出生时由于短暂缺氧和肌肉损伤，CK 活性高于成年人的 2～3 倍；老年人和长期卧床者 CK 活性降低；剧烈运动后 CK 活性增高。

（2）血清 CK-MB 升高见于如下情况：①发生 AMI 时，CK-MB 升高早于 CK 总酶升高，AMI 发生 4 小时后 CK-MB 开始升高，血清 CK-MB 大幅度升高提示梗死面积大，预后差；若 CK-MB 持续升高不下降，说明心肌梗死在继续；若 CK-MB 下降后又升高，提示原梗死部位在扩展或又有新的梗死出现。②正常时 CK-MB/CK<6%，若比值>6%常提示为心肌损伤，CK-MB 活性和质量两种参考值的表达中，以后者更为准确。

2. 乳酸脱氢酶及其同工酶　乳酸脱氢酶（lactic dehydrogenase，LDH）是一种糖酵解酶，广泛存在于人体组织细胞的胞质和线粒体中，以于心肌、骨骼肌和肾脏含量最丰富，其次为肝脏、脾脏、胰、肺和肿瘤组织。红细胞内含量极为丰富，为健康人血清含量的 280 倍。LDH 由两种不同的亚基（M、H）构成四聚体，形成 5 种同工酶，即 $LDH_1(H_4)$、$LDH_2(H_3M)$、$LDH_3(H_2M_2)$、$LDH_4(H_3M)$ 和 $LDH_5(M_4)$。LDH_1 和 LDH_2 主要存在于心肌中，可占总酶的 50%，也存在于红细胞内；LDH3 存在于肺和脾；LDH_5 主要存在于肝脏，其次是横纹肌。

【参考值】

LDH 总酶：100～240 U/L。同工酶比例：$LDH_2> LDH_1>LDH_3>LDH_4>LDH_5$。

【临床意义】

（1）血清 LDH 总酶活性测定主要用于 AMI 的辅助诊断。发生心肌损伤时，心肌细胞膜破裂，线粒体、胞质内物质外漏到细胞间液及外周血中。乳酸脱氢酶及其同工酶 LDH_1 在急性心肌梗死发作后 8～12 小时开始升高，48～72 小时达高峰，7～12 天恢复正常。

（2）血清 LDH 同工酶测定的意义：①通常在 AMI 后 6 小时 LDH_1 开始升高，总 LDH 活性升高略为滞后。②当 AMI 患者的 LDH_1/LDH_2 倒置且伴有 LDH_5 增高时，提示患者心力衰竭并伴有肝脏淤血或肝功能衰竭。③LDH_1 活性大于 LDH_2 也可出现在心肌炎、巨幼细胞贫血和溶血性贫血患者。④在肝实质病变，如病毒性肝炎、肝硬化或原发性肝癌时，可出现 $LDH_5>LDH_4$ 的情况。⑤骨骼肌疾病时 $LDH_5>LDH_4$，各型肌萎缩早期 LDH_5 升高，晚期可出现 LDH_1 和 LDH_2 升高。⑥肺部疾患可有 LDH_3 升高，白血病时常有 LDH_3 和 LDH_4 升高。

（二）心肌蛋白检测

1. 心肌肌钙蛋白（cardiac troponin，cTn）I 或 T　cTn 存在于心肌细胞的细肌丝上，仅 3%～6%存在于心肌细胞胞质中。钙蛋白是由 3 个亚单位，即肌钙蛋白 C、肌钙蛋白 I（TnI）及肌钙蛋白 T（TnT）组成的复合物。其中 TnT 和 TnI 是心肌特有的抗原，当心肌损伤和坏死时，可因心肌细胞的通透性增加和（或）cTn 从心肌纤维上降解下来而导致血清

cTn 增高。因此，血清 cTn 浓度变化对诊断心肌缺血损伤的严重程度有重要价值。

【参考值】

cTnT<0.1 μg/L 为正常，cTnT>0.2 μg/L 为诊断临界值，cTnT>0.5 μ/L 可诊断急性心肌梗死；cTnI<0.2 μg/L 为正常，cTnI>1.5 μg/L 为诊断临界值。

【临床意义】

(1)急性心肌梗死(AMI)时 cTnI 和 cTnT 明显升高。在起病后 4 小时内开始升高，cTnI 于 10~24 小时达高峰，7~10 天降至正常，cTnT 于 24~48 小时达高峰，10~14 天降至正常。

(2)不稳定型心绞痛患者血清 cTnI 和 cTnT 也可升高，提示小范围心肌梗死的可能。

(3)用于溶栓疗效的判断：溶栓治疗后 90 分钟 cTn 明显升高，提示再灌注成功。

(4)其他微小心肌损伤，如钝性心肌外伤、心肌挫伤、甲状腺功能减退患者的心肌损伤、药物的心肌毒性、严重脓毒血症导致的左心衰竭时，cTn 也可升高。

(5)疑为 AMI 的患者，建议入院时、入院 6 小时和 12 小时各测定一次 cTn。

2. 肌红蛋白(myoglobin, Mb)　Mb 是一种氧结合蛋白，和血红蛋白一样含有亚铁血红素，能结合和释放氧分子，因而有贮氧和运输氧的功能。Mb 存在于心肌和骨骼肌中，且存在于胞质内，分子量小，易从坏死的肌细胞中释放，故在肌肉损伤时出现较早。正常时血清中含量甚微，由肾脏排泄，当心肌或骨骼肌受损时，血中和尿中 Mb 水平升高。故测定 Mb 对心肌梗死和某些骨骼肌损害的诊断有意义，常被用作 AMI 的早期诊断指标。

【参考值】

男性：28~72 μg/L。女性：25~58 μg/L。

【临床意义】

(1)由于 Mb 的分子量小，可以很快地从受损的细胞中释放出来，在 AMI 发病后 2 小时血中 Mb 浓度迅速上升，12 小时达峰值，24~48 小时内可完全恢复到正常水平。若胸痛发作后 6~12 小时不升高，有助于排除 AMI 的可能。所以血清 Mb 是早期诊断 AMI 的标志物，但特异性不强。而 cTnI 和 cTnT 是诊断急性心肌梗死的确定性标志物。

(2)骨骼肌损伤(挤压综合征)、肾功能不全时 Mb 也升高。

(3)Mb 是溶栓治疗中判断有无再灌注的较敏感而准确的指标。

3. 缺血修饰型白蛋白(ischemias modified albumin, IMA)　IMA 是反映心肌缺血改变的良好指标。当缺血发生后，由于血中自由基等因素破坏了白蛋白的氨基酸序列，而导致白蛋白与过渡金属的结合能力改变。

【参考值】

IMA≤77.6 U/mL。

【临床意义】

IMA 可敏感地反映心肌缺血状况，在急性冠状动脉综合征的早期诊断、危险分层、指导治疗等方面有重要意义，成为美国食品药品监督管理局(FDA)认可的第一个检测心肌缺血的生化标志物。

4. 急性心肌梗死相关生物指标

急性心肌梗死血清心肌酶学的变化特点如表 7-2 所示。

表 7-2 急性心肌梗死血清心肌酶学

血清心肌酶学	代号	开始升高	达高峰时间	恢复正常时间
肌红蛋白	SMB	2 小时	12 小时	24~48 小时
肌钙蛋白 I	cTnI	3~4 小时	11~24 小时	7~10 天
肌钙蛋白 T	cTnT	3~4 小时	24~48 小时	10~14 天
肌酸激酶同工酶	CK-MB	4 小时	16~24 小时	3~4 天
肌酸激酶	CK	6~10 小时	12 小时	3~4 天

【记忆口诀】

(1)2 颗红枣(早):肌红蛋白最早出现,于起病后 2 小时内即升高,12 小时内达高峰,24~48 小时恢复正常。

(2)3~4 小时,24 小时和 10 天:心肌肌钙蛋白在起病后 4 小时内升高,cTnI 于 10~24 小时达高峰,7~10 天降至正常,cTnT 于 24~48 小时大高峰,10~14 天降至正常。

(3)“三个 4”:4 小时内升高,24 小时峰值,4 天恢复正常。CK-MB 4 小时开始升高,16~24 小时达高峰,3~4 天降至正常。

七、胰腺疾病相关酶学检查

胰腺是一个具有内分泌和外分泌双重功能的器官,其外分泌物总称为胰液,含有丰富的消化酶,如胰淀粉酶、脂肪酶和蛋白酶等。正常情况下,胰液分泌的酶几乎全部进入十二指肠,只有很少一部分进入血液。胰液中的蛋白酶原无活性,不会损伤胰腺自身。但发生急性胰腺炎时,胰液中胰蛋白酶和磷脂酶被激活,可致胰腺组织被消化性破坏。同时,胰液中的酶进入血液循环,导致血液中酶活性升高。检测血液中的胰液特异酶活性浓度,有助于对急性胰腺炎的诊断。目前临床上常检测的指标有血淀粉酶、尿淀粉酶和血液胰脂肪酶。

(一) 血清淀粉酶与尿淀粉酶测定

淀粉酶(amylase, AMY)是最重要的水解碳水化合物的酶,可通过肾小球滤过,自尿液中排出。血液中的淀粉酶主要来自胰腺和唾液腺,尿液中淀粉酶则来自血液。胰腺病变时,其分泌的淀粉酶不能进入十二指肠而进入血液循环,可致血中淀粉酶增高,尿淀粉酶也增高。所以测定血淀粉酶或尿淀粉酶有助于对胰腺疾病的诊断。

【标本采集】

血清淀粉酶:采用血清或肝素抗凝血浆,黄色、红色或绿色管帽真空采血管采血。尿液淀粉酶:随机尿或 24 小时尿。

【参考值】

酶偶联法：血清淀粉酶<220 U/L(37℃)；尿淀粉酶<1200 U/L(37℃)。

【临床意义】

(1)血清淀粉酶增高。

1)胰腺炎：最多见于急性胰腺炎，是急性胰腺炎的重要诊断指标之一，在发病后2~12小时血清淀粉酶活性开始升高，发病后12~72小时达峰值，3~4天后恢复正常。淀粉酶活性升高的程度虽不一定和胰腺损伤程度相关，但其升高的程度越大，患急性胰腺炎的可能性也就越大。而重症胰腺炎时血清淀粉酶可升高、正常，甚至降低。慢性胰腺炎、胰腺囊肿、胰腺管阻塞时淀粉酶活性可轻度增高。

2)胰腺癌：早期可见淀粉酶活性增高。其原因为：①肿瘤压迫造成胰腺导管阻塞，使其压力增高，AMY逸入血液中；②短时间内大量胰腺组织被破坏，组织中的AMY进入血液中。

3)非胰腺疾病：淀粉酶活性中度或轻度升高。其可见于：①腮腺炎；②急性腹部疾病，如消化性溃疡穿孔、上腹部手术后、机械性肠梗阻、肠系膜血管病变、胆道梗阻及急性胆囊炎等；③服用镇痛药，如吗啡；④酒精中毒；⑤肾功能不全等。

(2)血清淀粉酶降低：多由于胰腺组织严重破坏或肿瘤压迫时间过久、胰体组织纤维化导致胰腺分泌功能障碍所致，常见于慢性胰腺炎、胰腺癌等。

(3)尿淀粉酶增高：①急性胰腺炎，尿淀粉酶在急性胰腺炎发病后增高维持2周左右，但由于尿淀粉酶浓度的测定受肾脏浓缩稀释功能的影响较大，临床应用价值不如血淀粉酶浓度的测定；②腮腺炎、肠梗阻和胰腺囊肿等。

(二)血清脂肪酶测定

脂肪酶(lipase，LPS)是一种能水解长链脂肪酸甘油酯的酶，主要由胰腺分泌，少量由胃和小肠产生。LPS经肾小球滤过后，全部被肾小管重吸收，所以尿液中无LPS。

【参考值】

酶法，LPS<220 U/L。

【临床意义】

(1)LPS增高。

1)胰腺疾病：LPS活性增高常见于胰腺疾病，特别是急性胰腺炎。LPS于急性胰腺炎发病后2~12小时开始升高，发病后24小时达到峰值，可持续10~15天，其增高可与AMY平行，但有时增高的时间更早，持续的时间更长，增高的程度更明显。LPS诊断急性胰腺炎的灵敏度可达82%~100%，AMY与LPS联合检测的灵敏度可达95%。由于LPS组织来源较少，所以其特异性较AMY为高。由于LPS增高持续时间较长，在病程后期检测LPS更有利于观察病情变化和判断预后。另外，慢性胰腺炎LPS也可增高，但增高的程度较急性胰腺炎为低。

2)非胰腺疾病：消化性溃疡穿孔、肠梗阻、急性胆囊炎等时，LPS也可增高。

(2)LPS活性降低：胰腺癌或胰腺结石所致胰腺导管阻塞时，LPS活性可减低。LPS降低的程度与梗阻部位、梗阻程度和剩余胰腺组织的功能有关。LPS活性降低也可见于胰腺囊性纤维化。

八、血清铁及其代谢物检查

(一)血清铁测定

血液中的铁一部分与转铁蛋白结合，另一部分为游离状态，检测血清游离铁含量即为血清铁(serum iron, SI)测定。

【参考值】

血清铁：男性为 11.6~31.3 μmol/L；女性为 9.0~30.4 μmol/L。

【临床意义】

(1)生理性：生理性增高见于 6 周内的新生儿。降低见于女性、1 岁内婴儿、老年人、铁需要量增加的婴儿、青少年以及月经期、妊娠期和哺乳期的妇女。

(2)病理性：病理性增高常见于：①红细胞生成或成熟障碍，如再生障碍性贫血、巨幼细胞贫血。②铁利用降低，如铅中毒、维生素 B_6 缺乏等。③红细胞破坏增加，如血管内溶血等。④铁吸收增加，如白血病、含铁血黄素沉着症、反复输血。⑤肝脏储存铁释放和转铁蛋白合成障碍，如急性病毒性肝炎、慢性活动性肝炎和肝硬化等。病理性降低常见于缺铁性贫血、感染或炎症、真性红细胞增多症等。

(二)血清总铁结合力测定

正常血液中仅 1/3 的转铁蛋白与铁结合，血浆中未被铁结合的转铁蛋白在体外可与加入的铁完全结合而呈饱和状态，这种最大的铁结合量称为总铁结合力(total iron binding capacity, TIBC)，可反映血清中游离转铁蛋白的含量。

【参考值】

男性：44.57~69.27 μmol/L。女性：36.51~76.79 μmol/L。

【临床意义】

(1)生理性：血清总铁结合力降低见于新生儿；增高见于青年女性和妊娠期。

(2)病理性：

1)血清总铁结合力降低见于：①铁蛋白减少，如肝硬化、血色病；②转铁蛋白丢失，如肾病、脓毒血症；③转铁蛋白合成不足，如遗传性转铁蛋白缺乏症；④其他：如肿瘤、非缺铁性贫血、珠蛋白生成障碍性贫血、慢性感染等。

2)血清总铁结合力增高见于：①转铁蛋白合成增加，如缺铁性贫血、妊娠后期；②铁蛋白释放增加，如急性肝炎、肝细胞坏死。

(三)血清转铁蛋白饱和度测定

总铁结合力是指每升血清中的转铁蛋白所能结合的最大铁量，实际反映转铁蛋白的水平。血清铁与总铁结合力的百分比值称为转铁蛋白饱和度(transferrin saturation, TfS)。

【参考值】

20%~50%。

【临床意义】

(1)降低：血清转铁蛋白饱和度小于15%，结合病史可诊断为缺铁，其准确性仅次于铁蛋白，较血清总铁结合力和血清铁测定敏感。

(2)增高：见于血色病、摄入过量铁、珠蛋白生成障碍性贫血等。

(四)血清铁蛋白测定

铁蛋白(serum ferritin，SF)是去铁蛋白和铁核心Fe^{3+}形成的复合物，血清铁蛋白是铁的储存形式，铁核心具有强大的结合铁和储备铁的能力，以维持体内铁的供应和血红蛋白的相对稳定。血清铁蛋白含量较低，其变化可作为判断机体是否缺铁或铁负荷过多的指标。

【参考值】

男性：15～200 μg/L。女性：12～150 μg/L。

【临床意义】

(1)生理性：出生后1个月血清SF水平最高，3个月后开始降低，9个月时最低，10多岁时女性低于男性。

(2)病理性：

1)血清SF增高见于：①体内储存铁增加，如原发性血色病、依赖输血的贫血患者；②铁蛋白合成增加，如炎症、急性粒细胞白血病、肝肿瘤、胰腺癌、甲状腺功能亢进症；③组织铁蛋白释放增加，如重型肝炎、慢性肝病等。

2)血清SF降低见于：①体内储存铁减少，如缺铁性贫血、妊娠；②铁蛋白合成减少、维生素C缺乏等。

九、内分泌激素检查

内分泌系统(endocrine system)由垂体、甲状腺、胰腺、肾上腺和性腺等内分泌腺以及散在某些组织器官(胃肠道、心肌和神经等)中的内分泌细胞组成。由内分泌腺和散在的内分泌细胞合成并分泌的具有生物活性的物质称为激素(hormone)。体内激素的合成与分泌受神经系统的支配，其复杂而精细的调节机制是以反馈调节为主要方式，即下丘脑—垂体—内分泌腺/内分泌细胞—激素的调节轴，通过调节使激素的分泌水平相对稳定。这对于人体内环境和生理功能的相对稳定十分重要。检测人体内激素水平是临床了解机体内环境和相关组织(器官)功能状态的重要方法，对于临床诊断、治疗效果观察和病情判断具有重要意义。

(一)甲状腺激素检查

甲状腺分泌的甲状腺激素，主要包括甲状腺素(thyroxine，T_4)及3，5，3′-三碘甲状腺原氨酸(T_3)两种，T_3由T_4脱碘后生成。T_3含量虽比T_4少，其生物活性却为T_4的5～10倍，故当T_4转为T_3后能更有效地发挥生理作用。血液中的T_3、T_4有两种形式存在，一种是与蛋白质(主要是甲状腺结合球蛋白，TBG)结合，为结合型T_3、T_4；一种是呈游离状态，即游离型T_3(FT_3)、T_4(FT_4)两型可互相转化，游离型与结合型之和为血清总T_3

(TT_3)、总 T_4(TT_4)。结合型 T_3、T_4 不能进入外周组织、垂体及下丘脑，只有转变成 FT_3 及 FT_4 后才能进入细胞内发挥其生理作用，故测定 FT_3、FT_4 比测定 TT_3、TT_4 意义更大。结合型甲状腺激素具有对该激素效应的延长、缓冲和贮存作用。在正常生理情况下，几乎所有的 T_4 都与血中蛋白质结合成结合型，游离型甚少；T_3 则与蛋白质的亲合力较小，主要以游离型为主。

促甲状腺素(TSH)是在下丘脑分泌的促甲状腺素释放激素(TRH)的调节下，由腺垂体分泌的调节甲状腺功能的主要激素。TSH 主要功能是促进甲状腺细胞的增生及甲状腺激素(T_3 与 T_4)的合成和释放。

1. 血清总 T_4(TT_4)和总 T_3(TT_3)

【参考值】

成人：TT_4 为 77~142 nmol/L，TT_3 为 1.4~2.2 nmol/L。

【临床意义】

一般情况下，T_3、T_4 在血清中的含量是平衡的，即甲状腺功能亢进时两者均升高，甲状腺功能减低时两者均降低。但在某些情况下 T_3 与 T_4 可发生分离现象，例如 T_3 型甲状腺功能亢进时仅有 T_3 升高，T_4 可正常。T_3 测定是诊断甲状腺功能亢进症的敏感指标，是诊断 T_3 型甲状腺功能亢进症的特异性检查。

(1) 血清 TT_4：增高见于甲状腺功能亢进症和先天性甲状腺素结合球蛋白增多症；降低见于甲状腺功能减退症、低甲状腺素结合球蛋白血症，服用糖皮质激素、水杨酸、苯妥英钠等药物时血清 TT_4 也降低。

(2) 血清 TT_3：增高见于甲状腺功能亢进症、T_3 型甲状腺功能亢进症和先天性甲状腺素结合球蛋白增多症，诊断灵敏度较 TT_4 高；降低见于低 T_3 综合征。

2. 血清游离 T_4 和游离 T_3　血清 FT_4 和 FT_3 能真实反映甲状腺功能状况，对甲状腺功能紊乱的诊断有重要价值。

【参考值】

成人：FT_4 为 10~23 pmol/L，FT_3 为 5.4~8.8 pmol/L。

【临床意义】

FT_4 降低见于甲状腺功能减退症，应用抗甲状腺激素、肾上腺皮质激素、苯妥英钠、多巴胺等药物，也可见于肾病综合征。FT_3 增高见于甲状腺功能亢进症。FT_4 和 FT_3 是评估甲状腺功能的首选指标。FT_4、FT_3 与 TSH 同时测定，价值更大。TSH 是诊断甲状腺功能亢进症最敏感的指标。

3. 血清反 T_3　人体内有少量 T_4 经内环脱碘生成反 T_3(rT_3)，97%的 rT_3 来自 T_4 脱碘，仅 3%属甲状腺直接分泌。在生理情况下 rT_3 在血中含量甚少，生物活性也很低。但在某些重病或饥饿等情况下，T_4 转为 T_3 受阻而转为 rT_3 的量增多，与 T_3 浓度呈相反方向变化，这是机体为了避免过度代谢消耗，应付紧急时刻出现的一种保护性反应，也是甲状腺激素代谢的自我调控机制。

【参考值】

0.2~0.8 nmol/L。

【临床意义】

(1)甲状腺疾病时测定 rT_3 的意义为：①甲状腺功能力进时 rT_3 升高，诊断符合率为100%，且比 T_3、T_4 灵敏；②抗甲状腺药物治疗时 rT3 下降较 T_3 缓慢，当 rT_3 及 T_4 均低于正常时则表示药物过量；③甲状腺功能减低时 rT_3 浓度降低，对轻型或亚临床型甲状腺功能减低症的诊断准确性优于 T_3、T_4；④甲状腺功能减低症用甲状腺激素替代治疗时，若 rT_3、T_3 正常提示用药量得当，若两者均升高而 T_4 正常或偏高，则提示用药量过大。

(2)非甲状腺疾病，如急性心肌梗死、肝硬化、糖尿病、尿毒症、脑血管病变及胃癌等，rT_3 也可升高，且 T_3/rT_3 比值降低。

(二)肾上腺激素检查

1. 血清皮质醇和尿液游离皮质醇 皮质醇(cortisol)主要由肾上腺皮质的束状带及网状带细胞层所分泌。皮质醇进入血液后大部分与血中的皮质类固醇结合球蛋白(corticosteroid-bindinglobulin，CBG)及白蛋白等结合，游离的皮质醇甚少，只有当血中皮质醇大量增加时才出现游离型皮质醇。血循环中 5%~10%的游离皮质醇(free cortisol，FC)从尿中排出。皮质醇的分泌有昼夜节律性变化，早晨 8 点含量最高，以后逐渐降低，夜间 12 点至次日 2 点最低，一般检测上午 8 时和午夜 2 时的血清皮质醇浓度分别代表峰浓度和谷浓度。因血清皮质醇反映肾上腺皮质激素分泌的情况，尿液皮质醇主要反映血液中有活性的游离皮质醇水平，故临床上常以血清皮质醇和 24 小时尿液游离皮质醇作为筛检肾上腺皮质功能异常的首选指标，也可作为 ACTH、CRH 兴奋试验的观察指标。

【标本采集】

一般在被测者处于正常睡眠规律时进行，于午夜 2 时和上午 8 时分别采血，同时留取 24 小时尿液，及时送检。标本采集必须标注采集时间，因为皮质醇存在显著的昼夜变化。

【参考值】

血清 FC：早晨 8：00—10：00 为 165. 5~441. 6 nmol/L，午夜为 55. 2~165. 6 nmol/L；峰谷比>2；尿液游离皮质醇：55~248 nmol/24 h。

【临床意义】

血清 FC 和 24 小时尿液 FC 增高见于 Cushing 综合征、双侧肾上腺皮质肿瘤、垂体肿瘤、长期应激状态或长期服用糖皮质激素；降低见于 Addison 病、腺垂体功能减退等。

2. 血浆和尿液醛固酮 醛固酮(aldosterone，ALD)是肾上腺皮质球状带细胞分泌的一种盐皮质激素，作用于肾脏远曲小管，具有保钠排钾、调节水电解质平衡的作用。ALD 的浓度有昼夜变化规律，并受体位、饮食及肾素水平的影响。

整体来说，醛固酮为一种增进肾脏对于离子及水分子再吸收作用的一种激素，为肾素—血管紧张素系统的一部分。

【标本采集】

通常采用平衡饮食：每日钠、钾离子摄入量分别为 160 mmol/L、60 mmol/L，5~7 天测定血和尿液的醛固酮水平。静脉采血，同时留取 24 小时尿液。

【参考值】

血浆：普通饮食时，卧位（238.6±104.0）pmol/L，立位（418.9±245.0）pmol/L。尿液：普通饮食时，9.4～35.2 mmol/24 h。

【临床意义】

（1）增高：血浆中醛固酮含量增高可分为原发性和继发性两类，原发性者是由肾上腺皮质增生、腺瘤或肿瘤所引起。继发性醛固酮增多的病因多不在肾上腺，如心力衰竭、肾病综合征或梗阻性肾病及多胎妊娠等；也可见于肝硬化、手术、创伤、高血压、甲状腺功能亢进或长期低钠饮食等。长期服用避孕药也可使 ALD 增高。

（2）降低：见于肾上腺皮质功能减低（如 Addison 病）、高钠饮食及自主神经功能紊乱等；某些产科疾病也可引起醛固酮增多，如流产、妊娠高血压综合征、胎儿宫内死亡、恶性葡萄胎、无脑畸形和妊娠期等。应用普萘洛尔、利血平、甲基多巴、甘草等也可使 ALD 减低。

3. 尿内 17 羟皮质类固醇及 17－酮类固醇　尿内 17－羟皮质类固醇（17－hydroxycorticosteroids，17－OHCS）来源于肾上腺皮质激素及其代谢产物，其含量高低可反映肾上腺皮质功能。尿内 17－酮类固醇（17－ketosteroid，17－KS）在女性几乎全部来自肾上腺皮质，而在成年男性约有 2/3 的 17－KS 来自肾上腺皮质，1/3 来自睾丸，儿童则主要来自肾上腺皮质。尿内 17－KS 含量高低在女性或儿童反映肾上腺皮质功能；在成年男性则反映肾上腺皮质或睾丸的功能状态。所以欲了解肾上腺皮质功能，一般选测尿内 17－OHCS 较 17－KS 意义更大，特别对成年男性。

【标本采集】

尿内 17－OHCS 及 17－KS 测定前 3 天，应停用眠尔通、碘化物、肾上腺皮质激素、睾丸酮、副醛、磺胺类或氯丙嗪等药物，以免影响测定结果。留取 24 h 尿液并事先在容器内加入 10 mL 浓盐酸防腐。留取标本时，要求患者禁食水果、茶、有色蔬菜、以及含有维生素 C 和咖啡因的食物。

【参考值】

17－OHCS：成人男性为 8.33～27.6 μmol/24 h，成年女性为 5.5～22.1 μmol/24 h。

17－KS：男性为 28.5～47.2 μmol/24 h，女性为 20.8～34.7 μmol/24 h。

【临床意义】

（1）17－OHCS：①增高，常见于肾上腺皮质功能亢进（如 Cushing 综合征）及垂体前叶功能亢进等。另外，肾上腺皮质腺癌、双侧肾上腺增生或腺癌时尿内 17－OHCS 常增加。②降低，常见于原发性肾上腺皮质功能减退症、腺垂体功能减退症等，甲状腺功能减退症、肝硬化等 17－OHCS 也可降低。

（2）17－KS：①增高，临床常见于肾上腺皮质功能亢进、肾上腺性变态综合征或睾丸癌、垂体前叶功能亢进及女子多毛症等。②降低，肾上腺皮质功能减低、垂体前叶功能减低、男性性功能减低等尿内 17－KS 降低。肝及肾疾病、严重贫血、糖尿病等慢性消耗性疾病等，也可见于肝硬化、糖尿病等慢性消耗性疾病。

(三)性激素检查

1. 孕酮　孕酮由黄体和卵巢所分泌，是类固醇激素合成的中间代谢产物。其生理作用是使经雌激素作用的、已处于增殖期的子宫内膜继续发育增殖、增厚肥大、松软和分泌黏液，为受精着床做准备。这对维持正常月经周期及正常妊娠有重要的作用。

【标本采集】

于末次月经后或妊娠第3个月起，上午8时静脉采血(黄色或红色管帽真空采血管采血)。

【参考值】

男性：0.2~1.4 ng/mL。

女性：卵泡期为0.2~1.5 ng/mL；排卵期为0.8~3.0 ng/mL；黄体期为1.7~27 ng/mL；停经后为0.1~0.8 ng/mL；怀孕早期为16.4~49 ng/mL；怀孕中期为19.7~52 ng/mL；怀孕晚期为25.3~93 ng/mL。

【临床意义】

孕酮增高见于原发性高血压、卵巢肿瘤多胎妊娠、先天性肾上腺皮质增生等；孕酮降低主要见于黄体功能不全、多囊卵巢综合征、胎儿发育迟缓、死胎、原发性或继发性闭经、无排卵性子宫功能型出血等。

2. 雌二醇(E_2)　E_2是雌激素的主要成分，由睾丸、卵巢和胎盘分泌，或由雌激素转化而来。血浆中70% E_2与清蛋白结合，其余为游离型。E_2随月经周期和年龄而变化，其生理功能是促进女性生殖器官的发育和副性征的出现。男性随年龄增长，E2水平也逐渐增高，E_2对代谢也有明显的影响。

【参考值】

男性：1~10岁为5.00~20.0 pg/mL；成人7.63~42.6 pg/mL。

女性：1~10岁为6.00~27.0 pg/mL；卵泡期为12.5~166 pg/mL；排卵期为85.8~498 pg/mL；黄体期为43.8~211 pg/mL；停经后为5.00~54.7 pg/mL；怀孕早期为215~4300 pg/mL；怀孕中期为810~5760 pg/mL；怀孕晚期为1810~13900 pg/mL。

【临床意义】

(1)E_2增高：常见于女性性早熟、男性女性化、卵巢肿瘤以及性腺母细胞瘤、垂体瘤等，也可见于肝硬化、妊娠期。男性随年龄增长，E_2水平也逐渐增高。

(2)E_2降低：常见于各种原因所致的原发性性腺功能减退，如卵巢发育不全，也可见于下丘脑和垂体病变所致的继发性性腺功能减退等。卵巢切除、青春期延迟、原发性或继发性闭经、绝经、口服避孕药等也可使E_2降低。

3. 睾酮　睾酮是男性最重要的雄激素，脱氢异雄酮和雄烯二酮是女性主要的雄性激素。血浆睾酮浓度反映睾丸的分泌功能，血液循环中具有活性的游离睾酮仅为2%。睾酮分泌具有昼夜节律性变化，上午8时为分泌高峰，因此测定上午8时的睾酮浓度对评价男性睾丸分泌功能具有重要价值。

【参考值】

<1岁：0.12~0.21 ng/mL；1~6岁：0.03~0.32 ng/mL；7~12岁：0.03~0.68 ng/mL；

13~17 岁：0.28~1.11 ng/mL；成年女性：0.06~0.82 ng/mL；成年男性：2.8~8.0 ng/mL。

【临床意义】

(1) 睾酮增高：主要见于睾丸间质细胞瘤、男性性早熟、先天性肾上腺皮质增生症、肾上腺皮质功能亢进症、多囊卵巢综合征等，也可见于女性肥胖症、中晚期妊娠及应用雄激素等。

(2) 睾酮降低：主要见于 Klinefelter 综合征（原发性小睾丸症）、睾丸不发育症、Kallmann 综合征（嗅神经-性发育不全综合征）、男性 Turner 综合征等，也可见于睾丸炎症、肿瘤、外伤、放射性损伤等。

4. 人类绒毛膜促性腺激素（human chorionic gonadotropin，HCG）　成熟女性因受精的卵子移动到子宫腔内着床后，形成胚胎，在发育成长为胎儿过程中，胎盘合体滋养层细胞产生大量的 HCG，可通过孕妇血液循环而排泄到尿中。当妊娠 1~2.5 周时，血清和尿中的 HCG 水平即可迅速升高，第 8 周孕期达到高峰，至孕期第 4 个月始降至中等水平，至妊娠 20 周时降至较低水平，并一直维持到妊娠末期。产后血清 HCG 以半衰期 24~36 小时的速度下降，2 周左右可降至测不出 HCG。

【参考值】

女性：非怀孕期 HCG≤4 mIU/mL；孕 4 周为 0.04~4.48 mIU/mL；孕 5 周为 0.27~28.7 mIU/mL；孕 6 周为 3.70~84.9 mIU/mL；孕 7 周为 9.70~120 mIU/mL；孕 8 周为 31.1~184 mIU/mL；孕 9 周为 61.2~152 mIU/mL；孕 10 周为 22.0~143 mIU/mL；孕 14 周为 14.3~75.8 mIU/mL；孕 15 周为 12.3~60.3 mIU/mL；孕 16 周为 8.8~54.5 mIU/mL；孕 17 周为 8.1~51.3 mIU/mL；孕 18 周为 3.9~49.4 mIU/mL；孕 19 周为 3.6~56.6 mIU/mL；更年期后 HCG≤10 mIU/mL。

男性：HCG≤3 mIU/mL。

【临床意义】

用于妊娠早期诊断，于月经期过后 2~3 天即可测出。妊娠前 3 个月测定 HCG 特别重要，此期间 HCG 升高提示绒毛膜癌、葡萄胎或多胎妊娠。HCG 含量升高还可见于生殖细胞、卵巢、膀胱、胰腺、胃、肺和肝脏等肿瘤患者。HCG 含量降低提示流产、宫外孕、妊毒症或死胎。

（四）下丘脑—垂体激素检查

1. 促甲状腺激素（thyroid-stimulating hormone，TSH）　TSH 为腺垂体合成分泌的糖蛋白，由 α、β 两个亚基组成，β 亚基为功能亚基，α 亚基与绒毛膜促性腺激素（HCG）、黄体生成素（LH）、卵胞刺激素（FSH）同源。在反映甲状腺功能紊乱方面，血清 TSH 较甲状腺激素更为敏感。目前国际上推荐以血清 TSH 作为甲状腺功能紊乱的首选筛查指标。

【参考值】

成人：TSH 为 0.4~5.0 mIU/L。

【临床意义】

因甲状腺病变所致的原发性甲状腺功能亢进，T_4 和 T_3 增高，TSH 降低；因下丘脑或垂体病变所致的继发性甲状腺功能亢进 T_4 和 T_3 增高，TSH 也增高；原发性甲状腺功能

减退 T_4 和 T_3 降低，TSH 增高；继发性甲状腺功能减退 T_4 和 T_3 降低，TSH 也降低；长期服用含碘药物、居住在缺碘地区或 Addison 病，血清 TSH 增高。

2. 促肾上腺皮质激素（adrenocorticotropic hormone，ACTH） ACTH 是腺垂体分泌的多肽激素，与皮质醇具有相同的生理昼夜变化。在皮质功能紊乱时，ACTH 和皮质醇的昼夜变化分泌节律消失。

【标本采集】

肝素抗凝血浆，绿色管帽真空采血管采血，于上午 8：00—9：00 或午夜抽取，及时送检。标本采集必须按标准采集时间，因为 ACTH 存在显著的昼夜变化。

【参考值】

早晨 8：00—9：00 时：1. 1~13. 3 pmol/L。午夜：<2. 2 pmol/L。

【临床意义】

ACTH 检测可用于皮质醇增多症、肾上腺皮质功能减退的诊断，以及疑有异位 ACTH 分泌的鉴别诊断。午夜血浆 ACTH 增高见于下丘脑—垂体性皮质醇增多症；早晨血浆 ACTH 降低见于下丘脑—垂体性皮质醇减退症、原发性皮质醇增多症，两者均存在昼夜节律消失的情况。

3. 生长激素（growth hormone，GH） GH 由腺垂体分泌，其生理功能是刺激长骨和各种软组织生长，促进蛋白质合成、糖异生、脂肪分解和钙磷吸收。GH 分泌受下丘脑生长激素释放激素（growth hormone releasing hormone，GHRH）和生长激素释放抑制激素（growth hormone-release inhibitory hormone，GHIH）的控制。由于 GH 分泌具有脉冲式节律，白天在餐后 3 小时分泌，夜间熟睡后 1 小时多次脉冲式分泌。因而宜在午夜采血测定 GH，且单项测定意义有限，应同时进行动态检测。

【参考值】

婴幼儿：15~40 μg/L；4 岁以上儿童及成人：0~5 μg/L。

【临床意义】

（1）GH 增高：最常见于垂体肿瘤所致的巨人症或肢端肥大症，也可见于异源性 GHRH 或 GH 综合征，外科手术、灼伤、低血糖症、糖尿病、肾功能不全等，GH 也可增高。摄入胰岛素、左旋多巴、烟酸可使 GH 升高。

（2）GH 降低：主要见于垂体性侏儒症、垂体功能减退症、遗传性 GH 缺乏症、继发性 GH 缺乏症等。高血糖、皮质醇增多症、应用肾上腺糖皮质激素也可使 GH 降低。

4. 催乳素（prolactin，PRL） 也称泌乳素，由腺垂体呈脉冲式分泌，腺垂体分泌 PRL 主要受下丘脑催乳素抑制激素的调节，具有昼夜节律变化。PRL 的主要生理功能是促进乳腺发育和泌乳，也可促进性腺的发育。

【参考值】

男性：<20 μg/L；非妊娠及哺乳期女性：<40 μg/L。

【临床意义】

孕妇血液中 PRL 的水平随孕期升高，可>400 μg/L，哺乳期血液中 PRL 也升高；非妊娠及哺乳期女性血浆 PRL>300 μg/L 时，可诊断为催乳素瘤；当 PRL 介于 100~300 μg/L 之间时，应进行催乳素瘤与功能性高催乳素血症的鉴别。

第六节　临床常用免疫学检查

预习案例

患者，女，60岁。3年前无明显诱因反复出现双手指关节肿痛，尤以晨起或午休后明显，活动后可缓解。体查：双手近端指间关节呈梭形，伴肿胀；局部皮肤红肿热痛。实验室检查显示：血沉65 mm/h，RF(+)。

思考

该患者的实验室检查结果提示什么？

临床免疫学是将基础免疫学与临床医学相结合的边缘学科，主要应用免疫学理论和技术研究疾病的病因、发病机制、诊断及治疗。临床免疫学检查常用于感染性疾病、自身免疫性疾病、变态反应性疾病、免疫缺陷病和肿瘤等疾病的诊断及疗效观察，主要包括免疫球蛋白测定、血清补体测定、感染性疾病的免疫学检查、自身免疫性疾病的实验室检查等。

一、免疫球蛋白检查

免疫球蛋白(immunoglobulin，Ig)是一组具有抗体活性的蛋白质，存在于机体的血液、体液、外分泌液及某些细胞(如淋巴细胞)的膜上。应用免疫电泳和超速离心法可将免疫球蛋白分为5类，即IgG、IgA、IgM、IgD和IgE。IgG在血清和细胞外液中含量最高，是再次免疫应答产生的主要抗体，是抗感染的主力军。IgM是初次免疫应答最早出现的抗体，用于感染的早期诊断。sIgA是外分泌液中的主要抗体类别，婴儿可从母亲初乳中获得sIgA，为重要的自然被动免疫。IgE的主要生物学作用有诱发I型超敏反应、抗寄生虫。

(一)IgG、IgA、IgM、IgD测定

【参考值】

IgG 5.65~17.65 g/L；IgA 0.4~3.5 g/L；IgM 0.5~3.0 g/L；IgD 0.001~0.004 g/L。

【临床意义】

(1)高免疫球蛋白血症：多细胞株蛋白血症可见于慢性感染、肝脏疾病、自身免疫病、恶性肿瘤等。单细胞株蛋白血症主要见于浆细胞恶性病变，包括各类Ig多发性骨髓瘤、原发性巨球蛋白血症和浆细胞瘤。

1)IgG增高：常见于各种感染性疾病的晚期和自身免疫性疾病，如慢性活动性肝炎、传染性单核细胞增多症、结核病、全身念珠菌感染、系统性红斑狼疮、类风湿关节炎等。

2)IgA增高：主要见于黏膜炎症和皮肤病变，如溃疡性结肠炎、酒精性肝炎、曲菌

病、过敏性紫癜、皮肌炎等。

3）IgM 增高：多见于毒血症和感染性疾病的早期，如原发性胆汁性肝硬化和急性肝炎的发病初期、传染性单核细胞增多症、曲菌病、类风湿关节炎等。

4）IgD 增高：主要见于 IgD 型骨髓瘤、慢性骨髓炎、皮肤感染、流行性出血热等。

（2）低免疫球蛋白血症：见于各种先天性和获得性体液免疫缺陷病，长期应用免疫抑制药的患者。

（二）IgE 测定

IgE 主要由鼻咽部、扁桃体、支气管、胃肠道等黏膜固有层的浆细胞分泌，血清含量低，仅为血清中总免疫球蛋白的 0.002%，能与肥大细胞、嗜碱性粒细胞膜结合，在Ⅰ型变态反应性疾病的发病中具有重要作用。

【参考值】

0.1~0.9 mg/L。

【临床意义】

（1）IgE 增高：见于过敏性支气管炎、异位性皮炎、过敏性鼻炎、荨麻疹、IgE 型骨髓瘤、寄生虫感染、系统性红斑狼疮、类风湿关节炎等疾病。另外，检测血清总 IgE 水平是针对各种变应原 IgE 的总和，作为过敏反应性疾病的初筛试验，不能说明对何种物质过敏，但在鉴别过敏与非过敏方面有一定价值。特异性 IgE 检测是针对某一种变应原的 IgE 测定，有助于寻找和确定变应原。

（2）IgE 降低：见于先天性或获得性免疫缺陷综合征、恶性肿瘤或长期使用免疫抑制药的患者等。

二、血清补体检查

补体（complement，C）是新鲜血清中正常蛋白质的一部分，它由 9 种成分（C1~C9）组成，而补体第一成分又含 3 个亚单位（C1q、C1r、C1s），共 11 种蛋白质成分连同其衍生物等 20 多种蛋白质组分。补体和其他体液因子或免疫细胞共同完成机体免疫反应。补体具有溶解靶细胞、促进吞噬、参与炎症反应等功能，还在免疫调节、清除免疫复合物、稳定机体内环境、参与变态反应及自身免疫性疾病等方面起重要作用。血清中补体活性或其单一补体成分含量变化，对诊断和疗效观察都有一定的临床意义。

（一）总补体溶血活性测定

总补体溶血活性（complement hemolysis，CH）反映的主要是补体 9 种成分的综合水平，一般以 50%的溶血率（CH_{50}）作为判别点。

【标本采集】

用黄色或红色管帽真空采血管采血，必须及时检测新鲜的血液标本，若标本于室温放 2 小时以上则补体活性明显下降，采集时应防止标本溶血。

【参考值】

50000~100000 U/L。

【临床意义】

(1) CH_{50} 活性增高：常见于各种急性期反应，如急性炎症(风湿热急性期、结节性动脉炎、皮肌炎、伤寒、麻疹、肺炎、急性心肌梗死等)、急性组织损伤、恶性肿瘤等。

(2) CH_{50} 活性降低：可由先天性因素和后天性因素引起。先天性补体缺乏症较少见，可由补体基因缺损或突变引起，主要导致补体成分或调解成分缺陷；后天性因素主要由消耗过多、合成减少等因素引起，见于急性肾小球肾炎、系统性红斑狼疮、严重烧伤、冷球蛋白血症、严重感染、肝硬化等。

(二) 血清补体 C3 测定

血清补体 C3 是血清中含量最高的补体成分，分子量为 195000，主要由吞噬细胞和肝脏合成。

【参考值】

免疫比浊法：0.85~1.70 g/L。

【临床意义】

(1) 血清 C3 增高：C3 作为一种急性时相反应蛋白，在急性炎症或传染病早期、急性组织损伤、恶性肿瘤、移植物排斥反应时增高。

(2) 血清 C3 降低：①补体合成能力降低，如慢性肝炎、肝硬化、肝坏死。②补体消耗或丢失过多，如活动性红斑狼疮活动期、急性肾小球肾炎急性期、冷球蛋白血症、严重类风湿关节炎、严重烧伤等。③补体合成原料不足，如儿童营养不良性疾病。④先天性补体缺乏，如遗传性 C3 缺乏症。

(三) 血清补体 C4 测定

补体 C4 由吞噬细胞和肝脏合成，相对分子量为 210000，C4 是补体经典激活途径的一个重要组分，其临床意义与 C3 基本相似。

【参考值】

免疫比浊法：0.22~0.34 g/L。

【临床意义】

与 C3 相似。C4 降低还见于多发性骨髓瘤、IgA 肾病、遗传性血管性水肿、遗传性 C4 缺乏等。

三、感染免疫检测

感染是病原体与人体在一定条件下相互作用的病理过程，感染的病原体包括各种细菌、病毒、寄生虫、真菌、支原体、衣原体、螺旋体等。病原体感染后，机体免疫系统活化，产生针对病原体抗原的特异性抗体，感染初期产生的抗体主要为 IgM，后期以 IgG 为主。特异性抗体的产生是病原体感染免疫学诊断的重要依据，但一部分血清学试验所用的抗原为病原体的共同抗原，其阳性结果为非特异性。感染性疾病的实验室检查主要包括病原体的检查和血清学试验，本部分介绍病原体感染的血清学试验。

(一)甲型肝炎病毒标志物检测

甲型肝炎病毒(hepatitis A virus, HAV)是一种 RNA 病毒，属微小核糖核酸病毒科，主要通过粪—口途径传播，HAV 经口进入体内后，经肠道进入血流，引起病毒血症，约过一周后到达肝脏，在体内 HAV 主要在肝细胞内进行复制，通过胆汁从粪便排出。HAV 感染后，机体在急性期和恢复早期出现抗-HAVIgM 抗体，在恢复后期出现抗-HAVIgG，可维持终身，对 HAV 的再感染有免疫防御能力。目前主要通过 ELISA 法检测抗-HAVIgM 和抗-HAVIgG 两种血清标志物。

【参考值】

阴性。

【临床意义】

抗-HAVIgM 阳性是甲型肝炎病毒急性感染早期诊断的主要标志物，可作为临床确诊依据；抗-HAVIgG 阳性表示曾感染过 HAV，主要用于甲型肝炎的流行病学调查。

(二)乙型肝炎病毒标志物检测

乙型肝炎病毒(hepatitis B virus, HBV)是一种 DNA 病毒，属嗜肝 DNA 病毒科，是直径为 42 nm 的球形颗粒，又名 Dane 颗粒，有外壳和核心两部分。外壳厚度为 7~8 nm，有表面抗原(HBsAg)，核心直径为 27 nm，含有部分双链，部分单链的环状 DNA，DNA 聚合酶，核心抗原(HBcAg)及 e 抗原(HBeAg)。

HBV 主要经血液传播，机体感染 HBV 后产生相应的 3 种不同的抗原抗体系统，即 HBsAg 和抗-HBs、HBeAg 和抗-HBe、HBcAg 和抗-HBc，这些血清学标志物可通过 ELISA 法、化学发光等方法检测。血液中的 HBV-DNA 的存在是 HBV 感染最直接、最灵敏和最特异的检测指标。常用聚合酶链反应(PCR)、荧光定量 PCR 等方法进行检测。

【参考值】

均为阴性。

【临床意义】

(1)HBsAg：感染 HBV 后 1~2 个月在血清中出现，可维持数周、数月至数年，也可能长期存在。HBsAg 本身不具有传染性，但因其常与 HBV 同时存在，常被用来作为传染性的标志之一。HBsAg 阳性见于：①乙型肝炎潜伏期和急性期；②慢性乙型肝炎、肝硬化、肝癌；③慢性 HBsAg 携带者。

(2)抗-HBs：是针对 HBsAg 产生的中和抗体，它是一种保护性抗体，一般于 HBsAg 转阴后出现，可持续多年，其滴度与保护作用相平行。抗-HBs 阳性见于：①既往曾感染 HBV，现已有一定的免疫力；②接种乙肝疫苗后，一般只出现抗-HBs 单项阳性；③被动性获得抗-HBs，如接受免疫球蛋白或输血治疗的患者。

(3)HBeAg：由感染的肝细胞分泌入血，在血液中可游离存在，HBeAg 阳性见于 HBsAg 阳性的患者，是病毒复制、传染性强的指标，HBeAg 持续阳性的乙型肝炎易转变为慢性肝炎。

(4)抗-HBe：是 HBeAg 的对应抗体，但不是中和抗体，出现于急性感染的恢复期，持续时间较长，抗-HBe 和 HBeAg 一般不会同时阳性。抗-HBe 阳性见于：①HBeAg 转阴的急性乙型肝炎患者，提示病毒复制减少、传染性降低。②部分慢性乙型肝炎、肝硬化、肝癌患者。

(5) HBcAg 和抗-HBc：HBcAg 主要存在于受感染的肝细胞核内，不游离于血清中，检测较麻烦。因此临床上不作为常规检查。抗-HBc 是 HBcAg 的对应抗体，为反映肝细胞受到 HBV 侵害的指标，主要包括 IgM 和 IgG 型，可检测总抗-HBc，也可分别检测抗-HBc IgM、抗-HBc IgG。抗-HBc IgM 是感染 HBV 后血液中最早出现的特异性抗体，急性期滴度高，是诊断急性乙型肝炎和判断病毒复制、传染性强的重要指标。阳性还见于慢性活动性肝炎，抗-HBc IgG 高滴度表明患者正在感染，低滴度表示既往感染过 HBV，在体内持续时间长，具有流行病学意义。

(6) HBV-DNA 定性或定量：HBV-DNA 阳性是急性乙型肝炎病毒感染可靠的诊断指标，还用于乙型肝炎抗病毒药物治疗效果评价、献血员筛检、监测血液制品的传染性、乙型肝炎疫苗的安全性等。

(三) 丙型肝炎病毒标志物检测

丙型肝炎病毒(hepatitis C virus，HCV)是一种缺陷的嗜肝单链 RNA 病毒，需要 HBV 的辅助才能进行复制，因此 HDV 和 HBV 同时或重叠感染。HCV 主要通过血液传播，是引起输血后肝炎的病原体之一。丙型肝炎病毒易发生变异，病情较乙型肝炎轻，但更易转为慢性，主要的实验室检查指标有抗-HCVIgM、抗-HCVIgG 和 HCV-RNA 测定。

1. 丙型肝炎病毒抗体

【参考值】

阴性。

【临床意义】

(1) 抗-HCV：为非保护性抗体，阳性是诊断 HCV 感染的重要依据。

(2) 抗-HCVIgM：阳性见于急性 HCV 感染，为诊断丙型肝炎的早期敏感指标。

(3) 抗-HCVIgG：出现晚于抗-HCVIgM，阳性表明体内有 HCV 感染，但不能作为 HCV 感染的早期诊断指标；阴性不能完全排除 HCV 感染。

2. 丙型肝炎病毒 RNA 定性和定量

【标本采集】

静脉血液，置于经 RNA 酶灭活的无菌试管内送检，严重溶血标本可影响检验结果。

【参考值】

阴性。

【临床意义】

(1) HCV-RNA：定性阳性提示 HCV 复制活跃，传染性强。

(2) HCV-RNA：定量可连续观察 HCV-RNA 的动态变化，对判断病情、预测并监测药物治疗效果及血液制品的安全性有重要意义。

（四）人获得性免疫缺陷病毒感染检测

人类免疫缺陷病毒（human immunodeficiency virus，HIV），也称为艾滋病病毒，为单链 RNA 病毒，主要攻击和破坏辅助性 T 细胞（Th），机体的 Th 细胞减少，Th/Ts 倒置，细胞的免疫功能缺损，呈免疫抑制状态，从而发生各种条件致病性感染及肿瘤等。HIV 主要通过性接触、血液和母婴垂直传播。在存活的 HIV 感染者中 15～49 岁人群占 80% 以上，15 岁人群占 HIV 感染者一半以上。男性同性恋者、多个性伴侣者、静脉药瘾者和血制品使用者为本病的高危人群。

HIV 感染的实验室检查主要包括抗-HIV 抗体检测、病毒培养、核酸检测和抗原检测。其中抗-HIV 抗体检测为最常规使用的方法，不但因为这类检测的特异性、敏感性较高，方法相对简便、成熟，还因为 HIV 抗体在病毒感染后除早期短暂的窗口期处于整个生命期间长期稳定的存在并可被检测到。

HIV 抗体一般在人感染后几周逐渐出现，可延续终生，血清学检查分为初筛试验和确认试验，初筛试验敏感性很高，初筛阳性的标本再用特异性强的方法进行确认。最常用的初筛试验是酶联免疫吸附试验（ELISA），确认试验常用免疫印迹试验（western blot，WB）。

【标本采集】静脉血液，RNA 检测标本需置于经 RNA 酶灭活的无菌试管内送检。

【参考值】

阴性。

【临床意义】

HIV 抗体主要用于 HIV 感染的诊断，初筛试验第 1 次阳性必须用不同试剂做第 2 次试验，以免出现假阳性。免疫印迹试验阳性可确诊 HIV 感染。

（五）TORCH 血清学检查

“TORCH”是指一组引起宫内感染的病原微生物英文名称缩写，T 即弓形虫（toxoplasma）；O 即其他微生物（others），包括乙肝病毒、柯萨奇病毒、梅毒螺旋体等；R 即风疹病毒（rubella virus）；C 即巨细胞病毒（cytomegalovirus）；H 即单纯疱疹病毒（herpes simplex virus）。

1. 风疹病毒抗体　风疹病毒（rubella virus）属披膜病毒科风疹病毒属，孕妇若在怀孕 1～6 周时发生风疹病毒感染，约 50%可致流产或死胎；若胎儿存活出生，则可能发生先天性风疹综合征，表现为先天性白内障、神经性耳聋、先天性心脏病、小头畸形和智力障碍等。

【参考值】

风疹病毒抗体 IgM 及 IgG 均阴性。

【临床意义】

风疹病毒 IgM 抗体阳性提示有近期感染，应做产科咨询以决定是否采取治疗性流产或继续妊娠；风疹病毒 IgG 抗体阳性表示已感染风疹病毒，具有免疫力。

2. 巨细胞病毒抗体　人巨细胞病毒（cytomegalovirus，CMV）属人类疱疹病毒科，

CMV 围产期感染是导致胎儿畸形的主要原因之一，还可引起早产、胎儿宫内发育迟缓等。

【参考值】

巨细胞病毒抗体 IgM 及 IgG 为阴性。

【临床意义】

抗-CMV 测定，双份血清抗体水平呈 4 倍或 4 倍以上增长时，有诊断意义。特异性抗-CMV IgM 阳性为 CMV 近期感染的指标。

3. 弓形虫抗体 弓形虫病是一种人畜共患的寄生原虫病，猫和其他猫科动物是弓形虫的终末宿主。妊娠期初次感染者，弓形虫可通过胎盘感染胎儿；孕早期感染者可引起流产、死胎、胚胎发育障碍；妊娠中、晚期感染者可引起宫内胎儿生长迟缓和中枢神经系统损害、眼睛损害及内脏损害，严重威胁胎儿健康。

【参考值】

弓形虫抗体 IgM 及 IgG 均阴性。

【临床意义】

IgM 抗体阳性提示现症感染，IgG 抗体阳性一般提示既往感染。

4. 单纯疱疹病毒抗体 单纯疱疹病毒(herpes simplex virus, HSV)是一种双链 DNA 病毒，要引起疱疹性口腔炎、疱疹性角膜结膜炎、疱疹性脑膜炎、新生儿疱疹等。孕早期感染 HSV 可致流产；孕中、晚期感染 HSV 可引起胎儿和新生儿发病。

【参考值】

单纯疱疹病毒抗体 IgM 及 IgG 均阴性。

【临床意义】

单纯疱疹病毒抗体 IgM 阳性提示近期感染，单纯疱疹病毒抗体 IgG 阳性多为既往感染。

四、自身免疫检测

自身免疫性疾病(autoimmune disease, AID)或免疫性疾病是指由于某些原因造成免疫系统对自身成分的免疫耐受减低或破坏，致使自身抗体和(或)致敏淋巴细胞损伤含有相应自身抗原的组织器官而引起的疾病，表现为相应组织器官的功能障碍。自身抗体是诊断自身免疫性疾病的重要指标，但有些自身抗体缺乏疾病诊断的特异性和敏感性，在选择和应用自身抗体检查时应予以注意。对于自身免疫性疾病患者，应同时做抗核抗体和器官特异性自身抗体检测，自身抗体阳性者，应继续做滴度或定量检测，有助于对疾病进程和疗效进行观察。

(一)类风湿因子检测

类风湿因子(rheumatoid factor, RF)是一种自身抗体，主要存在于类风湿关节炎患者的血清和关节液中，它是一种抗变性 IgG 的抗体。主要为 IgM 型，也可见 IgG、IgA、IgD 型和 IgE 型。临床上主要测定 IgM 型类风湿因子，测定方法有乳胶凝集法、酶联免疫吸附法以及免疫比浊法，以免疫比浊法最常用。

【参考值】

免疫比浊法：<20 U/mL。

【临床意义】

RF 阳性主要见于类风湿关节炎，约 90%类风湿关节炎患者 RF 为阳性，其中尤以病变广泛、病情严重、病程长、活动期及有关节外病变者的阳性率高。临床上动态观察滴度多少，可作为病变活动及药物治疗后疗效的评价。其他结缔组织性疾病，如系统性红斑狼疮的 RF 阳性率约为 60%，硬皮病、多发性肌炎等也可检出 RF，但滴度较低。此外，正常人尤其是老年人阳性率也可达 5%～10%。

(二)抗核抗体检测

抗核抗体(antinuclear antibody，ANA)是以细胞的核成分为靶抗原的自身抗体的总称，抗核抗体主要存在于血清中，也可存在于滑膜液、胸腔积液和尿液等其他体液中。

1. 抗核抗体　通过间接荧光抗体试验可以检出。

【参考值】

<1∶40(因所用试剂不同，参考值可有较大差异)。

【临床意义】

现已证实抗核抗体对很多自身免疫性疾病有诊断价值，抗核抗体阳性(高滴度)提示有自身免疫性疾病的可能性，抗核抗体的检测对风湿性疾病的诊断和鉴别具有重要意义。

2. 抗脱氧核糖核酸抗体　抗脱氧核糖核酸抗体(anti-DNA antigody，抗 DNA)分为两大类：①抗天然 DNA 抗体(nDNA)或称抗双链 DNA(dsDNA)抗体；②抗变性 DNA 抗体，或称抗单链 DNA(ssDNA)抗体。

【参考值】

<1∶10(所用试剂不同，参考值有较大差异)

【临床意义】

抗 dsDNA 抗体阳性见于活动期系统性红斑狼疮(SLE)，阳性率为 70%～90%。本试验特异性较高，达 95%，但敏感性较低。抗 ssDNA 抗体可见于多种疾病，特异性较差。

3. 抗 ENA 抗体　抗 ENA 抗体是针对核内可提取性核抗原(extractahle nuclear antigen，ENA)的一种自身抗体，其共同特点是不含组蛋白，均能溶解于 0.9%氯化钠溶液和磷酸盐缓冲液。主要包括 Sm(Smith)、干燥综合征 A 抗原(sjogren's syndrome A，SS-A)、干燥综合征 B 抗原(sjogren's syndrome B，SS-B)、硬化病-70(scleroderma-70，Scl-70)、Jo-1(John-1)、多发性肌炎-1(polymyositis-1，PM-1)等。

【参考值】

阴性。

【临床意义】

(1)抗 Sm 抗体：抗 Sm 抗体阳性对 SLE 诊断有高度的特异性，达 99%，属于 SLE 血清标志性抗体之一，但阳性率较低，平均为 20%，若与抗 dsDNA 抗体同时检测，可提高 SLE 的诊断率。

（2）抗 SS-A 抗体和抗 SS-B 抗体：抗 SS-A 抗体主要见于干燥综合征，也可见于其他自身免疫性疾病，如 SLE，13%的 SLE 患者及 30%的干燥综合征患者有抗 SS-B 抗体。

（3）抗 Scl-70 抗体：见于 25%～75%的进行性系统性硬化症（播散性）的患者。

（4）抗 Jo-1 抗体：主要见于多发性肌炎或皮肌炎的患者。

（三）抗组织细胞抗体检测

1. 血清抗线粒体抗体　抗线粒体抗体（antimitochondrial antibody，AMA）是一组以线粒体内膜和外膜蛋白为靶抗原，具有非器官特异性和非种属特异性特点的自身抗体。

【参考值】

阴性。

【临床意义】

AMA 阳性主要见于肝脏疾病，如原发性胆汁性肝硬化。而胆总管阻塞性肝硬化、肝外胆管阻塞和继发性胆汁性肝硬化时，AMA 为阴性。

2. 血清抗中性粒细胞胞质抗体　抗中性粒细胞胞质抗体（anti-neutrophil cytoplasmic antibody，ANCA）是一组针对中性粒细胞许多胞质抗原所产生的自身抗体，其靶抗原为中性粒细胞胞质中的颗粒蛋白酶，如蛋白酶 3、髓过氧化物酶、人白细胞弹性蛋白酶、乳铁蛋白、组织蛋白酶 G 等。

【参考值】

阴性。

【临床意义】

ANCA 与临床多种小血管炎性疾病的发生密切相关。ANCA 阳性见于韦格纳肉芽肿（Wegener's granulomatosis）、显微镜下多血管炎、变应性肉芽肿性血管炎，统称为 ANCA 相关性血管炎。

3. 抗甲状腺球蛋白抗体　甲状腺球蛋白是由甲状腺滤泡细胞合成的一种糖蛋白，抗甲状腺球蛋白抗体（anti-thyroid globulin antibody，TGAb）是自身抗体之一。

【参考值】

TGAb<60 IU/mL（不同方法参考值差异较大）。

【临床意义】

血清 TGAb 升高多见于甲状腺功能亢进症、桥本甲状腺炎等。

4. 抗甲状腺过氧化物酶抗体　抗甲状腺过氧化物酶抗体（anti-thyroid peroxidase antibody，TPOAb）的靶抗原为甲状腺过氧化酶，是甲状腺自身抗体之一。

【参考值】

TPOAb<60 IU/mL（不同方法参考值差异较大）。

【临床意义】

血清 TPOAb 升高多见于甲状腺功能亢进症、桥本甲状腺炎及甲状腺肿瘤、单纯性甲状腺肿、亚急性甲状腺炎等。

五、肿瘤标志物检测

肿瘤标志物(tumor marker)是指在恶性肿瘤的发生和增殖过程中，由肿瘤细胞的基因表达而合成分泌的或是由机体对肿瘤细胞反应而异常产生和(或)升高的，反映肿瘤存在和生长、监测肿瘤对治疗反应的一类物质。可存在于细胞胞质、细胞核中或细胞表面，也可见于血液、组织或体液中。检测血液或其他体液中的肿瘤标志物(体液肿瘤标志物)以及细胞内或细胞表面的肿瘤标志物(细胞肿瘤标志物)，根据浓度可能对肿瘤的存在、发病过程和预后作出判断。

(一)血清甲胎蛋白测定

甲胎蛋白(alpha-fetoprotein，AFP)是在胎儿发育早期由肝脏和卵黄囊合成的一种血清糖蛋白。AFP存在于胎儿血清中，其浓度以胎龄4~5个月的胎儿血清含量最高，且随胎龄增长而逐渐下降，出生后AFP的合成很快受到抑制，6个月至1岁时，血中AFP逐渐降至正常成人水平。当肝细胞或生殖腺胚胎组织发生恶性病变时，有关基因重新被激活，使原来已丧失合成AFP能力的细胞又重新具有合成能力，导致血中AFP含量明显增高。

【参考值】

AFP<20 μg/L(不同方法参考值不同)。

【临床意义】

(1)AFP是诊断原发性肝细胞癌较敏感和特异的肿瘤标志物，AFP>300 μg/L有诊断意义。

(2)AFP是肝癌治疗效果和预后判断的一项敏感指标。AFP在一定程度上反映肿瘤的大小，其动态变化与病情有一定的关系。

(3)其他肿瘤，如睾丸癌、卵巢癌、畸胎瘤、胃癌、胰腺癌等AFP也可升高。

(4)病毒性肝炎及肝硬化患者血AFP有不同程度升高，但其水平常<300 μg/L。

(5)女性妊娠3个月后，血清AFP开始升高，分娩后3周恢复正常。

(二)血清癌胚抗原测定

癌胚抗原(carcinoembryonic antigen，CEA)是一种多糖蛋白复合物，胚胎期主要在胃肠道、肝脏和胰腺等器官，出生后含量很低。细胞发生恶性变时，肿瘤细胞合成CEA异常，血清CEA浓度增高。

【参考值】

血清CEA<5 μg/L(不同方法参考值不同)。

【临床意义】

CEA是一种广谱肿瘤标志物，不能作为诊断某种恶性肿瘤的特异性指标，但在恶性肿瘤的鉴别诊断、病情监测、疗效评价等方面有重要临床价值。①用于消化系统恶性肿瘤的诊断：CEA是一种重要的非器官特异性肿瘤相关抗原，分泌CEA的肿瘤大多位于空腔脏器，如胃肠道、呼吸道、泌尿道等，故结肠癌、直肠癌、肺癌、胃癌、乳腺癌、胰腺癌、卵巢癌及子宫癌等 CEA 增高。②用于指导肿瘤的治疗与随访，CEA 含量与肿瘤大小、有无转移存在一定关系，对肿瘤患者血液或其他体液中 CEA 浓度进行连续观察，能为病情判断、预后及疗效观察提供重要的依据。一般情况下，病情好转时血清 CEA 浓度下降；病情恶化时 CEA 浓度升高。③其他疾病，如肝硬化、肺部疾病、直肠息肉、肠胃炎症等 CEA 可轻度升高。值得注意的是，吸烟、妊娠期和心血管疾病、糖尿病、非特异性结肠炎等疾病，15%~53%的患者血清 CEA 也会升高。因此，CEA 不是恶性肿瘤的特异性标志，诊断上只有辅助价值。

（三）血清糖类抗原 125 测定

糖类抗原 125（carbohydrate antigen 125，CA125）是人体常见激素类型，也是很重要的卵巢癌相关抗原，存在于上皮性卵巢癌组织和患者的血清中，主要用于辅助诊断恶性浆液性卵巢癌、上皮性卵巢癌。

【参考值】

CA125<35 U/mL（不同方法参考值不同）。

【临床意义】

CA125 是上皮性卵巢癌和子宫内膜癌的首选标志物，90%患者血清 CA125 与上皮性卵巢癌病程进展相关，故多用于卵巢癌的早期诊断、疗效观察、预后判断、复发及转移的监测和疗效评估。其他疾病，如乳腺癌、胰腺癌、胃癌、肺癌、结肠癌、直肠癌、子宫内膜异位症、盆腔炎、卵巢囊肿、肝炎、肝硬化等，CA125 也可升高。

（四）血清糖类等其他抗原的测定

1. 血清糖类抗原 15-3（carbohydrate antigen 15-3，CA15-3） CA15-3 是一种糖蛋白，来源于乳汁脂肪酸和乳腺细胞癌细胞，是一种与乳腺癌等恶性肿瘤相关的抗原，对乳腺癌的诊断和术后随访监测有一定的价值。

【参考值】

CA15-3<25 U/mL（不同方法参考值不同）。

【临床意义】

CA15-3 是乳腺癌最重要的标志物，30%~50%乳腺癌患者的 CA15-3 明显升高，其含量的变化与治疗效果相关。肺癌、胃肠癌、子宫内膜癌、卵巢癌、宫颈癌等患者血清 CA15-3 也升高，少数良性乳腺疾病、肝硬化患者也可轻度升高，应予以鉴别。

2. 血清糖类抗原 19-9（carbohydrate antigen 19-9，CA19-9） CA19-9 是一种低聚糖类肿瘤相关的糖类抗原，是结肠直肠癌和胰腺癌的肿瘤标志。正常人 CA19-9 含量很低，因此检测血清 CA19-9 可作为胰腺癌和消化道肿瘤的重要辅助手段，动态观察 CA19-9 含量变化对患者病情监测、疗效评价及预后判断具有一定的临床意义。

【参考值】

CA19-9<37 U/mL（不同方法参考值不同）。

【临床意义】

CA19-9 主要用于胰腺癌的鉴别诊断和病情检测。胃癌、结直肠癌、胆囊癌、胆管癌、肝癌患者 CA19-9 也可升高。

3. 糖链抗原 72-4(carbohydrate antigen 72-4, CA72-4) CA72-4 又称糖类抗原 72-4, 是一种高分子糖蛋白类癌胚抗原。

【参考值】

CLIA、ELISA：血清<4000 U/L。

【临床意义】

糖链抗原 72-4 是胃肠道肿瘤和卵巢癌的标志物，对诊断胃癌的特异性优于糖类抗原 19-9 和癌胚抗原。

4. 血清前列腺特异性抗原(prostate specific antigen, PSA) PSA 是由前列腺上皮细胞分泌产生，属激肽酶家族蛋白，存在于前列腺组织和精液中，正常人血清中含量极微。前列腺特异抗原在血清中主要以两种形式存在：①游离前列腺特异抗原(f-PSA)，约占总前列腺特异抗原(t-PSA)的 20%；②复合前列腺特异抗原(c-PSA)，约占总前列腺特异抗原(t-PSA)的 80%。临床测定的主要是 t-PSA 和 f-PSA，并计算两者的比值。

【标本采集】

血清，黄色或红色管帽真空采血管采血 2~8℃保存，应于采样后 24 小时内测定，否则-20℃环境中冻存。应于肛诊前取血检查，避免使用溶血或脂血标本。

【参考值】

t-PSA<4 μg/L，f-PSA<0.8 μg/L，f-PSA/t-PSA>0.25(不同方法参考值不同)。

【临床意义】

PSA 可作为前列腺癌筛查的标志物，也可作为监测前列腺癌病情变化和疗效的重要指标。在前列腺增生、前列腺炎、肾脏疾病和泌尿生殖系统疾病时 PSA 也可轻度升高。f-PSA/t-PSA 比值<0.15 为前列腺癌的可能性大；f-PAS/t-PSA 比值>0.25 提示可能为良性病变。

第七节 血液气体分析

预习案例

患者，女，60 岁。因“口渴多饮 5 年，加重伴乏力 7 天，昏迷 1 天”入院。实验室检查显示：静脉血糖 50.5 mmol/L；尿糖 4+，尿酮 5+，尿蛋白+；血气分析：pH 7.4，$PaCO_2$ 30 mmHg，PaO_2 51 mmHg，SaO_2 83%。血电解质：血钠 146 mmol/L，血氯 125 mmol/L。

思考

1. 上述实验室检查结果提示什么？
2. 如何进行血液气体分析？

血液气体分析(analysis of blood gas)简称血气分析，是了解人体内环境状态的重要方法之一。其主要项目包括血液pH、血氧分压、血二氧化碳分压及经计算得到的二氧化碳总量、实际碳酸氢和剩余碱及其他酸碱平衡指标，由此对酸碱平衡及呼吸、氧化功能进行判断。

血液气体分析普遍应用于危重患者的抢救、各种疾病引起的急性或慢性呼吸功能衰竭的诊断和治疗、心肺复苏和体外循环监测等。目前多采用离子选择性电极法测定血液气体，血液气体测定仪亦已发展为床旁监测(point of care testing，POCT)设备，自动化程度高，具有同时测定多项参数，包括血液气体、电解质、糖、尿素和乳酸等，仪器通常可以自动校准，操作简单、方便。

一、血液气体分析标本采集要求

一般采集动脉血或动脉化毛细血管血作为血气分析的标本，特殊情况下也可采集静脉血。血液气体分析标本采集有特殊要求：①采集前患者要处于自然状态，活动后应休息15分钟。②使用机械通气或吸氧者如病情许可，可终止呼吸机或停止吸氧后10~30分钟采血；危重且不能停用呼吸机或吸氧时，应在申请单上特别注明，以利于结果分析，③采血时间宜在清晨空腹或餐后2小时进行。④采血前应测定患者的体温及血红蛋白浓度。⑤婴儿在足跟、大趾或头皮等部位采血，采血前应先用热毛巾敷或轻轻按摩局部皮肤，使毛细血管血充分动脉化。⑥若在局部血液循环不好、局部水肿或休克等情况下采血，所取血液不能代表动脉血。⑦采血结束后，穿刺处必须压迫止血3~5分钟，以防血肿；如患者凝血时间异常或正在口服抗凝药，则压迫止血时间延长至15分钟。

二、常用血液气体分析指标检测

(一)血液pH

血液pH代表血液的酸碱度，正常人血液pH相对恒定，其变化取决于血液中[HCO_3^-]/[H_2CO_3]缓冲体系，该体系的比值为20∶1，当[HCO_3^-]/[H_2CO_3]其中任一因素发生改变即可影响血液pH，两者同时增高或降低，若比值不变则血液的pH不变，血液pH是判断酸碱平衡调节中机体代偿程度最重要的指标。

【参考值】

成人：动脉血pH为7.35~7.45，静脉血pH为7.31~7.41。

新生儿：血pH为7.32~7.49。

【临床意义】

pH<7.35为失代偿性酸中毒，pH>7.45为失代偿性碱中毒，但pH测定只能确定是否有酸中毒或碱中毒。pH正常不能排除无酸碱失衡，亦不能区别是代谢性酸碱失调还是呼吸性酸碱失调，应结合其他酸碱平衡检测指标进行综合判断。

(二)血浆二氧化碳总量

血浆二氧化碳总量(total CO_2，T-CO_2)指存在于血浆中各种形式的二氧化碳的总和，其中95%是结合形式的HCO_3^-，少量为物理溶解的CO_2，还有少量以碳酸、氨基甲酸酯化合物等形式存在。$T\text{-}CO_2$在体内主要受代谢因素影响。

【参考值】

成人：23~29 mmol/L。新生儿：20~28 mmol/L（毛细血管）。

【临床意义】

CO_2潴留或代谢性碱中毒，体内HCO_3^-增多时，$T\text{-}CO_2$升高；当通气过度致CO_2或HCO_3^-减少时，$T\text{-}CO_2$降低。

（三）碳酸氢盐

碳酸氢盐（HCO_3^-）为体内主要的碱储备成分，对酸有较强的缓冲能力，反映代谢性因素，是判断酸碱平衡的主要指标。实际碳酸氢盐（actual bicarbonate，AB）是指隔绝空气的血标本，在实际条件下测得的HCO_3^-实际含量，标准碳酸氢盐（standard bicsrbonate，SB）是动脉血在38℃、$PaCO_2$ 40 mmHg、$SaO_2$100%条件下，所测得血浆碳酸氢盐（HCO_3^-）的含量。

【参考值】

AB：22~27 mmol/L。SB：21~25 mmol/L。

【临床意义】

AB受呼吸性和代谢性双重因素影响，AB升高，既可能是代谢性碱中毒，也可能是呼吸性酸中毒时肾的代偿调节反映。AB与SB的差数，反映呼吸因素对血浆HCO_3^-影响的程度。临床上常将AB与SB两个指标结合起来分析和判断是否有血液酸碱失衡。当AB=SB属于正常时，判断为酸碱平衡；AB=SB<22 mmol/L，为代谢性酸中毒；AB=SB>27 mmol/L为代谢性碱中毒；AB>SB为呼吸性酸中毒，提示CO_2潴留，通气不足；AB<SB为呼吸性碱中毒，提示CO_2排出过多，通气过度。

（四）缓冲碱

缓冲碱（Buffer Base，BB）是血液中一切具有缓冲作用的碱（负离子）的总和，包括HCO_3^-、血红蛋白、血浆蛋白和HPO_4^{2-}。这是判断代谢性酸中毒、碱中毒的指标之一。

正常值为45~55 mmol/L，平均值为50 mmol/L。HCO_3^-是BB的主要成分，几乎占其一半（24/50）。BB不受呼吸因素、CO_2改变的影响，因CO_2在改变BB中HCO^{3-}含量的同时，伴有相应非HCO_3^-缓冲的变化，在血浆蛋白和血红蛋白稳定情况下，其增减主要取决于SB。代谢性酸中毒时BB减少，代谢性碱中毒时BB增加。

【参考值】

BB 45~54 mmol/L。

【临床意义】

BB降低提示代谢性酸中毒或呼吸性碱中毒，BB升高提示代谢性碱中毒或呼吸性酸中毒。

（五）剩余碱

剩余碱（Base Excess，BE）是在38℃、$PaCO_2$40mmHg、$SaO_2$100%条件下，血液标本滴定至pH 7.40时所需酸或碱量。血液偏碱性时，用酸滴定，BE为正值；血液偏酸性时，用碱滴定，BE为负值。BE可反映血液中碱储备增加或减少的情况。

【参考值】

BE −3～+3 mmol/L。

【临床意义】

BE>3 mmol/L，提示代谢性碱中毒；BE<−3 mmol/L，提示代谢性酸中毒。

（六）二氧化碳分压

动脉血二氧化碳分压（arterial partial pressure of carbon dioxide，$PaCO_2$）是血液中物理溶解的CO_2（正常时每100 mL中溶解2.7 mL）分子所产生的压力，$PaCO_2$的高低直接受呼吸作用的调节，是反映呼吸性酸碱平衡的重要指标。因此，测定二氧化碳分压可反映呼吸功能对酸碱平衡的调节能力，通常取动脉血在37℃、不接触空气的情况下用血液气体分析仪直接测定$PaCO_2$。

【参考值】

成人：35～45 mmHg（4.67～6.0 kPa）；儿童：26～41 mmHg（3.5～5.5 kPa）。

【临床意义】

测定$PaCO_2$的临床意义是：①判断呼吸衰竭的类型，Ⅱ型呼吸衰竭$PaCO_2$必须>50 mmHg；肺性脑病时，$PaCO_2$一般应>70 mmHg。②判断是否有呼吸性酸碱平衡失调，$PaCO_2$>50 mmHg提示呼吸性酸中毒；$PaCO_2$<35 mmHg提示通气过度，存在呼吸性碱中毒。③判断代谢性酸碱平衡失调的代偿反应，代谢性酸中毒代偿后$PaCO_2$降低；代谢性碱中毒代偿后$PaCO_2$升高。④判断肺泡通气状态，因CO_2弥散能力很强，$PaCO_2$与肺泡气接近平衡，反映整个肺$PACO_2$的平均值。$PACO_2$升高，提示肺泡通气不足；$PACO_2$降低，提示肺泡通气过度。

（七）动脉血氧分压

动脉血氧分压（arterial partial pressure of oxygen，PaO_2）是血液中物理溶解的氧分子所产生的压力。PaO_2升高，有利于氧合血红蛋白的生成；PaO_2降低，有利于氧合血红蛋白的解离。

【参考值】

成人：动脉血95～100 mmHg（12.6～13.3 kPa）。

新生儿：60～70 mmHg（8.0～8.3 kPa）。

【临床意义】

PaO_2测定的主要临床意义是判断是否有缺氧及其程度。PaO_2 70～80 mmHg，提示轻度缺氧；PaO_2 60～70 mmHg，提示中度缺氧；PaO_2<60 mmHg，为重度缺氧；PaO_2<

55 mmHg，提示呼吸衰竭；$PaO_2 < 30$ mmHg，脑细胞不能再从血流中摄取氧，有氧代谢停止，生命难以维持。PaO_2 升高见于输氧治疗过度。

（八）氧饱和度

动脉血氧饱和度（arterial oxygen saturation，SaO_2）是指动脉血氧与 Hb 结合的能力，该能力与 PaO_2 有关。SaO_2 与 PaO_2 的相关曲线称氧合血红蛋白解离曲线，呈 S 形。血液携带输送氧气的能力即用血氧饱和度来衡量。

【参考值】

SaO_2 95%~98%。

【临床意义】

SaO_2 与 PaO_2 测定的意义相同，均是反映机体有无缺氧的指标，不同的是前者受血红蛋白含量的影响，如贫血、红细胞增多等，后者则不受影响。

本章小结

本章主要阐述临床常见实验室检查项目、参考值及临床意义。实验室检查指通过临床实验室采用特定实验技术对取自检查对象的标本进行分析，为预防、诊断、治疗疾病和预后评价及健康状况评估提供依据的医学临床活动。随着现代化仪器的不断更新，实验室检查在临床诊疗过程中的地位也越来越重要。通过本章的学习，应学会根据病情选择合理、恰当的检查项目，并对检查结果进行正确的分析，从而作出正确诊断。

客观题测验

主观题测验

第八章

心电图检查

学习目标

1. 掌握心电图检查的目的、方法及注意事项。
2. 掌握正常心电图各波段的形成、命名及测量方法以及正常心电图与异常心电图的图形特点。
3. 熟悉心电图的图形特点与心脏疾病诊断和病情的关系。
4. 了解心电图产生的基本原理与心电图检查的临床应用。

第一节　临床心电学基本知识

预习案例

微课：临床心电学基本知识

患者，男，62岁。近半年感乏力，3个月前开始出现活动后胸闷、气促，曾在当地医院就诊，诊断为冠心病，服用“硝酸甘油、速效救心丸”等后可缓解。2小时前患者在饱餐后突然出现胸闷、胸痛，伴有恶心感，持续时间超过半小时，且含服硝酸甘油不能缓解。T 38℃，P 98次/分，R 24次/分，Bp 100/68 mmHg。急性病容，神志清楚，查体合作，入院后仍有胸前区闷痛不适。已抽血查血常规、肌钙蛋白、肝肾功能、电解质等。

思考

对该患者可采用哪一种快速且无创的检查方法来进行辅助诊断？

一、心电图产生原理

心肌细胞在进行生理活动时所产生的生物电流，可以用机械的方法记录出一系列的心电活动曲线图，即为心电图。如自体表记录出这些心电活动便是无创性心电图。心电图(electrocardiogram，ECG)检查是诊断心脏疾病的重要方法之一。

(一)心肌细胞的动作电位、除极与复极

心电图反映了整个心脏电激动的综合过程，其基础是单个心肌细胞的电激动。当心肌细胞的细胞膜受到刺激(阈刺激)时，其通透性发生变化，使细胞内外正负离子的分布发生逆转，从受刺激部位的细胞膜开始引起整个心肌细胞电位变化，此过程称为除极(depolarization)。此时心肌细胞膜内带正电荷，膜外带负电荷。之后，由于细胞的代谢作用，使细胞膜又逐渐复原到极化状态，这种恢复过程称为复极(repolarization)(图8-1)。

(二)心室壁的除极与复极

正常人心室除极时，从心内膜开始，向心外膜推进，此时面对心外膜的电极描记出一个向上的波形，面对心内膜的电极描记出一个向下的波形。而心室的复极和除极方向不一致，是从心外膜向心内膜。可能是由于心外膜下的心肌温度较心内膜下高，心室收缩时，心外膜承受的压力比心内膜小，故心外膜处的心肌复极过程发生较早。此时，面对心外膜的电极也可以描记处一个向上的波形。因此，在正常人的心电图中，记录到的

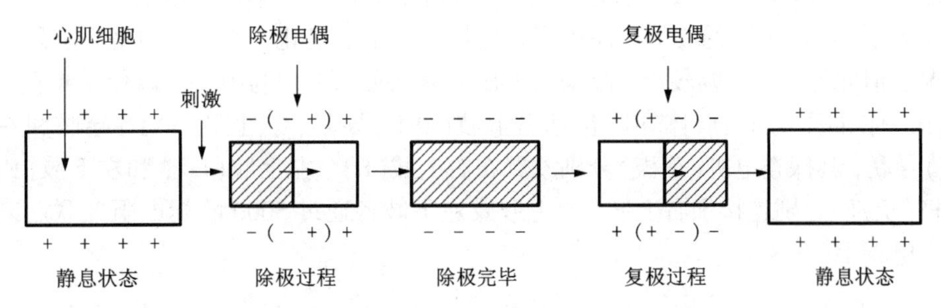

图 8-1　单个心肌细胞检测电极方位与除极、复极波形方向的关系

复极波方向常与除极波的主波方向一致。

二、心电图导联体系

将两个电极(正、负极)相隔一定距离在人体体表放置，并用导线与心电图机电流计的正负极相连形成电路，即可描出一系列心电波形。这种连接和记录的方法称为心电图导联。电极板放置的位置不同，可组合成不同的导联。目前，国际普遍采用由 Einthoven 创设的国际通用的常规 12 导联体系。

(一)肢体导联(limb leads)

肢体导联包括标准肢体导联Ⅰ、Ⅱ、Ⅲ和加压肢体导联 aVR、aVL、aVF。导联电极放置在左臂(L)、右臂(R)、和左腿(F)，连接此三点即成 Einthoven 三角。

1. 标准肢体导联　为双极肢体导联，即连接体表的两极均有电位的改变，所测得的波形反映两个电极间的电位差。连接方法有①Ⅰ导联，左上肢(正极)与右上肢(负极)相连；②Ⅱ导联，左下肢(正极)与右上肢(负极)相连；③Ⅲ导联，左下肢(正极)与左上肢(负极)相连(图 8-2)。

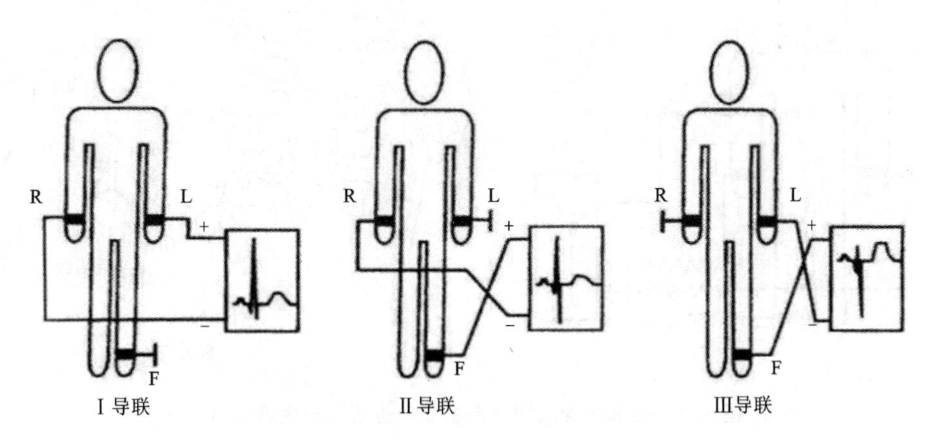

图 8-2　标准导联的电极位置和正负极连接方式

2. 加压肢体导联　单极导联是在两个单极中，只使一个单极显示电位，而另一电极的电位等于零，所记录的波形反映该有效电极下的电位变化，其反应的是心脏局部电活动情况。但此种波形振幅较小，故采用加压的方法使所测电位升高，以便于检测，称之为加压肢体导联。加压肢体导联包括右上肢(aVR)导联、左上肢(aVL)导联和左下肢(aVF)导联，其探查电极(正极)分别放置在右上肢(R)、左上肢(L)、和左下肢(F)，无效电极(负极)分别连接于右上肢、左上肢及左下肢各通过5000欧姆电阻并联起来组成的中心电端上(图8-3)。

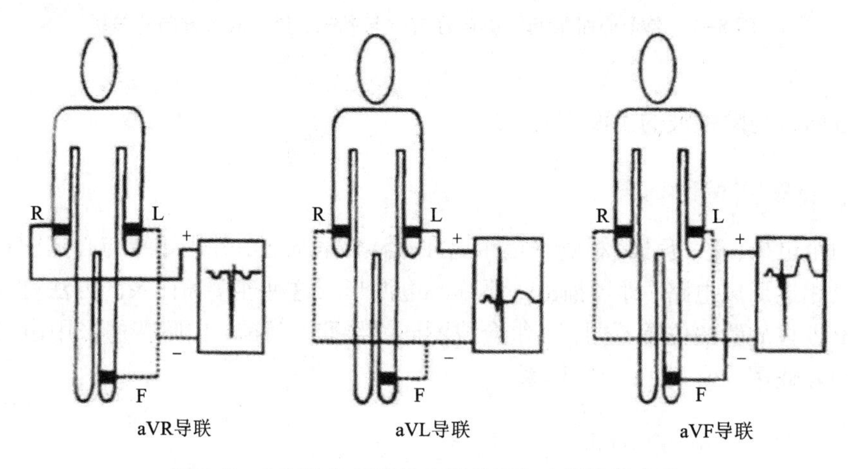

图8-3　加压肢体导联的电极位置和电极连接方式

3. 心前区导联　包括 $V_1 \sim V_6$ 导联。即将探查电极分别置于心前区不同部位，将无效电极连接于中心电端上(图8-4)。

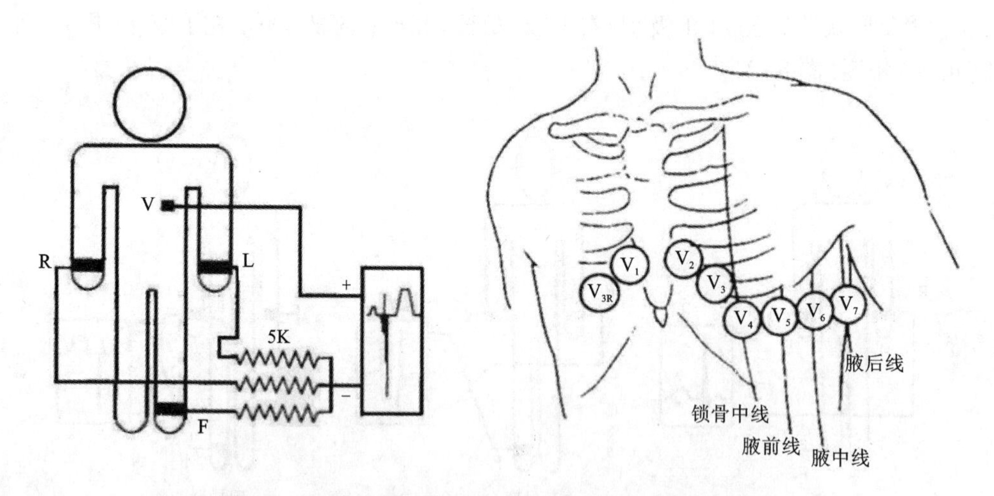

图8-4　心前区导联探查电极安放位置和电极连接方式

心前区导联探查电极置于胸壁规定的标准部位：① V_1，在胸骨右缘第4肋间；② V_2，在胸骨左缘第4肋间；③V_3，在V_2~V_4导联连线的中点；④V_4，在胸骨左缘第五肋间与左锁骨中线交界处；⑤V_5，在左腋前线平V_4导联处；⑥V_6，在左腋中线平V_4导联处(图8-4)。

临床上诊断后壁心肌梗死还常选用V_7~V_9导联：V_7导联位于左腋后线V_4水平处，V_8导联位于左肩胛线V_4导联水平处，V_9导联位于左脊旁线V_4导联水平处。小儿心电图或诊断右心病变(例如右心室心肌梗死)有时需要选用V_{3R}~V_{6R}导联，电极放置右胸部与V_3~V_6导联对称处。

三、心电向量与心电图

心肌细胞在除极和复极的过程中形成电偶，电偶的移动是有一定方向和电位幅度变化的。这种在心脏电激动过程中产生的既有大小又有方向的物理量，称为心电向量(cardiac vector)。通常用箭头表示其方向，箭杆长度表示其电位强度。

在心电活动周期中，各部心肌除极与复极有一定的顺序，且每一瞬间又有不同部位的心肌细胞产生电活动。因此，整个心脏的心肌细胞可产生许多大小和方向各不相同的心电向量，可用向量综合法归并为瞬间综合向量(图8-5)。即同一个轴上两个心电向量，其方向相同，则将其幅度相加，若方向相反则相减。临床上在体表采集到的心电变化是参与电活动全部心肌细胞的电位变化按上述的原理综合的结果。

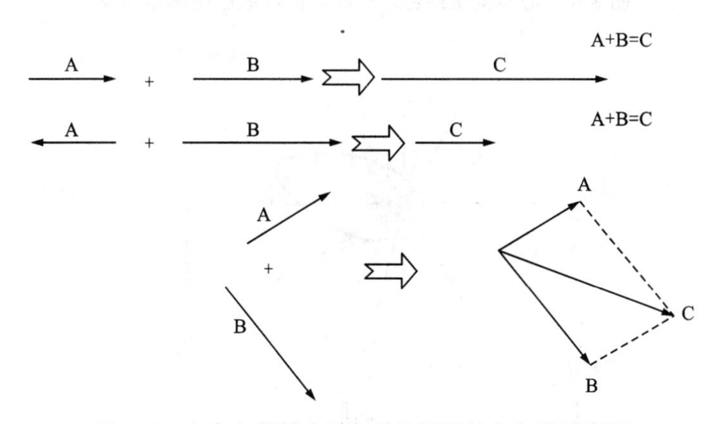

图8-5　心电向量综合法归并为瞬间综合向量示意图

心脏是立体器官，它产生的瞬间综合向量在空间朝向不同方向，从除极开始到结束，随时间的推移，每一瞬间综合向量的尖端各点连接起来的环形轨迹就构成空间心电向量环。每个心动周期包括3个空间心电向量环：心房除极的P环、心室除极的QRS环及心室复极的T环。但空间向量环是一个立环体，通常我们将其转换成平面图进行分析，这种平面心向量图，即心电向量图，是空间向量环在某一平面上的投影。P、QRS、T三个主要的立体心电向量环可以通过投影的方式在额面、膈面及侧面上获得三个相应的平面向量环，即立体心电向量环的第一次投影。如果要获得临床的心电图波形，平面向量环还必须向导联轴进行第二次投影，额面向量环在肢体导联的六轴系统投影，形成肢体导联心电图(图 8-6)，而膈面向量环在心前区导联轴系统投影，形成心前区导联心电图(图 8-7)。这第二次投影的结果就是经心电图机记录的心电图波形。投影在导联轴的正侧可得向上的波，投影在导联轴的负侧可得向下的波。

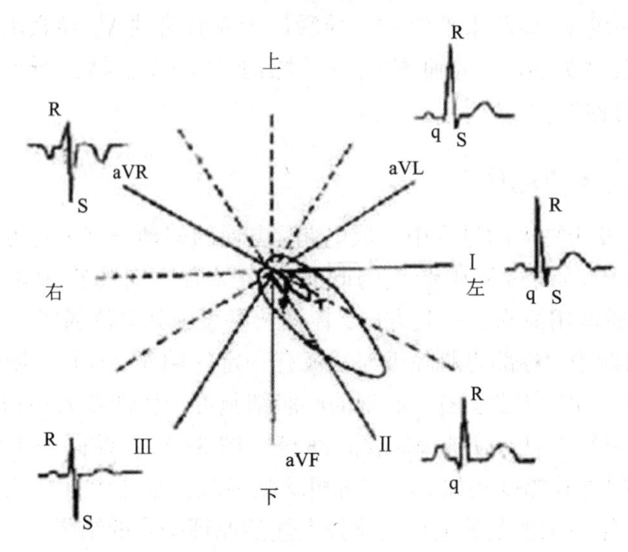

图 8-6 心电向量综合法形成肢体导联心电图示意图

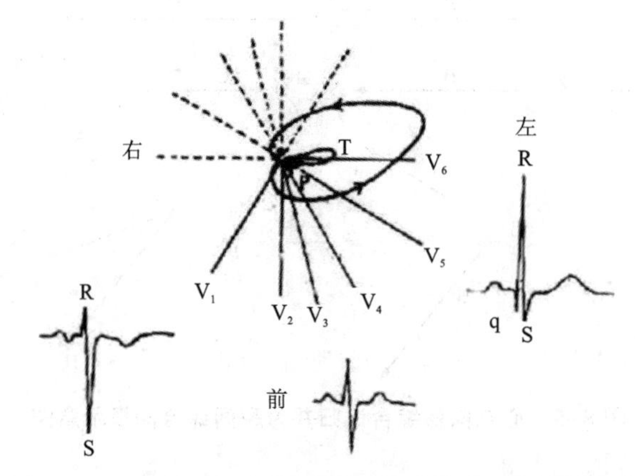

图 8-7 心电向量综合法形成心前区导联心电图示意图

四、心电图各波段的形成与命名

心脏的传导系统包括窦房结、结间束、房间束、房室结、希氏束、束支以及浦肯野纤维。正常的心电活动始于窦房结，兴奋心房的同时经结间束传到至房室结，然后循希氏术-左、右束支-浦肯野纤维传导，最后兴奋心室。这种先后有序的电激动传播，引起一系列电位变化，形成了心电图上的相应的波段。临床心电学对这些波段规定了统一的名称。正常心电图图形主要由 P 波、PR 间期、QRS 波群、ST 段、T 波、QT 间期及 U 波组成。

1. P 波　心房除极波，代表左右两心房除极时的电位变化。

2. PR 间期　从 P 波的起点至 QRS 波群的起点，代表心房开始除极至心室开始除极的时间。

3. QRS 波群　代表全部心室肌除极电位和时间的变化。QRS 波群因探查电极的位置不同而呈多种形态，其命名统一如下：第一个出现的正向波称为 R 波；R 波之前的负向波称为 Q 波；R 波之后的负向波称为 S 波；S 波之后的正向波为 R′波；R′波后再出现的负向波称 S′波；如果 QRS 波均呈负向波称 QS 波。各波幅度的大小用英文大小写字母表示，即大写表示较大的波，小写表示较小的波。同一导联中，若波幅小于最高波幅的 1/2，记为小写(图 8-8)。

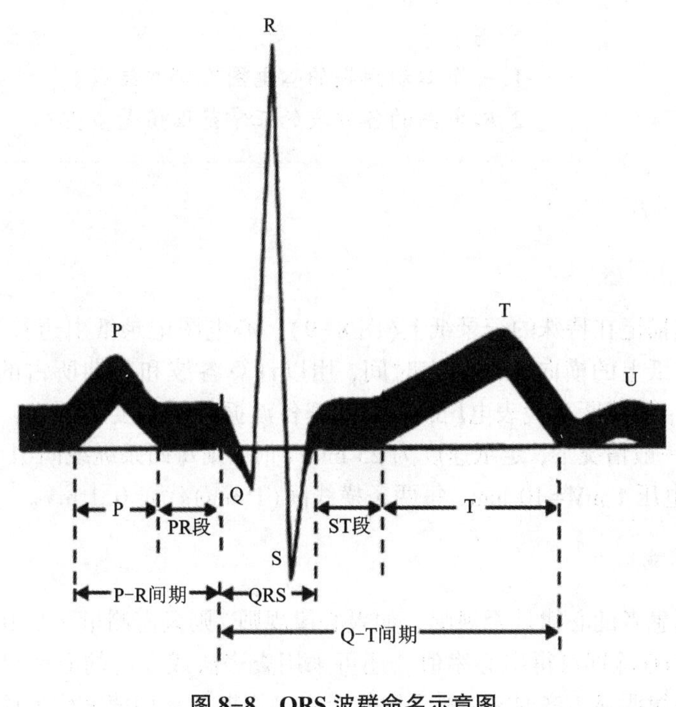

图 8-8　QRS 波群命名示意图

4. ST 段　从 QRS 波群的终点至 T 波的起点(一般为一等电位线)，代表心室缓慢复极的电位变化。

5. T 波　代表快速心室复极时的电位变化，T 波的方向常与 QRS 波群的主波方向一致。

6. QT 间期　自 QRS 波群的起点至 T 波的终点，代表心室除极和复极全过程所需的时间。

7. U 波　心动周期中最后一个小波，其方向一般与 T 波方向一致，代表心室的后继电位。

第二节　正常心电图

预习案例

患者，男，62 岁。近半年感乏力，3 个月前开始出现活动后胸闷、气促，曾在当地医院就诊，诊断为不详。服用“硝酸甘油、速效救心丸”等后可缓解。为明确诊断前来就诊。T 38℃，P 98 次/分，R 24 次/分，Bp 100/68 mmHg。患者神志清楚，查体合作，诉胸前区稍有闷痛不适。12 导联心电图为正常心电图。

思考

1. 一个心动周期的心电图有哪些组成？
2. 心电图的各波段的正常范围值是多少？

一、心电图测量

心电图直接描记在特殊的记录纸上(图 8-9)。心电图记录纸由边长为 1 mm×1 mm 的小方格组成。纸上的横向距离代表时间，用以计算各波和间期所占的时间，通常用“秒”或“s”表示；纵线距离代表电压，用以计算各波振幅的高度或深度，一般用“毫伏”或“mV”表示。一般情况下，走纸速度为 25 mm/s 时，则每两条纵线间(1 mm)代表 0.04 秒(s)；当标准电压 1 mV=10 mm，每两条横线间(1 mm)代表 0.1 mV。

(一) 心率的测量

首先应判断患者的心律是否规则。如果心律规则，则只需测量一个 RR(或 PP)间期的秒数，然后被 60 除即可得出心率值。还可采用查表法或专门的心率尺直接读出相应的心率值。当心律明显不齐时，一般采取数个心动周期的平均值来代表该患者心率值。

(二) 各波段振幅的测量

测量 P 波振幅的参考水平应以 P 波起始前的水平线为准。测量一个向上波形的高度，应从等电位线(基线)垂直地量到波的最低处；测量一个双向的 P 波，应将等电位线的上缘垂直地量到波的顶点，加上自等电位线下缘垂直地量到波的最低处振幅的算术和。测 QRS 波群、J 点、ST 段、T 波、和 U 波的振幅时统一采用 QRS 波群起始部水平线作为参考水平。如果 QRS 波群起始部为一斜线(如受心房复极波影响、预激综合征等情况)，应以 QRS 波群起点作为测量点。

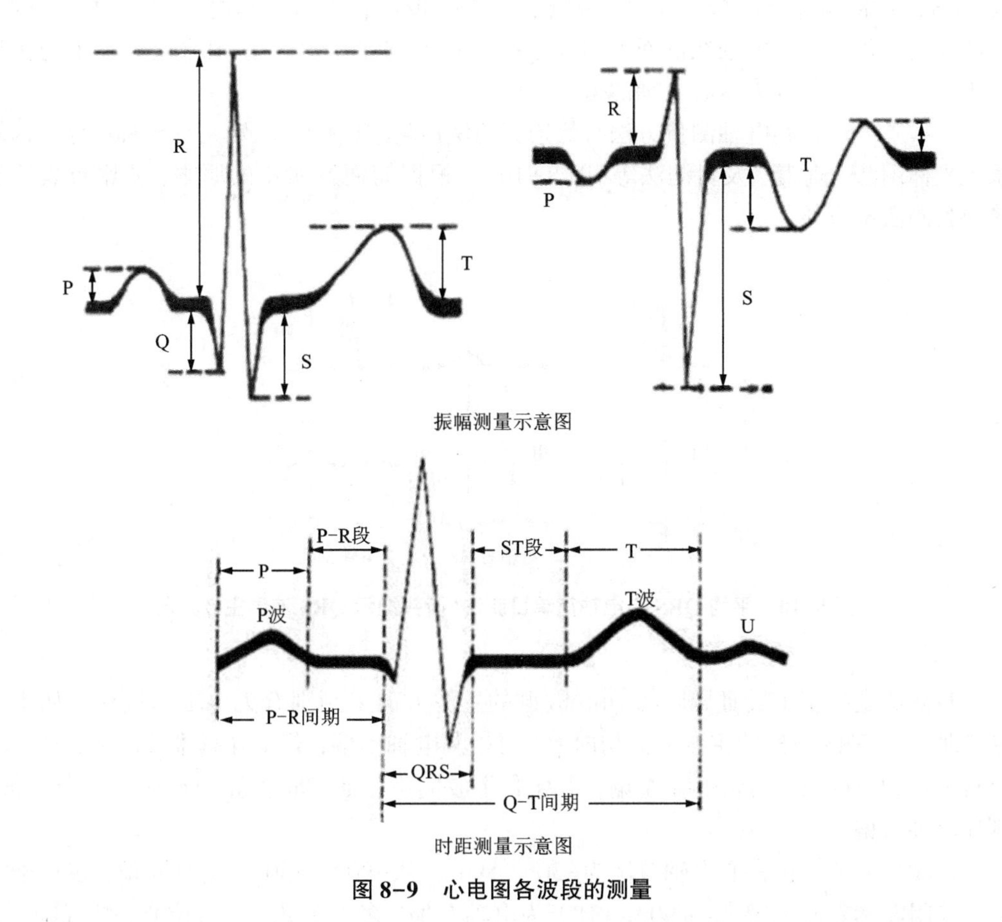

图 8-9　心电图各波段的测量

（三）各波段时间的测量

近年来，已经广泛使用12导联同步心电图仪记录心电图，其各波段时间测量的定义为：测量P波和QRS波时间，应分别从12导联同步记录中最早的P波起点测量到最晚的P波终点，以及从最早的QRS波起点测量到最晚的QRS波终点；PR间期应从12导联同步心电图中最早的P波起点测量到最早的QRS波起点；QT间期应从12导联同步心电图中最早的QRS波起点测量到最早的T波终点，应排出U波；R峰时间测量是12导联同步心电图中最早的QRS波起点至特定导联R波顶端垂直线的间距。

如果采用单导联心电图仪记录，仍应采用以往的测量方法：P波和QRS波时间应选择12导联中最宽的P波和QRS波测量；PR间期应采用12导联中P波宽大且有Q波的导联测量；QT间期测量应采用12导联中最长的QT间期。一般规定，测量各波段时间应从波形起点的内缘测至波形终点的内缘。

（四）心电轴的测量

心电轴（cardiacelectric axis）一般指平均QRS电轴，是整个心室除极过程中全部瞬间 QRS 波群向量综合所指的方向，说明心室在除极过程中这一总时间内平均电势的方向和强度。正常人心电轴在额面上的投影指向左下方 0°～90°。一般采用心电轴与Ⅰ导联正极所组成的角度表示心电轴的偏移程度。

1. 测量方法　心电轴测量方法有等边三角法(即爱氏法)、三轴系统坐标图法、六轴系统坐标图法、查表法及目测法等(图 8-10)。根据简便及实用的原则，使用查表法及简单目测法最方便。

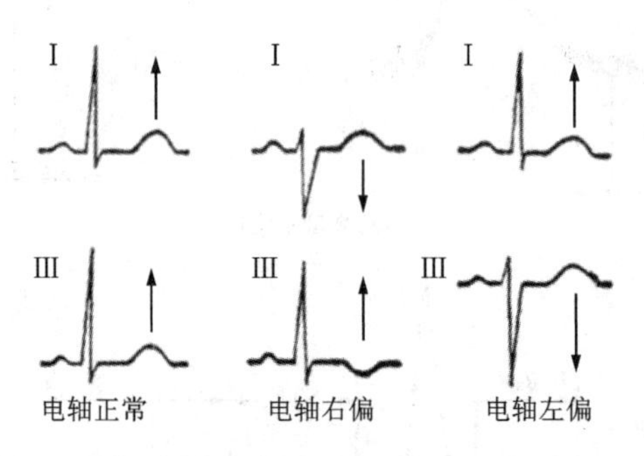

图 8-10　平均 QRS 心电轴简单目测法(箭头提示 QRS 波群主波方向)

目测法是根据Ⅰ及Ⅲ导联的 QRS 波群的主波方向来判别有无电轴的偏移。如Ⅰ导联与Ⅲ导联 QRS 波群的主波方向均向上，可推测电轴不偏；若Ⅰ导联主波向上，Ⅲ导联出现较深的负向波，则属电轴左偏；Ⅰ导联主波向下，Ⅲ导联主波为正向波或负向波，则属电轴右偏。

2. 临床意义　正常心电轴范围为-30°～+90°。从-90°～-30°为电轴左偏，多见于左前分支阻滞和左心室肥大；+90°～+180°为电轴右偏，多见于儿童、右位心、肺气肿、右心室肥大、左后分支阻滞、前侧壁心肌梗死；从+180～-90°(+270°)范围，传统上称电轴右偏，近年来有人主张定义为"不确定电轴"。电轴的偏移，一般受心脏在胸腔内的解剖位置、两侧心室的质量比列、心室内传导系统的功能、激动在室内传导状态、年龄、体型等因素影响。也可发生在正常人的正常变异，多见于重度的右心室肥大、肺源性心脏病、原发性高血压、冠状动脉粥样硬化性心脏病(简称冠心病)。

(五)钟向转位

由心尖部朝心底部方向观察，设想心脏可循长轴发生顺时针或逆时针转位。可通过心前区导联中过渡区波形(指 V_3 或 V_4 导联的正向波 R 与负向波 S 之比约等于 1)出现的位置来判断(图 8-11)。

1. 顺钟向转位　过渡区波形出现在 V_5、V_6 导联，即 V_3 导联呈 rS 型(正常 V_3 导联或 V_4 导联呈 RS 型)，而 V_5、V_6 导联呈 RS 型或 rS 型，可见于右心室肥大。

2. 逆钟向转位　过渡区波形出现在 V_1、V_2 导联，即 V_1、V_2 导联呈 RS 型，V_4～V_6 导联呈 R 或 qR 型，常见于左心室肥大。但须指出，心电图上的这种钟向转位只提示心脏电位的转位变化，并非都是心脏在解剖上转位的结果。

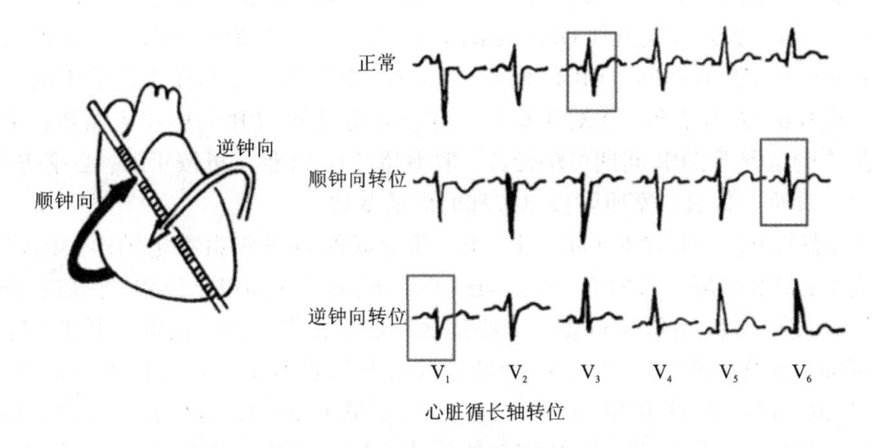

图 8-11　心电图图形转位判读方法示意图

二、正常心电图波形特点与正常值

正常 12 导联心电图波形特点如下(图 8-12)。

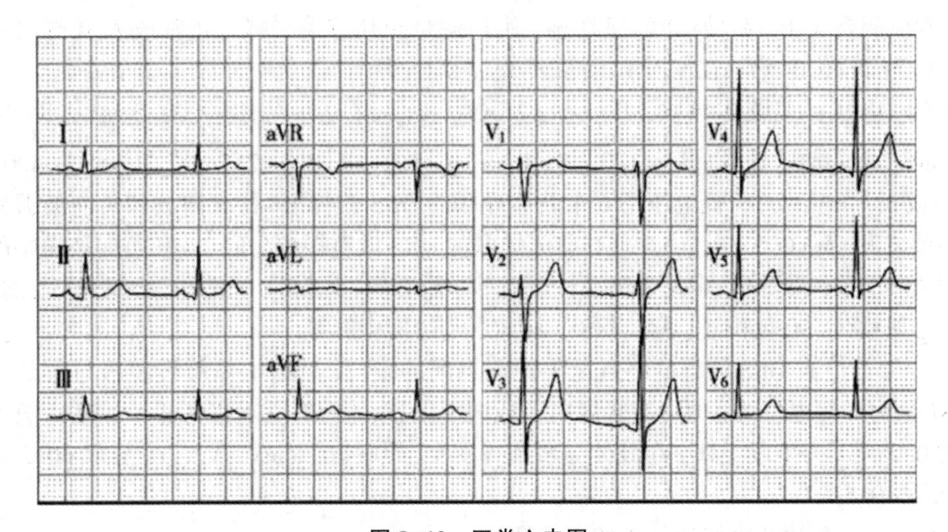

图 8-12　正常心电图

1. P 波　反映心房除极电位变化，为左右心房除极的综合波。一般选择Ⅱ导联进行测量，V_1 导联亦为分析 P 波较好的导联之一。

(1)位置与形态：正常窦性 P 波一定出现在 QRS 波群之前。在多数导联呈钝圆形，有时可有轻微切迹，但切迹双峰之间的距离<0.04 秒。由于心脏激动起源于窦房结，心房除极的综合向量是指向左、前、下方，所以 P 波方向在Ⅰ、Ⅱ、aVF、V_4 ~ V_6 导联中均直立，aVR 导联倒置，其余导联呈直立、双向、倒置或低平。

(2)时间(宽度)：一般<0.12 秒。

(3)振幅(电压):肢体导联不超过 0.25 mV,心前区导联不超过 0.2 mV。

2. PR 间期　从 P 波起点到 QRS 波群起点,代表心房开始兴奋到心室开始兴奋所需的时间,又称房室传导时间。PR 间期与年龄及心率有关。心率在正常范围时,成年人的 PR 间期为 0.12~0.2 秒;在幼儿及心动过速的情况下,PR 间期相应缩短;在老年人及心动过缓的情况下,PR 间期可略延长,但不超过 0.22 秒。可按年龄、心率进行查表。

3. QRS 波群　代表心室肌除极电位和时间的变化。

(1)形态与方向:①肢体导联。Ⅰ、Ⅱ、Ⅲ导联的 QRS 波群在电轴不偏的情况下主波一般向上;aVR 导联一般向下,可呈 QS、Qr、rS、rSr′型;aVL 与 aVF 导联的 QRS 波群常呈 qR、Rs 或 R 型,也可呈 rs 型。②心前区导联。正常人的心前区导联 R 波自 V_1 至 V_6 逐渐增高,S 波逐渐变浅;V_1、V_2 导联主波向下多呈 rS 型,R/S<1;V_5、V_6 导联主波向上多呈 qR、qRs、Rs 或 R 型,R/S>1;V_3、V_4 导联 R/S≈1。③Q 波。正常左心前区导联及某些肢导联可出现 Q 波,但 Q 波振幅应小于同导联中 R 波的 1/4,时间<0.04 秒;主波向下的导联(aVR 除外,主要是 V_1、V_2 导联)不应出现 Q 波,但可以呈 QS 型。

(2)时间(宽度):正常成人不超过 0.11 秒,多数为 0.06~0.10 秒,儿童为 0.04~0.08 秒。

(3)R 峰时间:过去称为室壁激动时间(VAT),表示心室壁从内膜开始激动到外膜的时间,可用于判断心室是否肥厚。为 QRS 波起点至 R 波顶端垂直线的距离。如有 R′波,则应测量至 R′峰;如 R 峰呈切迹,则应测量至切迹第二峰。正常成人 R 峰时间在 V_1、V_2 导联<0.04 秒,在 V_5、V_6 导联不超过 0.05 秒。

(4)电压:①肢体导联,$R_{aVL}<1.2$ mV,$R_{aVF}<2.0$ mV,$R_{aVR}<0.5$ mV,$R_{Ⅰ}+R_{Ⅲ}<2.5$ mV;②心前区导联,$R_{V1}<1.0$ mV,$R_{V1}+S_{V5}<1.2$ mV,$R_{V5}<2.5$ mV,$R_{V5}+S_{V1}<4.0$ mV(男)或 3.5 mV(女)。低电压指 6 个肢体导联的 QRS 波群振幅(正向波和负向波振幅的绝对值之和)都<0.5 mV,或 6 个心前区导联的 QRS 波群振幅(正向波和负向波振幅的绝对值之和)都<0.8 mV,多见于肺源性心脏病、冠心病、风湿性心脏病、心肌炎、心肌病、广泛心肌梗死、心包积液、胸腔积液、肺气肿、过度肥胖等。

4. ST 段　自 QRS 波群的终点至 T 波起点间的线段,代表心室缓慢复极过程。正常的 ST 段为一等电位线,但可有轻度向上或向下偏移,但 ST 段下移在任一导联一般不应超过 0.05 mV;ST 段上移,在肢体导联和 V_4~V_6 导联<0.1 mV,V_1、V_2 导联<0.3 mV,V_3 导联<0.5 mV。

5. T 波　代表心室快速复极的电位变化。

(1)形态与方向:正常 T 波呈钝圆形,平滑而宽大,一般无切迹,其上升支稍平,下降支较陡。其方向一般应与 QRS 波群的主波方向一致。T 波方向在Ⅰ、Ⅱ、V_4~V_6 导联向上,aVR 导联向下,在其他导联可直立、倒置或双向。若 V_1 的 T 波直立,则 V_2~V_6 导联不应倒置。

(2)振幅(电压):在 R 波为主的导联中,T 波的振幅一般不应低于同导联 R 波的 1/10,否则称为 T 波低平。T 波在心前区导联有时可高达 1.2~1.5 mV。

6. QT 间期　为 QRS 波群起点至 T 波终点的时间。心率为 60~100 次/分,QT 间期的正常范围应在 0.34~0.44 秒。其长短与心率的快慢密切相关,心率越快,QT 间期越短，反之则越长。由于 QT 间期受心率的影响很大，所以常用校正的 QT 间期，通常用 Bazett 公式计算：$QTc = QT/\sqrt{G-R}$，其正常上限值为 0.44 秒，超过此时限即为延长。QT 间期延长常见于心肌病、心肌梗死、低血钾、低血钙及其他某些药物影响患者。

7. U 波　是在 T 波后 0.02～0.04 秒出现的一个振幅很小的波，多见于心前区导联，尤以 V_3 导联较明显。其产生原理有人认为是浦肯野纤维的复极波，因发生 U 波的时间恰为心动周期的超常期，凡使 U 波振幅增大的因素均可使心肌应激性提高，故在 U 波上发生的刺激，容易诱发快速的室性心律失常。

(1) 方向：应与 T 波一致。U 波倒置或双向，V_4 导联最清楚，常见于心肌劳损，如原发性高血压、冠心病、急性心肌梗死。

(2) 振幅（电压）：U 波一般在心前区导联（尤其在 V_3）较清楚，可达 0.2～0.3 mV，肢导联<0.05 mV。U 波幅度增高常见于低血钾，其次为洋地黄、奎尼丁等药物作用。

第三节　异常心电图

预习案例

微课：异常心电图

患者，男，78 岁。因"胸闷、胸痛、乏力 2 周，阵发性心悸 1 周，伴晕厥 1 次"急诊就诊。

T 38℃，P 40 次/分，R 24 次/分，Bp 96/56 mmHg。患者精神交差，神志清楚，查体合作。已抽血查血常规、肌钙蛋白、肝肾功能、电解质等。心电图检查结果提示三度房室传导阻滞。

思考

该患者心电图的判读关键点有哪些？

一、心房肥大

心房肥大多表现为心房的扩大而较少表现心房肌肥厚。心房肥大引起心房肌纤维增长变粗以及房间传导束牵拉和损伤，导致整个心房肌除极综合向量的振幅和方向发生改变。心电图上主要表现为 P 波振幅、除极时间及形态改变。

1. 右心房肥大（图 8－13）　P 波振幅异常，但时限正常。①肢导联 P 波振幅≥0.25 mV，以Ⅱ、Ⅲ、aVF 导联明显。形态高而尖，又称"肺型 P 波"，常见于肺心病、先心病；②V_1 导联 P 波直立时，单向振幅≥0.15 mV，P 波正负双向者，其振幅的算术和≥0.20 mV。

需要注意的是，上述 P 波异常除了右心房肥大出现外，心房内传导阻滞、各种原因引起的右心房负荷增加（如肺栓塞）、心房梗死等也会出现类似的心电图表现。

2. 左心房肥大（图 3－14）　左心房肥大时心电图主要表现为 P 波除极时间延长。

①Ⅰ、Ⅱ、aVL 导联 P 波宽度≥0.12 秒；形态矮伴切迹，呈双峰，两峰峰距≥0.04 秒，常见于风心病二尖瓣狭窄，故又名“二尖瓣型 P 波”；② V_1 导联 P 波终末电势（V_1 负向 P 波时间乘以负向波振幅）绝对值≥0.04 mm·s。

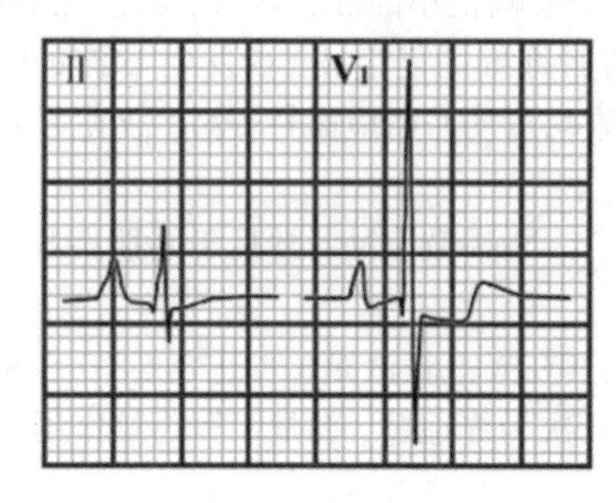

图 8-13　右心房肥大

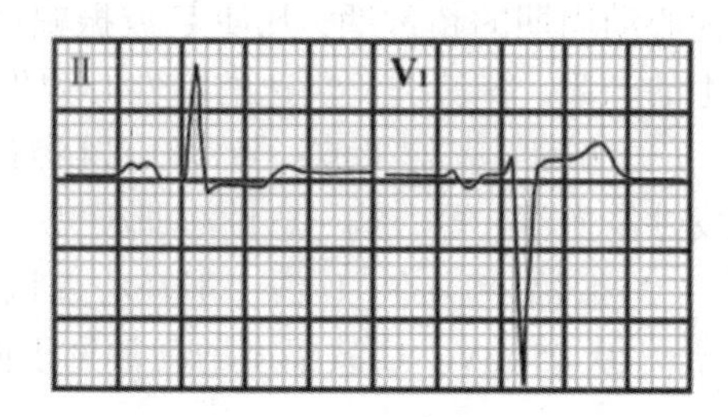

图 8-14　左心房肥大

需要注意的是，上述 P 波异常除了左心房肥大可引起外，心房内传导阻滞、各种原因引起的左心房负荷增加（如左心室功能不全）、心房梗死等也会出现类似的心电图表现。

3. *双心房肥大*　①P 波振幅≥0.25 mV，宽度≥0.12 秒；② V_1 导联 P 波高大双向，上下振幅均超过正常范围。

二、心室肥大

心室肥大是由于心室舒张期或/和收缩期负荷过重所致，是器质性心脏病的常见后果。当心室肥大达到一定程度时可引起心电图改变。

1. *左心室肥大*（图 8-15）

（1）QRS 波电压增高对于左心室肥厚有诊断价值：①心前区导联：V_5、V_6 导联 R 波>2.5 mV；V_5 的 R 波+V_1 的 S 波>4.0 mV（男）或>3.5 mV（女）；V_1 导联 S 波>2.0 mV。②肢体导联：Ⅰ导联 R 波>1.5 mV，Ⅰ导联 R 波+Ⅲ导联 S 波>2.5 mV，aVL 导联 R 波>1.2 mV，aVF 导联 R 波>2.0 mV。

（2）QRS 时间延长到 0.10~0.11 秒，但一般<0.12 秒。

（3）电轴改变，多左偏在-30°以上。

（4）伴 ST-T 改变：在以 R 波为主的导联中 ST 段可压低，T 波低平、双向或倒置；在以 S 波为主的导联中反而可见直立的 T 波。

2. *右心室肥大*（图 8-16）

（1）QRS 波电压改变：①V_1 导联 R 波>1.0 mV 或 V_1 导联 R 波+V_5 导联 S 波>1.05 mV；V_1 导联 R/S>1，V_5 导联 R/S<1。② aVR 导联 R 波>0.5 mV 或 R/Q>1。③V_1 导联 QRS 呈 R、Rs 型。

（2）QRS 电轴右偏>+90°（重症患者 QRS 电轴右偏可>+110°）。

（3）ST-T 改变：常同时伴有 V_1、V_2 导联 ST 段压低及 T 波倒置，为继发性改变。

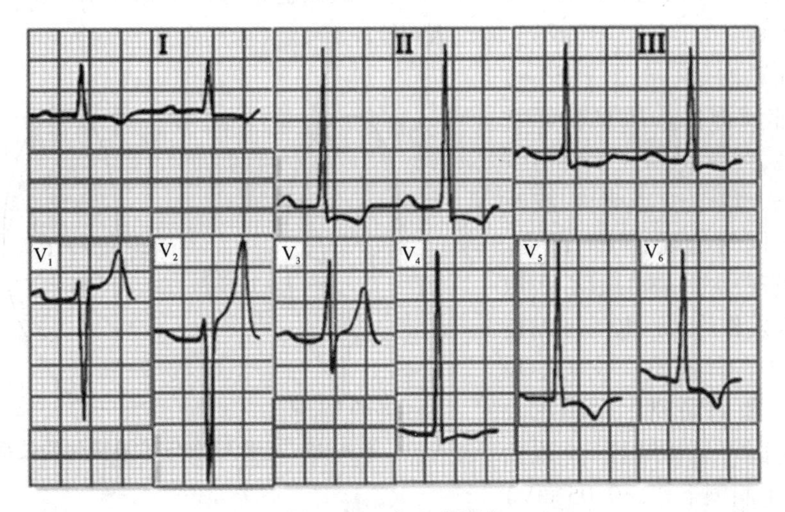

图 8-15　左心室肥大

(4)室壁激动时间>0.03 秒。

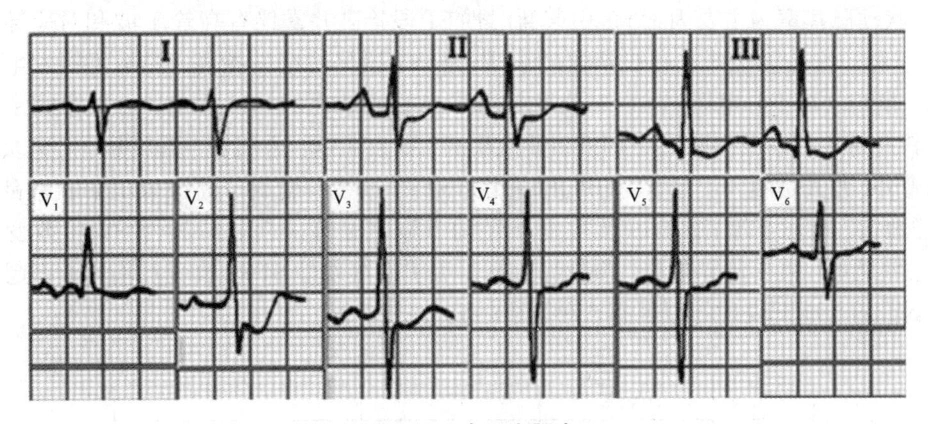

图 8-16　右心室肥大

3. 双侧心室肥大　心电图表现为左右心室肥大时各自相应或抵消的心电图特征：①心前区导联分别呈左或右心室肥大的改变；②单纯右室肥大的改变+部分左室肥大的条件；③单纯左室肥大的改变+部分右室肥大的条件；④正常或正常范围心电图(左右心室电压相互抵消)。

三、心肌缺血

心肌缺血通常发生在冠状动脉粥样硬化基础上，当心肌某一部分缺血时，将影响到心室复极的正常进行，并可使缺血区相关导联发生 ST-T 异常改变。心肌缺血的心电图改变类型取决于缺血的严重程度、持续时间和缺血发生部位，可分为缺血型心电图改变和损伤型心电图改变。心肌缺血型心电图可出现 T 波变化，心肌损伤型 ST 段偏移表现为ST段压低和ST段抬高两种类型。典型的心肌缺血常显示缺血型ST段压低(水平型或下斜型下移≥0.1 mV)和(或)T波倒置(图8-17)。

需要注意的是心电图上ST-T改变只是非特异性心肌复极异常的共同表现，心肌缺血发生时可仅仅表现为ST段改变或者T波改变，也可以同时出现ST-T改变。临床上可发现，约一半的冠心病患者心绞痛未发作时，心电图可以正常，而ST-T的动态改变仅于心绞痛发作时才能记录到。有些冠心病患者心电图可呈持续性ST改变(水平型或下斜型下移≥0.05 mV)和(或)T波低平、负正双向和倒置，而于心绞痛发作时出现ST-T改变加重或伪性改善。如果冠心病患者心电图上出现倒置深尖、双肢对称的T波(称之为冠状T波)，反映心外膜下心肌缺血或有透壁性心肌缺血，这种T波改变亦见于心肌梗死患者。变异型心心绞痛(冠状动脉痉挛为主要因素)多引起暂时性ST段抬高并常伴有高耸T波和对应导联的ST段下移，这是急性严重心肌缺血的表现，如ST段呈持续的抬高，提示可能发生心肌梗死。所以，对于心电图上ST-T改变是否作出心肌缺血的诊断之前，必须紧密结合临床资料进行鉴别诊断。除冠心病外，其他疾病，如心肌病、心肌炎、瓣膜病、心包炎、脑血管意外(尤其是颅内出血)等均可出现此类ST-T改变。低钾、高钾等电解质紊乱，药物(洋地黄、奎尼丁等)影响以及自主神经调节障碍也可引起非特异性ST-T改变。此外，心室肥厚、束支传导阻滞、预激综合征等可引起继发性ST-T改变。临床上引起显著T波倒置的心电图表现的原因有3种(图8-18)。

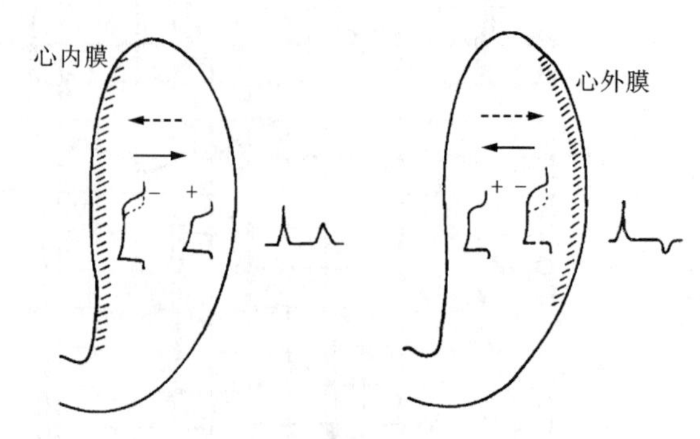

图8-17 心肌缺血与T波变化的关系

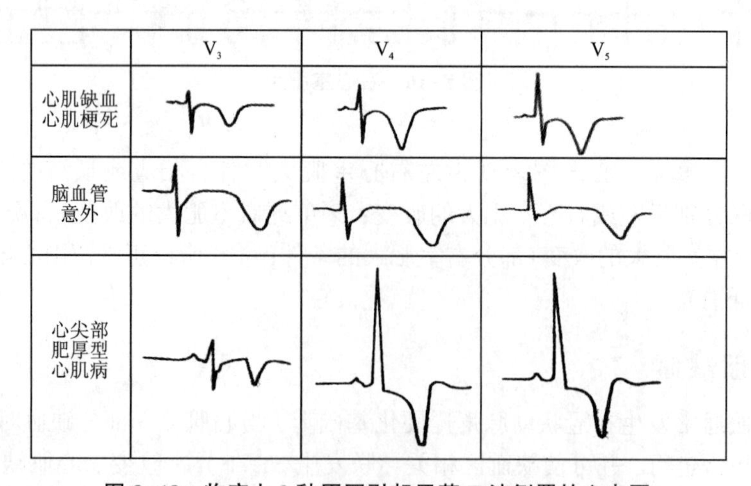

图8-18 临床上3种原因引起显著T波倒置的心电图

四、心肌梗死

为了最大限度地改善心肌梗死患者的预后，近年把急性心肌梗死分类为 ST 段抬高型和非 ST 段抬高型心肌梗死，并且与不稳定心绞痛一起统称为急性冠脉综合征。ST 段抬高型梗死是指至少 2 个相邻的导联出现 ST 段抬高(ST 段抬高的标准为：在 $V_1 \sim V_3$ 导联男性 J 点抬高 = 0. 2 mV，女性抬高 ≥0. 15 mV，在其他导联男、女性 J 点均抬高 ≥0. 1 mV)(图 8-19)；非 ST 段抬高型心肌梗死是指心电图上表现为 ST 段压低和(或)T 波倒置、或无 ST 异常。ST 段抬高型心肌梗死可以不出现 Q 波，而非 ST 段抬高型心肌梗死亦可出现 Q 波，心肌梗死后是否出现异常 Q 波通常是回顾性诊断。临床表现通常为持续剧烈地胸闷，伴有心电图动态演变和心肌酶的升高。18 导联心电图动态过程是临床进行 MI 检出和定位的重要检查依据。

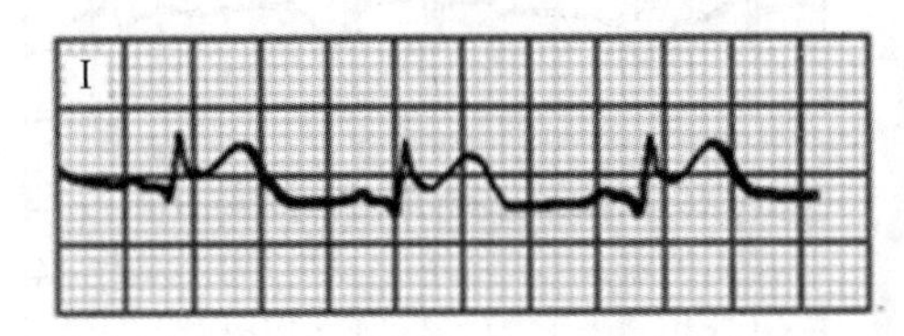

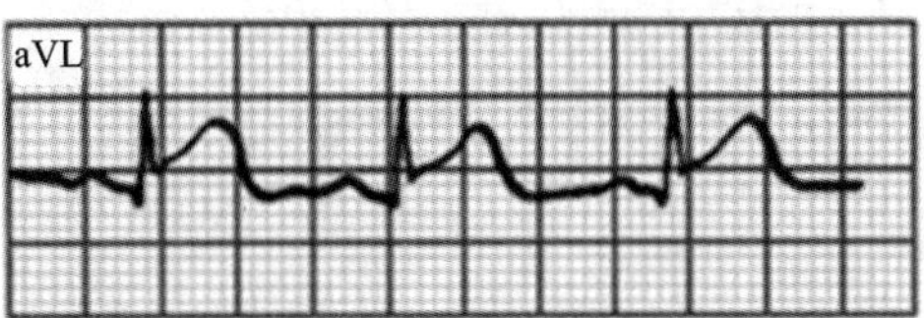

图 8-19　ST 段抬高型心肌梗死

1. 急性心肌梗死心电图的特征性改变　①面向透壁心肌坏死区的导联上出现宽而深的 Q 波(病理性 Q 波)；②面向坏死区周围心肌损伤的导联上出现 ST 段弓背向上抬高；③面向损伤区周围心肌缺血区的导联上出现 T 波倒置，倒置的 T 波尖变钝，两支对称；④在背向梗死区的导联上则出现相反的改变，即 R 波增高、ST 段压低、T 波直立并增高。

2. 急性心肌梗死心电图的动态性变化　见图 8-20。

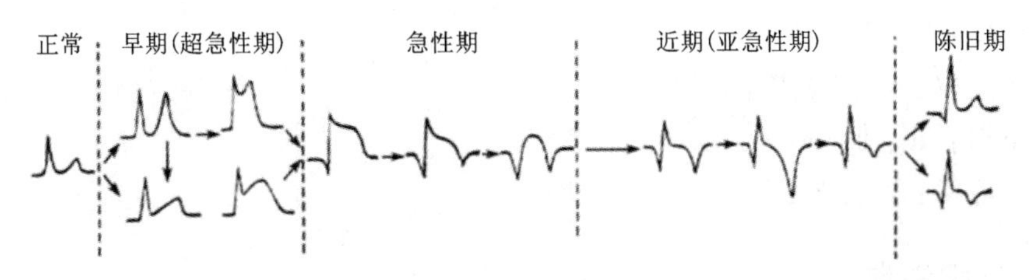

图 8-20　急性心肌梗死心电图的动态变化

(1)超急性期：起病数分钟至数小时内，可尚无异常或出现异常高大、两支不对称的 T 波。

(2)急性期：数小时后，ST 段明显抬高，弓背向上，与直立的 T 波连接，形成单相曲线。

(3)亚急性期：一般指心肌梗死数天至数周内，ST 段抬高持续数天至 2 周，逐渐回到基线水平，T 波通常对称性倒置；此阶段通常 Q 波稳定不变，以后 70%～80%概率永久存在。

(4)陈旧期：一般指心肌梗死数月以后，此时 ST 段及 T 波大多恢复正常，异常 Q 波多数持续存在。

3. 心肌梗死定位　判断心肌梗死部位的主要依据是心电图异常图形(异常 Q 波或 QRS 波)出现的导联(图 8-21，图 8-22)。

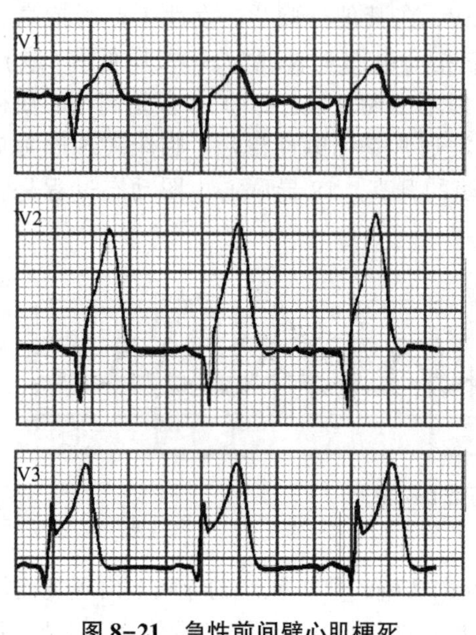

图 8-21　急性前间壁心肌梗死

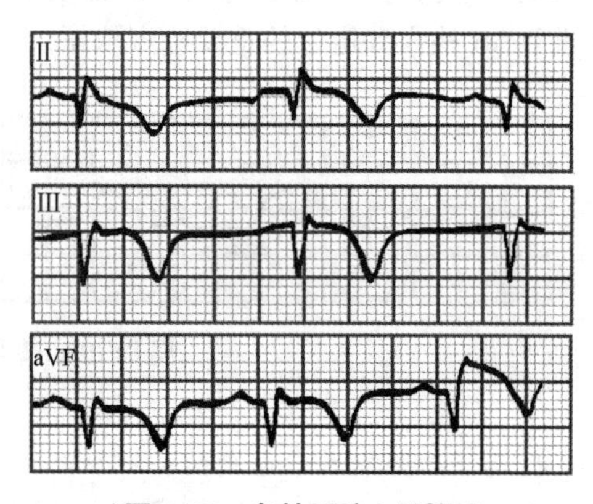

图 8-22　急性下壁心肌梗死

(1)前间壁：V_1、V_2、V_3。

(2)前壁：V_3、V_4、V_5。

(3)广泛前壁：V_1-V_6L。

(4)侧壁：V_5、V_6、Ⅰ、aV。

(5)正后壁：V_7、V_8、V_9。

(6)下壁：Ⅱ、Ⅲ、aVF。

(7)右心室：V_{3R}、V_{4R}。

五、心律失常

正常心脏激动起源于窦房结，窦房结按一定的频率发放激动，并按一定的传导速度和顺序下传至心房、房室结、希氏束、束支、浦肯野纤维，最后传至心室肌使之除极。由于各种原因使心脏激动的起源或/和传导出现异常从而引起心脏搏动的频率和/或节律改变，称为心律失常(cardiac arrhythmias)。心律失常的发生与心肌细胞的自律性、传导性或兴奋性改变有关，按发生机制可分为激动起源异常、激动传导异常以及激动起源和传导双重异常 3 类。激动起源异常按激动起源点不同，又可分可分为两类，一类为窦房结起搏点本身激动的程序和规律异常；另一类为心脏激动全部或部分起源于窦房结以外的部位，称为异位心律。异位心律又分为主动性和被动性。激动传导异常，最多见的是传导阻滞，包括传导延缓或传导中断；另一类为激动传导通过房室间的异常旁路，使心肌某部分提前激动，属传导途径异常。激动起源和传导双重异常，可引起复杂的心律失常表现。

1. 窦性心律及窦性心律失常　凡起源于窦房结的心律，称为窦性心律（sinus rhythm）。窦性心律属于正常节律。窦性心律的心电图特征一般心电图机描记不出窦房结激动电位，都是以窦性激动发出后引起的心房激动波 P 波特点来推测窦房结的活动。窦性心律的心电图特点为：P 波规律出现，且 P 波形态表明激动来自窦房结（即 P 波在 1、Ⅱ、aVF、V_4-V_6 导联直立，在 aVR 导联倒置）。正常人窦性心律的频率呈生理性波动，传统上静息心率的正常范围一般定义为 60~100 次/分。

（1）窦性心动过速（sinus tachycardia）：传统上规定成人窦性心律的频率>100 次/分，称为窦性心动过速（图 8-23）。窦性心动过速时，PR 间期及 QT 间期相应缩短，有时可伴有继发性 ST 段轻度压低和 T 波振幅降低。常见于运动、精神紧张、发热、甲状腺功能亢进、贫血、失血、心肌炎和拟肾上腺素类药物作用等情况。

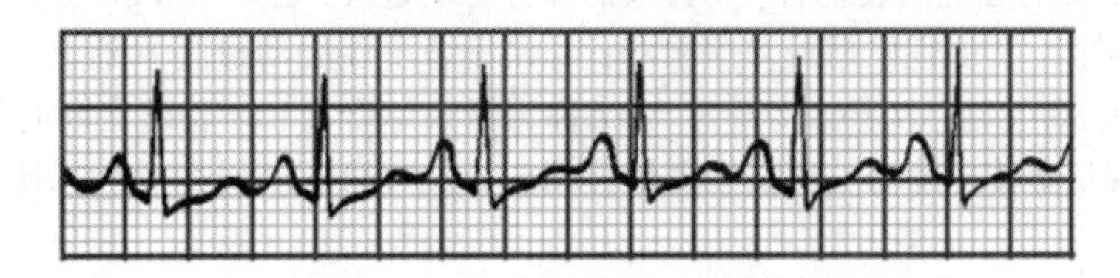

图 8-23　窦性心动过速

（2）窦性心动过缓（sinus bradycardia）：传统上规定窦性心律的频率<60 次/分时，称为窦性心动过缓。近年来，大样本健康人群调查发现：约 15%正常成人静息心率可<60 次/分，尤其是男性。另外，老年人及运动员心率可以相对较缓。窦房结功能障碍、甲状腺功能低下、服用某些药物（如 β 受体阻滞药）等亦可引起窦性心动过缓。

（3）窦性心律不齐（sinus arrhythmia）：是指窦性心律的起源未变，但节律不整，在同一导联上 PP 间期差异>0. 12 秒。窦性心律不齐常与窦性心动过缓同时存在（图 8-24）。较常见的一类心律不齐与呼吸周期有关，称呼吸性窦性心律不齐，多见于青少年，一般无临床意义。另有些比较少见的窦性心律不齐与呼吸无关，如与心室收缩排血有关的（室相性）窦性心律不齐以及窦房结内游走性心律不齐等。

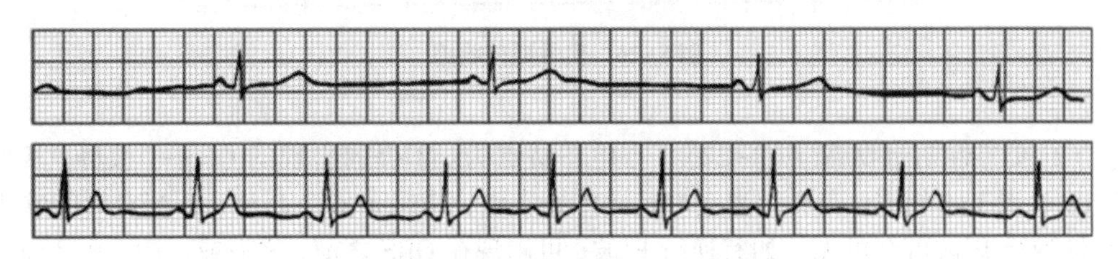

图 8-24　窦性心动过缓和窦性心律不齐

(4)窦性停搏(sinus arrest)：是指在规律的窦性心律中，有时因迷走神经张力增大或窦房结功能障碍，在一段时间内窦房结停止发放激动，心电图上见规则的PP间距中突然出现P波脱落，形成长PP间距，且长PP间距与正常PP间距不成倍数关系(图8-25)。窦性停搏后常出现逸搏或逸搏心律。

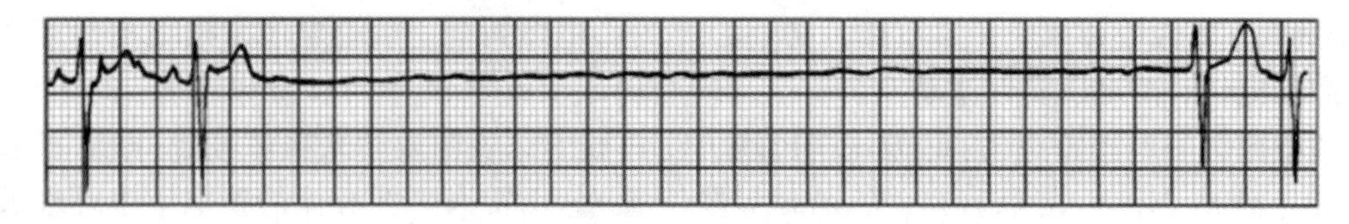

图8-25 窦性停搏

(5)病态窦房结综合征(sick sinus syndrome，SSS)：近年来发现，起搏传导系统退行性病变以及冠心病、心肌炎(尤其是病毒性心肌炎)心肌病等，可累及窦房结及其周围组织而产生系列缓慢性心律失常，并引起头昏、黑矇、晕厥等临床表现，称为病态窦房结综合征。其主要的心电图表现有：①持续的窦性心动过缓，心率<50次/分，且不易用阿托品等药物纠正；②窦性停搏或窦房阻滞；③在显著窦性心动过缓基础上，常出现室上性快速心律失常(房速、房扑、房颤等)，又称为慢快综合征；④若病变同时累及房室交界区，可出现房室传导障碍，或发生窦性停搏时，长时间不出现交界性逸搏，此即称为双结病变。

2. 期前收缩　期前收缩是起源于窦房结以外的异位起搏点提前发出的激动，又称过早搏动，是临床上最常见的心律失常。根据异位搏动发生的部位可分为房性、交界性和室性期前收缩。在描述期前收缩时常会用到“代偿间歇”术语，指提前出现的异位搏动代替了一个正常窦性搏动，其后出现一个较正常心动周期长的间歇。

(1)房性期前收缩(图8-26)：指起源于窦房结以外心房内任何部位的心房激动。患者主要表现为心悸，一些患者有胸闷、乏力，自觉有停跳感，有些患者可能无任何症状。心电图特点为：①提前出现的P′波，其形态与窦性P波不同；②P′-R间期>0.12秒；③QRS时间及形态正常；④代偿间歇多不完全。

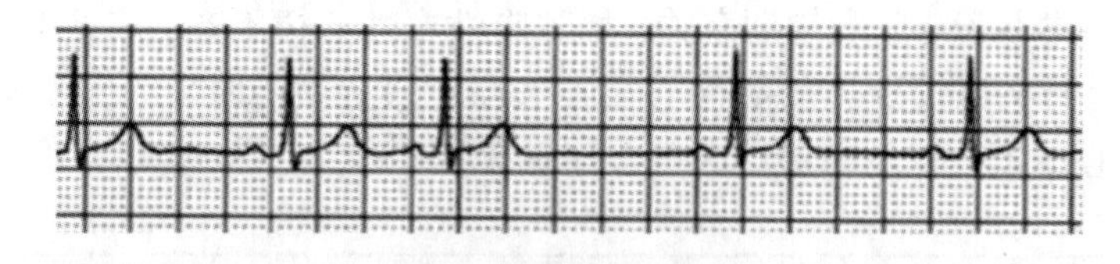

图8-26 房性期前收缩

(2)交界性期前收缩(图8-27)　心电图特点为：①提前出现的QRS-T波群，其形态与窦性者基本相同，变形者为室内差异传导所致，其前无窦性P波；②配对时间常固定；③逆行P′波可有可无。如有逆行P′波，可出现在QRS之前、之后或之中，在之前者P′-R间期<0.12 s，在之后者R-P′<0.20秒，若在其中则见不到逆行P′波；④代偿间歇

多完全。

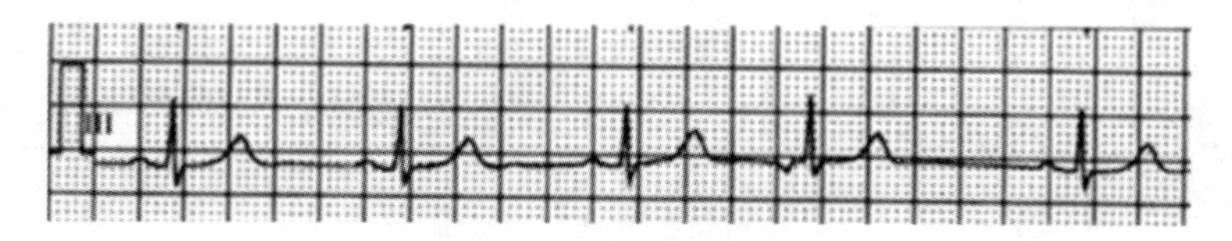

图 8-27　交界性期前收缩

(3)室性期前收缩(图 8-28)：指希氏束分叉以下部位过早发生的心室搏动。提前发出的激动心电图特征为：①提前出现的 QRS 波群，宽大、畸形，时限>0.12 秒，其前后无相关 P 波；②大多数 T 与 QRS 主波方向相反；③代偿间歇完全，即期前收缩前后的两个窦性 P 波间距等于正常 PP 间距的 2 倍。

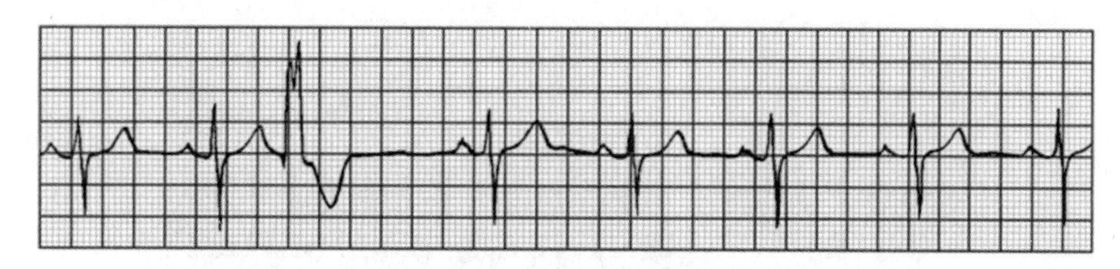

图 8-28　室性期前收缩

3. 异位性心动过速　异位节律点自律性增加、折返与触发活动引起的快速异位心律。临床表现为心悸、头晕、胸闷、憋气、乏力等，有些患者可能无任何症状。根据异位搏动发生的部位可分为房性、交界性和室性心动过速。

(1)房性心动过速：①连续 3 次房性期前收缩构成短阵房性心动过速；②频率快而规则，150~200 次/分为阵发性房性心动过速，70~130 次/分为非阵发性房速，心率快时 P′与前面 T 波重叠形成 P-T 融合；③P′-R 间期>0.12 秒，异位 P′波形态与窦 P 不同；④QRS 时限及形态正常；⑤可有继发性 ST-T 改变。诊断房速时注意，房速伴不规则传导时，心室率可不规则；房速伴室内差异传导时，QRS 可增宽及畸形；房速伴 2∶1 传导时，注意与窦速鉴别。

(2)交界性心动过速：①连续 3 次交界性期前收缩构成短阵交界性心动过速；②可见逆行 P′波，P′-R<0.12 秒，R-P′<0.20 秒，亦可无逆行 P′波；③心室率快而规则，QRS 形态正常，突发突止，持续时间长短不一；④频率 150~250 次/分为阵发性交界性心动过速，70~130 次/分为非阵发性交界性心动过速。房速与交界性心动过速不易分清时统称为“阵发性室上性心动过速”(图 8-29)。

(3)阵发性室性心动过速(图 8-30)：是起源于希氏束分支以下的传导系统或心室肌的至少连续 3 个的异位搏动，及时正确地判断和治疗室速具有非常重要的临床意义。心电图特征为 ①连续 3 次以上的室早为短阵室性心动过速；②QRS 波群宽大畸形，时

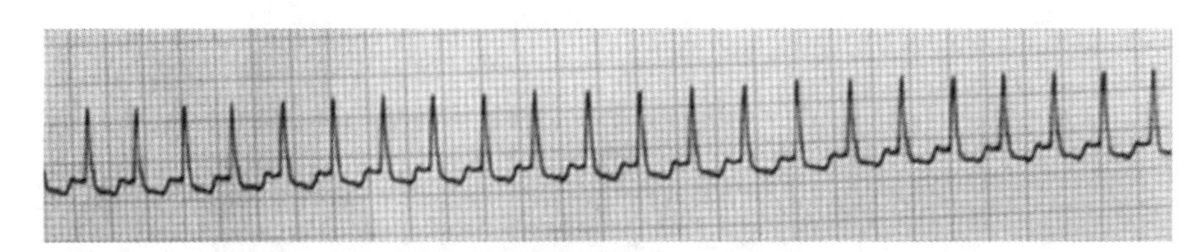

图 8-29　阵发性室上性心动过速

限>0. 12 秒；③频率 130～180 次/分为阵发性室性心动过速，可见突起骤停；41～120 次/分为非阵发性室速，室率多不规整，有继发性 T 波改变；④偶尔室上激动可下传至心室，发生心室夺获，其 QRS 间期较短，畸形不明显；⑤有时室性异位激动与窦性激动形成室性融合波。

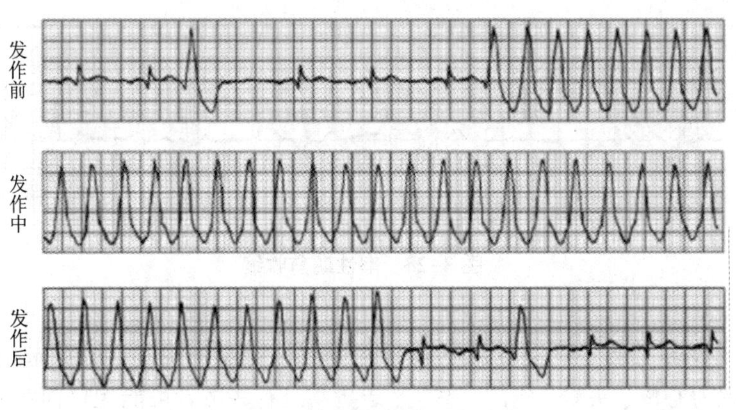

图 8-30　阵发性室性心动过速

4. 逸搏和逸搏心律　逸搏是一种比基本心律延迟出现的被动性异位激动。这种潜在的异位起搏点偶然发出 1～2 次冲动称逸搏；连续至少 3 次为逸搏心律。逸搏的共同特点是：①延迟出现，即必然大于窦性周期或基本心律的周期；②逸搏周期恒定，发自同一起搏点的逸搏，无论是散在的还是逸搏心律，逸搏周期多固定；③无传入阻滞；④逸搏周期接近基本心动周期时，可形成干扰性房室分离。

(1)交界性逸搏及逸搏心律：最多见。①比基本心律延迟出现的 QRS 波群，形态与正常 QRS 相似；②逸搏周期恒定(1. 2～1. 5 秒)，散在的逸搏时距相差<0. 08 秒；③逆行 P′波可出现在 QRS 前、中、后，P′-R 间期<0. 12 秒，R-P′<0. 20 秒，P′与 QRS 相重叠则看不到；④交界处的冲动逆行至心房的一部分，产生“房性融合波”，其形态介于 P′与窦 P 之间；⑤连续至少 3 次的交界性逸搏为交界性逸搏心律，频率在 40～60 次/分，慢而规则。

(2)室性逸搏及逸搏心律：常见。①在较长间歇后延迟出现的 QRS 波群宽大畸形，时限≥0. 12 秒；②逸搏周期恒定，通常为 1. 5～2. 4 秒；③室性逸搏逆传至心房产生逆 P，此逆 P 必然在 QRS 之后且<0. 12 秒，R-P′<0. 20 秒，与交界性逆 P 可位于 QRS 之前不同；亦可与窦性激动在心房内发生干扰形成房性融合波，或在心室内干扰形成室性融

合波，或在房室连接处干扰形成房室分离；④室性逸搏连续出现 3 次以上为室性逸搏心律，通常频率为 25~40 次/分。

(3)房性逸搏及逸搏心律：少见。①在一个大于窦性周期的长间歇之后，出现一个房性 P′波，形态与窦 P 不同；②P′-R 间期>0.12 秒，或略短于基本心律的 P-R 间期；③房性逸搏的 P′波与窦性心律的 P 波形成房性融合波，外形介于二者之间；④下传的 QRS 波群与窦性相同；⑤房性逸搏连续出现 3 次以上为房性逸搏心律，频率为 50~60 次/分。

5. 扑动与颤动　扑动、颤动可出现于心房或心室，主要是因为心肌的兴奋性增高，不应期缩短，同时伴有一定的传导障碍。

(1)心房扑动(图 8-31)：介于房速和房颤之间的快速性心律失常。患者多伴有器质性心脏病。患者的症状主要与房扑的心室率相关。心电图特征为 ①P 波消失，以心房扑动波(F 波)代替，间距及振幅均匀齐，常呈连续的锯齿状，升支较陡，降支较平，在Ⅱ、Ⅲ、aVF、V1、V2 导联常较清楚，F-F 之间无等电位线；②心房频率在 250~350 次/分；③心室率大多规则，2∶1 下传时，心室率多在 150 次/分左右，快而规则，且 F-R 间期固定；传导比例增大时，心室率慢而规则；传导比例不规则时，心室率可不规则(常为伴隐匿传导或文氏现象)；④QRS 波群形态基本正常，呈室上性型，但可因伴有迷走性室内传导或束支传导阻滞而增宽畸形，在伴有完全性房室传导阻滞时，其 QRS 形态取决于异位起搏点的部位。

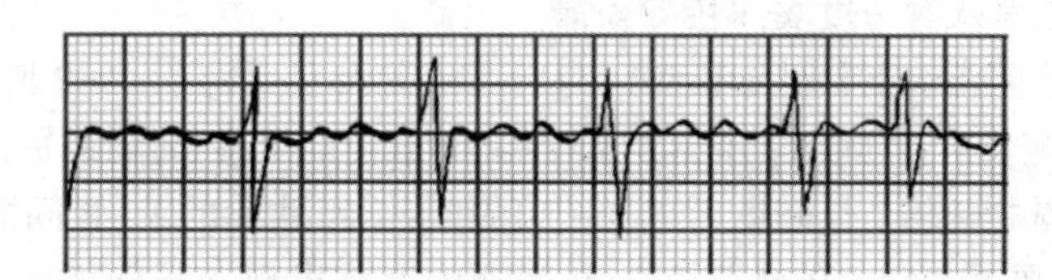

图 8-31　心房扑动(呈 4∶1、2∶1 传导)

(2)心房颤动(图 8-32)：指规则有序的心房电活动消失，代之以快速无序的颤动波，是严重的心房电活动紊乱。临床症状轻重受心室率快慢的影响。心电图特征为 ①P 波消失，以一系列大小不等、形态不一、间距不匀的心房颤动波(f 波)代替，V1 导联最明显；②心房频率为 350~600 次/分；③心室率极不规则。

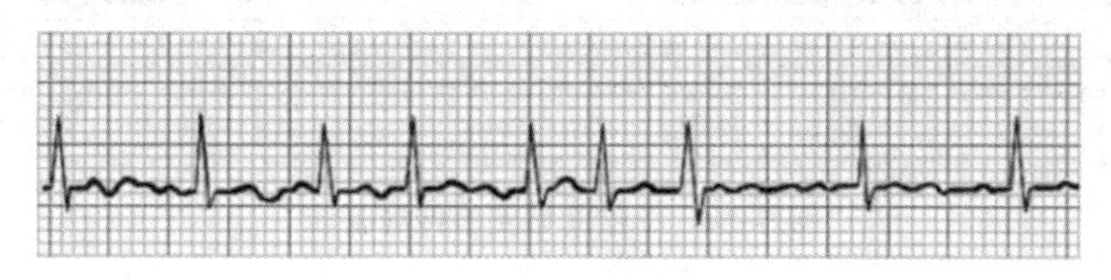

图 8-32　心房颤动

(3)心室扑动(图 8-33)：常见于缺血性心脏病。心电图特征为：①呈连续、大幅度“正弦曲线样”波形，波形尚规则，QRS 与 ST-T 均辨不清，亦无等电位线；②频率为 200~250 次/分。

(4)心室颤动(图 8-33)：常见于缺血性心脏病。心电图特征为：①QRS-T 波群完全消失，代之以形态不同、大小各异，极不均匀的颤动波；②频率为 250～500 次/分。

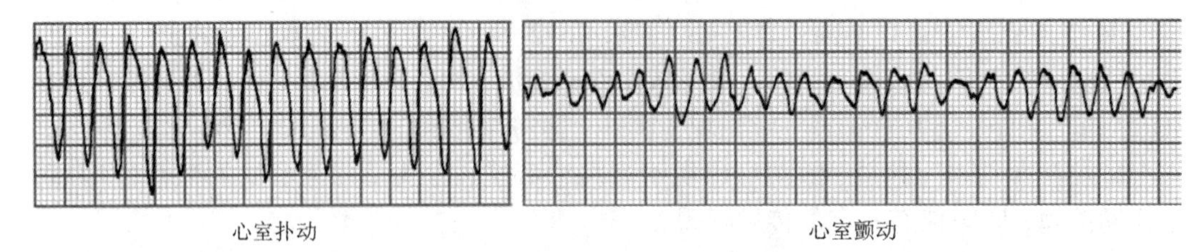

图 8-33　心室扑动与心室颤动

6. 传导阻滞　心脏传导阻滞是由于心脏的任何部位由于生理性不应期的影响，或该部位传导能力病理地、反常地降低，使本来能正常传导的激动出现传导延缓或传导中断的一种异常状态。

(1)窦房传导阻滞：窦房结激动后遇到阻滞，不能激动心房。在心电图上有一段时间内无 P-QRS-T 波群。按阻滞程度可分为三度。

一度窦房传导阻滞：仅有窦房传导时间延长，全部窦房激动均能传入心室，因体表心电图无代表窦房结激动的波形，不能直接测定窦房传导时间，故在心电图上无法作出诊断，只在理论上承认有一度窦房传导阻滞。

二度窦房传导阻滞(分Ⅰ型与Ⅱ型)：①Ⅰ型(文氏型)特点，P-P 间隔进行性缩短，直至 P 波脱落出现长 P-P 间歇；脱落的长 P-P 间歇前的 P-P 间隔最短；长的 P-P 间歇<最短的 P-P 间隔的两倍；长间歇后的 P-P 间歇>长间歇前的 P-P 间隔；P-R 间期固定；②Ⅱ型特点(图 8-34)，在规则的 P-P 间期中突然出现一长间歇无 P 波及 QRS 波，长间歇与其前后的 P-P 间期呈倍数关系；长间歇可以规则地出现，也可不规则地出现；长间歇后可出现交界性逸搏、室性逸搏、房性逸搏；明显的窦性心动过缓(心率<40 次/分)，P-P 间距规则，应高度怀疑是 2∶1 窦房阻滞。

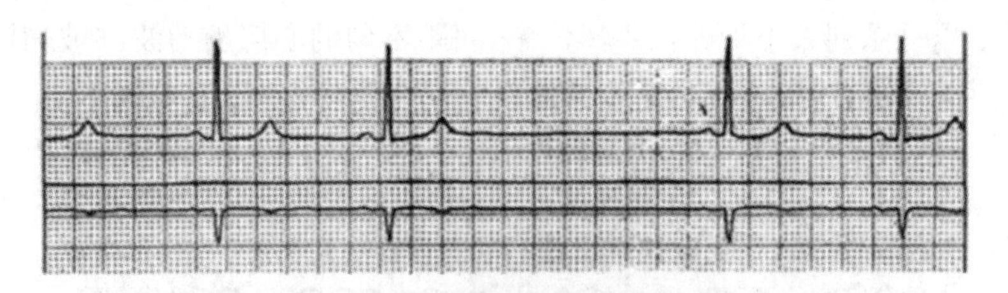

图 8-34　二度Ⅱ型窦房传导阻滞

三度窦房传导阻滞指窦性激动完全被阻滞不能传入心房。其心电图特点是：①窦性 P 波完全消失，须与窦性停搏相鉴别，在三度窦房阻滞时可见到房性逸搏心律，而窦性停搏时，低位节律点往往也受到抑制而不出现逸搏；②三度窦房阻滞有时可通过阿托品试验得到证实，静注阿托品后如窦房传导功能改善，说明为窦房阻滞；窦房传导功能不改善者即为窦性静止。

(2)心房内传导阻滞：一般不产生心律不齐。心电图特征为：①不完全性房内传导阻滞主要表现为P波增宽，时限>0.12秒；P波呈双峰，峰距>0.04秒，振幅无明显改变；②完全性房内传导阻滞少见，表现为导联中有两组形态不同、互不相关的心房波(即正常P波与异位P′波)；正常P波后均继有QRS-T波，关系固定，而异位P′波后无QRS-T波，与其前或其后的QRS波毫无关系；见于器质性心脏病、洋地黄中毒等，常见于临终前表现。

(3)房室传导阻滞：由于房室传导系统不应期的病理性延长所引起的房室间传导延缓或阻断，称为房室传导阻滞(AVB)。

一度房室传导阻滞(图8-35)心电图特征为：①每个P波后均有QRS波群；②P-R间期>0.20秒；③按心率换算P-R间期>正常最高值；④P-R间期虽未超过0.2秒，但与过去的心电图相比，心率相近或增快时，P-R间期延长了0.04秒；⑤交界性心律者，P′-R间期>0.16秒。

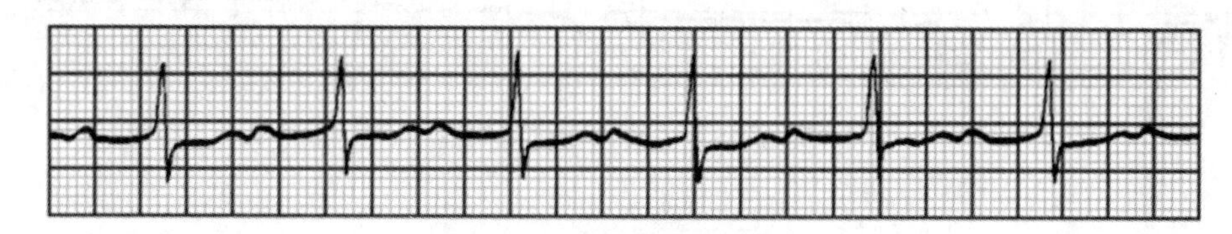

图8-35　一度房室传导阻滞

二度房室传导阻滞：①二度Ⅰ型房室传导阻滞(文氏型)(图8-36)心电图特征为P-R间期逐渐延长，直至QRS波群脱落，然后恢复至第一个P-R间期；P-R间期延长的增量逐渐减少；QRS波群脱落之前R-R间距逐渐缩短，表现为心室率逐渐增快；脱落前的R-R间距最短，脱落后的R-R间距最长；QRS波群脱落时的长R-R间距小于任何短R-R间距的2倍；每出现一次QRS波群脱落为1个文氏周期(阻滞周期)，文氏周期的时限有时恒定，有时亦有长短变化。②二度Ⅱ型(莫氏型)房室传导阻滞(图8-37)特征为P-R间期正常或延长，常固定不变；在隔一次或数次P波后，发生QRS脱漏，表现为2∶1、3∶2、4∶3、5∶4的阻滞；长的R-R间歇为窦性周期的两倍。

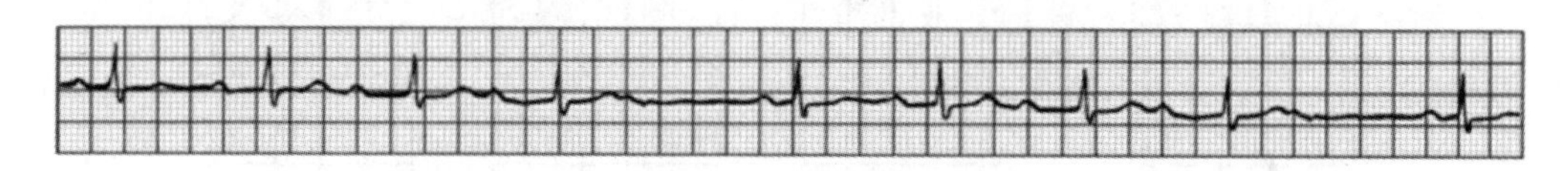

图8-36　二度Ⅰ型房室传导阻滞(文氏型)

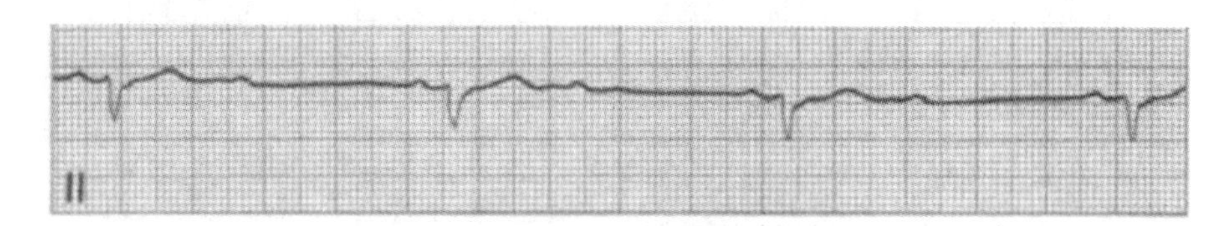

图8-37　二度Ⅱ型(莫氏型)房室传导阻滞

高度房室传导阻滞(二度 AVB 中较重的一种):P-P 规则, P 与 QRS 大部无关; 房室传导比例 3∶1 以上, 多为 4∶1、6∶1、8∶1 等; 心室有夺获; P-R 间期可正常或延长, 少数可呈跨越传导; 常可发生交界性逸搏或交界性逸搏心律, 偶见室性逸搏。

几乎完全性房室传导阻滞(二度 AVB 中最重的一种):心电图示完全性 AVB 偶有心室夺获者(<3 次/分), 称为几乎完全性 AVB。

三度房室传导阻滞(完全性 AVB)(图 8-38):①P-P 间期和 R-R 间期各有其固定规律, P 波与 QRS 波群完全无关; P-P 间期<R-R 间期; ②QRS 波群形态由阻滞部位决定。希氏束以上阻滞 QRS 形态正常, QRS 间期<0.12 秒, 室率 40~60 次/分; 阻滞部位在希氏束分叉以下时, QRS 波群明显畸形, 间期≥0.12 秒, 室率 30~40 次/分。后者实际上大多为完全性双支或三支传导阻滞, 心室率慢而规则。但在某些情况, 心室率可不规则, 如偶有窦性激动下传夺获心室、伴有室性期前收缩、同时存在两个以上的心室自身节律点并各有频率。

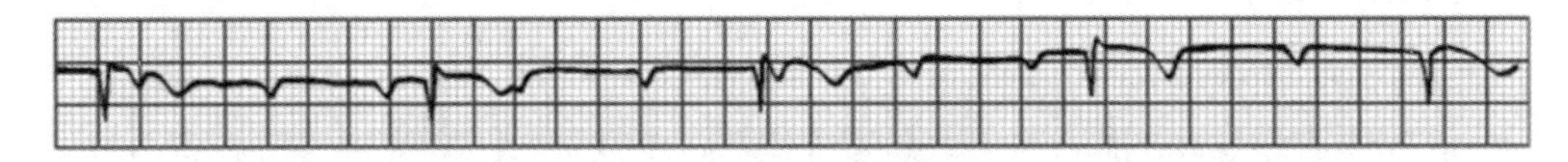

图 8-38 三度房室传导阻滞

(4)心室内传导阻滞:不定型心室内传导阻滞又称心肌内或壁内传导阻滞, 是指心电图表现为 QRS 波加宽切凹, 但又不能归属于任何特殊束支阻滞类型者。

右束支传导阻滞(right bundle branch block, RBBB):①节律为室上性。②V1 呈 rsR′、M 型或呈 R 增宽、切迹; ③V_5、V_6 呈 qRs 型, s 波粗钝, 宽阔>0.04s, Ⅰ、Ⅱ、aVL 导联多与 V_5、V_6 导联波形相似, AVR、V_1 导联的 R′波粗钝; ④ST-T 呈继发改变; ⑤电轴右偏; ⑥右室 VAT 时间延长>0.03 秒; ⑦QRS 波时限≥0.12 秒为完全性右束支传导阻滞(complete right bundle branch block, CRBBB); QRS 波时限<0.12 秒为不完全性右束支传导阻滞(incomplete right bundle branch block, ICRBBB)(图 8-39)。

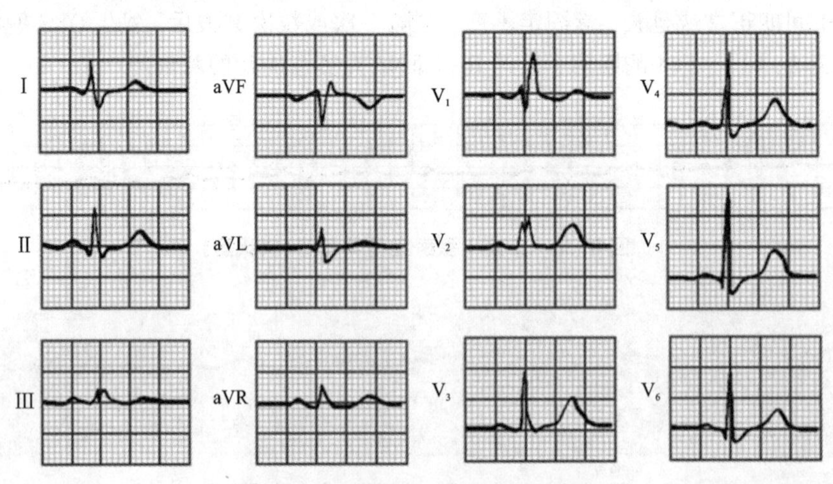

图 8-39 完全性右束支传导阻滞

左束支传导阻滞(left bundle branch block, LBBB)：①节律为室上性；②V_1、V_2 呈 QS、rS 型或呈 S 波深宽伴有切迹；③V_5、V_6 呈 R 型，R 波粗钝切迹，无小 q 波；④电轴左偏；⑤左室壁激动时间延长>0.06 秒；⑥左心前区导联伴 ST 段压低、T 波倒置的继发改变，右心前区导联可呈对应性改变；⑦ST-T 呈继发改变；⑧QRS 总时限≥0.12 秒为完全性左束支传导阻滞(complete left bundle branch block, CLBBB)。QRS 总时限<0.12 秒(0.10 秒~0.11 秒)为不完全性左束支传导阻滞(incomplete left bundle branch block, ILBBB)。

左前分支传导阻滞(LAB)(图 8-40)：①电轴左偏>-30°，伴有左室肥大时，应在-60°以上；②Ⅰ、aVL 呈 qR 型，Ⅱ、Ⅲ、aVF 呈 rS 型；③Ⅲ导联 S 波>Ⅱ导联 S 波，aVL 导联 R 波>Ⅰ导联 R 波；④QRS 时间正常或轻度延长(<0.12 秒)

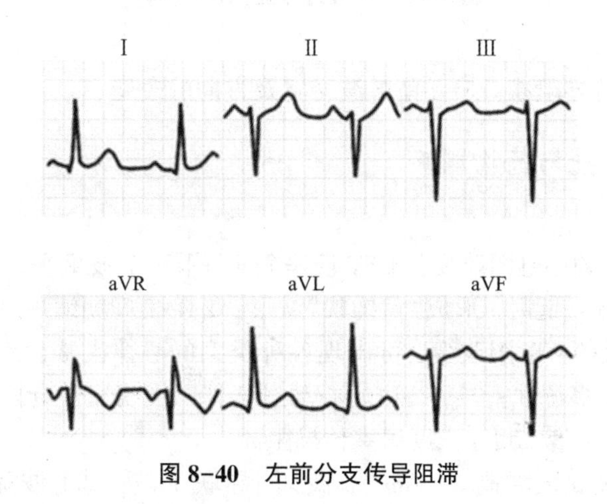

图 8-40　左前分支传导阻滞

左后分支传导阻滞(LPB)：①电轴右偏，大多>+120°；②aVL 呈 rS 型，Ⅱ、Ⅲ、aVF 呈 qR 型；③S 时限正常或轻度增宽，一般≥0.08 秒且<0.11 秒。

(5)预激综合征(W-P-W)(图 8-41)：典型预激综合征，即肯特(Kent)型，临床上心动过速发作。心电图表现为 ①P-R 间期<0.12 秒；②QRS 波起始部分有明显粗钝，即预激波，亦叫 delta 波("δ"波)，一般与 QRS 主波方向一致；③QRS 波群时限延长，且>0.11 秒；④P-J 间期正常≤0.26 秒；⑤伴有继发性 ST-T 改变，通常 T 与"δ"波方向相反；⑥可有阵发性室上性心动过速史。

典型预激综合征可分 A、B、C 三型。

①A 型。全部心前导联 QRS 主波向上。

②B 型。V_1、V_2、V_3 导联 QRS 主波向下，呈 QS、Qr、rS 型，而在 V_3、V_4、V_5、V_6 导联中 QRS 主波向上。

③C 型。V_5、V_6 导联呈 QS 或 Qr 型。此型极为少见。

(6)病态窦房结综合征：是由于窦房结功能减退，起搏衰竭，或传出阻滞而引起心律失常等现象。其心电图表现为 ①窦性心动过缓(50 次/分以下，常为持久性，并呈进行性减慢；②窦性停搏或窦房阻滞；③常并有快速室上性心律失常，呈快慢综和征；

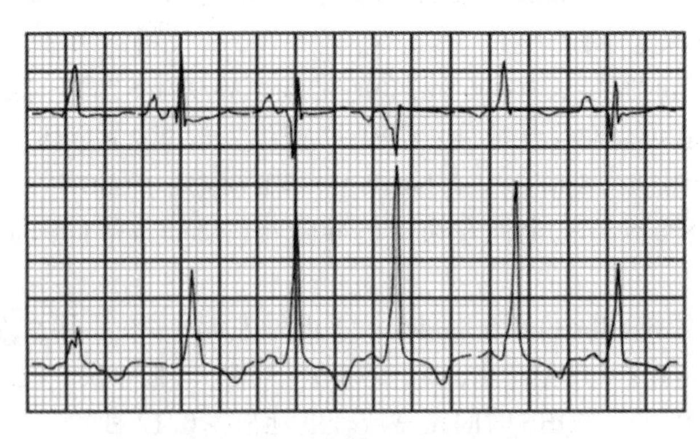

图 8-41 预激综合征(W-P-W)

④可合并各级房室传导阻滞；⑤可有 P 波变宽及方向的改变。

三、电解质紊乱与药物影响

1. 洋地黄

(1)洋地黄效应的心电图改变：①ST 段呈斜形下降，T 波低平，双向或倒置；ST 段与 T 波倒置部分连在一起时，形成“鱼钩状”波形；②Q-T 间期缩短；③P-R 间期延长。

(2)洋地黄中毒的心电图改变，可出现各种类型的心律失常，常见的有：①频发室早呈二联律，或频发多源性室早；②房性心动过速伴二度房室传导阻滞，交界性及室性心动过速，心房颤动；③二度、三度房室传导阻滞。

2. 低血钾症　①u 波增高>1 mm，u 波>同导联 T 波；②T 波降低，平坦或倒置；③Q-T 延长，T 波与 u 波融合；④ST 段压低，可达 0.05 mV 以上；⑤出现各种心律失常，以窦性心动过速、期前收缩(尤为室早)、阵发性心动过速等常见；⑥一度至二度室传导阻滞。

3. 高血钾症　①T 波高尖、两支对称，基底变窄，呈“帐篷状”；②P 波振幅降低，甚至消失，呈窦-室传导；③QRS 时间增宽，R 波降低，S 波增深，呈室内传导阻滞；④可出现窦缓、窦律不齐、交界性心律、交界性心动过速、房内阻滞、室内阻滞、房室传导阻滞、窦性静止、室速、室性自主节律、室颤等心律失常。

4. 低血钙症　①ST 段平直延长、Q-T 延长；②T 波低平、双向或倒置。

5. 高血钙症　①ST 段缩短或消失，Q-T 间期显著缩短；②ST 段压低，T 波倒置；③异位心律或期前收缩。

第四节　心电图描记、分析与临床应用

预习案例

微课：正常心电图、心电图描记、心电图分析与临床应用

患者，男，65 岁，2 周前开始出现反复心悸，每次持续时间数秒到数分钟不等，经休息可以缓解。患者精神、食欲可，自发病来睡眠欠佳。T 38℃，P 98 次/分，R 24 次/分，Bp 100/68 mmHg。医嘱要求做心电图检查。

思考

1. 心电图检查有哪些临床应用？

2. 心电图的操作流程是什么？注意事项有哪些？

一、心电图的分析方法与步骤

在分析心电图时，一定要结合患者病史和临床资料，做必要的体格检查，才能得出正确的诊断和解释。

1. 检查心电图记录质量　确认定准电压、走纸速度、灵敏度等性能指标是否符合规定；检查各导联是否均已正确描记无遗漏；判断无伪差，如基线不稳、干扰和肌颤波。

2. 确定主导心律　根据有无 P 波，P 波的形态、顺序及与 QRS 波群的关系，确定基本心律是窦性心律抑或异位心律。

3. 计算心率　确定心律是否规则，再测量 P-P 间期和(或)R-R 间期，按公式计算心房率和(或)心室率。

4. 测量心电轴　最简单的方法是根据Ⅰ及Ⅲ导联的 QRS 波群的主波方向来判别有无电轴的偏移。

5. 判断有无钟向转位　根据左、右心室过渡图形在心前区导联出现的位置推测有无心脏钟向转位。

6. 测量重要间期和时间　测量 P-R 间期、QRS 波群时间和 Q-T 间期。在测定所有间距的数值时，以多导联同步记录测值最为准确。

7. 心律分析

(1)首先要认出 P 波，应将 P 波清晰的导联如Ⅱ(或 V_1)导联描记得相应长一些，然后根据 P 波的特点，决定基本心律。例如，P 波符合窦性条件，诊断为窦性心律；P 波是逆行型的，P′-R<0. 12 秒，为交界性心律；P 波消失，代之以一系列不规则的“f”波，为心房颤动。

(2)分析 P 波与 QRS 波群及其相互关系，注意 P 波与 QRS 波群的形态、时间、电压变化，并通过 P 波与 QRS 波群的出现顺序、PR 间期的时间及其是否固定、QT 间期、必要时测定 V_1、V_5 的室壁激动时间等，判断有无心脏电位变化或心律异常。

(3)观察ST-T改变及改变类型，主要确定ST段有无移位及移位形态，T波的形态改变，以及出现改变的导联及导联数。

8. 作出诊断　根据分析的结果，并结合被检查者的年龄、性别、病史、临床表现、其他检查资料、用药情况以及既往心电图检查资料等，判定心电图是否正常，作出具体而明确的心电图诊断。

9. 根据临床需要和心电图诊断的需要，必要时加做某些导联或延长、重复描记　例如，怀疑有右心室大时加作V_{3R}；对于心前区疼痛时ST-T异常者，应在20分钟后重复描记，以便证实是否心绞痛发作等。

二、心电图的临床应用

(1)对各种心律失常的诊断具有肯定价值。

(2)对了解有无心肌供血不足，尤其对心肌梗死的定性、定位、时期的判断具有极为重要的价值。

(3)提示心房、心室肥大的情况，有助于各类心脏疾病(如高血压性心脏损害、肺源性心脏病)的诊断。

(4)客观评价某些药物对心脏的影响和对心律失常治疗的效果，为临床用药的决策提供依据。

(5)对其他疾病和电解质紊乱(如心包炎、血钙和血钾的过低或过高等)的诊断提供辅助依据。

(6)对各种危重患者的治疗及抢救、手术麻醉等的监护作用。

值得注意的是，心电图的某些改变并无特异性，同样的心电图改变可见于多种心脏疾病；某些较轻的心脏疾病或疾病早期，心电图可无异常。因此，心电图应用中必须结合临床资料方可作出正确的判断。

三、常规心电图描记

常规心电图描记（视频）

1. 环境要求

(1)室内保持温暖，以避免因寒冷而引起的肌电干扰。

(2)检查床不宜过窄，以保证患者躺卧舒适。

(3)心电图机旁不要摆放其他电器，以免引起干扰。

(4)心电图机的电源线应尽可能远离检查床和导联电线。

2. 准备工作

(1)检查前确保心电图机性能合格。

(2)使用交流电源的心电图机必须接可靠的地线。

(3)对初次接受心电图检查者，必须事先做好解释工作，消除紧张心理。

(4)除急症外，一般情况下要求受检者平静休息5分钟后接受检查，避免饱餐或吸烟后检查。

(5)嘱受检者解开上衣，取仰卧位，四肢放松，平稳呼吸。

(6)避免受检者的四肢接触铁床、墙壁或地，以及与他人发生皮肤接触。

3. 皮肤处理

(1)若放置电极部位的皮肤有污垢或毛发过多，则应预先清洁皮肤或剃毛。可用乙醇擦净皮肤上的油脂，以消除皮肤阻力，减少伪差。

(2)在人体放置电极处涂抹导电膏或盐水、乙醇、清水。但尽可能避免用盐水、乙醇或清水代替导电膏，因为这3种处理方法会使皮肤接触阻抗增大，极化电位不稳定，易引起基线漂移或其他伪差。

4. 电极放置　按常规心电图连接方式放置电极，连接导联。

(1)肢体导联：上肢电极板固定于腕关节内侧上方3 cm处；下肢电极板固定于内踝上方7 cm处。肢体导联线较长，末端接电极板处有颜色标记或英文缩写：红色(R)端电极接右上肢；黄色(L)端电极接左上肢；绿色(F)端电极接左下肢；黑色(N)端电极接右下肢。此连接形成了Ⅰ、Ⅱ、Ⅲ、aVR、aVL、aVF导联方式。

(2)心前区导联：导联线末端接电极处有不同颜色以区别各导联。颜色排列依次为红(V_1)、黄(V_2)、绿(V_3)、褐(V_4)、黑(V_5)、紫(V_6)。应注意，心前区导联的各导联放置的位置应规范，并且任一导联电极均可记录任意一个心前区导联的心电图，关键取决于其电极安放的位置。

5. 描记心电图

(1)接通电源及地线(使用蓄电池或充电电源时，可不用地线)。如有交流电干扰，可按下抗交流电干扰键(HUM)，尽量避免使用该键或同时使用去肌颤滤波(EMG)，因其可使心电图波幅下降15%以上，导致心电图波形失真。

(2)常规记录走纸速度一般选择25 mm/s，标准灵敏度1 mV=10 mm(即增益，指输入1 mV电压时，描笔偏转幅度10 mm)。记录过程中，若发现某些导联心电图电压太高或太低，可通过调整灵敏度来记录合格的心电图(如选择灵敏度1 mV=5 mm，可减低电压；灵敏度1 mV=20 mm，可增加电压)。

(3)常规记录12导联。若怀疑右位心或急性心肌梗死等病变者应加做相应导联。

(4)用手动方式记录心电图时，每次切换导联后，必须等到基线稳定后再启动记录纸，一般每导联描记3~5个心动周期，每人次大约记录1分钟。

(5)有心律失常时可按需要延长记录时间，一般选Ⅱ、V_1导联。

(6)记录过程中遇基线不稳及干扰时，应检查导联线与心电图机的连接或电极是否松脱。

(7)描记结束后，关闭电源开关。

(8)在描记好的心电图纸上注明受检者的姓名、性别、年龄及记录时间(年、月、日、小时，甚至分钟)等，同时标记各导联。

6. 归置用物　关闭心电图机，拔下电源，整理并归置电极板和导联线。

7. 标记心电图记录纸　在心电图记录纸前部注明患者的住院号或门诊号、姓名、年龄、性别和描记时间等。描记时如果电压减半或增倍时需注明。

课程思政

医学需要科学严谨的态度

只要是看过美剧《豪斯医生》的人，相信都会对这句台词——“everybody lies”——印象深刻，每个人都会撒谎，同样，每个患者都会撒谎，甚至，连心电图都可以撒谎！

患者，50 岁中年男性，既往有慢性肾脏病、慢性阻塞性肺疾病病史，患有高血压病、糖尿病多年，本次因伤寒沙门菌感染住院，住院后因心悸行心电图检查，显示宽 QRS 波心动过速。频率为 180 bpm，QRS 波宽度为 160 ms。对于一个宽 QRS 波心动过速，我们需要鉴别到底是室性心动过速（简称室速）还是室上性心动过速（简称室上速）伴有差异性传导，因为二者的处理方法是不同的。首先要结合病史，患者为中年男性，既往基础疾病多，但无明确缺血或非缺血性心肌病病史，没有指向室速；无反复心悸突发突止的病史，也没有指向室上速，看来还需要进一步的鉴别。那么分析心电图图形的特征，没有房室分离，没有室上性夺获，所以，室速不能明确诊断。但是，右束支传导阻滞时，V6 导联 R/S<1 支持室速；心前区导联 RS 间期大于 100 ms，支持室速；aVR 导联起始 Q 波大于 40 ms，支持室速。虽无特异性极强的诊断标准（如房室分离或室上性夺获），但存在着如此多符合室速的心电图标准，这个宽 QRS 波心动过速，能够确定为室速吗？几分钟后，患者心悸仍未缓解，但心电图发生了变化，此时记录的心电图，相比之前，频率仍为 180 bpm，但 QRS 波宽度变窄为 130 ms。这时该如何解释两种心动过速的机制？是室速？还是室上速伴有室内差异传导？巧合的是，短时间内患者心电图再次变化，一份心电图上同时记录到了宽窄 QRS 波的心动过速，宽窄交替出现，心动过速持续发作不终止，而且在长 V1 导联上，我们看到了清楚的 P 波，并且心动过速发作时，PR 间期逐渐延长，而后 P 波不能下传，QRS 波脱落，典型的文氏现象，V1 导联的 P 波完全直立，而不是正负双向，符合左房房性心动过速（简称房速）的特点。显然，宽 QRS 波为房速伴右束支差异性传导造成的。窄 QRS 波心动过速为房速不伴差异性传导，宽 QRS 波心动过速为房速伴差异性传导，宽窄心动过速背后为同一种机制。再回到患者的病史，慢性阻塞性肺疾病，以及因此应用的 β-受体激动药，很可能是房速的原因。

心电图用途广泛，但不要把全部赌注都压在一份心电图上，因为，复杂情况时需结合病史，动态观察，深入分析，或许才能逐渐揭开真相。

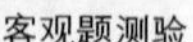

客观题测验

主观题测验

第九章

影像学检查

影像学检查PPT

学习目标

1. 掌握各系统影像学检查的正常表现、基本病变表现、临床意义。掌握超声波和多普勒效应的定义、超声检查在临床的应用及各系统常见疾病的超声诊断要点。

2. 熟悉各种影像学检查方法成像的基本原理、方法和图像特点，超声波的物理特征、超声检查的基本原理及超声的仪器设备。

3. 了解各种影像学检查方法成像的基本原理。

第一节 影像学检查

预习案例

患者，男，40 岁，3 天前因淋雨受凉后，出现发热、流鼻涕、咽喉部疼痛、呼吸急促，伴咳嗽、咳痰、胸痛入院，查体：T 39.3℃，P 103 次/分，R 28 次/分，Bp 120/70 mmHg，神志清楚，急性病容，面色潮红，叩诊左下肺浊音，听诊双肺呼吸音增强、粗糙，左下肺可闻及湿性啰音，伴有呼吸音减弱。患者大、小便正常，既往身体健康，入院诊断考虑“上呼吸道感染”，拟行胸部 X 线检查。

思考

1. 什么是影像学检查？影像学包括哪些检查？
2. 如何指导患者进行检查前的准备？
3. 如何初步判断 X 线片的基本病变表现与临床意义？

影像学检查是应用医学成像技术对人体疾病进行诊断和在其引导下应用介入器材对人体疾病进行微创性诊断及治疗的医学学科。主要通过 X 线、计算机体层摄影、磁共振成像、血管造影、超声、核医学等各种技术，使人体内部组织器官和结构显现影像，从而了解人体的解剖结构、生理功能与病理变化状况，以达到诊断和治疗疾病的目的，它是一种特殊的“视诊”。了解不同影像学检查方法的成像原理、图像特点、诊断效果、临床应用价值以及检查前的准备及护理，有助于护理人员更好地理解影像学检查的临床意义及其与护理之间的关系，是护士必备的基本技能。

课程思政

“疫战”当前，我们无所畏惧

新型冠状病毒肺炎疫情是一场人与病毒之间较量的硬仗。在疫情面前，为了守护大家的安全，每一位医护人员都不顾一切奋勇向前。放射科是疫情攻坚前线的重要环节，黑白图片是疾病的侦察兵。每一位疑似患者都要到放射科进行排查，所有放射科的医护人员放弃所有休假，一二三线齐上阵，保证了当时门、急诊疑似患者排查的压力。由于疫情迅速发展以及对新冠肺炎的认识不断更新，诊疗指南逐步修正，影像工作不断调整，作为最前线的医护人员，临床经常需要了解患者实时的肺部情况，但是患者往往是不方便移动的，这时就需要放射科派人推机器到病区进行床边投照，而且这种需求是随叫随到的，特别是在特殊时期——铁打的“防疫战”

中，放射科工作人员更要加快步伐，讲究效率和质量。只要临床需要，他们就提供，从不惧怕和推诿。特别是在夜班值班期间，做好三级防护的放射技师不仅要将床边机推至病区，投照完毕后，还需对相关机器进行脱离和消毒，整个后处理过程耗时很长，要求很高。尽管大家的工作量很大，但是在整个疫情期间，门急诊所有患者的检查都有条不紊地进行，从未耽误过患者拍片、取片。

这些来往穿越于一线的放射科"床边战士"们，面对突如其来的疫情，个个无所畏惧，义不容辞，奔忙在一线战场，他们每个人都只想为打赢这场"防疫战"，献出自己的微薄之力。

一、X 线检查

（一）概述

X 线成像用于临床疾病诊断，已有百年历史，至今依然是医学影像学检查的重要组成部分，其所具有的重要作用并未完全被现代成像技术所取代。

1. X 线的产生

X 线是波长极短的电磁波，具有穿透性、荧光效应、感光效应、电离与生物效应的特性。X 线对物质有很强的穿透力，能穿透普通光线所不能穿透的物质，这是 X 线成像的基础。X 线能激发荧光物质产生肉眼可见的荧光，并且能使涂有溴化银的胶片感光，经显影、定影处理可形成黑白影像。X 线通过任何物质都可使该物质发生电离，分解成正负离子，X 线进入人体使其发生电离产生生物效应，它是放射防护学和治疗学的基础。

X 线之所以能使人体在荧光屏上或胶片上形成影像，一方面是由于 X 线能穿透人体的组织结构，另一方面是基于人体组织具有密度和厚度的差别。当 X 线穿过人体各种不同组织结构时，密度高、组织厚的部分吸收 X 线多，密度低、组织薄的部分吸收 X 线少，因此，到达荧光屏或胶片上的 X 线的量就有差异，从而形成黑白明暗对比不同的影像。

人体组织结构依单位体积内各元素的量而有不同的密度，可归纳为三类：高密度、中等密度和低密度。高密度的包括骨组织和钙化灶等；中等密度的包括软骨、肌肉、神经、实质器官结缔组织及体液等；低密度的包括脂肪组织，以及有气体存在的呼吸道、胃肠道、鼻窦和乳突气房等。病变可使人体组织密度发生改变，如结核病变可在低密度肺组织内产生中等密度的纤维化改变和高密度的钙化灶。组织密度不同的病变，可产生相应的病理 X 线影像。普通 X 线成像是以胶片为介质对图像信息进行采集、显示、存储与传送。X 线机包括 X 线管及支架、变压器、操作台及检查床等基本部件。数字 X 线成像是将普通 X 线摄影装置和透视装置同电子计算机结合，使 X 信息由模拟信息转化为数字信息而得数字图像的成像技术。依其结构上的差别，可分为计算机 X 线成像（computer radiography，CR）、数字 X 线荧光成像（digital fluorography，DF）和平板探测器数字 X 线成像（flat panel detector digital radiography，FPD DR）系统。

2. X 线的特性

(1)穿透性：X 线是波长很短的电磁波，具有强穿透力，能穿透普通光线不能穿透的物质(包括人体)，在穿透过程中 X 线强度会发生一定的衰退。X 线的穿透力与 X 线波长相关，管电压越高，所产生的 X 线波长越短，穿透力也越强；反之其穿透力则越弱。X 线穿透物体的程度与物体的密度以及厚度相关。密度大、厚度大的物体吸收得多，通过得少。X 线的穿透性是 X 线成像的基础。

(2)荧光效应：X 线肉眼不可见，但能激发荧光物质，如硫化锌、钨酸钙及硫化锡等，使波长短的 X 线转换成波长长的可见荧光，这种转换称之为荧光效应，荧光效应是进行 X 线透视的基础。

(3)感光作用：涂有溴化银的胶片经 X 线照射后，感光的溴化银中的 Ag^{+} 被还原成金属银并沉积于胶片内呈黑色，而未感光的溴化银在定影的过程中，从 X 线胶片上被清除，显出胶片片基的透明本色。依照金属沉积量的多少，产生了从黑到白不同灰度的影像。感光作用是 X 线摄影的基础。

(4)电离与生物效应：X 线通过人体产生电离效应，分解成正负离子，电离程度与吸收的 X 线量成正比；X 线进入人体，组织也可产生电离，使人体产生生物学方面的改变，即生物效应；它是放射防护和放射治疗的基础。

3. X 线图像特点

X 线图像是 X 线束穿透某一部分的不同密度和厚度组织结构后的投影总和，是该穿透路径上各个结构影像相互叠加在一起的影像。由从黑到白不同灰度的影像组成，为灰阶图像。这些不同灰度的图像以光学密度反映人体组织结构的解剖与病理状态，图像上的白影、灰影、黑影分别对应于高密度、中等密度和低密度的组织结构。

4. X 线检查方法　X 线检查方法分为普通检查、特殊检查和造影检查三类。

(1)普通检查：包括透视和 X 线摄片。透视(fluoroscopy)是利用透过人体被检查部位的 X 线在荧光屏上形成影像的检查方法。透视采用摄像增强电视系统，影像亮度强，效果好，透视可转动患者体位，改变方向进行观察，可了解器官的动态变化，如心、大血管搏动及胃肠蠕动等。透视的优点为操作简便、费用低廉、可以动态地观察器官结构与功能变化。缺点为透视的影像对比度与清晰度较差，目前主要用于胃肠道造影检查。

摄片(radiography)是利用透过人体被检查部位的 X 线使胶片感光形成影像的检查方法。其优点为图像对比度与清晰度较好，可作为客观记录留存，便于随访；但缺点是被检范围受胶片大小的限制，不能动态观察器官活动、不能从多角度观察病变的形态结构，且常需做互相垂直的两个方位的摄影，即正位和侧位。

(2)特殊检查：普通检查受诸多因素影响，如影像重叠、脏器运动等，有时使病灶难以清晰显示，有时需采用特殊检查方法，包括软 X 线摄影、荧光摄影、体层摄影和放大摄影等。软 X 线摄影是指采用能发射软 X 线(即波长长的 X 线)的钼靶球管来检查软组织(特别是乳腺)的方法。荧光摄影是在荧光成像基础上进行缩微摄片。放大摄影是采用微焦点和缩小人体与照片距离来显示细微病变的检查方法。临床上，自 CT 等现代成像技术应用以来，只有软 X 线摄影还在应用。

(3)造影检查(angiography revealed)：是将造影剂(对比剂)引入缺乏自然对比的器

官内或其周围，可将密度高于或低于该结构或器官的物质引入器官内或其周围间隙，使之产生对比显影，此即造影检查。造影剂按影像密度高低分为两类，即高密度（阳性）造影剂和低密度（阴性）造影剂。高密度（阳性）对比剂为原子序数高、相对密度大的物质，临床上常用的高密度造影剂有碘剂和钡剂，主要用于食管及胃肠造影。低密度（阴性）对比剂为气体，造影剂主要有二氧化碳、氧气、空气等，可用于关节腔、腹腔、腹膜后、胸腔、脑室等造影。根据造影剂导入的途径不同，造影方法有两种 ①直接引入法，通过口服、灌注或穿刺将造影剂直接引入食管、胃、肠道、尿路、子宫、输卵管等组织器官内或其周围而行造影，如胃肠道钡餐（图 9-1）、支气管造影、心血管造影等；②间接引入法，经静脉注入或口服使造影剂进入体内，然后经脏器吸收并聚集于器官内，从而使之显影，多用于脏器功能检查，如口服胆道造影、静脉肾盂造影等。造影检查的应用，扩大了 X 线检查的范围。各种造影检查都有一定的检查前准备和有关注意事项，包括对比剂反应的预防和处理，以保证造影检查的顺利进行。

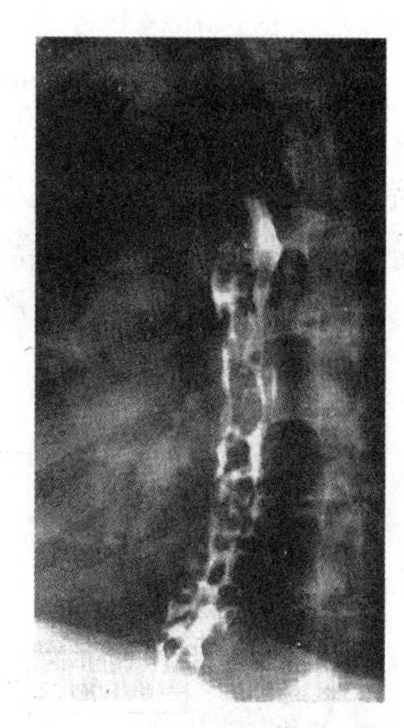

图 9-1　食管静脉曲张钡餐造影检查

食管中下段黏膜皱襞增宽、迂曲，呈蚯蚓状充盈缺损，管壁边缘为锯齿状

（4）数字化的 X 线摄影检查：医学影像的数字化主要是指医学影像以数字方式输出，直接利用计算机对影像数据进行存储、处理、传输和显示。目前数字化的 X 线摄影检查主要有 CR 和数字 X 线摄影（digital radiography，DR）。CR 系统：可将 X 线影像信息记录在成像板上，构成潜影。用激光束以 2510×2510 的像素矩阵对荧光板进行扫描读取，经计算机图像处理系统进行处理，将影像的特征信息图像在计算机荧屏上显示或做成胶片，也可以储存到各类储存媒介长期保存，并可直接进入网络系统。CR 系统具有协调处理、空间频率处理和减影处理等强大的后处理功能，大大提高诊断的准确率。CR 可应用于胸部、头颈部、骨关节系统、胃肠道及泌尿系统等部位的检查，明显优于传统的 X 线平片。DR 系统：DR 由电子暗盒、扫描控制器、系统控制器、影像监视器等组成，可直接将 X 线通过电子暗盒转换为数字化图像。其工作原理是由影像增强管将 X 线转换成可见光，再由电荷耦合器或光电摄像管将可见光转换成视频信号，然后经图像卡进行模/数转换成数字化矩阵图像。

5. X 线检查中的防护

X 线穿透人体将产生一定的生物效应。因此日常工作中要注意防护，可以采用屏蔽防护和距离防护，常用铅或含铅的物质作为屏障以吸收不必要的 X 线，或通过增加 X 线源与人体间距以减少辐射量。患者方面，应选择恰当的 X 线检查方法，控制照射次数和范围，设计正确的检查程序，尤其要重视对孕妇和小儿患者的保护。放射工作者应遵照国家有关放射防护卫生标准的规定，制定必要的防护措施，避免直接暴露在 X 线中；增加与 X 线源的距离，尽量采用隔离室操作、X 线电视系统等。

6. X 线图像存档和传输系统

图像存档与传输系统(picture archiving and communication system, PACS)是一种科技含量高、实际应用价值极大的复杂系统，其将数字化成像设备、高速计算机网络、海量存储设备和具备后处理功能的影像诊断工作站结合起来，完成对医学影像信息的采集、传输、存储、后处理及显示等功能，使得图像资料得以有效管理和充分利用。

(1)PACS 的基本结构(图 9-2)。

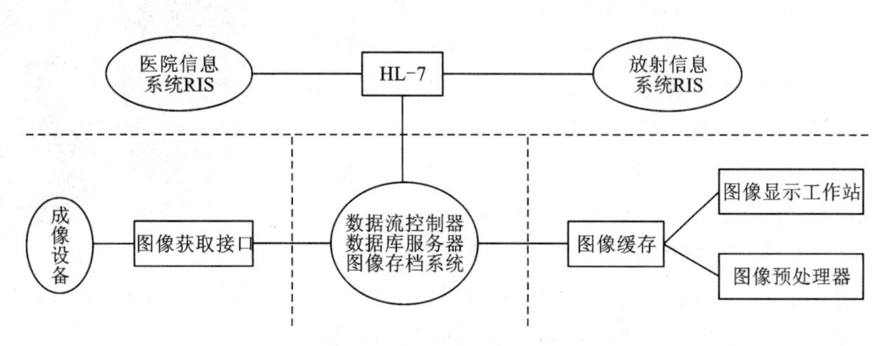

图 9-2 PACS 的基本构成

1)数字获取子系统：含成像设备和获取接口两个基本组成部分。其中成像设备包括各种数字化医学影像成像设备，如数字化 X 线成像等；图像获取接口的功能是与成像设备进行联接，以获取图像数据，并进行一系列必要的图像预处理和信息格式的封装与转化，最终将封装完成的图像数据发送给 PACS 控制器。图像获取接口的功能一般由计算机控制自动实现。

2)PACS 控制器：包括数据流控制器、数据库服务器和图像存档系统。存档系统是 PACS 的核心，实现了海量图像数据的实时存储功能。PACS 控制器的基本功能包括从图像获取接口得到图像，提取图像文件中的文本信息；存档图像文件；执行从显示工作站或其他控制器发出的文档读写任务。医学影像的存储一般由短期、中期和长期等不同时间跨度的存储设备构成，并针对具体的存档要求，使用多种存储介质，如磁盘阵列、磁带机、磁光机和一次多入多次读出光盘等。

3)图像显示子系统：该子系统包括显示预处理器、显示工作站缓存以及显示工作站。显示预处理器对从 PACS 控制器获取的图像数据进行预处理，使其依显示工作站的特性参数设置进行显示，并将处理结果通过显示工作站呈现给观测者。显示工作站缓存用于存储预处理前后的图像数据。显示工作站充分利用了整个系统的资源和处理能力，同时提供一个良好的用户操作界面。

(2)PACS 的应用价值。

1)诊断方面：相对于传统以观片灯为媒介的硬阅读而言，在 PACS 应用中，通过在医生工作站上嵌入的图像后处理工具，进行操作和调整，将会为影像技师提供更加丰富的诊断信息，避免了因信息不足而造成的漏诊和误诊。此外，还可以实时调阅和融合不同时期、不同成像技术的图像，便于对照和比较。

2）管理方面：PACS 系统记录了各类各级工作人员的工作数量和质量，使每个岗位的具体工作职责明确，极大优化了科室统计工作模式。PACS 采用了大容量存储设备，便于图像传输和交流，实现了图像数据的共享，方便临床、急诊科医师随时调阅图像，提高了工作效率，同时避免了胶片借阅中的丢失现象。

3）教学方面：PACS 系统可调阅影像和检验科报告等各种医学资料，以案例带教学，可使学生接触到大量临床病例，培养学生的独立思考能力，明显提高了教学质量。

（二）X 线检查前患者的准备

1. 常规准备

（1）X 线普通检查：检查前应向患者说明检查的目的、方法和注意事项，消除其紧张或恐惧心理。指导患者采取正确的检查姿势，充分暴露检查部位，脱去检查部位的厚层衣物或影响 X 线穿透的如金属饰物、敷料、膏药和发卡等物品。

（2）造影检查前准备：检查前了解患者有无造影检查禁忌证，询问有无碘过敏史，包括甲状腺功能亢进症、糖尿病肾病、肾功能不全等严重慢性病，了解心、肝、肾功能情况以及精神状况。有报道认为患者在紧张、恐惧心理状态下进行检查易发生不良反应，其中碘对比剂对中枢神经系统的作用是引起严重不良反应的外因，恐惧心理为内因。因此造影检查前向患者介绍检查的目的、方法、不良反应和注意事项，从身、心两方面提高患者对检查的承受力，使检查得以顺利进行。使用碘对比剂前，患者或其监护人应签署“碘对比剂使用患者知情同意书”，同时备齐各种急救药品和器械。

（3）预防碘剂不良反应：尽量选用非离子型等渗性剂，尤其是高危患者，如婴幼儿、年老体弱、久病卧床、心肾功能不良者；糖尿病患者在碘剂使用前 48 小时停用双胍类药物；建议在碘对比剂使用前后给予充足的水分，利于碘剂的排出。使用碘剂后，患者需留置观察至少 30 分钟，因 90%的不良反应在此期间发生。高危患者应留置观察更长时间。延迟反应（皮肤异常改变和心血管系统紊乱）在极少数情况下仍可能发生。如症状严重则应在重症监护室观察治疗。

（4）碘过敏试验：患者应提前做碘过敏试验。常用方法有 ①口服试验，检查前 2 天服用一定剂量造影剂，观察受试者反应，如出现结膜红肿、恶心、呕吐、手脚麻木及皮疹等，视为阳性；②皮内试验，用 3%碘剂 0.1 mL 进行皮内试验，观察 20 分钟，若皮肤局部出现红肿、硬结，直径大于 1 cm 者，视为阳性；③静脉注射试验，用 30%碘造影剂 1.0 mL 缓慢静脉注射，观察 15~20 分钟，出现胸闷、心慌、气急、咳嗽、恶心、呕吐、头晕、头痛、荨麻疹等，视为阳性。

碘剂血管外渗的处理

（5）碘过敏反应的处理：临床根据药物不良反应对生命影响的程度可将其分为四级：①一般反应，有头痛、恶心、呕吐、荨麻疹等，无须处理，一过性的，平卧休息即可恢复；②轻度反应，有喷嚏、流泪、结膜充血、面部红肿等，应须卧床休息、吸氧，观察血压、呼吸、脉搏，必要时肌肉或静脉注射地塞米松 10 mg 或肌肉注射异丙嗪 25 mg；③中度反应，有面色苍白、呕吐、出汗、气促、胸闷、眩晕、喉干痒等，须立即静脉注射地塞米松 20 mg

或静脉点滴氢化可的松 50~100 mg，同时吸氧，将患者平卧置于通风、保暖环境中并密切观察血压、呼吸、脉搏，及时对症处理；亦可注射肾上腺素 1 mg、异丙嗪 25 mg；④重度反应，可有呼吸困难、意识不清、休克、心律不齐、心博骤停等，应立即测血压、脉搏、呼吸、瞳孔对光反应并组织有关科室配合抢救，必要时气管切开、人工呼吸、心外按压及急救药物应用等。

2. 特殊准备

（1）乳腺钼靶软 X 线摄影准备：①检查前告知患者穿着柔软的开襟衣服，检查时需脱去全部上身衣物以方便检查；②告知患者钼靶检查需要分别拍摄双侧轴位及双侧斜位或侧位共 4 张照片，要有耐心；③告知患者在检查过程中，乳腺会因机器压迫板的压迫而感不适，并无大碍。

（2）支气管造影术准备：①造影前 6 小时及造影后 2 小时禁食；②术前 1 日做好碘过敏试验；③痰多者，于术前 1 日行体位排痰，必要时可于造影前 15 分钟遵医嘱肌肉注射盐酸消旋山莨菪碱，减少支气管分泌物；④精神过于紧张的患者，可酌情给予少量镇静药。

（3）心血管造影术准备：尤其是冠状动脉造影检查较复杂且有一定痛苦和危险时。因此，除造影检查的一般准备外，还应做好以下工作 ①向家属交代病情、检查目的及可能出现的问题，以争取得家属的同意并签署“介人手术知情同意书”；②造影前检查出血时间、凝血时间、血小板计数、凝血酶原时间等，术前 1 日备皮、行碘过敏试验；③禁食 6 小时以上；④训练深吸气、憋气和强有力的咳嗽动作，以配合检查；⑤心电监护；⑥必要时给予镇静药，如术前 15~30 分钟肌内注射安定 10 mg；⑦检查中监护，检查过程中严密观察病情，保证液体通路通畅及时用药，配合医生参加抢救工作；⑧检查结束后，穿刺部位加压包扎 6 小时，穿刺侧肢体限制活动 6~12 小时；注意观察动脉搏动和远端皮肤颜色、温度及穿刺处有无渗血；一般于造影次日即可解除加压包扎并下地行走；⑨鼓励患者多饮水，以促进碘剂的排泄；⑩插管造影历时较长者，可给予抗生素防感染。

（4）食管钡餐检查准备：该检查一般吞服 2~3 口钡剂，无须作特殊准备。

（5）上消化道气钡双重对比造影准备：①检查前 3 天禁服不透 X 线（如钙、镁、铁、铋剂等）的药物；②检查前 12 小时禁食、禁饮；③有幽门梗阻者检查前应先抽出胃内滞留物；④上消化道出血者一般在出血停止和病情稳定数天后方可检查；⑤如需显示黏膜面的细微结构及微小病变，肌肉注射抗胆碱药如盐酸消旋山莨菪碱等以降低胃肠张力，但青光眼、前列腺增生患者禁用；⑥如需在较短时间内观察小肠，可肌肉注射新斯的明或口服胃复安，以增加胃肠道张力、促进蠕动；⑦疑有胃肠穿孔、肠梗阻等患者，禁行口服钡剂造影检查，可用泛影葡胺检查。

（6）结肠气钡双重对比造影准备：检查前连续 2 天无渣饮食，检查前一晚口服缓泻剂如蕃泻叶等，将肠内容物排空，忌用清洁剂洗肠，检查当日禁早餐。

（7）心、脑血管造影准备：①造影前检测出血和凝血时间；②造影前 1 天行碘过敏试验和普鲁卡因过敏试验；③造影前禁食 6 小时；④穿刺部位常规备皮。

（8）泌尿系统普通检查准备，除急诊外一般应做好以下准备工作：①检查前 2~3 日禁服不透 X 线（如钙、铁、铋剂等）的药物；②检查前不食产气和多渣食物；③检查前 1

日晚服缓泻剂如蕃泻叶等，或清洁灌肠；④检查当日早晨禁饮、禁食；⑤检查前排尿或导尿。

(9) 静脉性(排泄性)尿路造影准备：①造影前了解患者心、肝、肾功能情况，全身器官极度衰竭、肝、肾功严重不良者和心血管疾病者不进行该项检查；尿路感染者禁做该项检查；②进行碘过敏试验；③检查前 1 日除按腹部 X 线平片所要求外，检查前 6~12 小时限制饮水。

(10) 子宫输卵管造影准备：①选择月经后 5~7 天进行造影，造影前 3 天不宜有性生活；②检查前 1 日内做碘过敏试验；③检查前 1 日晚服缓泻剂导泻，必要时进行清洁灌肠；④造影前备皮，冲洗阴道；⑤有生殖器急性感染、近期发生过宫内大出血者暂不能行此项造影检查。

(三) 呼吸系统 X 线检查

1. 正常胸部 X 线影像　是胸腔内、外各种组织和器官重叠的综合影像。

(1) 胸廓：由胸壁软组织和骨骼构成，胸片上能够看到的胸壁软组织有胸锁乳突肌及锁骨上皮肤皱褶、胸大肌、女性乳房及乳头等。构成胸廓的骨件结构包括肋骨、肩胛骨、锁骨、胸骨和胸椎。

(2) 纵隔：位于胸骨之后，胸椎之前，介于两肺之间，上为胸廓入口，下为横膈，两侧为纵隔胸膜和肺门。卧位或呼气时短而宽，立位或吸气时长而窄。

(3) 膈：正常呈圆顶状，左右两叶。正位胸片上，膈内侧与心脏形成心膈角，外侧与胸壁间形成尖锐的侧肋膈角。侧位胸片上，膈前端与前胸壁形成前肋膈角，后端与后胸壁形成位置低且深的后肋膈角。呼气时两膈上下呈对称运动，活动范围为 1~3 cm，深呼吸时可达 3~6 cm。

(4) 胸膜：胸膜分为包裹肺及叶间的脏层胸膜以及与胸壁、纵隔及横膈相贴的壁层胸膜，两层胸膜之间为潜在的胸膜腔。正常时不显影，在胸膜返折处且 X 线与胸膜走行方向平行时，胸膜可以显示为线状致密影。

(5) 气管、支气管：气管位于纵隔内，在正位胸片上呈柱状透亮影。气管在第 5~6 胸椎平面分为左、右主支气管，气管分叉角为 60°~85°，表现为透明管状影，高千伏胸片可显示两侧主支气管，主支气管以下分支不能显示。

(6) 肺：含有空气的肺在胸片上显示为透明区域，称为肺野。为了便于表明病变的位置，人为地将一侧肺野纵行的分为三等份，分别称为内、中、外带；又分别在第 2、4 肋骨前端下缘画一水平线，将肺野分为上、中、下三野。肺门影是肺动、静脉、支气管和淋巴组织的复合投影。肺叶和肺段在 X 线胸片上表现为极低密度，即透明区域(图 9-3)。

2. 基本病变的 X 线表现

(1) 支气管阻塞：支气管阻塞由腔内阻塞或外在压破所致。腔内阻塞的病因可以是异物、肿瘤、炎性狭窄、分泌物淤积、水肿或血块等。外压性阻塞主要由邻近肿瘤或肿大淋巴结压迫所致。阻塞的病因、程度和时间不同时，可引起不同类型的阻塞改变，如阻塞性肺气肿和阻塞性肺不张。

1) 阻塞性肺气肿：肺气肿是指终末细支气管原有的含气腔隙过度充气、异常扩大，

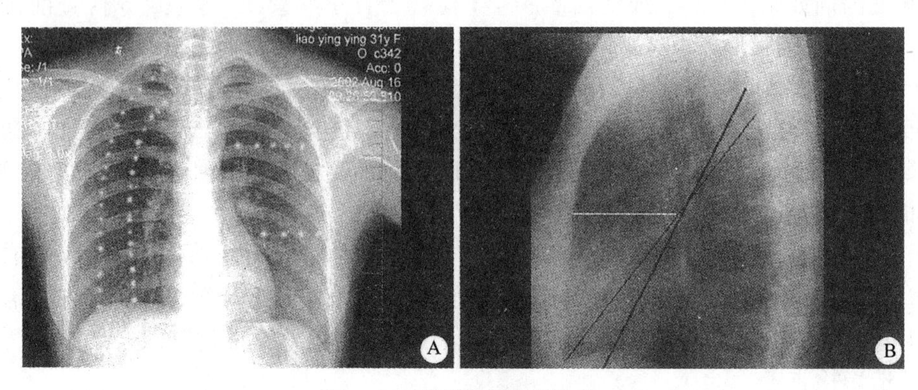

图 9-3　正常胸部正侧位片

A. 后前位，肺野划分如虚线所示；B. 侧位，细黑线代表右侧斜裂，白线代表水平裂，粗黑线代表左侧斜裂

可伴有不可逆性肺泡壁的破坏。肺气肿可分为局限性肺气肿和弥漫性肺气肿。①局限性肺气肿：表现为肺部局限性透明度增加，肺纹理稀疏，纵隔移向健侧，②弥漫性肺气肿：表现为两肺野透明度普遍性增加，伴有肺大泡出现，肺纹理稀疏；晚期肺纹理进一步变细、减少。肺野透明度明显增加，严重者出现肺动脉高压及肺心病(图 9-4)。

2)阻塞性肺不张：为支气管腔内完全阻塞，腔外压迫或肺内瘢痕组织收缩引起，以前者多见，当支气管突然完全阻塞后，肺泡内气体多在 18～24 小时内被吸收。①一侧性肺不张。患侧肺野均匀致密，肋间隙变窄，纵隔向患侧移位，横膈升高，健侧有代偿性肺气肿表现。②肺叶不张，不张肺叶缩小，密度均匀增高，相邻叶间裂呈向心性移位。邻近肺叶可出现代偿性肺气肿。③肺段不张：较少见，后前位一般呈三角形致密影，尖端指向肺门，肺段缩小。④小叶肺不张：为多数终末细支气管被黏液阻塞所致，表现为多数小斑片状致密影，与邻近的炎症不易区分，多见于支气管肺炎。

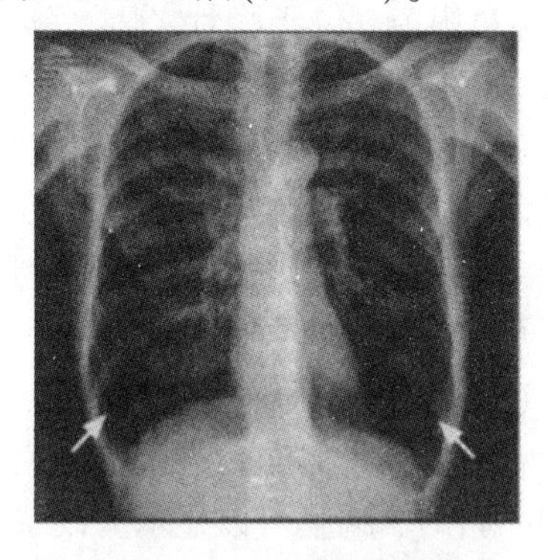

图 9-4　两下肺肺气肿

可见两下肺叶透明度增加“↑”，肺纹理减少，肋间隙增宽，膈肌低平。

(2)肺部病变。

1)肺实变：指终末细支气管以外的含气腔隙内的气体被病理性液体、细胞或组织所代替。常见的病理改变包括炎性渗出、水肿液、血液、肉芽组织或肿瘤组织。肺实变常见于大叶性肺炎、支气管肺炎或其他肺炎，以及肺泡性肺水肿、肺挫伤、肺出血、肺梗死、肺结核等。X 线实变范围可大可小，多数连续的肺泡发生实变则形成单一的片状致密影；如实变占据一个肺段或整个肺叶，形成肺段或大叶性阴影；当实变扩展至肺门附近，较大的含气支气管与实变的肺组织常形成对比，在实变区中可见含气的支气管分支影，称为“支气管气象”或“空气支气管征”(图 9-5)。

2)空洞与空腔：空洞为肺内病变组织发生坏死、液化后形成。多见于结核、肺癌、真菌病等。根据洞壁的厚度可为厚壁空洞与薄壁空洞，厚壁空洞洞壁厚度≥3 mm，薄壁空洞厚度<3 mm。空腔与空洞不同，是肺内生理腔隙的病理性扩大，肺大泡、含气肺囊肿及肺气囊等都属于空腔。薄壁空洞呈圆形、椭圆形或不规则环形，洞壁外缘光滑清楚，空洞内多无液面，其周围无大片状阴影，多见于肺结核，肺转移瘤。厚壁空洞洞壁厚度常超过 3 mm，空洞周围有高密度实变区，内壁光滑或凹凸不平，多见于肺结核及周围型肺癌、结核性空洞。空腔的壁薄而均匀，厚度多在 1 mm 以下，周围无实变，腔内无液体，当合并感染时腔内可见气-液面，空腔周围可有实变影（图 9-6）。

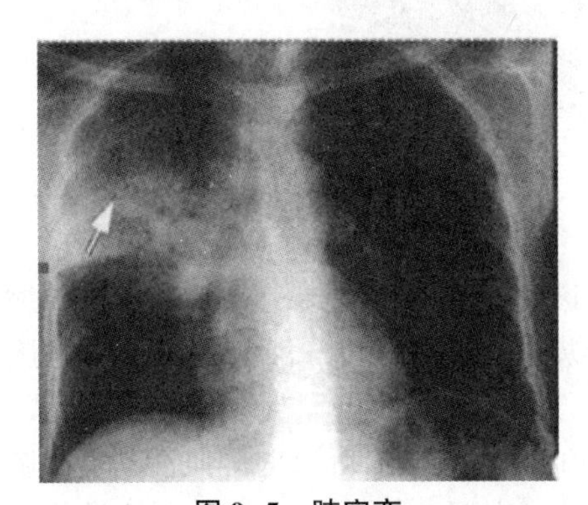

图 9-5 肺实变

胸部平片，右上叶肺实变，其中可见空气支气管征“↑”

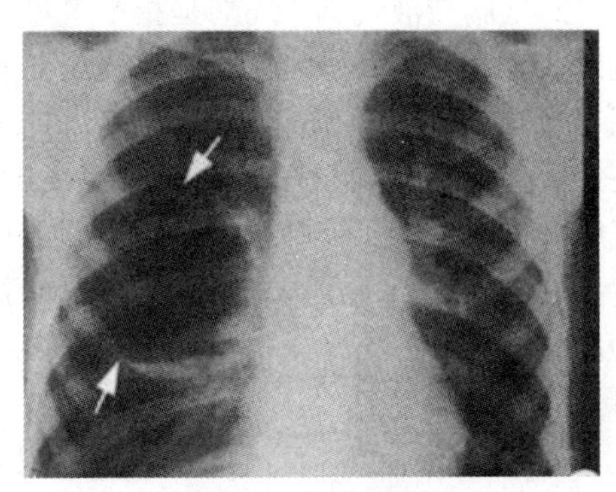

图 9-6 空腔与空洞

胸部平片，右肺野空腔影“↑”

3）结节与肿块：当病灶以结节或肿块为基本病理形态时，直径≤2 cm 者称为结节，直径>2 cm 者为肿块。肺内良性肿瘤及恶性肿瘤均以形成肿块为特征，依据肿块的大小、形态、密度、有无空洞或钙化、周边肺野的改变等可大致区分良性肿瘤或恶性肿瘤。良性肿瘤多有包膜，错构瘤内可有“爆玉米花”样钙化；恶性肿瘤多呈浸润状生长，边缘不锐利，常有短细毛刺向周围伸出。

4）纤维性病变：肺部网状、细线状及条索状影是间质性病变的表现。常见肺间质病变包括慢性支气管炎、特发性肺纤维化、癌性淋巴管炎、尘肺及结缔组织病等。较大的支气管、血管周围间质病变表现为肺纹理增粗、模糊和紊乱，小支气管血管周围间质病变，表现为网状与细线状影或蜂窝状影。肺结核愈合后，其周围肺内间质可发生纤维化，表现为条索状影、走行不规则、粗细不一。

5）钙化：钙化在病理上属于变质性病变。受到破坏的组织发生脂肪酸分解而引起局部 pH 变化时，钙离子以磷酸钙或碳酸钙的形式沉积下来，一般发生在退行性病变或坏死组织内，多见于肺或淋巴结干酪性结核病灶的愈合阶段，某些肺内肿瘤组织内或囊肿壁也可发生钙化，表现为密度很高、边缘清楚锐利、大小形状不同的病灶，可为斑点状、块状或球形，成局限或弥散分布，肺结核或淋巴结核钙化呈单发或多发颗粒状、斑片状，矽肺钙化表现为两肺散在多发结节或环状致密影，淋巴结钙化成蛋壳样。

（3）胸膜病变：胸膜腔为胸膜脏层与壁层之间的腔隙，正常情况下胸膜腔内有少量液体起滑润作用，且胸膜腔内为负压。

1）胸腔积液：X 线检查只能确定积液多少及部位，却难以确定其性质。少量胸腔积液时液体最先积累在后肋膈角，正位胸片难以发现，当积液量达约 250 mL 以上，X 线表现为患侧肋膈角变钝、变平，液体随呼吸和体位改变而移动；中等量积液时，表现为患侧中下肺野呈均匀致密影，其上缘呈外高内低的斜形弧线影，患侧膈肌显示不清，膈肋角消失(图 9-7)。

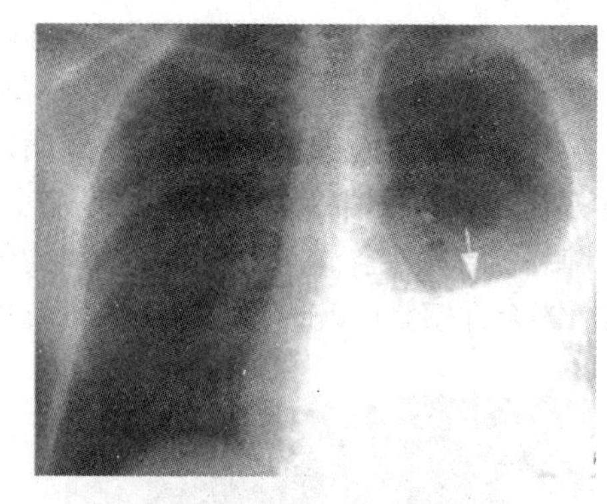

图 9-7　胸腔积液

胸部平片，左侧胸腔积液“↑”

2)气胸与液气胸：气胸是指空气进入胸腔，使原有负压消失，肺组织被压向肺门，被压缩的肺与胸壁间出现无肺纹理透亮区。胸腔内液体和气体并存为液气胸。气胸 X 线表现为压缩肺组织与胸壁间出现含气透亮带，其间无肺纹理。大量气胸时，气胸区占据肺野的中外带，肺组织被压缩向肺门呈软组织密度影，肋间隙增宽，横膈下降，纵隔向对侧移位。液气胸 X 线立位胸片可见气液面。

3)胸膜肥厚、粘连、钙化：轻度表现为肋膈角变钝、变平，呼吸时膈肌活动受限膈顶牵拉平直，膈上缘幕状突起；广泛胸膜肥厚、粘连，表现为沿胸廓内缘分布的带状致密影，同侧胸廓塌陷，肺野密度增高，肋间隙变窄，纵隔向患侧移位；胸膜钙化表现为肺野边缘呈片状、不规则点状或条索状高密度影。

3. 常见疾病的 X 线表现

(1)慢性支气管炎：单纯型者 X 线表现为肺纹理增重、扭曲、分布紊乱、边缘毛糙，以中下肺野为重。喘息型者有较明显的弥漫性肺气肿，肺纹理相对变细，走行僵直。随着病程延长，肺内均可出现索条状、网格状及小点状影，系醣纤维增生所致。并常可出现肺部反复感染征象。

(2)大叶性肺炎：一般 X 线表现较临床症状出现晚，早期即充血期，X 线可无阳性发现，或仅表现为病变区肺纹理增多，透亮度略低。实变期表现为密度均匀的致密影，有时在实变的肺组织中可见透明的支气管影，即“空气支气管征”。病变靠近叶间裂处边缘锐利，而在其他部分则模糊不清，叶间裂一般无移位，病变中心密度高而周边密度低。炎症最终可完全吸收，或只留少量条索影。

(3)支气管肺炎：又称小叶性肺炎，是发生在细支气管及肺小叶的炎症性改变。X 线表现为两肺中下野的内中带肺纹理增多、增粗且模糊，沿肺纹理分布的斑片状模糊致密影，密度不均；病灶可融合成较大的片状影。

(4)肺结核：为结核分枝杆菌引起的肺部慢性传染病。其基本病理变化为渗出、增生与干酪样坏死。渗出性病变发生在早期或机体免疫力低下、菌量多、毒力强或变态反应较强时，主要表现为浆液性或纤维素性肺泡炎；渗出物可完全吸收，也可转变为增殖性病变。当菌量少，毒力低或人体免疫力较强时则以增殖性病变为主，形成典型的结核性肉芽肿；当菌量大、毒力强、机体抵抗力低、变态反应明显或未适当治疗时，渗出、增生病变常可发展为坏死病变，肉眼下呈干酪样改变。以上三种病变可同时存在，但常以某一种为主。

1)原发型肺结核(Ⅰ型)：为初次感染所发生的结核。多见于儿童及青少年。X线表现为原发综合征、淋巴管炎和胸内淋巴结结核(图9-8)，包括：①原发浸润灶：邻近胸膜处的肺内原发病灶，多位于中上肺叶，呈圆形、类圆形或局限性斑片影；②淋巴管炎：为自原发病灶向肺门走行的不规则条索状影；③肺门、纵隔淋巴结增大：表现为肺门影增大或纵隔淋巴结增大，并突向肺野。肺部原发浸润灶、淋巴管炎和肿大的肺门淋巴结连接在一起，形成哑铃状，称为原发综合征。

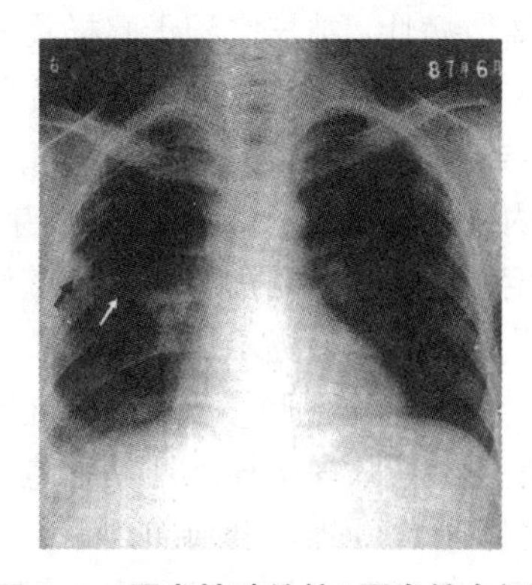

图9-8　原发性肺结核(原发综合征)

X线胸片可见典型"哑铃"状表现，包括：①右肺中野外带斑片状原发浸润灶(黑"↑")；②条索状影为淋巴管炎(白"↑")；③右肺门淋巴结增大突向肺野

2)血行播散型肺结核(Ⅱ型)：根据结核杆菌进入血循环的途径、数量、次数以及机体反应，可分为急性粟粒型(图9-9)、亚急性及慢性血行播散型肺结核。①急性粟粒型肺结核：又称急性血行播散型肺结核，X线征象为双肺弥漫性粟粒样结节，即两肺野出现分布均匀、大小均匀(1~3 mm)、密度均匀的粟粒病灶，正常肺纹理不能显示。②亚急性或慢性血行播散型肺结核：病灶多以增殖为主，X线表现为两肺中上野分布不均匀、大小不等、密度不均匀(软组织密度及钙化均可见)的粟粒状或较粟粒更大的小结节影，有时可见纤维条索、胸膜增厚。此型肺结核好转时，病灶可吸收和发生硬结或钙化；病灶进展时可扩大形成空洞，发展为纤维空洞型肺结核。

3)继发型肺结核(Ⅲ型)：为成年结核中最常见的类型，包括浸润性肺结核、结核球、干酪性肺炎和纤维空洞性肺结核等。

浸润性肺结核：为再度感染结核杆菌或已静止的原发病灶重新活动所致。在此情况下，由于机体对结核杆菌已产生特异性免疫力，病变常局限，多好发于肺上叶尖段、后段及下叶背段。X线可以多种征象并存：局限性斑片影，多见于双肺上叶尖段、后段和下叶背段。

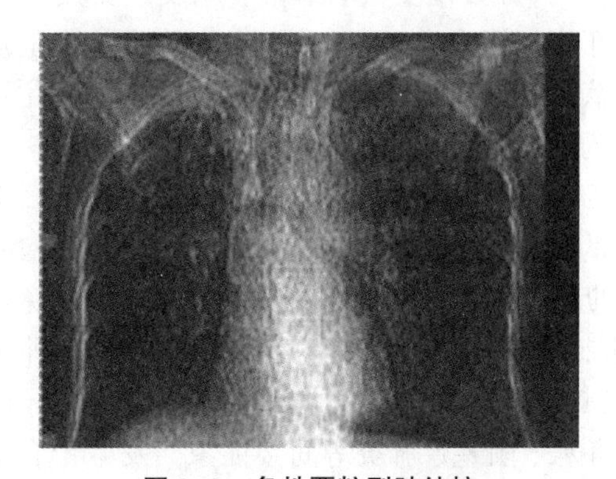

图9-9　急性粟粒型肺结核

右上肺空洞及浸润灶，伴双肺弥漫分布的粟粒结节影，结节具有"三均匀"表现

大叶性干酪性肺结核：为呈肺叶分布的大片致密阴影，边缘模糊，密度不均匀，可见不规则的虫蚀样透光区(空洞)。①增殖性病变：斑点状阴影，边缘清晰，排列成"花瓣样"或"树芽状"，是肺结核的典型表现；②结核球：圆形、椭圆形阴影，大小约0.5~4 cm，常见2~3 cm，边缘清晰，轮廓光滑，偶有分叶，密度不均，其内常见斑状、层状或环状钙化，结核球周围常见散在的纤维条索或小斑点状阴影，称"卫星灶"。

结核性空洞：洞壁较薄，壁内外缘光滑，空洞周围常有不同性质的卫星灶。①支气管播散病灶：结核空洞干酪样物质经引流支气管排出，引起同侧或对侧肺野的支气管播散，表现为沿支气管分布的斑片状影或“树芽征”；②肺间质改变：少数患者以累及肺间质结构为主，薄层高分辨力重组CT上表现为小叶内细网状线影、微结节、“树芽征”、磨玻璃样密度影、小叶间隔增厚和气道壁增厚等；③硬结钙化或条索影：提示病灶愈合。

纤维空洞性肺结核：属于继发性肺结核晚期类型，由于肺内结核灶迁延不愈，并严重破坏肺组织，形成纤维空洞所致(图9-10)。X线常显示为：①纤维空洞：以上中肺野常见，壁厚，内壁光整；②空洞周围改变：可见大片渗出和干酪样病变，亦可见不同程度的钙化或大量纤维化病灶；③肺叶变形：病变肺叶收缩，常见患侧肺门上提，肺纹理紊乱，呈“垂柳状”；④代偿性肺气肿：无病变肺常呈代偿性气肿表现；⑤胸膜肥厚及粘连；⑥纵隔向患侧移位。

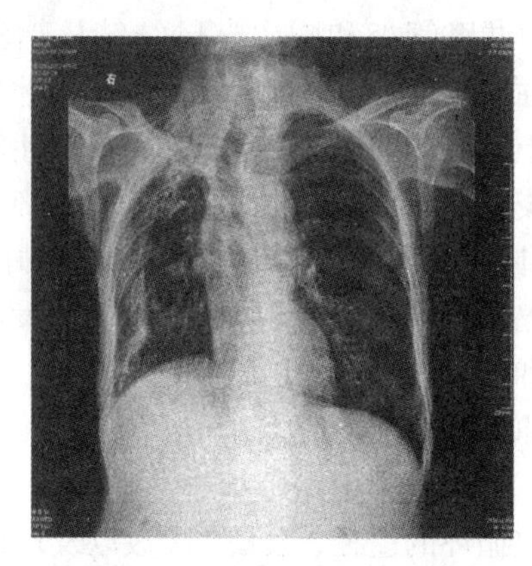

图9-10　纤维空洞性肺结核

右上肺不规则致密影，内有小空洞；右侧肺门上提呈垂柳状；上纵膈和气管向右侧移位；右侧胸膜肥厚，钙化

4)胸膜炎型(Ⅳ型)：多见于儿童与青少年。病变可单独发生，亦可与肺结核同时出现。分为干性胸膜炎和渗出性胸膜炎。干性胸膜炎X线胸片常无异常表现，或仅表现为肋膈角变钝，膈肌活动受限；渗出性胸膜炎X线胸片表现为游离性或局限性胸腔积液，胸膜增厚、粘连、钙化。

(5)原发性支气管肺癌：原发性支气管肺癌起源于支气管上皮、腺体、细支气管或肺泡上皮。其发病率有逐年增长趋势。根据肺癌发生部位可将其分为3类：

①中心型肺癌：系发生于肺段及肺段以上支气管的肺癌。多见于鳞癌，其次为小细胞癌和腺癌。早期中央型肺癌X线常无异常表现。中晚期中央型肺癌X线表现为肺门影增大或肺门区肿块阴影为其直接征象，同时可出现阻塞性肺气肿、阻塞性肺不张、阻塞性肺炎等间接征象。发生于右上叶支气管的肺癌，肺门部的包块下缘和右肺上叶不张影连在一起可呈横行的“S”状(图9-11)。

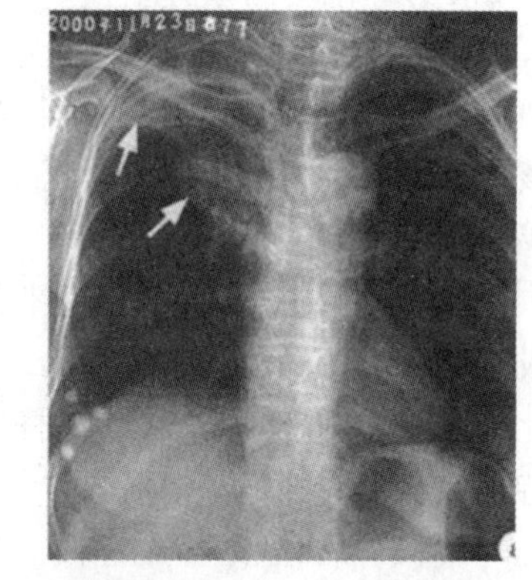

图9-11　中晚期中央型肺癌

右肺门肿块伴右上肺不张，肿块与不张肺下缘共同构成“S”征“↑”

②周围型肺癌：系发生于肺段以下支气管直到细支气管以上的肺癌。多见于腺癌，其次为鳞癌或腺鳞癌。X线表现多为肺内结节或肿块，边缘可见分叶、细短毛刺及胸膜凹陷征，当肿瘤坏死经支气管引流后，可形成厚壁偏心空洞，肿块内钙化很少见。

③细支气管肺泡癌：系发生于细支气管或肺泡上皮的肺癌。X线表现为双肺广泛分布的细小结节影，或为大片肺炎样改变。病变进行性发展，有融合倾向。病变进展为整

个肺叶的实变时，其内可见充气的支气管影，即空气支气管征，但其走行僵硬。

（四）循环系统 X 线检查

1. X 线检查方法

（1）心脏 X 线片：常规投照为立式后前位，可加照左前斜位、右前斜位或（和）左侧位（皆需口服钡剂），简称心脏三位相检查。

（2）心脏造影检查：将水溶性有机碘对比剂经插入血管内的导管快速注人心腔，以观察其内部解剖结构、运动及血流状态。分为常规造影和选择性造影，前者包括左、右心腔造影，后者指冠状动脉造影等。造影同时还可进行介入治疗。

2. 正常影像表现

（1）正常心脏大血管的投影：心脏的四个心腔和大血管在 X 线上的投影彼此重叠，仅能显示各房室和大血管的部分轮廓，不能显示心内结构和分界。正常情况下心包缺乏对比，不显影。后前位见心脏有左、右两个缘（图 9-12）。

（2）心脏形态在后前位上，正常心脏形态可分为横位心、斜位心和垂位心。

（3）心脏大小测量：心胸比是确定心脏有无增大最简单的方法。心胸比是心影最大横径与胸廓最大横径之比，正常成人心胸比≤0.50。

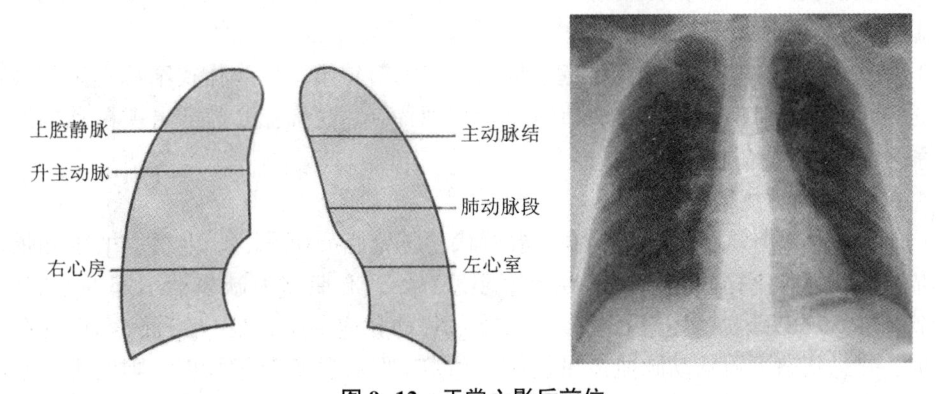

图 9-12　正常心影后前位

心左缘分三段，自上向下依次为主动脉结、肺动脉段和左室；心右缘分两段，上段由升主动脉或上腔静脉构成，下段为右心房

3. 基本病变的 X 线表现

（1）心脏位置异常。

1）整体位置异常：包括心脏移位与心脏异位。心脏移位是由于胸肺疾患或畸形使心脏偏离其正常位置；心脏异位指心脏位置先天异常，是由于心脏本身的袢曲在胚胎发育早期旋转异常所致，常与胸腹部脏器转位及心内畸形并存。

2）房室相对位置异常：正常时解剖学右心房居右，解剖学左心房居左。

3）房室连接关系异常：解剖学右心房与解剖学右心室相连，解剖学左心房与解剖学左心室相连，即为对应房室连接。相反时，称为不对应的房室连接。

4）心室大动脉连接异常：正常时主动脉与左心室，肺动脉与右心室相连。主动脉或（和）肺动脉发育异常，可引起其与心室连接异常。对于房、室和大动脉相对位置、连接关系异常，普通X线片多不能诊断，必须依靠超声、MSCT、MRI或心血管造影才能确诊。

（2）心脏形态和大小异常。

1）形态异常：心脏疾病中各房室大小的改变各异，使心脏失去正常形态。常可分为三型：二尖瓣型、主动脉型和普大型。

2）心脏增大：心脏增大包括心壁增厚和心腔扩大，或两者并存，心胸比例0.5~0.55为轻度增大，0.55~0.6为中度增大，0.6以上为重度增大。

（3）肺循环异常。

1）肺充血：指肺动脉中血流量增多，常见于左向右分流的先天性心脏病，如房、室间隔缺损及动脉导管未闭，亦可见于循环血量增加的甲状腺功能亢进症和贫血。X线表现为肺动脉分支成比例地增粗且向外周伸展，边缘清晰锐利，肺野透明度正常。可见肺动脉段和两侧肺门血管搏动增强，即“肺门舞蹈”征。长期肺充血，最终导致肺动脉高压。

2）肺动脉高压：常见于肺心病、先天性心脏病肺血流量增多型以及肺栓塞等。主要表现为肺动脉段突出，肺门区动脉大分支扩张而外周分支变细，两者间有突然分界，即肺门截断现象或残根样表现。

3）肺少血：由右心排血受阻引起，常见于三尖瓣狭窄、肺动脉狭窄等。主要表现为肺野透明度增加，肺门动脉变细，肺内血管纹理稀疏、变细；重者可出现粗乱的网状纹理，系为来自体动脉的侧支循环。

4. 常见疾病X线表现

（1）冠状动脉粥样硬化性心脏病：指冠状动脉壁脂质沉积、纤维组织增生和粥样斑块形成，冠状动脉粥样硬化使血管腔狭窄阻塞，导致心肌缺血缺氧而引起的心脏病变。管腔狭窄在50%以下时，休息及运动状态下冠状动脉均供血充足；管腔狭窄程度在50%以上时，静息状态下冠状动脉血流量仍保持稳定，但心脏负荷增加时，则发生心肌明显供血不足，临床表现为心绞痛；冠状动脉重度狭窄或闭塞时，则可发生急性心肌梗死。大面积透壁性心肌梗死后，发生梗死心肌纤维化可使局部心肌收缩功能消失，形成室壁瘤。冠心病的临床表现有心绞痛、心肌梗死、心力衰竭、猝死等。

1）X线片上可有下列表现：①心影不同程度增大，以左心室增大为主；左心衰竭时，表现为肺淤血、肺水肿，可伴有左房增大；②部分患者急性心肌梗死后数日至数周内，出现心肌梗死后综合征，包括心包积液、胸腔积液及下肺叶渗出性改变；③心肌梗死并发症如室壁瘤形成时，可见左心缘局限性膨突；室间隔穿孔者，表现为肺充血、肺淤血及肺水肿并存。

2）心血管造影：①冠状动脉造影：能够清楚显示冠状动脉病变及其程度，如狭窄、闭塞、硬化斑块或血栓、痉挛、溃疡、扩张、夹层及侧支循环等；②左室造影：能显示左室形态、大小和左室整体及节段性运动功能改变，并可测量左室收缩及舒张末期容积，计算左室射血分数变化；还可显示心肌梗死后并发症。

(2)风湿性心瓣膜病：风湿性心脏炎及慢性风湿性瓣膜病，是常见的器质性心脏病之一。前者为风湿热累及心脏，包括心包、心肌和心内膜，以心肌受累较重，影像学改变无特异性；后者是风湿性瓣膜炎后遗改变，可发生于任何瓣膜，以二尖瓣最常见，其次为主动脉瓣。随着生活水平的提高，本病的发病率有下降趋势。本病多发生于20~40岁，女性略多：慢性风湿性瓣膜病的基本病理改变为：瓣叶增厚、粘连，开放和关闭受限。血流动力学改变因受累瓣膜部位和受损程度而异。

X线片表现为：①二尖瓣狭窄时，表现肺淤血，可伴肺水肿，心影呈二尖瓣型，肺动脉段凸出，左心房及右心室增大；②二尖瓣关闭不全所致的中度以上返流时，可见左心室增大；③主动脉瓣狭窄时，左心室不同程度增大，左心房可轻度增大，多数患者升主动脉中段局限性扩张；④主动脉瓣关闭不全时，左心室增大，升主动脉、主动脉弓普遍扩张；⑤联合瓣膜损害时，心脏常呈高度增大，X线常仅显示受累较重的瓣膜病变的征象。

(3)先天性心脏病。

1)房间隔缺损：是最常见的先天性心脏病之一。女性发病略高，单独或与其他心血管畸形并存。分为第一孔型(原发孔型)和第二孔型(继发孔型)缺损及其他少见类型：正常情况下左心房压力大于右心房，有房间隔缺损时左心房血液可分流入右心房，分流血液经右心、肺循环、左房，最后又回到右心房，从而加重右心房的负荷，导致右心房扩大和右心室的扩张、肥厚。X线片表现为：①随分流量增加，肺血增多，表现为肺动脉段突出，肺门动脉扩张，外围分支增多增粗。②心影增大，呈“二尖瓣”心型，右心房及右心室增大为其突出表现，尤其右心房增大是房间隔缺损的重要征象。③主动脉结多数偏小，或正常；④合并重度肺动脉高压时，肺动脉段和肺门动脉扩张更趋明显，而外周肺动脉分支则变细、扭曲；心影增大以右心室增大为主。

2)法洛四联症：是最常见的发绀型先天性心脏病，在小儿先天性心脏病中居第4位。临床上，患者发育迟缓，活动能力下降，常有气急表现，喜蹲踞或有晕厥史。发绀多于生后4~6个月出现，伴有杵状指(趾)。X线片表现为：①右室肥大、心尖圆凸上翘，肺门阴影缩小、肺动脉段凹陷，使心影呈靴形。②肺血减少，表现为肺血管纹理纤细、稀疏。③部分患者伴有右位主动脉弓，右上纵膈处有突出主动脉结。

(4)心包疾病：心包积液在300 mL以下者，心影大小和形态可无明显改变。中等量积液从心包腔最下部分向两侧扩展，见心影普遍增大，正常弧度消失，呈烧瓶状甚至球状，上纵隔影变短变宽，心尖搏动减弱或消失，主动脉搏动正常，肺纹理正常或减少，左心衰时出现肺淤血。缩窄性心包炎的X线片表现为半数心影大小正常，半数轻至中度增大。由于心包增厚粘连，心影边缘不规则、变直，各弓分界不清，心底部横径变宽，心影呈三角形、多边形。

(5)肺源性心脏病：肺源性心脏病是由长期肺部原发病变或严重胸廓畸形所引起的心脏病。X线片表现为：①肺部慢性病变，常见慢性支气管炎、广泛肺组织纤维化及肺气肿表现。②肺动脉高压表现：常出现在心影形态改变之前，表现为肺动脉段凸出，右下肺动脉主干超过15 mm。③右心室增大以肥厚为主，心影不大，心胸比不大。

(6)肺动脉栓塞：典型者X线片可见区域性肺纹理稀疏、纤细、肺透明度增加，并发肺梗死者，可见肺内楔形阴影，但仅有提示意义。

5. 循环系统造影检查

（1）心脏房室造影：右心造影是经股静脉行右心插管，快速注射造影剂，显示右侧心腔和肺血管，用于先天性心脏病术前明确诊断，特别是观察周围肺动脉的发育情况；左心造影导管经周围动脉插入左心室，适用于二尖瓣关闭不全，主动脉瓣口狭窄，心室间隔缺损及左心室病变。

（2）主动脉造影：导管经周围动脉插入主动脉，适用于显示主动脉本身的病变，如主动脉瓣关闭不全等。

（3）冠状动脉血管造影：从周围动脉插入特制、塑形的导管，先升至主动脉，然后分别进入左、右冠状动脉开口处，行选择性造影，主要用于冠状动脉粥样硬化性心脏病的检查，是冠状动脉搭桥术或血管成形术前必做的检查。

（五）消化系统 X 线检查

1. 正常胃肠道的 X 线表现

（1）食管：吞钡后食管呈外壁完整的管状影，黏膜皱襞表现为数条纵行、相互平行、连续的纤细条状影，通过贲门与胃小弯的黏膜皱襞相连续。右前斜位是观察食管的常用位置，其在影像学上的 4 个生理性狭窄呈压迹表现，分别为食管入口处、主动脉弓压迹、左主支气管压迹和横膈裂孔部狭窄。

（2）胃：X 线解剖通常将胃分为胃底、胃体、胃窦 3 个区域以及胃小弯、胃大弯、角切迹、贲门和幽门等（图 9-13）。胃小弯转弯处为角切迹，胃的形状与患者体型、张力及神经系统的功能状态有关，包括钩型胃、牛角型胃、瀑布型胃、长型胃。

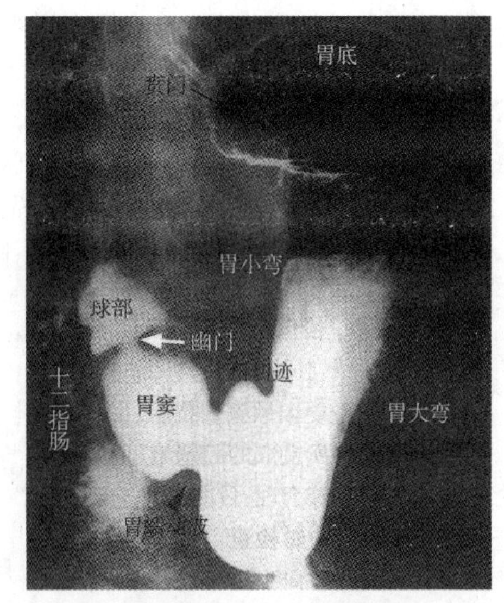

图 9-13　胃各部的名称

（3）十二指肠：分为球部、降部、水平部和升部，呈 C 型。胰头被包绕其中，球部呈轮廓光滑整齐的等腰三角形或圆锥形，黏膜皱襞呈纵行条纹，降部以下黏膜皱襞变化较大，多为羽毛状，亦可为纵行、横行，蠕动波成波浪式，偶尔可见逆向蠕动。

（4）空肠与回肠：空、回肠之间无明显分界。空肠主要位于左上、中腹部，黏膜皱襞较密集，呈环状条纹或羽毛状影，蠕动活跃。回肠位于右中、下腹和盆腔，黏膜皱襞少而浅，回肠末端的黏膜皱襞常纵行走向。空肠向回肠逐渐移行，肠腔逐渐变细，管壁逐渐变薄。末端回肠在右髂窝处与盲肠相连接，称回盲。

（5）结肠：起于盲肠止于直肠，包括阑尾、盲肠、升结肠、横结肠、降结肠、乙状结肠和直肠。充盈时可见大致对称的结肠袋，降结肠以下黏膜皱襞稀少，以纵行为主。

2. 基本病变的 X 线表现

(1) 龛影(niche sign)：指钡剂涂布的管腔轮廓局限性外凸影像，为胃壁局限性溃疡形成的凹陷为钡剂充填，在切线位时显示为龛影，轴位为圆形或椭圆形的斑点状钡影。

(2) 充盈缺损(filling defect)：指钡剂充盈时胃轮廓由于来自胃肠轮廓局部向内凹陷而造成局部钡剂不能充盈。最常见于肿瘤，也可见于炎性肉芽组织及异物等。良性肿瘤呈边缘整齐的类圆形的阴影，恶性肿瘤多为不规则的充盈缺损。

3. 常见疾病的 X 线表现

(1) 食管静脉曲张：是门脉高压的重要并发症，X 线造影检查是食管静脉曲张的首选检查方法。早期食管静脉曲张发生于食管下段，X 线表现为表现为黏膜皱襞稍宽或略为迂曲；进展期可见典型表现，即食管中下段的黏膜皱襞明显增宽、迂曲、呈蚯蚓状或串珠状充盈缺损，管壁边缘呈锯齿状。病变加重，还可出现食管张力降低，管腔扩张，蠕动减弱，钡剂排空延迟。

(2) 食管癌：早期食管癌有黏膜增粗、紊乱，小充盈缺损，钡剂通过缓慢；中晚期黏皱襞破坏、中断或消失，代之以癌肿表面杂乱不规则的影像。管腔狭窄，钡餐通过受阻，其上方食管扩大，受累食管出现局限性僵硬。肿瘤向食管腔内突出，形成形状不规则、大小不等的充盈缺损，是增生型癌的主要表现；不规则的龛影，为典型溃疡型癌的表现(图 9-14)。

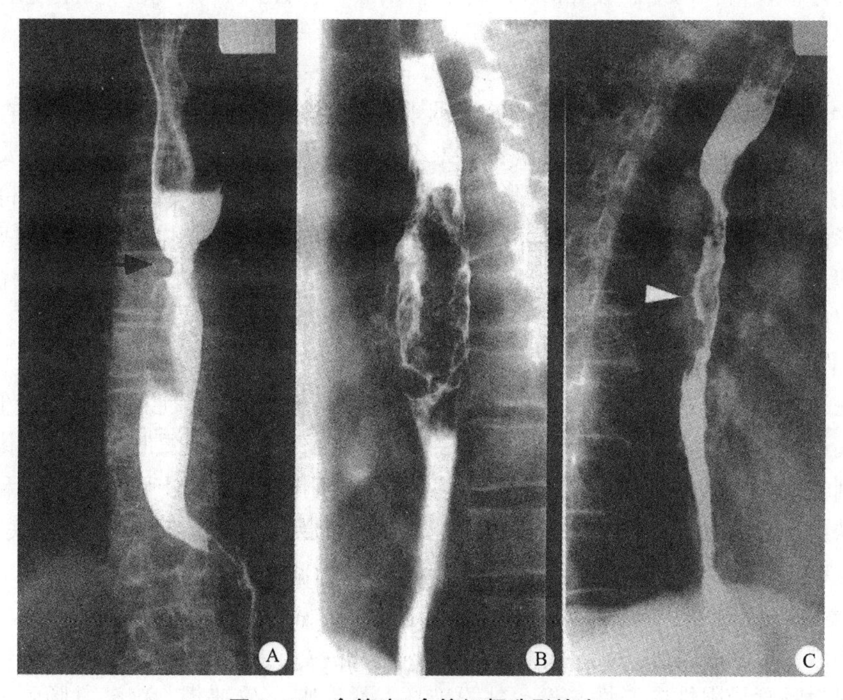

图 9-14　食管癌(食管钡餐造影检查)

A. 食管中段癌(浸润型)，食管中段局限性狭窄“↑”，表面不规则，黏膜皱襞中断破坏；B. 食管中段癌(增生型)，肿块向腔内突起造成充盈缺损，表面不规则；C. 食管中段癌(溃疡型)，在突向腔内肿块基础上可见于食管纵轴平行的长条状不规则的龛影“△”

(3)胃、十二指肠溃疡：是常见疾病，好发于20~50岁。十二指肠溃疡的发病率约为胃溃疡的5倍。

1)胃溃疡：直接征象是龛影(图9-15)，多见于胃小弯，其切线位突出于胃轮廓外，呈火山口状，边缘光滑整齐，底部较平整。龛影口部常有一圈黏膜水肿所造成的透明带，是良性溃疡的特征。胃溃疡引起的瘢痕性改变可造成胃的变形和狭窄。幽门处溃疡性瘢痕可造成幽门狭窄或梗阻。

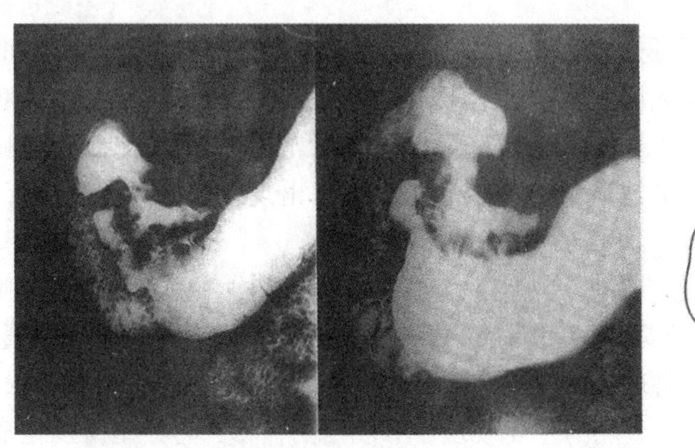

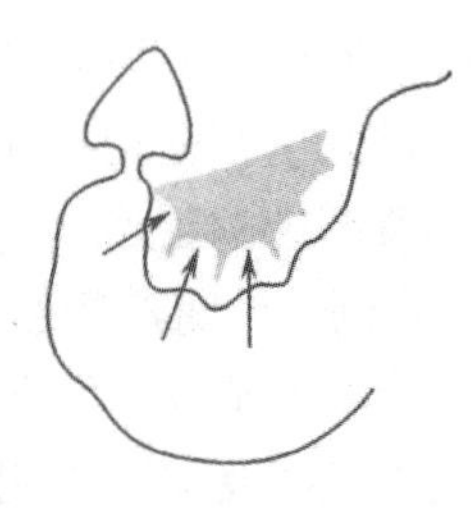

图9-15　胃小弯溃疡型胃癌(半月综合征)(上消化道钡餐造影检查)

胃小弯呈不规则半月状龛影(线图示蓝色区域)，龛影外缘平直，内缘不整齐，有多个尖角，龛影周围绕以宽窄不等的透亮环提，环提表面有“指压痕”“↑”，指压痕间见“裂隙征”

2)十二指肠溃疡：90%以上发生在球部。球部溃疡常较胃溃疡小，造影检查的直接征象是显示龛影；但更常见是球部溃疡本身不显示，只表现为球部的变形，主要是由于痉挛、瘢痕收缩、黏膜水肿所致，变形可以是山字形、三叶草形、葫芦形等。球部溃疡愈合后龛影消失，变形则可继续存在。此外，球部溃疡还可出现一些其他征象：①激惹征，表现为钡剂到达球部后不易停留，迅速排出；②幽门痉挛，开放延迟；③造影检查时，球部有固定压痛。

(4)胃癌：胃癌可以发生在胃的任何部位，但以胃窦部和胃小弯最为常见。中晚期X线表现为局部扁平的充盈缺损，形状不规则，多见于增生型；胃腔狭窄、胃壁僵硬，主要由浸润型癌引起；龛影多见于溃疡型癌，龛影边缘不整，位于胃腔轮廓内，其周围可见不规则但边界锐利的环堤(龛影周围宽窄不等的透明带)，环堤上可见结节样和指压迹样充盈缺损，指压迹间有裂隙状钡剂影，称为半月综合征。黏膜皱襞破坏、消失或中断，皱襞异常粗大、僵直或呈结节状；癌瘤区蠕动消失。

(5)结肠癌：好发于直肠和乙状结肠。分为增生型、浸润型、溃疡型三种。主要临床表现为腹部肿块、便血、腹泻或顽固性便秘；直肠癌还可表现为黏液样便和里急后重。X线表现为肠管局限性向心性狭窄、黏膜破坏、不规则充盈缺损；狭窄段肠管僵硬，钡剂通过受阻；近端肠腔有不同程度扩张。X线造影表现如下：①肠腔内不规则肿块，如肿瘤较大，钡剂通过困难；②管腔狭窄，狭窄较局限，可偏于一侧或呈向心性狭窄；③较大的龛影，形状多不规则，龛影周围常有不同程度的充盈缺损和管腔狭窄；④病变段肠壁僵硬，结肠袋消失。

（六）泌尿系统X线检查

1. 正常泌尿系统的X线表现

（1）肾：腹部平片上于脊柱两旁可显示肾脏轮廓，略高于肾周围脂肪密度，呈“八”字状位于脊柱两侧，密度均匀，边缘光滑。长径12~13 cm，宽5~6 cm，其上缘约在第12胸椎，下缘位于第3腰椎下缘水平，内缘中部稍内陷，为肾门所在，左肾略高于右肾。侧位双肾影与脊柱重叠(图9-16)。

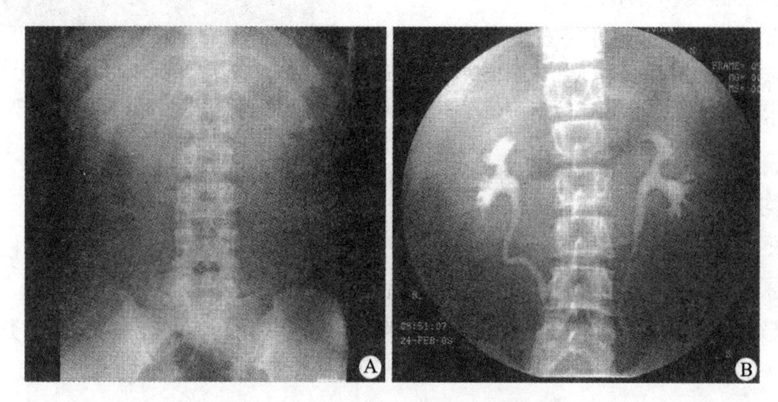

图9-16　KUB与IVP正常表现

A. KUB平片，双侧脊柱旁显示密度略高的豆状肾影，边缘光滑；正常肾盂肾盏和输尿管不能显示；B. IVP注药15分钟后正位摄片，可见双侧肾盂肾盏不对称，右肾盂为三角形，左肾盂为细长管状；肾小盏顶端呈杯口状，右侧输尿管迂曲，左侧输尿管呈波浪状。

（2）输尿管：全长25~30 cm，上接肾盂，下连膀胱。有3个生理狭窄，即肾盂输尿管连接处、越过骨盆边缘处和进入膀胱处。在正常腹部平片上不能显示。

（3）膀胱：膀胱的正常容量为350~500 mL，充盈满意的膀胱呈圆形或卵圆形，横置于耻骨联合上方，其下缘多于耻骨上缘相平。密度均匀，轮廓光整。在正常腹部平片上不能显示。

2. 常见疾病的X线表现

（1）泌尿系统结石：尿液中的矿物质结晶可沉积在肾盂肾盏内形成结石。小的肾结石可下移，易停留在输尿管生理学狭窄处而造成尿路梗阻，临床表现为向下腹和会阴部的放射性疼痛。结石常由多种化学成分构成，主要包括草酸钙、磷酸钙、尿酸钙和胱氨酸盐等。不同成分构成的结石大小和形态差异很大。X线平片检查时，约90%的结石可由X线平片显示，称为阳性结石；不能显影的结石称为阴性结石。前者含钙质，密度高，平片即可显影；后者不含钙质，平片不能显影，需要行尿路造影或CT检查进行确诊。

1）肾结石：在泌尿系结石中居首位，多数为阳性结石，单个或多个。平片显示肾窦区圆形、卵圆形、鹿角状或桑葚状密度增高阴影，结石的密度可均匀一致，也可浓淡不均或分层。侧位片时，肾结石的高密度影与脊柱重叠，借此可与胆囊结石、淋巴结钙化及腹内容物鉴别。尿道造影检查能确定结石的部位，并显示阴性结石，表现为肾盏、肾盂内充盈缺损影(图 9-17)。

2)输尿管结石：也是泌尿系常见表现，多数由小的肾结石下移而来，且易停留在生理狭窄处。X 线平片阳性结石，表现为输尿管走行区内圆形或卵圆形米粒大小的致密影，边缘多毛糙不整，结石上方输尿管及肾盂、肾盏有不同程度扩张积水。

3)膀胱结石：多为阳性结石，可原发于膀胱或由上尿道结石下降而成。表现为耻骨联合上方圆形、横置卵圆或呈星状致密影，单发或多发，大小不等，边缘光滑或毛糙，密度均匀或不均匀，典型者多有分层。

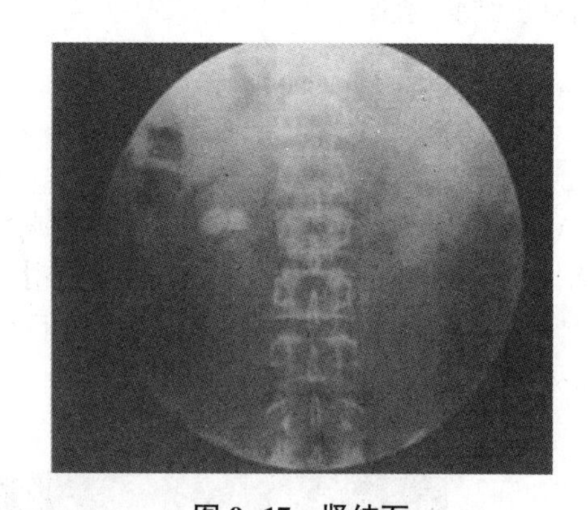

图 9-17　肾结石

KUB 检查，右肾影内两个互相交叠的类圆形高密度钙化结节即为肾结石

(2)泌尿系统结核：多为继发性，来源于身体其他部位的结核灶。主要侵犯肾，然后蔓延至输尿管和膀胱，多为单侧发病。

1)肾结核：常继发于肺结核，是由血源性感染引起，为肺外结核的一种类型。诊断肾结核有赖于尿路造影检查。

2)输尿管结核：表现为管腔边缘不整、僵直或不规则串珠状表现；或粗细不均及僵直，严重者输尿管管壁硬化、短缩和管腔狭窄，形似笔杆。

3)膀胱结核：早期造影检查变化不明显，或表现为膀胱局部不规则及变形，充盈缺损。病变累及全部膀胱黏膜时，膀胱外形缩小，边缘不整齐及毛糙。

(3)泌尿系统肿瘤：

1)肾细胞癌：是最多见的肾脏恶性肿瘤，男性较女性多见。易发生周围侵犯、淋巴结转移和肾静脉内瘤栓。腹部平片可见肾影增大，呈分叶状或局限性隆凸。由于肿瘤的压迫，尿路造影显示肾盏伸长、狭窄、变形或闭塞，相邻肾盏也可互相分离与移位，造成“手握球”样改变。肿瘤的侵蚀和压迫，可致肾盏移位、变形，肾盏边缘不整齐或出现充盈缺损。目前其影像学诊断主要依靠超声和 CT 检查。

2)膀胱癌：膀胱肿瘤中最常见的类型。主要是移行细胞癌，少数为鳞癌和腺癌。移行细胞癌多呈乳头状向腔内生长，故又称乳头状癌，它还可向外侵犯肌层，进而延伸至周围组织和器官。常见于40 岁以上男性，临床表现为血尿，可伴有尿痛和尿急。肿瘤通常单发，也可多发，膀胱造影检查中，乳头状癌表现为自膀胱壁突向腔内的结节状或菜花状充盈缺损，表面多凹凸不平；非乳头状癌所致充盈缺损可不明显，仅显示局部膀胱壁僵硬。

(七)骨与关节系统 X 线检查

1. 正常骨的 X 线表现

骨在人体组织结构中密度最高，X 线片上呈高密度影。软骨未钙化时，X 线上不显影。骨质按其结构分为密质骨和松质骨两种。密质骨 X 线片为均匀高密度影，松质骨 X 线片为密度低于密质骨的网状致密影。

(1) 长骨。

1) 小儿长骨：分为骨干、干骺端、骨骺和骺板等部分。①骨干：骨皮质的 X 线表现为密度均匀的致密影，骨髓腔的 X 线表现为无结构的半透明区。②干骺端：为骨干两端向骺移行的较粗大部分，周边为薄层骨皮质，内由松质骨构成，可见呈海绵状的骨纹理，骨干和干骺端间无清楚分界。③骨骺：长骨末端，骺软骨 X 线不显示，如有骨化其内出现一个或几个二次骨化中心，X 线片表现为点状骨性致密影。④骺板：骺与干骺端不断骨化，两者之间的软骨逐渐变薄而呈板状时，称为骺板。

2) 成人长骨：外形与小儿长骨相似，但骨质发育完全，骨骺与干骺端愈合，骨骺线消失，包括两个骨端和一个骨干，骨端有一薄层壳状骨板为骨性关节面，表面光整。其外方覆盖一层软骨，即关节软骨，X 线片上不显影(图 9-18)。

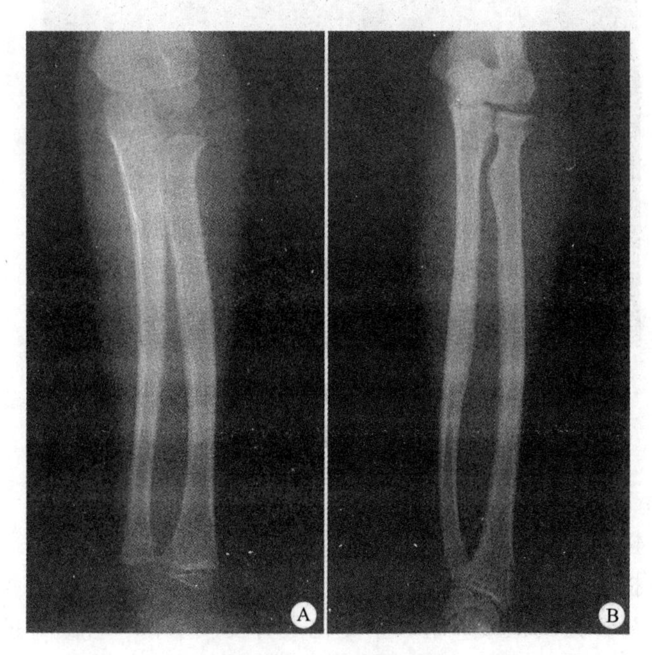

图 9-18 正常长骨平片

A. 儿童长骨，可见尺骨及桡骨的骨干、干骺端、骺线和骨骺；B. 成人长骨，可见尺骨和桡骨的骨干和骨端，没有骨骺、骺线和干骺端

(2) 四肢关节：包括关节骨端、关节软骨、关节腔和关节囊。后三者不能显示，骨端的骨性关节面由密质骨构成，边缘光滑整齐，呈半透明间隙，称为关节间隙，包括关节软骨、潜在的关节腔及少量滑液的投影。儿童关节骨端包括骨骺、骺板和干骺端；新生儿关节间隙很宽，随年龄增长，间隙逐渐变窄，待骨骼发育完成，则变为成年人的固定宽度，老年人关节间隙可稍窄。

(3) 脊柱：除第 1 颈椎外，每个脊椎分椎体及椎弓两部分。椎弓由椎弓根、椎弓板、棘突、横突和关节突组成。同侧上下两个关节突组成脊椎小关节，有关节软骨和关节囊（图 9-19）。X 线正位片上：①椎体：呈长方形，从上向下依次增大；主要由松质骨构成，周围为一层致密的骨皮质，密度均匀，轮廓光滑；②横突和椎弓板：椎体两侧有向外延伸的横突影；在横突内侧可见椭圆形环状致密影，为椎弓根的投影，称椎弓环；③关节突、椎弓板和棘突：在椎弓环的上下方为上下关节突的影像；椎弓板由椎弓根向后内延续，在中线联合成棘突，周边为线状致密影，大小与形状可有不同。在侧位片上成人脊柱有四个弯曲，颈椎前突，胸椎后突，腰椎前突，骶骨及尾骨明显后突。

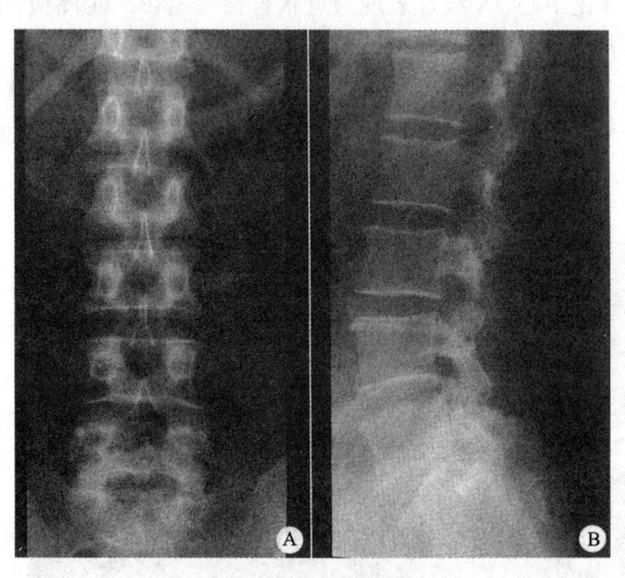

图 9-19　正常腰椎

A. 正位；B. 侧位

2. 基本病变的 X 线表现

（1）骨骼的基本病变。

1）骨质疏松：指一定单位体积内正常钙化的骨组织减少，即骨组织的有机成分和钙盐含量都减少，但两者比例正常。组织学变化是骨皮质变薄，哈氏管扩大和骨小梁减少。X 线主要表现为骨密度减低，骨松质中骨小梁变细、减少、稀疏，但边缘清晰，小梁间隙增宽，骨髓腔增宽，骨皮质出现分层和变薄现象。在脊椎，椎体内结构呈纵行条纹，周围骨皮质变薄，严重时，椎体内结构消失，椎体变扁，其上下缘内凹，而椎间隙增宽，呈梭形，致椎体呈鱼脊椎状。

疏松的骨骼易发生骨折，椎体可压缩呈楔状，多见于老年人、代谢或内分泌障碍、骨折后、感染和恶性肿瘤等。

2）骨质软化：指一定单位体积内骨组织有机成分正常，钙盐沉着减少，骨骼因此失去硬度而变软。X 线主要表现为骨密度减低，以腰椎和骨盆明显，与骨质疏松不同的是骨小梁和骨皮质粗糙模糊，系因骨组织内含有大量未经钙化的骨样组织所致。承重骨骼常发生各种变形。儿童期可见干骺端和骨骺的改变。多见于维生素 D 缺乏性佝偻病和骨质软化症。

3）骨质破坏：指局部正常骨质组织被病理组织所代替，形成局部骨组织缺失。X线表现为骨质局限性密度减低，骨小梁稀疏消失而形成骨质缺损，其中全无骨质结构。骨松质早期破坏可形成骨小梁的斑片状缺损；骨皮质早期破坏呈筛孔状。骨皮质表层破坏则呈虫蚀状，常见于骨肿瘤、炎症、结核等。

4）骨质增生硬化：指一定单位体积内骨量增多。X线表现为骨质密度增高，骨小梁增粗、增多、密集，骨皮质增厚、致密，骨髓腔变窄或消失，或骨骼粗大、变形；发生于长骨可见骨干粗大，骨髓腔变窄或消失。可见于慢性炎症、外伤、骨折和骨肿瘤、甲状旁腺功能低下等。

5）骨膜异常：骨膜异常包括骨膜反应和骨膜新生骨（即骨膜增生），是因为骨膜受炎症、外伤、肿瘤等病理因素刺激，骨膜水肿、增厚，内层成骨细胞活动增加，最终形成骨膜新生骨，常提示有病变存在。X线表现为一段长短不一与骨皮质平行的细线状致密影，由于新生骨小梁排列形式不同而呈线状、层状、针状、花边状、放射状、葱皮样。炎症、肿瘤、外伤、骨膜下出血均可刺激骨膜生长。

6）骨质坏死：指骨组织局部血液供应中断，代谢停止，坏死的骨质称为死骨。X线表现为大小不等、条状、块状或沙砾状高密度影。多见于慢性化脓性骨髓炎、骨缺血性坏死和外伤骨折后。

（2）关节的基本病变。

1）关节肿胀：由关节积液或关节囊及其周围软组织充血、水肿、出血和炎症所致，常见于关节炎症、外伤和出血性疾病等。X线表现为关节周围软组织影增大、密度增高，病变累及层次结构难于区别；大量关节积液可致关节间隙增宽。

2）关节破坏：指骨质破坏发生在关节内，关节软骨及骨性关节面骨质被病理组织侵犯、代替所致。X线表现为当关节破坏只累及关节软骨时，仅见关节间隙变窄；当累积关节面骨质时，则出现相应区的骨质破坏和缺损。严重时引起关节脱位、半脱位和变形。

3）关节退行性变：病变早期关节软骨变性、坏死和溶解，逐渐被纤维组织取代，软骨表面不光滑、变薄，甚至可碎裂，碎片可游离于关节腔内，并可发生钙化和骨化，引起不同程度的关节间隙狭窄。X线早期表现为骨性关节面模糊、中断、消失；中晚期表现为关节间隙狭窄（尤其在关节负重部位）、软骨下骨质囊变和关节非负重部位形成明显的骨赘，严重者可导致关节变形，不发生明显骨质破坏，一般无骨质疏松。

4）关节强直：分为骨性强直与纤维性强直两种。X线平片可见：①骨性强直：表现为关节间隙明显变窄或消失，并有骨小梁通过关节连接两侧骨端，多见于急性化脓性关节炎愈合后；②纤维性强直：也是关节破坏的后果，虽然关节活动消失，但X线上仍可见狭窄的关节间隙，且无骨小梁贯穿，常见于关节结核。

5）关节脱位：构成关节的两个骨端的正常相对位置的改变或距离增宽称为关节脱位。关节组成骨完全脱开为全脱位，部分脱开者为半脱位。X线表现为构成关节的骨端间隙增大、分离或错位。可由外伤、炎症、肿瘤等引起，关节病变引起的脱位称病理性脱位。

3. 常见疾病的 X 线表现

(1)骨骼创伤：较严重的骨骼创伤一般均需行影像学检查。目的是：①明确有无骨折；②判断是否为病理性骨折；③解骨折错位的情况；④复位固定后观察复位情况；⑤定期复查，观察任何情况和有无并发症。

X 线表现：骨的断裂多为不整齐的断面。断端间可呈不规则透明线，称为骨折线，骨皮质断裂端显示清楚整齐，骨松质断裂，表现骨小梁中断、扭曲、错位。根据 X 线显示的骨折线分为完全性骨折和不完全性骨折；根据骨折线的形状和走向可分为横行骨折、斜行骨折和螺旋行骨折。X 线检查时应注意中心 X 线应垂直于创伤部位，以平行于骨折断面从而有利于清楚地显示骨折线(图 9-20)。

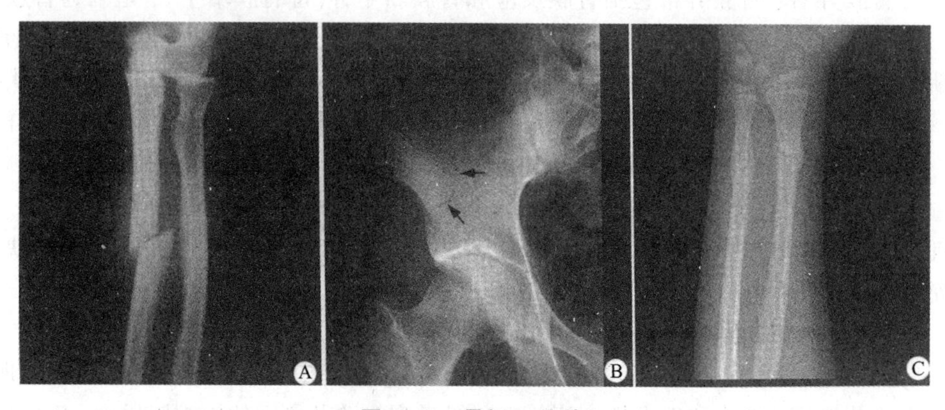

图 9-20　骨折 X 线片

A. 尺骨上段斜行骨折，可见骨折线、断端移位及轻度成角，另可见肱桡关节脱位；B. 髂骨骨折，仅见骨折线"↑"；C. 尺、桡骨远段骨折。断端间对位、对线良好，周围可见骨痂形成

1)儿童长骨骨折：①骺离骨折：儿童长骨骨骺与干骺端没有愈合，外力可经过骨骺板达干骺部引起骨骺分离，即骺离骨折。由于骨骺板软骨不显影，所以骨折不能显示，X 线片上只见骺线增宽，骨骺与干骺端对位异常。②青枝骨折：儿童的骨骼柔韧性大，外力不易使骨质完全断裂而形成不完全骨折，仅见局部骨皮质和骨小梁的扭曲，而不见骨折线或只引起骨皮质发生皱折、凹陷或隆起，即青枝骨折。

2)脊椎骨折：由于脊椎受到突然的纵轴方向的暴力，使脊柱骤然过度前屈，使受应力的椎体压缩，常见于活动范围较大的脊椎，如第 5、6 颈椎，第 11、12 胸椎，第 1、2 腰椎等部位，单个椎体多见。可发生脊椎轻度后突成角畸形，甚至损伤脊髓及神经根。X 线片上可见椎体压缩密度增加，正位片显示椎体变扁，侧位片见椎体压缩成楔形，前窄后宽。椎体中央可见横行不规则线状致密带，病变处上下椎间隙多正常。严重时常并发脊椎后突移位、错位压迫脊髓，也可伴有棘突或横突等骨折(图 9-21)。

3)股骨颈骨折：多见于老年人。骨折可发生于股骨头下、股骨颈中部或基底部，断端常有错位或嵌入，头下骨折影响对股骨头及颈的血供，骨折愈合缓慢，甚至发生股骨头缺血性坏死。

4)colles 骨折：又称伸展型桡骨远端骨折，为桡骨远端 2~3 cm 以内的横行或粉碎性

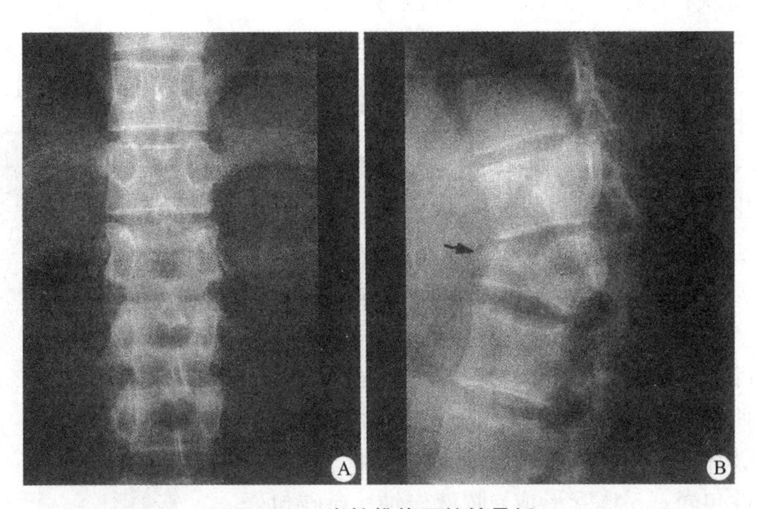

图 9-21　脊柱椎体压缩性骨折

A. 第 12 胸椎椎体变扁；B. 椎体呈楔形，上缘密度增高，其前方可见一小骨碎片“↑”

骨折，骨折远端向背侧移位，断端向掌侧成角畸形，可伴尺骨茎突骨折。

5）关节脱位：是关节骨端的脱离、错位，外伤性关节脱位多发生在活动范围大、关节囊和周围韧带不坚实、结构不稳定的关节，以肩、肘和髋关节见。表现为组成关节的两个骨端失去正常的相对位置，严重者并发骨折或骨骺分离。X 线片上多可清晰显示关节脱位（图 9-22）。

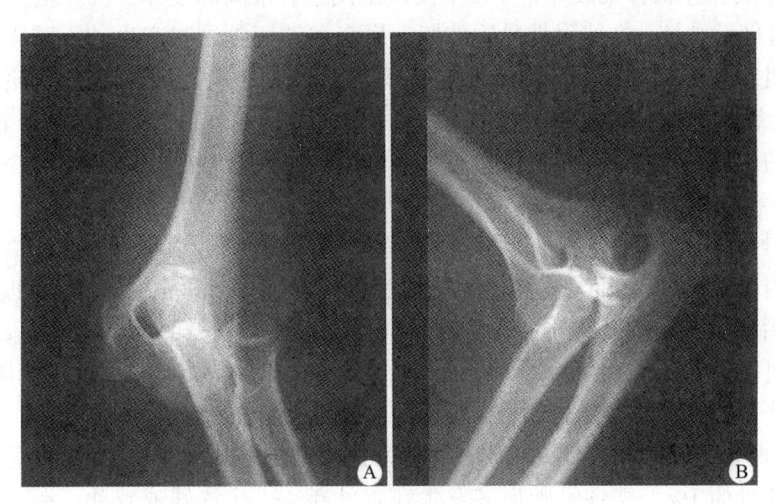

图 9-22　关节脱位

A. 肘关节脱位；B. 桡骨、尺骨向后、外上方错位

6）椎间盘突出：椎间盘突出 X 线平片不能直接显示突出的椎间盘。诊断主要依靠 CT 和 MRI 检查。X 线平片可见：椎间隙变窄或前窄后宽；椎体后缘唇样肥大增生、骨桥

形成或游离骨块；脊柱生理弯曲异常或侧弯。

(2)急性化脓性骨髓炎：是血源或直接感染化脓性细菌引起的骨髓炎症。病变好发于四肢长骨，通常从干骺端开始向骨干方向发展，以胫骨上端、股骨下端、肱骨和桡尺骨多见。急性化脓性骨髓炎病理改变及X线特点为(图9-23)：①脓肿形成：早期为干骺端骨髓内炎性细胞浸润、渗出，骨内压力增高；发病1~2周，骨髓内开始形成脓肿，引起骨质破坏；②脓肿蔓延：脓肿可在骨髓腔内直接蔓延；也可突破骨皮质到达骨膜下而形成骨膜下脓肿，又可穿过皮质返回骨髓腔，进一步加剧骨脓肿形成和骨质破坏；③死骨形成：骨膜下脓肿扩大，掀起骨膜，使长骨骨干血供中断，形成死骨；④骨膜增生：在骨质破坏的早期，即可出现骨质修复和骨膜新生骨，形成骨性包壳；⑤瘘管形成：脓液侵蚀、穿破包壳及骨外软组织时，形成了引流脓液到体外的瘘管。

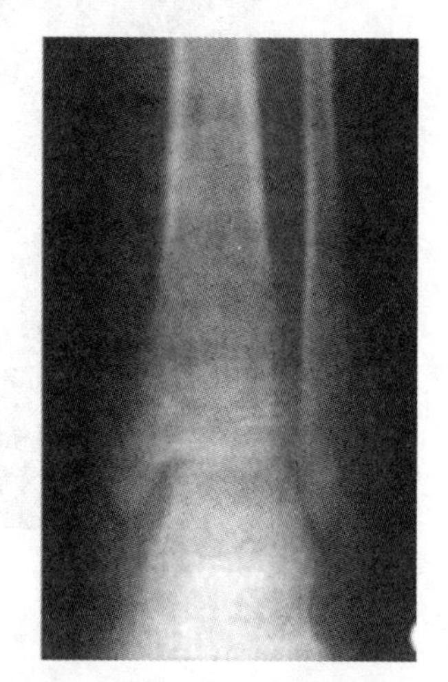

图9-23　急性化脓性骨髓炎

胫骨急性化脓性骨髓炎，胫骨远侧干垢端多发虫蚀状骨质破坏区，边界模糊可见少量的骨膜增生"↑"

(3)骨结核：是以骨质和骨质稀疏为主的慢性病，系继发性结核病，原发灶主要在肺部，多发生于儿童和青年。

1)脊椎结核：在骨、关节结核中最常见，以胸椎下段和腰椎上段多见，常累及相邻的两个以上椎体。分为以下三种：①中央型结核：椎体骨松质破坏，椎体塌陷或变扁；②边缘型结核：相邻椎体的上下缘及邻近软骨板破坏，并较早侵入椎间盘，椎间隙变窄，甚至消失使椎体互相嵌入；③附件型结核：椎体附件骨质破坏。病变在破坏骨质时产生的干酪样物质流入脊椎周围软组织中形成冷性脓肿。腰椎结核形成腰大肌脓肿，表现为腰大肌轮廓不清或呈弧形突出；胸椎结核的脓肿在胸椎两旁，形成椎旁脓肿，表现为局限性梭形软组织肿胀；颈椎结核的脓肿位于咽后壁，呈弧形前突，侧位片易于观察。较长时间的冷性脓肿可有不规则形钙化。

2)长骨结核：好发部位为骨骺及干骺端结。结核杆菌经血行到骨，停留在血运丰富的松质骨内。X线可见：①长骨干骺端或骨骺局灶性骨质破坏，常穿越骺板线，而发生骨骺和干骺端病变的相互侵犯；②病灶呈圆形、类圆形或分叶状骨质破坏，边缘清楚，破坏区内可见"砂粒样"小死骨，周围可有少量骨质增生硬化；③邻近骨骨质疏松明显；④干骺端、骨骺结核易可侵犯邻近关节，形成骨型关节结核。

(4)骨肿瘤：骨肿瘤较少见，其中原发骨肿瘤占全部肿瘤的2~3%，而恶性骨肿瘤约占全身恶性肿瘤1%。恶性骨肿瘤多发生在青壮年，往往致残或致死，鉴别骨肿瘤的良恶性有重要临床意义。影像学检查是临床诊断骨肿瘤主要方法。

1)骨软骨瘤：好发于长骨两端，有单发和多发之分，是常见的良性骨肿瘤。X线表现为：①肿瘤骨性基底为母体骨向外突出的骨性赘生物，发生于长管状骨者多背离关节方向生长；②赘生物周边为骨皮质，其内为骨小梁，两者与母体骨皮质及骨小梁相延续；肿瘤顶端可膨大，或呈菜花状，或呈丘状隆起；③X线片不能显示软骨帽，但当软骨帽钙化时肿瘤顶缘外出现点状或环形钙化影(图 9-24)。

2)骨巨细胞瘤：骨巨细胞瘤曾称之为破骨细胞瘤，是起源于骨骼非成骨性结缔组织的骨肿瘤。肿瘤局部破坏性大，有良性、生长活跃与恶性之分，故需重视。骨巨细胞瘤好发于四肢长骨，X 线平片显示：①常位于骨端，病变直达骨性关节面下，骨质破坏区与正常骨交界清楚但不锐利、无硬化；邻近骨皮质变薄；②多数病例骨质破坏区内可有数量不等、纤细的骨嵴，形成大小不一的间隔；③邻近无反应性骨膜增生；④肿瘤一般不穿破关节软骨，但偶可发生、甚至越过关节侵犯邻近骨端。如果破坏区骨性包壳不完全并于周围软组织中出现肿块者，表示肿瘤生长活跃；若肿瘤边缘出现筛孔状或虫蚀状骨破坏，骨嵴残缺紊乱，侵犯软组织出现明确肿块者，则提示为恶性骨巨细胞瘤。

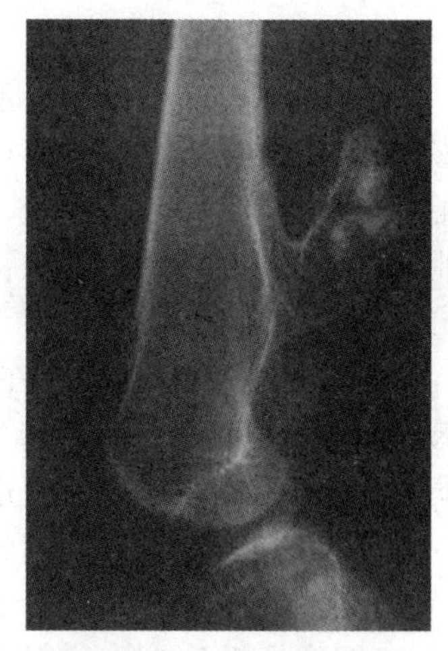

图 9-24　股骨远端骨软骨瘤

股骨远端侧位片，股骨干骺端后侧一骨性突起，背向关节生长，其皮质及松质骨与股骨皮质与松质骨相延续

3)骨肉瘤：骨肉瘤肿瘤在 X 线平片主要表现为多种形态骨破坏和肿瘤骨形成、不同形式骨膜新生骨及其再破坏、软组织肿块、骨破坏区和软组织肿块中肿瘤骨形成等。肿瘤骨一般表现为云絮状、针状和斑块状致密影，是确诊骨肉瘤的重要依据。X 线表现分型：①成骨型骨肉瘤：以骨质增生、硬化(瘤骨或骨膜增生骨)为主，明显时可呈大片致密影称为象牙质变，骨质破坏少或不明显。软组织肿块中也可有较多肿瘤骨；②溶骨型骨肉瘤：以骨质破坏为主，较少或没有骨质增生。骨破坏呈不规则斑片状或大片低密度区，边界不清。骨膜增生被肿瘤破坏中断，形成骨膜三角。软组织肿块中多无肿瘤骨；③混合型骨肉瘤：骨质增生和骨质破坏的程度基本相同。

二、CT 检查

(一)概述

1. CT 成像的基本原理

CT 是利用 X 线束从多个方向对人体检查部位具有一定厚度的层面进行扫描，其强度因和不同密度的组织相互作用而产生相应的吸收和衰减，由探测器接收透过该层面的 X 线转变为可见光后，由光电转换器转变为电信号，再经模拟/数字转换器转为数字，输入计算机处理后获得重建图像，得到该层面各单位容积的 CT 值(CT number)。扫描所得信息经计算而获得每个体素(人为地将扫描的层面分为若干个体积相同的长方体，每一个长方体为一个体素)，再排列成矩阵，即数字矩阵，可存储于磁盘或光盘中。经数字/模拟转换器把数字矩阵中的每个数字转为由黑到白不同灰度的小方块，即像素，并按矩阵排列构成该层的 CT 横断图像。图像可用多幅照相机摄于胶片上，供读片、存档和会诊用。

2. CT设备

（1）普通CT：主要包括3部分：①扫描部分，由X线管、探测器和扫描架组成，用于对检查部位进行扫描。②计算机系统，将扫描收集到的信息数据进行处理、存储及图像重建。③图像显示和存储系统，将经计算机处理、重建的图像显示在显示器上，或用多幅照相机将图像拍摄于照片上，也可存储于光盘或磁盘中。普通CT装置将逐步由螺旋CT或多层CT装置所取代。

（2）螺旋CT：螺旋CT是在旋转式扫描的基础上，通过滑环技术与扫描床连续平直移动而实现的。滑环技术可使X线管连续旋转与扫描。由于扫描时管球旋转与连续进床同时进行，使得X线扫描轨迹呈螺旋状，因而得名为螺旋扫描。

螺旋扫描在缩短检查时间的同时增加了CT的临床应用价值。

3. CT图像的特点

CT图像是断面图像，常用的横断面，系由一定数目由黑到白不同灰度的像素按矩阵排列所构成的灰阶图像。像素反映的是人体相应单位容积的X线吸收系数。与X线图像一样，密度高的组织为白影，密度低的组织为黑影。CT有较高的密度分辨力，其X线吸收系数的测量精确度可达0.5%，能分辨密度差异较小的组织，如人体软组织之间的密度差别虽小，也能形成对比，在良好的解剖图像上显示出病变的图像。CT图像不仅以不同灰度显示组织的密度高低，还可将组织对X线的吸收换算成CT值，说明其密度高低的程度。CT图像为某一部位多个连续的横断面图像，通过图像重建技术，还可重建成冠状面和矢状面图像。

4. CT检查技术

（1）平扫：指不用对比增强或造影的普通扫描，CT检查时一般先做平扫。主要适用于骨骼、肺等密度差异较大的组织，其次是急腹症，外伤及对对比剂有禁忌证的患者。

（2）对比增强扫描：是经静脉注入水溶性有机碘对比剂后再行扫描的方法，目前临床较为常用。血管内注入含碘对比剂后，血供丰富的器官或病变组织与缺乏血供的组织内碘的浓度形成密度差，可使病变显示的更为清楚。增强扫描使用的含碘对比剂包括离子型和非离子型两大类。

（3）造影扫描：是先做器官和组织结构造影，再行CT扫描的方法，可更好地显示组织结构，从而发现病变，诊断疾病。如行腰椎穿刺将非离子型对比剂注入蛛网膜下隙，让患者适当翻转后，行脊髓CT扫描，可清楚观察椎管内的解剖结构，有利于脊髓病变和椎管内病变的发现和定位。临床上常用的造影扫描有脑池造影CT扫描（CTC），脊髓造影CT扫描（CTM），胆囊造影CT扫描，血管造影CT扫描（CTA，包括脑部CTA，头臂CTA，冠状动脉CTA，下肢血管CTA）等。由于造影CT扫描诊断率不断提高，临床应用日趋广泛。

（二）CT检查前患者的准备

（1）扫描前应详细询问病史，复查患者携带的有关影像学资料和实验室检查结果，以供扫描时定位及诊断时参考。

（2）做CT检查时，患者应更衣、换鞋，防止灰尘带入机房。

(3)对患者做好耐心的解释工作，以消除其顾虑和紧张情绪。

(4)认真检查并除去检查部位的金属饰物和异物，如发卡、耳环、项链、金属拉链、义齿等，防止产生伪影。

(5)对胸部扫描的患者，指导患者进行平静呼吸及屏气训练。

(6)上腹部检查者检查前1周内不服用含金属药物，不可做钡剂造影，以防有钡剂在肠道内存留而形成伪影；检查前禁食4~6小时；检查前30分钟口服1.5%~3%泛影葡胺溶液500~800 mL，临检查前再口服200 mL，使对比剂充盈胃、十二指肠及近端小肠。胆囊检查前1天中午多吃油脂食物，以便排出胆囊内浓缩的胆汁，次日检查时应空腹，否则进食后可造成胆囊收缩，胆囊壁增厚，而引起诊断上的困难。

(7)盆腔检查者检查前晚口服缓泻剂；检查前嘱患者饮水，使膀胱充盈尿液以利检查；可疑肾结石患者，扫描前3天禁服含钙或含金属的药物。

(8)CT平扫时被检查者一般仰卧于扫描床上，根据病情可俯卧位或侧卧位扫描；检查时保持体位不动，制动非常重要，否则可造成运动伪影，制动方法可采用制动带，手按压等机械办法，配合检查进行平静呼吸、屏气。儿童或不合作的患者，采取镇静措施后方可进行。喉部扫描时嘱患者不作吞咽动作；眼部扫描时嘱患者双眼保持不动。

(9)危重患者，需在医护人员监护下进行检查。妊娠女性、情绪不稳定或急性持续痉挛者不宜做本检查。

(10)需做增强扫描的患者，扫描前4小时禁食。预先做碘过敏试验，试验阴性者请患者或其家属在使用碘对比剂合同书上签名。CT室应准备氧气、吸痰器及抢救药品、器械等。

(11)注射碘后嘱患者在候诊厅留观30分钟再离开，告知患者若离院后出现不适，应速到就近医院诊治。碘剂血管外渗处理参照“碘对比剂血管外渗的处理”。

(12)检查室备好急救药品和物品，并做好相应不良反应的应急处理。

(三)CT检查的适用范围

1. 中枢神经系统疾病　CT对中枢神经系统疾病的诊断价值较高，对颅内肿瘤、脑出血、脑梗死、颅脑外伤、颅内感染及寄生虫病、脑先天性畸形、脑萎缩、脑积水以及椎管内肿瘤、脊柱外伤、脊柱结核、椎间盘突出症等疾病诊断较为可靠。脑血流灌注成像，对缺血性脑梗死的早期诊断具有一定的优越性；螺旋CT的脑血管三维重组可以获得比较精细和清晰的血管三维图像，即CT血管造影(CT angiography，CTA)，其临床应用日趋广泛。

2. 对头颈部器官疾病的诊断　CT对头部器官疾病的诊断也很有价值。如对眶内占位性病变、早期鼻窦癌、中耳小胆脂瘤、听骨破坏与脱位、耳骨迷路轻微破坏、耳先天发育异常以及鼻咽癌的早期发现等，CT检查均有一定价值。

3. 对胸部疾病的诊断　通常采用造影增强扫描以明确纵隔和肺门有无肿块或淋巴结增大、支气管有无狭窄或阻塞，对原发性和转移性纵隔肿瘤、淋巴结结核、中央型肺癌等诊断很有帮助，可以很好的显示肺内间质、实质的病变；CT对平片检查较难显示的部位，如与心、大血管重叠病变的显示更具有优越性，也可清楚的显示胸壁、胸膜、膈的病变。

4. 心脏及大血管疾病的CT　需要使用多层螺旋CT，可以很好地显示心包疾病、冠状动脉和心瓣膜的钙化、血管壁的钙化、斑块及血栓等，经静脉血管注入碘对比剂，行CT血管造影，可以清晰地显示冠心病、先天性心脏病的心、内外畸形及侧支血管。

5. 腹部及盆腔疾病　CT检查主要用于肝、胆、胰、腹膜腔、腹膜后间隙以及泌尿生殖系统疾病的诊断，尤其是占位性病变、炎症性和外伤性病变等。对胃肠道病变向腔外侵犯，以及邻近和远处转移等也有很高的诊断价值，但胃肠道腔内病变仍然主要依赖于钡剂造影和内镜检查及病理活检。

6. 骨与关节疾病　多数情况可通过简便、经济的常规X线检查确诊，因此使用CT检查相对较少。螺旋CT三维表面重建(snrface shaded display，SSD)可在骨关节、脊柱检查中形成与骨骼标本外观极为相似的三维CT图像，对肿瘤侵犯骨质情况的观察可以从多方向判断骨质破坏程度，对复杂部位的骨折可以准确显示骨折部位的解剖结构关系，并且有利于发现骨骼、椎体的畸形，也有利于矫形、植骨手术计划的制定。

(四)中枢神经系统CT检查

1. 平扫CT　正常脑平扫CT表现(图9-25)。

(1)颅骨：颅骨为高密度，颅底层面可见低密度的颈静脉孔、卵圆孔、破裂孔等。鼻窦及乳突内气体呈极低密度。

(2)脑实质：分大脑额、颞、顶、枕叶及小脑、脑干。皮质密度略高于髓质，分界清楚。大脑深部的灰质核团密度与皮质相近，在髓质的对比下显示清楚：①尾状核头部位于侧脑室前角外侧，体部沿丘脑和侧脑室体部之间向后下走行。②丘脑位于第三脑室的两侧。③豆状核位于尾状核与丘脑的外侧，呈楔形，自内而外分为苍白球和壳核；苍白球可钙化，呈高密度。④豆状核外侧近岛叶皮层下的带状灰质为屏状核。尾状核和丘脑与豆状核之间的带状髓质结构为内囊，自前向后分为前肢、膝部和后肢；豆状核与屏状核之间的带状髓质结构为外囊。内、外囊均呈略低密度。

(3)脑室系统：包括双侧侧脑室、第三脑室和第四脑室，内含脑脊液，为均匀水样低密度。双侧侧脑室对称，分为体部、三角区和前角、后角、下角。

(4)蛛网膜下隙：包括脑沟、脑裂和脑池，充以脑脊液，呈均匀水样低密度。脑池主要有鞍上池、环池、桥小脑角池、枕大池、外侧裂池和大脑纵裂池等；其中鞍上池在横断面上表现为蝶鞍上方的星状低密度区，多呈五角或六角形。

2. 常见疾病的CT表现

(1)脑外伤：CT可直接显示血肿和脑挫裂伤，明确其部位、范围。CT检查安全迅速，已成为首选的检查方法。

1)颅内血肿：在急性期表现为均匀的高密度灶，除能确定其位置、大小及范围外，还可明确有无并发其他的脑损伤。①急性硬膜外血肿：CT表现为颅板下梭形或半圆形高密度灶，多位于骨折附近，不跨越颅缝(图9-26)。②急性硬膜下血肿：CT急性期表现为颅板下新月形或半月形高密度影，常伴有脑挫裂伤或脑内出血，占位效应明显；亚急性或慢性血肿表现为混杂密度影。③蛛网膜下隙出血：CT表现为脑沟、脑池内高密度影，形成铸型。大脑纵裂出血多见，表现为中线区纵行窄带状高密度影。蛛网膜下隙出

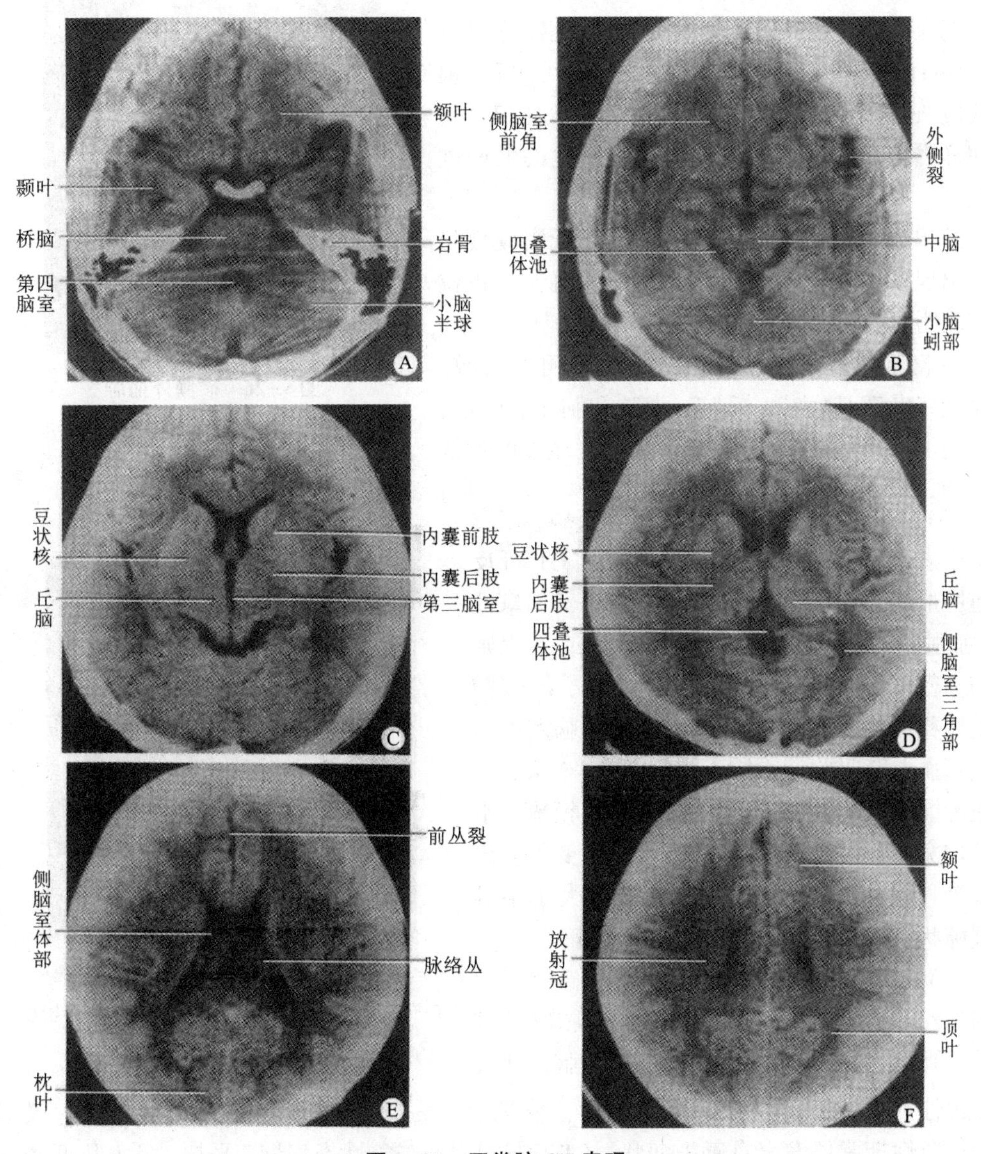

图 9-25　正常脑 CT 表现

A. 脑桥层面；B. 中脑层面；C. 第三脑室层面；D. 丘脑层面；E. 侧脑室体部层面；F. 侧脑室顶部

血一般 7 天左右吸收。

2) 脑挫裂伤：表现为大片低密度的脑水肿区中有多发高密度小出血灶，边界清楚，同侧脑室常受压变窄和移位。单纯脑挫伤只表现为低密度的脑水肿，边界清楚。

3) 硬膜下水瘤：表现为颅骨内板下方新月形或半月形近于脑脊液的低密度区。无或只有轻微占位表现。硬膜下水瘤是慢性硬膜下血肿表现之一。

(2) 脑梗死。

1) 缺血性脑梗死：脑血管闭塞后 24 小时内，平扫 CT 常难以显示病灶，CT 灌注成像可发现异常。其后表现为低密度灶，部位和范围与闭塞血管供血区一致，灰白质同时受累，多呈扇形，常有脑水肿和占位表现。2~3 周时可出现“模糊效应”，病灶变为等密度而不可见，增强扫描呈脑回样强化。1~2 个月后形成边界清楚的低密度囊腔。

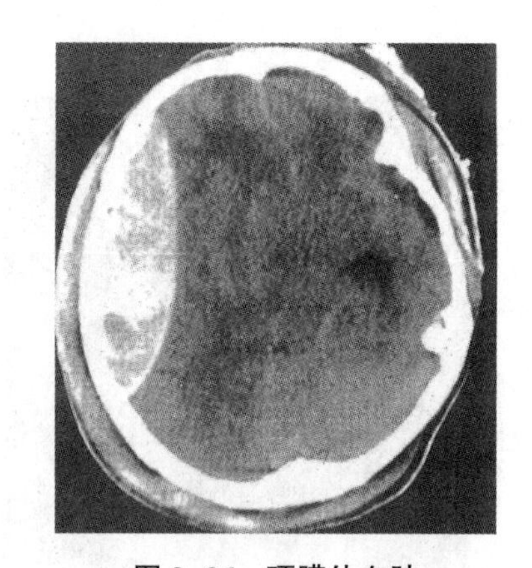

图 9-26　硬膜外血肿

CT 平扫，右侧额颞顶区血肿成梭形高密度影，边缘锐利

2）出血性梗死：CT 平扫表现为在低密度梗死灶内出现不规则斑点状、片状高密度出血灶，占位效应较明显。

3）腔隙性梗死：为脑穿支小动脉闭塞所致。缺血灶好发于基底节、丘脑、小脑和脑干，圆形，直径为 10~15 mm，平扫表现为上述区域类圆形低密度灶。

（3）脑出血：属于出血性脑血管疾病，多发生于中老年高血压和动脉硬化患者。CT 可反映血肿形成、吸收和囊变的演变过程。①急性期：血肿呈边界清楚的肾形、类圆形或不规则均匀高密度影；周围水肿带宽窄不一，局部脑室受压移位（图 9-27）；破入脑室可见脑室内高密度积血。②吸收期：始于出血后 3~7 天，可见血肿缩小并密度减低，血肿周围变模糊；水肿带增宽，小血肿可完全吸收。③囊变期：出血 2 个月后，较大血肿吸收后常遗留大小不等的裂隙状囊腔；伴有不同程度的脑萎缩。

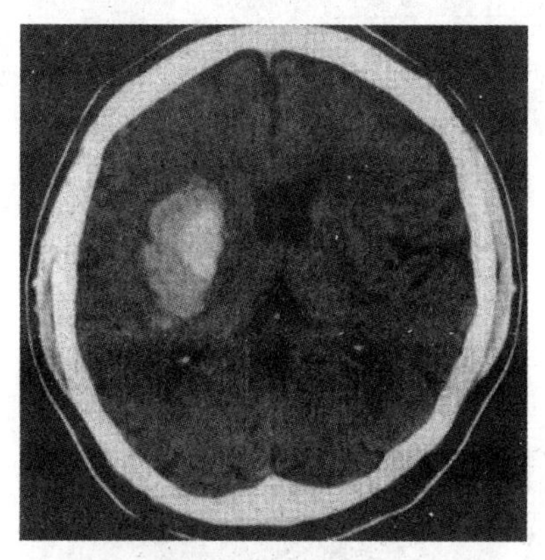

图 9-27　脑内血肿

CT 平扫显示右侧基底节区血肿呈不均匀高密度，占位征象明显

（4）脑脓肿：是化脓性细菌进入脑组织引起的炎性改变，并进一步发展而形成脓肿。脑脓肿以耳源性常见，多发于颞叶和小脑；其次为血源性、鼻源性、外伤性和隐源性等。病理上分为急性炎症期、化脓坏死期和包膜形成期。急性期常伴发全身感染症状。CT 扫描可见：①急性炎症期：平扫，呈大片低密度灶，边缘模糊；伴占位效应；增强检查，无强化。②化脓坏死期：平扫，低密度区内出现更低密度坏死灶；增强检查，脓肿壁呈轻度不均匀性强化。③包膜形成期：平扫，见等密度环，内为低密度并可有气泡影。

（5）颅内血管畸形：可发生于任何年龄，男性略多于女性。颅内血管畸形系胚胎期脑血管的发育异常，分为动静脉畸形、静脉畸形、毛细血管畸形、大脑大静脉瘤和海绵状血管瘤等。其中，动静脉畸形最常见。CT：①直接征象：平扫，显示不规则混杂密度灶，可有钙化，无脑水肿和占位效应；增强检查，呈斑点或弧线形强化。②间接征象：可继发脑内血肿、蛛网膜下隙出血及脑萎缩等改变。

（6）脑瘤：常见脑瘤多有典型的 CT 表现，CT 可确定有无肿瘤，可根据瘤体本身的表现和对周围组织的影响进行定位和定性诊断。常见脑瘤有星形细胞瘤、脑膜瘤、胶质瘤、垂体瘤、颅咽管瘤、听神经瘤以及转移瘤等。

1）星形细胞瘤：肿瘤按细胞分化程度不同分为Ⅰ~Ⅳ级：Ⅰ级分化良好，属低恶度；Ⅲ、Ⅳ级分化不良，为高恶度；CT检查可见：①Ⅰ~Ⅱ级肿瘤：平扫，通常呈低密度灶，边界清楚，占位效应轻；增强检查，无或轻度强化（毛细胞型和室管膜下巨细胞型星形细胞瘤除外）。②Ⅲ~Ⅳ级肿瘤：平扫，多呈高、低或混杂密度的肿块，可有斑点状钙化和瘤内出血，肿块形态不规则，边界不清，占位效应和瘤周水肿明显。

2）脑膜瘤：占颅内肿瘤的15%~20%，多见于中年女性。肿瘤包膜完整，多由脑膜动脉供血，血运丰富，常有钙化，少数有出血、坏死和囊变。CT表现为：①平扫，肿块呈等或略高密度，类圆形，边界清楚，其内常见斑点状钙化；多以广基与硬脑膜相连；大部分肿瘤有瘤周脑水肿；颅板受累引起局部骨质增生或破坏，出血、坏死和囊变少见。②增强扫描，病变大多呈均匀性显著强化，边缘锐利（图9-28）。

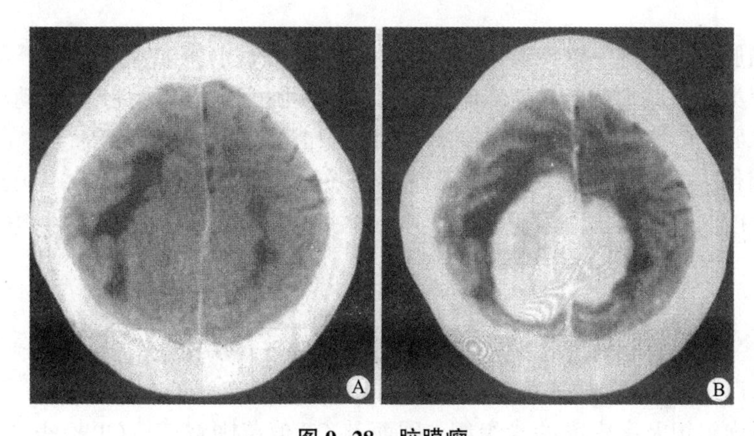

图9-28　脑膜瘤

A. CT平扫，大脑镰两侧肿块成等密度；B. CT增强扫描，肿块强化明显，边界清楚，密度均匀

3）听神经瘤：听神经瘤多起源于听神经前庭支的神经鞘；早期位于内耳道内，以后长入桥小脑角池；包膜完整，常有出血、坏死、囊变；多为单侧，偶可累及双侧。CT可见：①平扫，表现为桥小脑角池内等、低或混杂密度肿块，偶见内有钙化或出血，瘤周轻至中度水肿；第四脑室受压移位，伴幕上脑积水；骨窗观察内耳道呈锥形扩大。②增强CT，肿块呈均匀、不均匀或环形强化。

4）颅咽管瘤：是颅内较常见的肿瘤，占国内原发脑肿瘤的3%~6%；儿童和青年多见，男性多于女性，是源于胚胎颅咽管残留细胞的良性肿瘤。肿瘤多位于鞍上。CT可见：①平扫，表现为鞍上池内类圆形肿物，多呈以不均匀低密度为主的囊实性病灶。②增强扫描，常见呈高密度的囊壁壳样钙化和实性部分不规则钙化。压迫视交叉和第三脑室前部时，可出现脑积水。

5）脑转移瘤：较常见，占脑肿瘤20%左右。多发生于中老年人，男性稍多于女性。CT可见：①平扫，可见脑内多发或单发结节，单发者可较大；常位于皮髓质交界区；呈等或低密度灶，出血时密度增高；瘤周水肿较重。②增强扫描，病变呈结节状或环形强化，多发者可呈不同形式强化。

(7)脊柱和脊髓疾病。

1)椎间盘病变：①椎间盘变性：椎间盘水分丢失，CT应用价值不大，矢状位图像显示椎间盘变扁。②椎间盘膨出(图9-29)：CT表现为椎间盘边缘匀称而弥漫膨隆并超出椎体骨板，椎体边缘常见骨质增生，有时可见椎间盘内可含气体(真空现象)。③椎间盘突出：CT表现为突出于椎管或椎间孔内的软组织块影，其内可出现钙化，间接征象是硬膜外脂肪层受压、变形甚至消失，硬膜囊受压和一侧神经根受压。

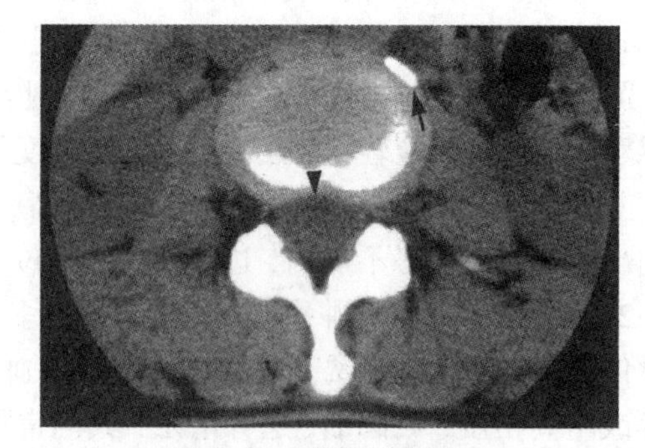

图9-29 腰椎间盘膨出

中等密度的椎间盘边缘均匀地超出相邻椎体的终板边缘，膨出的椎间盘后缘仍向前微凹“▲”，“↑”处为骨赘

2)椎管内肿瘤：约占中枢神经系统肿瘤的15%，可发生在椎管内的各个部位。椎管内肿瘤的病理类型与其部位有关，临床上，主要表现肿瘤平面以下肢体运动、感觉以及括约肌功能障碍。CT对局限于椎管内肿瘤的检出和诊断通常价值不高。

3)脊椎损伤：脊椎损伤是一种非常严重的损伤，占全身损伤的0.2%~0.5%。CT平扫可见呈高密度的脊髓内出血或硬膜内、外出血，还可清楚显示骨折块的移位及对脊髓的压迫。

(五)呼吸系统CT检查

1. 正常CT表现　由于构成胸部的组织复杂，包括低密度的含气肺组织、脂肪组织，中等密度的肌肉组织及高密度的骨组织，因而其CT值范围宽广。CT检查的方法包括：①平扫：为呼吸系统疾病常用的检查方法，分别使用肺窗观察肺、纵隔窗观察纵隔。②增强扫描：通常在平扫的基础上经静脉快速注射对比剂后进行，主要用于鉴别病变为血管性或非血管性，明确纵隔病变与心脏、大血管的关系，了解病变的血供情况以帮助鉴别良、恶性病变等。③高分辨率计算机体层成像(HRCT)：主要用于观察病灶的微细结构。

(1)胸壁。

1)胸壁肌肉：纵隔窗观察可分辨胸大肌、胸小肌；胸大肌前方为乳腺(女性)；胸小肌较薄，位于胸大肌上方之后。后胸壁肌肉较复杂。腋窝的前壁为胸大肌和胸小肌，后壁是背阔肌、大圆肌及肩胛下肌。腋窝内充满大量脂肪。

2)胸部骨骼：胸骨柄呈前凸后凹的梯形，两侧缘凹陷为锁骨切迹，与锁骨头形成胸锁关节；胸骨体呈长方形；成人剑突多呈小三角形高密度影。肋骨断面呈弧形排列，第1肋软骨钙化突向肺野内。MSCT三维重组可立体显示胸部骨骼。

(2)纵隔：正常纵隔CT代表性层面表现(图9-30)。

1)前纵隔：位于胸骨后方，心脏大血管之前。前纵隔内有胸腺组织、淋巴组织、脂肪组织和结缔组织。

2）中纵隔：中纵隔结构多，包括气管与主支气管、大血管及其分支、膈神经及喉返神经、迷走神经、淋巴结及心脏等。

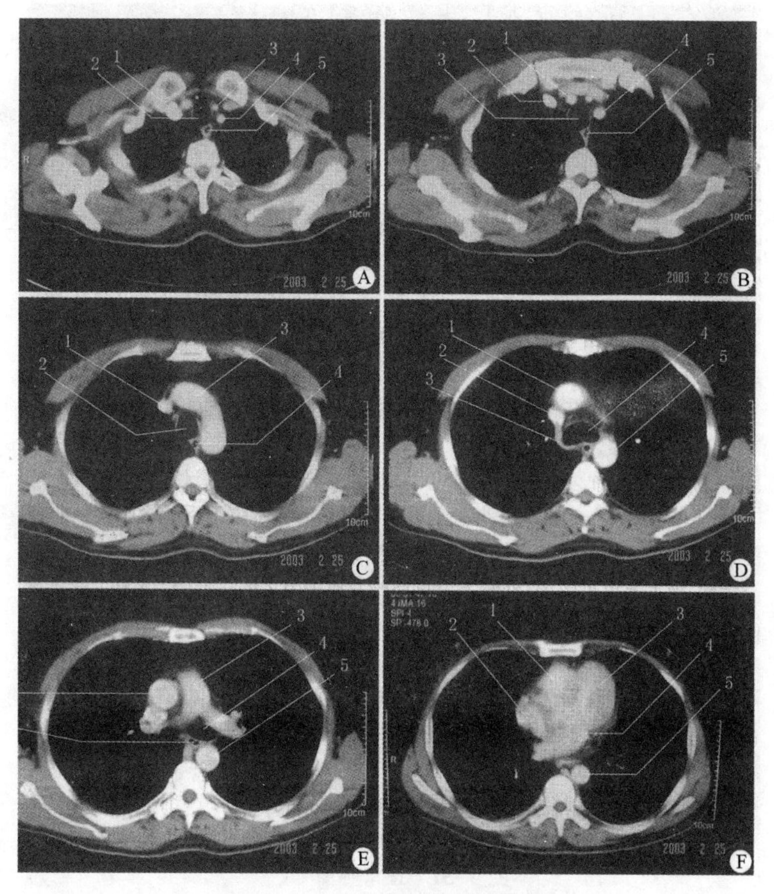

图 9-30　正常纵膈 CT（增强检查）

A. 胸腔入口层面：1. 右头臂静脉；2. 气管；3. 左颈总动脉；4. 左锁骨下动脉；5. 食管。
B. 胸骨柄层面：1. 无名动脉；2. 右侧头臂静脉；3. 气管；4. 左锁骨下动脉；5. 食管。
C. 主动脉弓层面：1. 上腔静脉；2. 气管；3. 主动脉弓；4. 食管。
D. 主动脉窗层面：1. 升主动脉；2. 上腔静脉；3. 奇静脉；4. 气管；5. 降主动脉。
E. 气管分叉层面：1. 升主动脉；2. 食管；3. 主肺动脉；4. 左主支气管；5. 降主动脉。
F. 左心房层面：1. 右心室；2. 右心房；3. 左心室；4. 左心房；5. 降主动脉

3）后纵隔：后纵隔为食管前缘之后，胸椎前及椎旁沟的范围。后纵隔内有食管、降主动脉、胸导管、奇静脉、半奇静脉及淋巴结。后纵隔淋巴结沿食管及降主动脉分布，与隆突下淋巴结交通。

（3）肺。

1）肺野：常规 CT 只能在各个横断层图像上分别观察各自显示的肺野和（或）肺门。两肺野内含气而呈极低密度影，可见由中心向外围走行的肺血管分支，由粗渐细，上下走行或斜行的血管则表现为圆形或椭圆形的断面影。肺叶及肺段支气管与相应肺动脉分支血管的相对位置、伴行关系及管径的大小较为恒定，肺动脉分支的管径与伴行的支气管管径相近(图 9-31)。

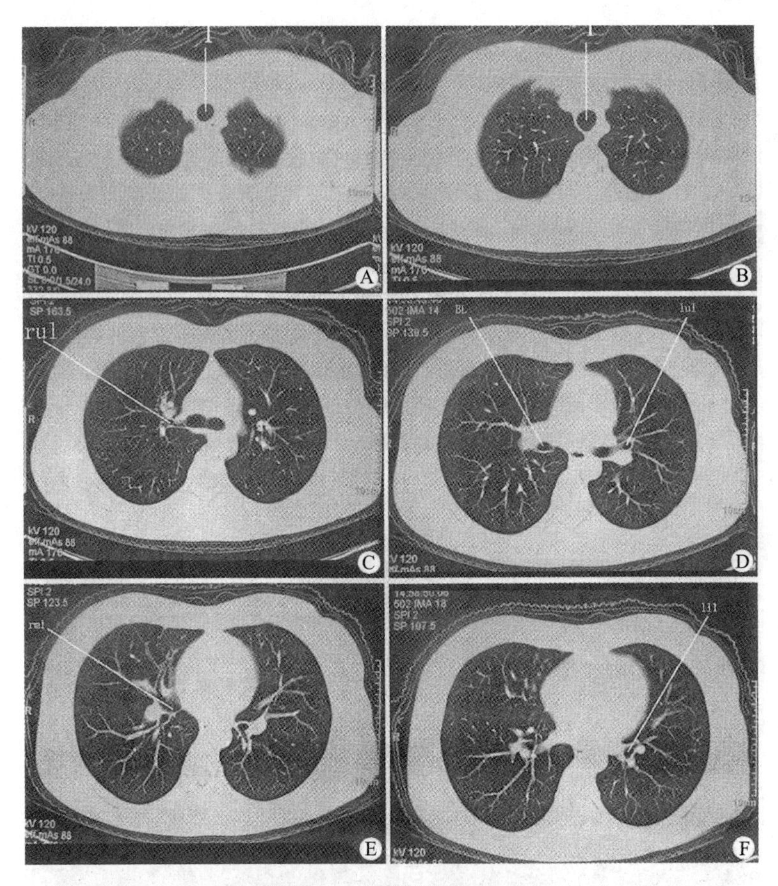

图 9-31　正常肺窗 CT

A～B. 气管；C. 右上叶支气管；D. 中间段支气管，左上叶支气管；E. 右中叶支气管；F. 左下叶支气管

2)肺门：CT 对两侧肺门结构显示优于胸片，尤其是增强 CT 检查。①右肺门：右肺动脉在纵隔内分为上、下肺动脉。上肺动脉常很快分支并分别与右上叶尖、后、前段支气管伴行。②左肺门：左上肺动脉通常分为尖后动脉和尖前动脉分别供应相应肺段。左肺动脉跨过左主支气管后即延续为左下肺动脉，左下肺动脉先分出左下叶背段动脉和舌段动脉，然后分出多支基底动脉供应相应的基底段。

2. 常见疾病表现

(1)阻塞性肺气肿：指终末细支气管以远的含气腔隙过度充气、异常扩大，可伴有不可逆的肺泡壁的破坏。分为局限性阻塞性肺气肿和弥漫性阻塞性肺气肿。CT 可见：①局限性阻塞性肺气肿表现为断层图像上肺局限性透明度增加，肺纹理稀疏(图 9-32)；CT 对局限性肺气肿的检出比 X 线检查敏感，可显示阻塞的部位，甚至阻塞的原因。②弥漫性阻塞性肺气肿：表现为肺纹理普遍稀疏、变细、变直。

(2)胸腔积液：多种疾病可累及胸膜产生胸腔积液。病因不同，可以是感染性、肿瘤性、变态反应性，也可以是化学性或物理性。积液性质可以是血性、乳糜性、胆固醇性，也可以是脓性，可以是渗出液，也可以是漏出液。CT 检查可见：①少量、中量游离性积液：表现为后胸壁下弧形窄带状或新月形液体样密度影，边缘光整，俯卧位检查可见液体移至前胸壁下（图 9–33）；②大量游离性积液：显示整个胸腔为液体样密度影占据，肺被压缩于肺门部呈软组织影。纵隔向对侧移位；③包裹性积液：表现为自胸壁向肺野突出的凸镜形液体样密度影，基底宽而紧贴胸壁，与胸壁的夹角多呈钝角，边缘光整，邻近胸膜多有增厚，形成胸膜尾征；④叶间积液：表现为叶裂部条状带的液体密度影，有时呈梭状或球状，积液量多时可形似肿块，易误认为肺内肿瘤，其位置、走行与叶裂一致，且为液体样密度。

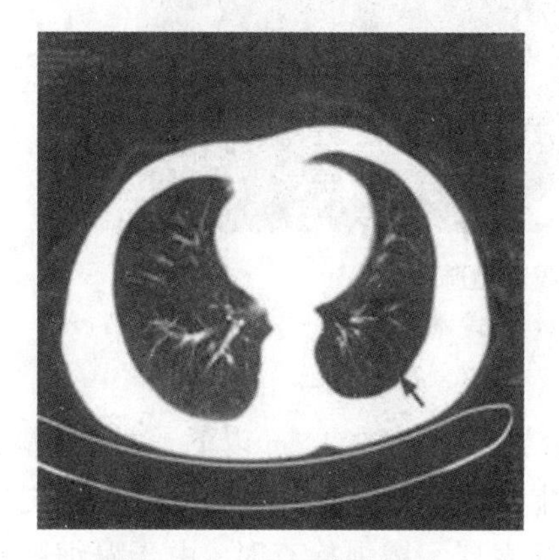

图 9–32　左下叶肺气肿

肺窗观察，左下叶肺透明度增加，肺纹理减少"↑"

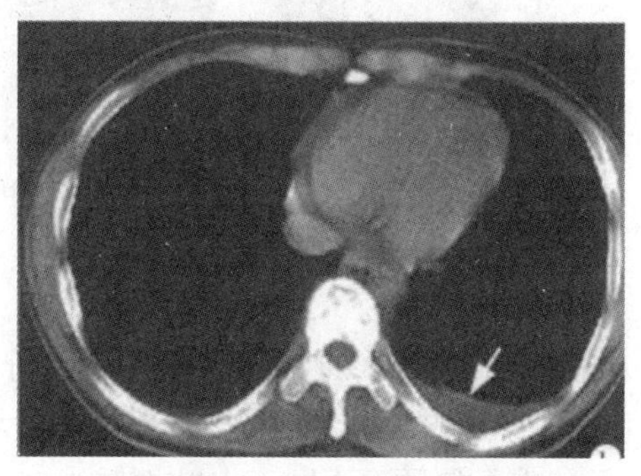

图 9–33　胸腔积液

CT 纵膈窗，左侧少量胸腔积液"↑"

3. 肺癌

（1）中央型肺癌：①支气管改变：早期中央型肺癌胸部 CT 能够显示支气管壁不规则增厚、管腔狭窄或腔内结节等改变；中晚期中央型肺癌能清晰地显示支气管腔内或壁外肿块、管壁不规则和管腔鼠尾状或杯口状截断（图 9–34）。②肺门肿块：表现为分叶状或边缘不规则的肿块，中晚期中央型肺癌常同时伴有阻塞性肺炎或肺不张。阻塞性肺炎表现为受累支气管远侧肺组织实变，多为散在分布。发生肺不张时则表现为肺叶或肺段的均匀性密度增高并伴有体积缩小。③侵犯纵隔结构：中晚期中央型肺癌受侵犯的血管可表现受压移位、管腔变窄或闭塞、管壁不规则等改变。④纵隔肺门淋巴结转移：增强扫描可明确表示肺门、纵隔淋巴结增大的部位、大小及数量，纵隔淋巴结大于 15 mm 常提示转移。

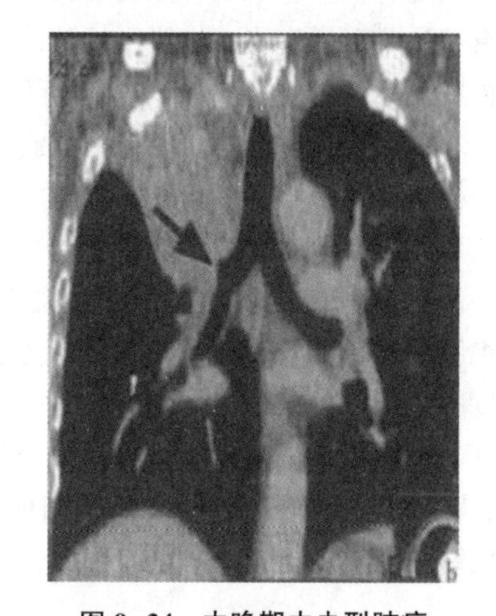

图 9–34　中晚期中央型肺癌

CT 冠状位重组图像，示右上叶支气管起始部呈锥形截断"↑"右上叶肺不张

(2)周围型肺癌：早期周围型肺癌较小时，CT 显示为磨玻璃样结节或实性结节。通常根据磨玻璃结构(ground-glass nodule，GGN)成分比例的不同，分为均匀性 GGN 和混杂性 GGN，后者恶性概率更高；X 线胸片多难以显示，常在 CT 筛查或其他目的行 CT 检查时偶然发现。中晚期周围型肺癌常形成肺内较大肿块，CT 尤其是薄层高分辨力重组 CT 图像能较 X 线胸片更清晰地显示肿块细节，包括其形态、边缘、内部结构、瘤周表现等特点；多期增强 CT，肿块呈短暂性较明显均匀或不均匀强化，有助于诊断(图 9-35)。

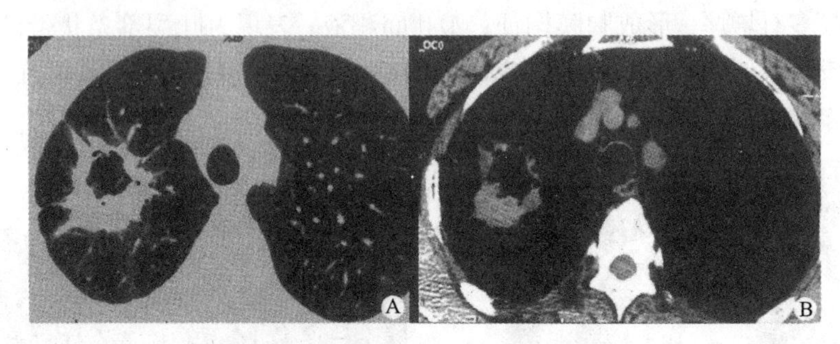

图 9-35　CT 中晚期周围型肺癌

厚壁空洞，内壁凹凸不平，可见壁结节，病理为鳞癌

(3)弥漫型肺癌：CT 表现为两肺弥漫分布的结节影，多在 1 cm 以下，边缘模糊，可伴有肺门、纵隔淋巴结增大；病变融合成大片肺炎样实变影，其内可见“空气支气管征”，但其走行僵硬而不同于大叶性肺炎实变中的表现。增强检查时，由于癌细胞可分泌大量黏液，实变区密度较低，有时其中可见高密度血管影，为诊断的重要特征之一。

(4)支气管扩张：CT 检查特别是 HRCT 是目前诊断支气管扩张最常用的影像方法。主要表现有：①柱状型：常表现为“轨道征”；当支气管和 CT 层面呈垂直走行时可表现为有壁的圆形透亮影，与伴行的肺动脉共同形成“戒指征”。②曲张型：表现为支气管管壁粗细不均匀的增宽，壁不规则，可呈念珠状。③囊状型：支气管扩张形成葡萄串状阴影，合并感染时囊内可出现液平及囊壁增厚。④当黏液栓充填扩张的支气管管腔时，表现为棒状或结节状高密度影，类似“指状征”改变。合并感染时扩张支气管周围有斑片状渗出影、纤维条索影等表现。

(5)纵隔肿瘤：①胸腺瘤：常位于前纵隔中上部，组织学上依肿瘤内淋巴细胞和上皮细胞的比例而分为不同亚型，传统上则分为侵袭性和非侵袭性，CT 表现为均匀软组织密度肿块影，当肿瘤内发生囊变时则密度不均匀。②恶性淋巴瘤：常位于前、中纵隔。胸片表现纵隔向两侧增宽，边缘呈波浪状；CT 检查可见多个淋巴结增大，可融合呈肿块状，呈均匀软组织密度；CT 增强扫描肿块均呈中度强化；肿块易包绕血管。全身多部位淋巴结肿大有助于提示诊断。

(六)肝、胆、脾、胰 CT 检查

1. 正常 CT 表现

(1)肝胆：正常肝实质平扫表现为均匀一致的软组织密度，CT 值为 55～75 HU，高于脾、胰、肾等脏器。肝静脉或门静脉通常在肝实质内表现为圆形或条形低密度影。左纵裂左侧为左叶，右纵裂右侧为右叶，两裂之间肝门前方为方叶，肝门后方为尾叶。肝门内静脉和肝静脉显示为低密度的管道状或圆形影。增强扫描后则明显增强，显示为高密度影。下腔静脉平扫时为圆形低密度影，增强后呈高密度（图 9-36）。

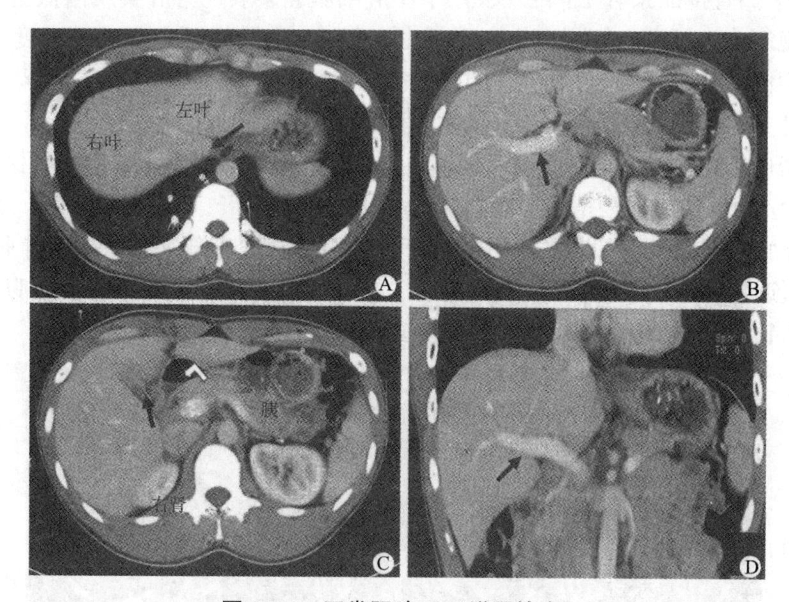

图 9-36 正常肝脏 CT（增强检查）

A. 第二肝门层面：可见肝左、中、右静脉汇入下腔静脉“↑”；B. 肝门层面：肝门处可见门静脉主干“↑”；C. 肝门下方层面：可见胆囊“↑”、十二指肠“弯曲↑”及邻近器官；D. 肝冠状位重组：显示门静脉主干“↑”及右主支

（2）胆管：胆囊位于胆囊窝内，横径约为 4 cm，囊内含胆汁，其密度低于邻近肝组织，为 5~30 HU。形状呈卵圆形、圆形，边界清楚。正常肝内、外胆管不显影，扩张时才显示。扩张的胆管表现为从肝门向肝内延伸的树枝状低密度影。

（3）脾脏：呈新月状或内缘凹陷半圆形，密度均匀，CT 值低于肝脏，与胰腺近似。大小、长度不超过 5 个肋单元（一个肋骨或肋间隙称为一个肋单元）。增强扫描下，动脉期脾脏呈不均匀明显强化，静脉期和实质期脾脏密度逐渐均匀。

（4）胰腺：CT 可显示胰腺的轮廓、密度、形状和大小。正常胰腺密度均匀，CT 值为 40~50 HU，略低于周围脏器。胰腺形似一卧蚕状，分为头、体和尾三部分。前后径：头部约为 3 cm、体部约为 2.5 cm、尾部约为 2 cm。胰管位于胰腺实质内，可不显示或表现为细线状低密度影。

2. 常见疾病的 CT 表现

（1）肝硬化：肝硬化早期，肝细胞弥漫性变性、坏死；中晚期有大量纤维组织增生，并形成再生结节，致使肝变形、变硬，肝叶萎缩，进一步可继发门静脉高压，最后可导致肝细胞癌。CT 可见：①直接征象：形态学变化，可为全肝萎缩、变形，但更多的表现为部分肝叶萎缩而部分肝叶代偿性增大，结果出现各肝叶大小比例失常；肝轮廓常凹凸不平；肝门、肝裂增宽。②间接征象：脾大、腹水、胃底与食管静脉曲张等门静脉高压征象；脾增大是诊断肝硬化的重要根据，其标准为其外缘前后径超过5个肋单元。增强扫描及CTA可清楚显示这些部位增粗、扭曲的侧支循环静脉；常合并胆囊石及胆囊周围积液。

（2）原发性肝癌：指源于肝细胞或肝内胆管上皮细胞的恶性肿瘤。80%~90%为肝细胞癌。CT平扫直接征象可见：巨块及结节型肝细胞癌多表现为肝实质内低密度肿块，巨块型肝细胞癌中央可发生坏死而出现更低密度区；少数肿块可表现为等密度，肿瘤破裂出血可见瘤内斑片状高密度；肿瘤假包膜表现为瘤周的低密度带。肿瘤边界多不清，少数边界清楚并有包膜。CT肿瘤整体强化过程呈“快进快出”表现，2~3分钟内即恢复为原来的低密度状态，与血管瘤完全不同（图9-37）。此外，CT还可能看到另外一些间接征象，包括：①肿瘤处体积增大，轮廓隆凸；②肿瘤压迫肝门和（或）肝裂，使之变形和移位；③静脉内瘤栓，表现为强化门、腔静脉内的低密度充盈缺损，在门静脉期表现最清楚；④邻近器官如胃、胰、肾的受压移位；⑤淋巴结转移，常见肝门部或腹主动脉旁、腔静脉旁淋巴结增大；腹水或其他脏器转移；⑥肝硬化的CT表现。

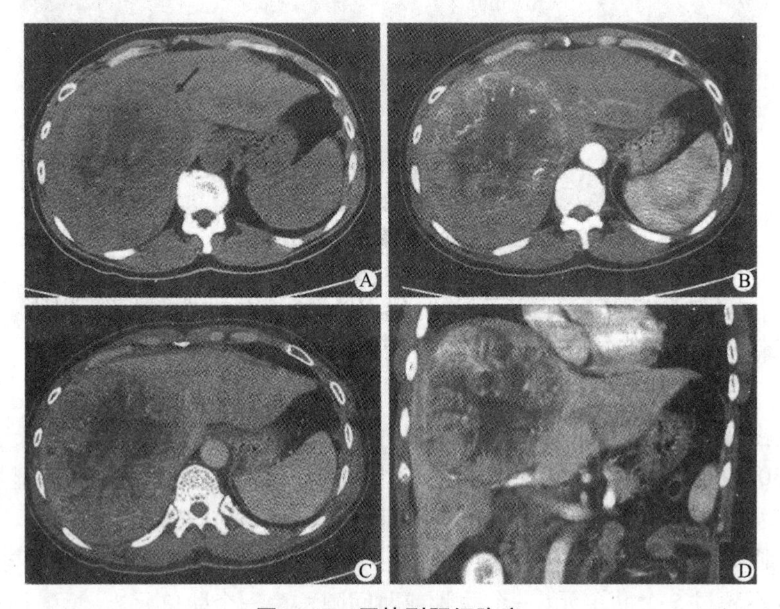

图9-37　巨块型肝细胞癌

A. CT平扫示右叶巨大低密度肿块，边缘可见低密度假包膜“↑”；B. 增强动脉期，肿块呈较明显不均一强化，并可见不规则明显强化的肿瘤血管；C. 平衡期，肿块强化程度减低；D. 门静脉期冠状位重组，显示肿瘤的上下范围

（3）肝脓肿：单纯肝脓肿平扫可见肝内圆形或类圆形、边缘光滑、密度均匀、水样密度的病灶，囊壁薄。增强扫描，无强化（图9-38）。

（4）胰腺炎：分为急性胰腺炎与慢性胰腺炎。急性胰腺炎分急性水肿型胰腺炎和出血坏死型胰腺炎两种：前者占80%~90%，表现为病变胰腺肿大变硬，间质充血水肿并炎性细胞浸润；后者较少见，以广泛的胰腺坏死、出血为特征。慢性胰腺炎是指由各种病因造成的胰腺局限性或弥漫性的慢性进行性炎症，并导致胰腺实质和胰管的不可逆性损害。

CT表现为：①急性水肿型胰腺炎：平扫检查，可见胰腺局限或弥漫性肿大，前缘多模糊不清，胰周脂肪常因炎性渗出而密度增高；增强检查，胰腺均匀轻度强化，胰周渗出显示更加清楚。②出血坏死型胰腺炎：平扫检查，除具有水肿型胰腺炎表现并更加显著外，还常见胰腺密度不均，坏死灶呈略低密度而出血呈高密度；增强检查，胰腺强化不均，坏死灶无强化，据此可了解胰腺的坏死范围。③慢性胰腺炎：平扫检查，胰腺大小、形态可正常，也可弥漫或局限性增大或萎缩；胰管内径多超过5 mm，且粗细不均，呈串珠状或管状扩张；沿胰管分布的斑点状或胰实质内钙化影是其特征表现；合并假性囊肿时可见边界清楚的囊状水样密度区；增强检查，胰腺实质可强化不均，纤维化区强化程度较低。

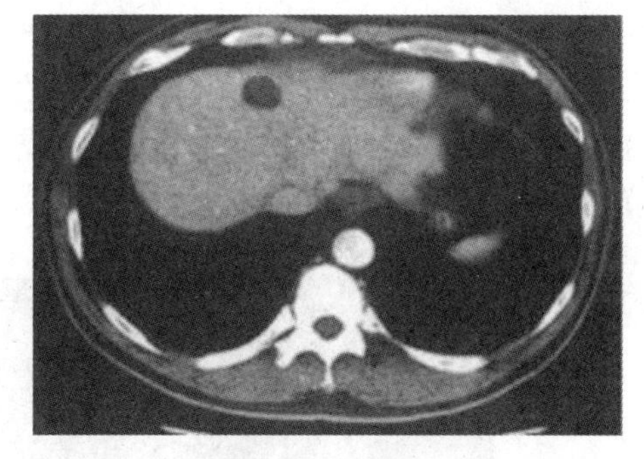

图9-38 肝囊肿

CT肝左叶囊肿呈边界清楚的类圆形水样低密度区，增强检查病变无强化

(5)胰腺癌：60%~70%肿瘤发生在胰头，余见于体、尾部，也可累及胰腺大部分甚至全胰。常见的CT表现为：①直接征象：平扫检查，较大者则表现为胰腺局部增大，少数肿块内有坏死性低密度灶；增强检查，胰腺癌为乏血供肿瘤，强化不明显，可有一定程度延迟强化。②间接征象：肿块上游胰管常扩张；胰头癌多同时并有胰管和胆总管扩张，形成所谓“双管征”，可有胰腺体、尾部萎缩或胰内潴留性假性囊肿，还可并有急性胰腺炎表现。

(七)泌尿系统CT检查

1. 正常CT表现

(1)肾脏：在横断面CT图像上，呈边缘清楚、轮廓光滑的圆形或椭圆形软组织影，肾盂呈水样密度；肾门部内陷，有肾动脉、静脉和输尿管进出。多期增强检查，肾实质的强化表现随时间变化：①皮质期(注药后1分钟)，肾血管和外周肾皮质及伸入锥体之间的肾柱发生明显强化，而髓质强化不明显；②实质期(注药后2~3分钟)，皮质强化程度减低，髓质密度增高而与皮质近似并逐渐超过肾皮质；③排泄期(注药后5~10分钟)，肾实质强化程度下降，而肾盏肾盂和输尿管内可见对比剂浓集。

(2)膀胱与前列腺：CT检查膀胱，需适当充盈，以区分膀胱壁与内腔。膀胱居盆腔前部，大小形状因充盈程度和层面高低而不同。CT上充盈的膀胱腔呈圆形、椭圆形或类方形的均匀水样低密度。闭孔平面可见前列腺，呈类圆形，为均一的软组织密度。中心小圆形低密度区为尿道。膀胱壁呈厚度均一的薄壁软组织密度影，内、外缘均光整。

2. 常见疾病的CT表现

(1)肾癌：CT是肾癌的主要检查方法。平扫可见密度略低于或等于肾实质的肿块，有时为略高密度。肿瘤边缘光滑或不整，与肾实质分界不清，可突出于肾外。肿块密度可较均匀或不均匀，内有不规则低密度区，少数可有点状或不规则形钙化。CT增强扫描皮质期，肿块由于血供丰富而有明显且不均一强化；肾实质期和肾盂期肿块强化程度减低，周围肾实质显著强化，因而呈相对低密度。肿瘤向肾外侵犯，致肾周脂肪密度增高、消失和肾筋膜增厚；肾静脉和下腔静脉发生瘤栓时，管径增粗，增强检查其内有低密度充盈缺损；淋巴结转移表现为肾血管和(或)腹主动脉周围单个或多个类圆形软组织密度结节(图 9-39)。

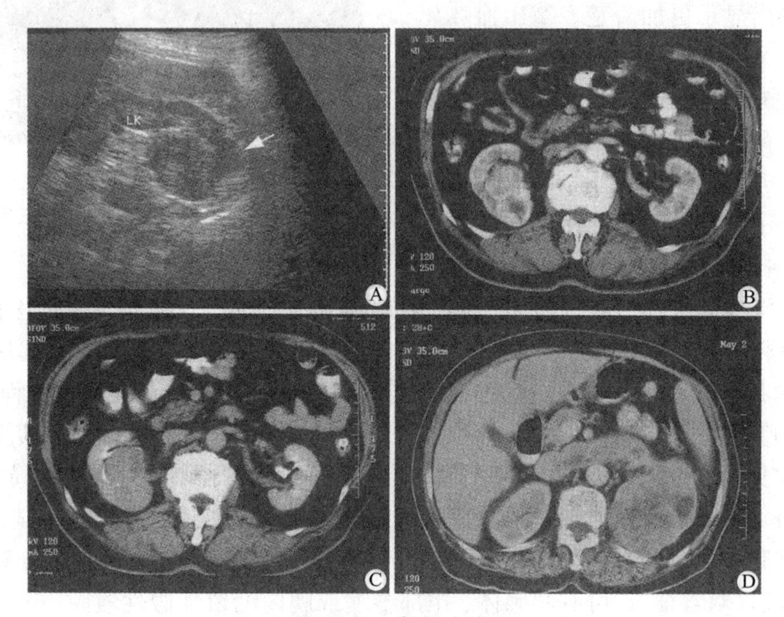

图 9-39　肾细胞癌

A. 左肾细胞癌声像 显示肾实质内不均匀低回声肿块"↑"；图 B、C，右侧肾细胞癌增强 CT，皮质期；B. 肿瘤明显不均匀强化，中心可见坏死无强化区；C. 排泄期，肿瘤廓清迅速，密度低于正常肾实质，可见肿瘤对肾窦脂肪和肾盂的压迫和侵犯；D. 左侧肾细胞癌增强 CT

(2)膀胱癌：CT 诊断膀胱癌比较简便、准确。由于肿瘤的密度和信号强度既不同于膀胱腔内尿液，也不同于膀胱周围脂肪组织，因而 CT 和 MRI 易于发现膀胱癌向腔内生长所形成的肿块，也易于显示肿瘤侵犯肌层所造成的膀胱壁增厚。可见由膀胱壁突入膀胱腔内的结节状或菜花状软组织肿块，肿瘤的壁内浸润，表现为局部不规则增厚。

(3)肾囊肿与多囊肾：单纯肾囊肿平扫可见肾包膜内单发或多发圆形或类圆形、边缘光滑锐利、密度均匀、水样密度的病灶，囊壁薄，与正常肾实质分界清楚。增强扫描无强化。多囊肾平扫可见两肾布满大小不等囊肿，其密度和信号特征均类似于单纯性囊肿，部分囊肿内可有出血表现。残存的正常肾实质较少甚至难以识别。同时，还可发现多囊肝的表现。

(4)泌尿系结石：①肾结石：CT 表现为圆形、卵圆形、桑葚状、鹿角状高密度影。对于肾盂肾盏内的高密度结石，CT 不仅能发现较小的结石，并能显示平片不能显影的阴性结石。②输尿管结石：CT 平扫表现为输尿管走行区内约米粒大小的致密影，结石以上输尿管和肾盂扩张。当 CT 平扫难以确定致密影是否为结石时，可行尿路造影或增强 CT 检查，以显示输尿管与致密影的关系，有助于确定是否为结石及结石的准确部位。③膀胱结石：CT 表现为原点状或块状高密度影，阳性结石的 CT 值在 100 HU 以上。

(八)生殖系统CT检查

1. 正常CT表现

(1)子宫：正常宫腔呈边缘光整的倒置三角形：底边在上，为子宫底；两侧角为子宫角，与输卵管相通；下端与宫颈管相连，后者为柱状，边缘呈羽毛状。

CT平扫检查子宫体为横置椭圆或圆形的软组织密度影，边缘光滑，中心较小的低密度区为宫腔。宫颈在子宫体下方层面上，呈横置梭形软组织密度影，外缘光滑，横径小于3 cm。宫旁组织位于宫体、宫颈和阴道上部的外侧，为脂肪性低密度区，内含细小点状或条状软组织密度影，代表血管、神经和纤维组织。增强检查子宫肌层呈明显均一强化，中心低密度宫腔显示更为清晰。

(2)前列腺：前列腺紧邻膀胱下缘，CT检查正常前列腺呈均匀软组织密度影，边界清楚。年轻人腺体的平均上下径、前后径和横径分别为3 cm、2.3 cm和3.1 cm，随年龄增大而增大。精囊位于膀胱底的后方，呈八字状对称的软组织密度影，边缘呈小的分叶；两侧精囊于中线部汇合，精囊前缘与膀胱后壁之间为尖端向内的锐角形低密度脂肪间隙，称为精囊角。

2. 常见疾病的CT表现

(1)子宫肌瘤：是子宫最常见的良性肿瘤，在绝经期前，其发生率为20%～60%. 临床上主要表现为月经改变、邻近器官受压、疼痛、不孕和盆腔肿块。CT表现为子宫增大，呈分叶状改变。肌瘤的密度常类似正常子宫肌而不易识别，当肌瘤发生变性时则呈较低密度。增强检查，肌瘤有不同程度强化。若瘤内发现钙化，则能确诊为子宫肌瘤。

(2)子宫癌：女性生殖系统最常见的恶性肿瘤，分为宫体癌和宫颈癌，以后者多见。①宫体癌：即子宫内膜癌，肿瘤进展侵犯肌层后，表现为子宫对称性增大或局限性增大；CT增强可见瘤灶的强化程度低于周围正常子宫肌，宫旁组织和器官的密度和信号强度发生改变，代之以肿块影。此外，还可发现盆腔淋巴结转移。②宫颈癌：CT检查可发现宫颈增大，甚至形成不规则肿块，分别呈不均质低回声、不均一低密度。当肿瘤侵犯阴道、宫旁组织、膀胱或直肠时，这些结构的回声、密度和信号强度随之发生改变。

(3)前列腺增生与前列腺癌：前列腺增生是由于前列腺腺体组织和基质组织增生导致前列腺体积增大，常见于中、老年男性。前列腺癌是老年男性常见的恶性肿瘤，国内前列腺癌的发病率正处于快速上升阶段。CT表现为：①前列腺增生：前列腺对称性增大，横径大于5 cm，常突入膀胱底部。增大的前列腺密度均匀，边缘清楚。前列腺内钙化形态呈圆形、小片状、小砂粒状，CT动态增强扫描示前列腺增生的中央腺体区在早期为不均匀斑片状强化，延迟扫描则趋向于均匀强化。②前列腺癌：早期前列腺癌，CT检查的价值不大；进展期前列腺癌可表现为前列腺不规则增大和分叶状软组织肿块，周围脂肪密度改变和邻近结构受侵；增强检查可显示前列腺癌有早期强化的特点。

三、磁共振成像(MRI)检查

(一)概述

1. MRI的基本原理　磁性原子核(如氢质子)均具有自旋及磁矩的物理特性。氢的原子核最简单，只有一个质子，且最易受外来磁场的影响。并且氢质子在人体内分布最广，含量最高，用它进行成像效果最好，因此医用 MRI 多选用氢质子为靶原子核。人体内的每一个氢质子可被视为一个小磁体，正常情况下，这些小磁体自旋轴的分布和排列杂乱无章，若将人体置于静磁场中，小磁体的自旋轴的分布和排列不再是无规律，而是按磁场磁力线的方向重新排列，在施加特定的射频脉冲予以激发的情况下，氢质子获得能量出现共振，即磁共振现象。

2. MRI 的特点 MRI 图像是数字化模拟灰度图像，是经过计算机重建的灰阶图像。反映的是 MR 信号强度的不同或弛豫时间 T_1 与 T_2 的长短，而并非 CT 所表示组织和病变的密度。MRI 若主要反映组织间 T_1 特征参数时，为 T_1 加权像（T_1 weighted imaging，T_1WI），有利于观察解剖结构。如主要反映组织间 T_2 特征参数时，则为 T_2 加权像（T_2weighted imaging，T_2WI），显示病变组织较好。如主要反映组织间质子密度的差别，则为质子密度加权像（proton density weighted imaging，PdWI）。人体不同组织及不同病变具有不同的 T_1 或 T_2 值。因此，在 T_1WI 和 T_2WI 图像上产生不同的信号强度，具体表现为不同的灰度。

3. MRI 检查技术 MRI 成像要获取不同的图像必须选择适当的脉冲序列和成像参数。常用的脉冲序列有自旋回波序列、反转恢复序列、梯度回波序列等。不同的 MRI 检查技术所采用的成像参数不同。

（1）MRI 对比增强检查：为提高 MRI 影像对比度，人为地改变组织的 MRI 特征性参数，MRI 对比剂可克服普通成像序列的限制，改变组织和病变的弛豫时间，从而提高组织与病变间的对比。

（2）MRI 血管造影技术：是一种对血管和血流信号特征显示的技术。

（3）MRI 水成像技术：主要是利用静态液体具有长 T2 弛豫时间的特点，使含液体的器官显影的技术，为一种安全、无需对比剂、无创伤性的影像学检查手段。

（4）脑功能成像：可提供人脑部的功能信息，包括扩散成像、灌注成像和血氧水平依赖性 MRI。

（5）MRI 波谱技术：是利用 MR 中的化学位移现象来测定分子组成及空间分布的一种检测方法，对一些由于体内代谢物含量改变所致的疾病有一定的诊断价值。

（二）MRI 检查患者的准备

（1）检查时应携带相关检查资料，尤其是相关检查部位的 X 线片、CT、MRI 等影像检查资料，供 MRI 检查时参考。

（2）MRI 检查时间较长，一般一个部位需 10～30 分钟，被检查者应保持镇静，不能转动身体或移动肢体，且患者所处环境幽暗、噪音较大，应将上述情况告知患者，使其有思想准备。同时告知患者检查期间全身放松、平静呼吸，一定要在医师的指导下保持体位不动，注意听从医师的语言提示，以免影响图像质量。

（3）MRI 设备具有强磁场，装有心脏起搏器、金属人工瓣膜、脑动脉瘤夹闭术、胰岛素泵或神经刺激器、宫内节育器、早期妊娠患者不能进行检查，手机、手表、钥匙、磁卡、磁卡、硬币、皮带、领带夹、小剪刀、义齿、发夹等金属物品提前取出，不能带入检查室，以免发生意外。核素检查 3 日内不宜做 MRI 检查。

（4）MRI 检查时间较长，且患者所处环境幽暗、噪音较大，幽闭症、高热、散热功能障碍者不能进行检查；不能配合的患儿须采取镇静措施，如水合氯醛灌肠等。有意识障碍、昏迷、癫痫、精神症状等不能有效配合检查的患者，经相关专业临床医师同意才能进行检查；危重患者需要生命监护系统和生命维持系统。

（5）检查头、颈部的患者在检查前 1 天洗头，勿搽头油、摩丝等护发品；眼部检查前勿化妆；腹部增强检查前 4 小时禁食、禁饮；胰胆管成像（magnetic resonance cholangiopancreatography，MRCP）检查前须禁饮 6 小时以上，因进食和进水都会影响胆汁排泄，造成胆囊收缩，排空或胃肠道干扰，影响图像质量相和对结果的判断；盆腔检查膀胱须充盈中等量尿液。对于进行 MRCP 的患者需在检查前一天晚上 22：00 后禁水禁食。胸部常规检查应先训练患者屏气或采用弧形补偿技术。

（6）勿穿戴任何有金属的内衣，检查前请患者自备纯棉睡衣或换上磁共振室检查专用的衣服和拖鞋。

（7）增强检查的患者除上述准备外，还应询问患者钆对比剂的过敏史；告知对比剂注射部位可出现短暂温热或疼痛，注射过程中也可能出现渗漏血管外现象；严重肾功能不全、肾移植及孕妇不建议使用钆对比剂，危重患者需由临床医师陪同；检查前签署《钆对比剂使用患者知情同意书》。

（8）采用对比增强技术注射对比剂过程中严密观察钆对比剂的不良反应。一般不良反应极少，多表现为头痛、恶心、发热感、味觉改变等，可自行缓解。严重不良反应表现为寒战、惊厥、低血压、喉头水肿、休克等，较罕见，一旦发生及时给予相应处理。

（9）注射对比剂后嘱患者在候诊厅留观 30 分钟后再离开，同时告知患者，若离院后出现不适，请速到就近医院诊治。钆对比剂血管外渗的处理可参照“碘对比剂血管外渗的处理”。

（10）MRI 检查室备好急救药品和物品，并做好相应不良反应的应急处理。

（三）MRI 检查在临床的应用

1. *对神经系统疾病的诊断* MRI 在中枢神经系统的应用较为成熟，三维成像使病变定位诊断更为准确并可观察病变与血管的关系。包括脑和脊髓的应用价值最高，尤其是对颅颈交界部位病变的显示明显优于其他成像技术。对脑干、幕下区、枕骨大孔区、脊髓与椎间盘的显示明显优于 CT（图 9-40）。

2. *对心脑血管疾病的诊断* MRI 可显示心脏大血管的内腔与心壁和血管壁的结构，有利于心脏和大血管病变的诊断。可检查心脏、大血管的形态学与血流动力学，可用于诊断心肌与心包病变，瓣膜病和先天性心脏病。对脑血管病变（如脑动脉瘤、动静脉畸形）、心脏大血管疾病等在无创伤情况下即可完成检查，诊断价值优于 CT。

3. *对纵隔及肺门病变的诊断* 在 MRI 上，纵隔脂肪血管形成良好对比，易于观察纵隔肿瘤及其与血管间的解剖关系。对肺门与纵膈淋巴结的显示及中央型肺癌的诊断帮助较大。

4. *对腹部与盆腔疾病的诊断* MRI 对肝脏、肾脏及肾上腺、膀胱、前列腺和子宫疾

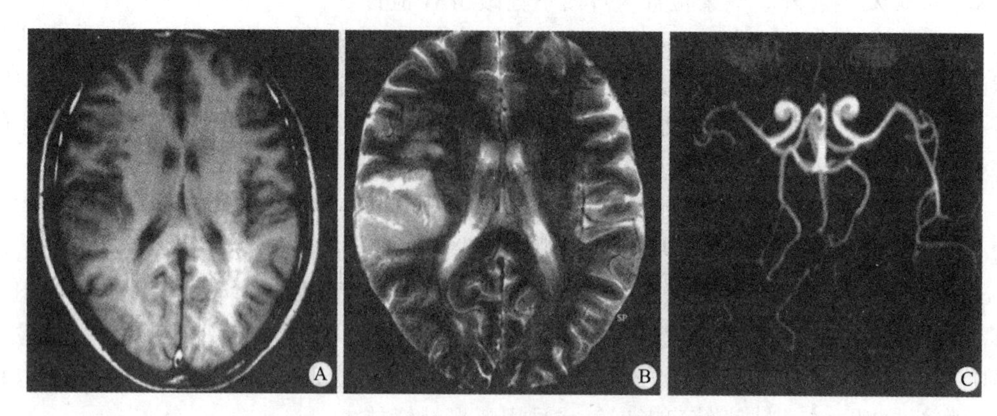

图 9-40　脑梗死

A. MRI T_1WI 平扫显示右侧颞顶叶呈低信号；B. T_2WI 平扫显示右侧颞顶叶呈高信号；C. MRA 显示右侧大脑中动脉部分闭塞

病也有很高的诊断价值，MRCP 对胰胆管病变的显示有独特优势。磁共振尿路水试验（magnetic resonance urinary tract water test，MRU）可直接显示尿路，对输尿管狭窄与梗阻有重要诊断价值。

5. 对骨关节疾病的诊断　骨髓在 MRI 上表现为高信号区。可清楚显示侵及骨髓的病变，如肿瘤、感染及代谢疾病。对关节损伤、韧带损伤及关节腔积液等病变的诊断有独特优势。

6. 对乳腺疾病的诊断　特别是对乳腺癌有重要价值。

7. 对消化系统疾病的诊断　MRI 在胃肠道方面也有应用。

（四）中枢神经系统常见疾病 MRI 表现

1. 脑出血　MRI 脑内血肿信号随血肿进展而变化。急性期 T_1WI 呈等信号，T_2WI 为稍低信号，不如 CT 显示清楚；亚急性期表现为 T_1WI 和 T_2WI 均为高信号；慢性期软化灶形成表现为 T_1WI 低信号，T_2WI 高信号，周边为含铁血黄素所致的低信号环。

2. 脑梗死　MRI 在脑梗死上比 CT 发现病灶早、敏感性高。发病后 1 小时可见局部脑回肿胀，脑沟变浅，随后表现为 T_1WI 低信号、T_2WI 高信号。MR 扩散成像和灌注成像能更早检出脑梗死，MR 血管造影能显示脑动脉较大分支狭窄、闭塞。

3. 脑挫裂伤　出血信号变化与血肿期龄有关，早期 T_1WI 上呈片状低信号，T_2WI 上呈片状高信号，病灶信号可不均匀（病灶内出血与水肿混杂），有占位效应；晚期软化灶表现为 T_1WI 低信号，T_2WI 高信号，由于含铁血黄素的沉积，表现为 T_2WI 高信号病灶内散在的低信号，伴局部脑室扩大，脑沟增宽。

4. 脑肿瘤

（1）星形细胞瘤：MRI 肿瘤 T_1WI 上呈稍低或混杂信号，T_2WI 上呈均匀或不均匀高信号，恶性度愈高，T_1WI 和 T_2WI 值愈长。增强扫描与 CT 表现类似，恶性程度越高强化越明显。

(2)脑膜瘤：T_1WI 上呈等或稍高信号，T_2WI 上呈等或高信号，均一性强化，增强扫描与 CT 类似，可见邻近脑膜增厚并强化成“脑膜尾征”，具有一定的特征。

(3)听神经瘤：与 CT 表现相似，增强检查可诊断内耳道内 0.3 cm 小肿瘤。

(4)垂体瘤：T_1WI 上呈稍低信号，T_2WI 上呈等或高信号，有明显均匀或不均匀强化。

(五)胸部常见疾病的 MRI 表现

1. 中央型肺癌　指局限于支气管腔内或沿管壁浸润生长，周围肺实质未被累及，且无远处转移的肿瘤。通过冠状、矢状及横断面 MRI 扫描可确定肺门部肿块与支气管的关系以及纵隔血管受累等情况；肺癌肿块在 T_1WI 上呈中等均匀信号，在 T_2WI 上为高信号；纵隔大血管在 MRI 上因流空效应而呈黑影，与肿瘤容易区分。DWI 上肿块的信号较高，而 ADC 值较低，对诊断和鉴别诊断有一定帮助。

2. 胸内甲状腺肿　常表现为长 T_1 和长 T_2 信号。肿物内常出现囊变或钙化，此时其密度或信号强度可不均匀。另外，胸内甲状腺肿也可发生甲状腺腺瘤和腺癌，而在 MRI 上出现相应表现。

3. 胸腺瘤　表现为不均匀的稍长 T_1 和长 T_2 信号。侵袭性胸腺瘤肿块边缘不清，密度不均，邻近结构常受累，可伴有胸膜转移。增强检查，肿瘤呈均匀或不均匀强化。

4. 畸胎瘤　多位于前纵隔中部，包括囊性和实性畸胎瘤。囊性畸胎瘤含外胚层和中胚层组织，T_1WI 上多呈低信号，T_2WI 上呈高信号，当脂质含量较高时，T_1WI 上多呈高信号。实性畸胎瘤含三个胚层的组织，T_1WI 上脂肪成分呈高信号，软组织成分为中等信号，液性成分表现为低信号，由于肿块成分复杂，MRI 常为混杂信号。

(六)心脏及大血管常见疾病的 MRI 表现

1. 风湿性心脏病　SE 序列可显示房、室的大小及心腔内的血栓，可见左心房增大，左心房内的缓慢的血流高信号；主肺动脉扩张，右心室壁肥厚，右心室腔扩大。电影 MRI 可显示血流通过狭窄及关闭不全的瓣口后形成的低信号涡流。

2. 慢性肺源性心脏病　SE 序列 T_1WI 显示肺动脉与主干增粗，其内血流高信号(提示肺动脉高压)、右心室壁及室间隔明显增厚，右心房可扩大，腔静脉扩张。GRE 序列电影 MRI 可见三尖瓣(收缩期)和肺动脉瓣(舒张期)反流，并可显示右心室的收缩和舒张功能。

3. 先天性心脏病

(1)房间隔缺损：MRI 常规序列图像可显示部分房间隔信号缺失；电影序列图像可见左向右分流的血流喷射，两心房血流显示为高信号，低或无信号血流起自缺损处；增强扫描后处理图像可显示左、右心房间的异常沟通；MRI 能够很准确的显示肺动脉增粗、主肺动脉扩张、右房室增大等间接征象。

(2)室间隔缺损：普通 MRI 检查，可清楚地显示室间隔缺损的位置、大小，心电门控自旋回波横断面 T_1WI 显示室间隔信号不连续或缺失；电影 MRI 可显示左右心室间分流及心室收缩期动脉腔内异常的高信号血流，常有利于发现小的缺损。

(3)法洛四联症：不同序列、不同扫描方式显示不同的表现，可显示主动脉和肺动脉的排列关系，各房室大小和厚度改变，还可显示室间隔缺损的位置、大小及主动脉骑跨的程度。

4. 主动脉夹层　SE 和 GRE 快速成像 MRI 电影，无需对比增强可从不同体位显示主动脉瘤的形态、大小、类型、范围、瘤壁情况，附壁血栓以及瘤体与主动脉分支、周围组织结构的关系等形态和血流动态变化。

(七)腹部与盆腔常见疾病的 MRI 表现

1. 原发性肝癌　T_1WI 上表现为稍低或等信号，其中的坏死囊变区呈低信号，出血或脂肪变性表现为高信号。T_2WI 上呈高信号，增强扫描肿块呈均匀或不均匀强化。

2. 肝转移瘤　是肝脏常见的恶性肿瘤。肝脏是恶性肿瘤转移最好发的器官之一，身体各部恶性肿瘤治疗前明确有无肝转移非常重要。对于单发转移瘤等诊断困难的病例可进一步选用 MRI 检查。T_1WI 多显示肝内均匀的稍低信号灶，边缘清楚。T_2WI 多表现为稍高信号灶，肿瘤中央坏死区信号强度更高，称之为“靶征”或“牛眼征”，有时肿瘤周围出现高信号环，称为“晕征”。

3. 肝囊肿　T_1WI 上显示为囊肿边缘光滑锐利的圆形低信号区，信号强度均匀。T_2WI 上囊肿为高信号区，肝囊肿出血时，T_1WI 和 T_2WI 均呈高信号。增强扫描无强化。

4. 肝脓肿　主要用于超声、CT 鉴别诊断有困难的病例。T_1WI 上脓腔呈均匀或不均匀的低信号，T_2WI 表现为明显高信号，DWI 上呈显著高信号。脓肿壁的信号强度高于脓腔而低于肝实质，表现为较厚的环状高信号带，即“晕环征”。T_2WI 上脓腔表现为高信号，脓肿壁表现为较低信号，而外周水肿则表现为明显高信号。增强扫描脓肿壁呈环形强化，多房脓肿的间隔也可增强。

5. 胰腺癌　胰腺局部肿大，轮廓不规则。T_1WI 上信号一般稍低于正常胰腺，坏死区信号更低。T_2WI 上信号稍高且不均匀，坏死区显示为更高信号。胰腺癌侵犯周围结构时，MRI 平扫和增强扫描可显示邻近胰周脂肪层消失，受累血管被推移、包埋、不规则狭窄和闭塞等改变。

6. 肾癌　多数肾癌在 T_1WI 上，信号强度常低于正常肾皮质；T_2WI 上呈高信号或混杂信号，周边常见低信号(癌肿假性包膜形成)。增强扫描无强化。

7. 子宫肌瘤　MRI 能发现直径小至 3 mm 的子宫肌瘤。T_1WI 上表现为均匀中等信号，坏死区为低信号。T_2WI 上信号高于子宫肌层，易识别，坏死区为高信号。瘤内钙化呈低信号。增强扫描，肌瘤常为不均一强化。MRI 检查还能确定肌瘤有无变性和变性的类型，因而有助于临床选择合适的治疗方案。

8. 子宫癌　于确定肿瘤局部侵及范围，MRI 检查优于 CT 和超声检查，应作为首选。子宫颈癌：MRI 检查均呈不均质低回声、不均一低密度或长 T_2 和 DWI 高信号病变。T_1WI 上呈中等信号肿块。T_2WI 上呈高信号，比正常宫颈组织信号高。子宫体癌：MRI 的 T_1WI 上，肿块呈不均匀较高信号，并中断了邻近正常的低信号联合带，DWI 上呈明显高信号。

（八）骨与关节常见疾病的 MRI 表现

1. 关节损伤　MRI 能清晰地显示骨挫伤、软组织及脊髓的损伤。骨折在 T_1WI 上表现为线样低信号，与骨髓的高信号形成明显的对比，T_2WI 上位高信号。可以直接显示韧带、肌腱及关节软骨的损伤，韧带不完全撕裂在 T_2WI 上表现为低信号中出现散在的高信号，其外形可以增粗，边缘不规则，完全中断则可见到断端。关节软骨破坏早期表现为关节软骨表面毛糙、凹凸不平、表层缺损致局部软骨变薄，严重时可见关节软骨不连续、呈碎片状或者大部分破坏消失（图 9–41）。

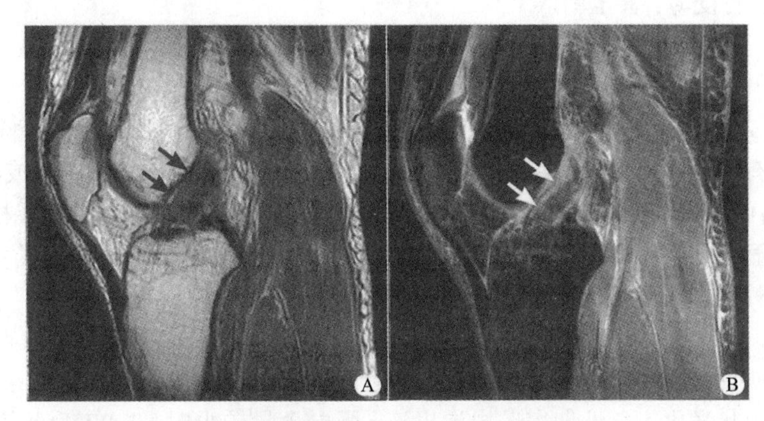

图 9–41　膝关节前交叉韧带撕裂（MRI）

A. 矢状位 T_1WI；B. 脂肪移植 T_2WI

前交叉韧带增粗呈不均匀长 T1 长 T2 混杂信号“↑”，显示股骨前交叉韧带附着处呈不均匀长 T1 长 T2 信号，代表骨髓水肿

2. 股骨头缺血坏死　MRI 是早期股骨头缺血坏死最敏感的方法，能直接多方位确定位置和范围。表现为股骨头前上部边缘的异常条带影，表现 T_1WI 为等或低信号，T_2WI 上亦为低信号或两条内外并行的高低信号，称为“双线征”，是较特异的诊断征象。

3. 椎间盘突出症　MRI 能清晰地显示脊髓、脑脊液、硬脊膜等组织（图 9–42）。T_1WI 轴位像上突出的髓核在椎间盘后方呈中等信号，基底部可宽广或局限。在 T_2WI 上椎间盘呈中等稍低信号，由于脑脊液是高信号，能更准确显示硬脊膜和神经根鞘的受压及椎间孔内脂肪的移位。椎间盘突出 MRI 直接征象为椎体后缘局限性弧形突出的软组织影，其内可出现钙化，间接征象是硬膜外脂肪层受压、变形甚至消失，硬膜囊受压和一侧神经根受压。

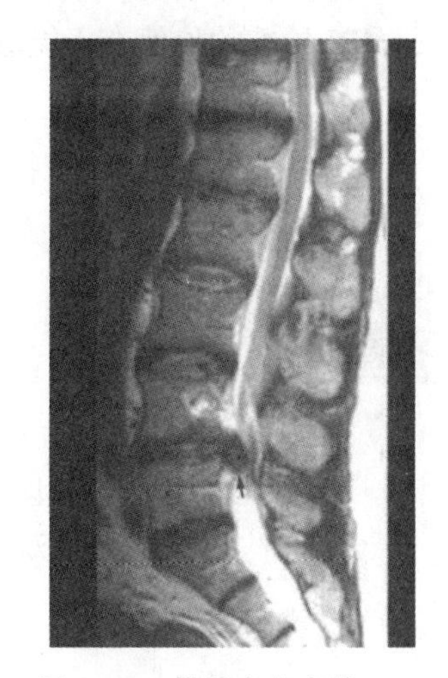

图 9–42　椎间盘突出的 MRI

T_2WI 示腰 4～5 椎间盘向后突入椎管并压迫脊膜囊“↑”

4. 脊柱结核是最常见的骨关节结核　MRI 可较早

发现椎体终板下骨质异常和椎周软组织改变，清晰显示椎周脓肿。大多数椎体和椎间盘的结核破坏灶在 T_1WI 上呈不均匀低信号，T_2WI 多呈混杂高信号，增强扫描常表现为不均匀强化；还可清楚显示脊椎结核脓肿，脓肿和肉芽组织在 T_1WI 上呈等低信号，T_2WI 多为混杂高信号，部分为均匀高信号，增强检查呈不均匀强化，脓肿壁呈环形强化。

5. 退行性骨关节病　退行性骨关节病分原发与继发两种：前者是原因不明的关节软骨退行性变所致，多见于 40 岁以上成年人的承重关节；后者则是继发于炎症、外伤等因素。MRI 是唯一能够直接清晰显示关节软骨的影像学方法。早期软骨肿胀，T_2WI 上表现为高信号；以后软骨内出现小囊、表面糜烂和小溃疡；晚期局部纤维化，T_2WI 上表现为低信号，软骨变薄，甚至剥落。

(九) 头颈部常见疾病的 MRI 表现

1. 视神经胶质瘤　视神经胶质瘤是来源于视神经胶质细胞的肿瘤，儿童多见，发生在成人则具有恶变倾向，女性多于男性。MRI 显示为肿瘤在平扫 T_1WI 为等或略低信号，T_2WI 上呈高信号；部分肿瘤周围蛛网膜下隙明显增宽，其信号强度与脑脊液相同；增强检查肿瘤明显强化。MRI 检查易于确定肿瘤累及视神经的球壁段、管内段或颅内段，并有利于区别肿瘤与蛛网膜下隙增宽，为首选影像检查方法。

2. 鼻窦炎　窦炎为临床常见病，主要表现为鼻堵、流涕、失嗅等。CT 检查对鼻窦炎的分型及分期具有重要意义，MRI 可见 T_2WI 上病变常为高信号；增强 T_1WI 上仅有黏膜呈环形或花边状强化。急性期窦腔内渗出液，蛋白含量较少时，T_1WI 为低信号，T_2WI 上为高信号；蛋白含量较高时，T_1WI 为等或高信号，T_2WI 上为高信号。

3. 鼻咽癌　是我国常见恶性肿瘤之一。病理上，大多数为低分化鳞癌。鼻咽癌以男性多见。MRI 可见 T_1WI 上肿瘤呈低至等信号；T_1WI 上呈等至高信号，同时还可见病侧乳突气房呈高信号表现，为分泌性中耳乳突炎；增强检查，可见肿瘤发生强化，且常不均匀。MRI 检查的价值在于能敏感地发现斜坡和海绵窦受累和下颌神经受侵等。

第二节　超声检查

预习案例

患者，女，34 岁。因发热 10 天、心悸 1 周、活动后呼吸困难 1 天入院，查体：听诊双肺呼吸音清，心率为 100 次/分，心尖区可闻及舒张期隆隆样杂音，触诊：腹部平软，肝脾未触及，双下肢无水肿，大小便正常，X 线与心电图提示左房增大。

思考

1. 该患者下一步需进行哪项检查？如何指导患者进行检查前的准备？

2. 该患者的 M 型超声心电图表现可能是什么？

一、概述

超声(ultrasound)是指振动频率每秒在20 000赫兹(Hz)以上，超过人耳听觉阈值上限的声波。医学诊断用超声的范围多在1～15 MHz(兆赫兹)。超声检查是利用超声波的物理特性及人体器官组织声学特征相互作用后产生的信息，并将其进行接受、处理后形成的图像、曲线，对疾病进行协助诊断的检查方法。

(一)超声成像的基本原理

1. 声像图的形成　一般超声设备均有换能器(探头)、信号处理系统(主机)和显示器。探头作为超声发生器可发射出一定频率的超声波，穿透人体多层界面组织进行传播，在每一层界面上均可发生不同程度的反射和散射回波。这种不同的反射与衰减是构成超声图像的基础。将接收到的回声，根据回声强弱，用明暗不同的光点依次显示在显示屏上，则可显出人体的断面超声图像，称为声像图。声像图是层面图像，改变探头位置可得任意方位的声像图，并可观察活动器官的运动情况。声像图是以明(白)暗(黑)之间不同的灰度来反映回声的有无和强弱，无回声则为暗区(黑影)，强回声则为亮区(白影)。

2. 回声强弱的描述　二维超声图像的强弱用灰阶表示，根据不同的灰阶将回声信号分为强回声、等回声、低回声和无回声。这种回声的强弱因组织内胶原蛋白或钙成分和水分含量不同而不同，胶原蛋白或钙含量越多其回声强度越高，水含量越多回声越低。如液体为无回声，肝脏为等回声，结石、气体或钙化为强回声。正常人体软组织的内部回声由强到弱排列如下：肾窦>胎盘>胰腺>肝脏>脾脏>肾皮质>肾髓质>血液>胆液和尿液。

(二)超声的检查方法

根据超声设备显示方式的不同可将超声设备分为以下类型：

1. A型超声　即幅度调制型。以波幅变化反映回声强弱，现在临床上已很少应用。

2. B型超声　简称B超，以灰度不同的明暗光点反映反射回声强弱，也称辉度调制型。其采用多声束连续扫描，可以显示脏器的二维图像。当扫描速度超过每秒24帧时则能显示脏器的实际活动状态，称为实时图像。B超诊断法可清晰显示脏器外形与毗邻关系，以及软组织的内部回声内部结构，血管及与其他管道分布情况等，多用于心内科、消化内科、泌尿科和妇产科疾病的诊断。

3. M型超声　以单声束取样获得活动界面发射波，再予以时间以慢扫描方式将某一取样线上的活动界面展开获得“距离—时间”的曲线。主要用于心脏血管疾病的诊断，本法常与扇形扫描心脏实时成像相结合使用。

4. D型超声　此法是利用多普勒效应对心脏血管内血流方向、速度及状态以频谱或彩色编码的形式显示从而进行疾病诊断的一种检查方法。临床上可分为频谱多普勒和彩色多普勒血流显像(color doppler flow imaging，CDFI)。CDFI对血流多普勒信号进行彩色编码，血流方向朝向探头的用红色表示，血流方向背离探头的用蓝色表示，湍流方向复杂，以绿色表示。CDFI不仅能清楚地显示心脏大血管的形态结构，而且能直观形象地显

示血流的方向、速度、性质、分布范围、有无反流及异常分流等，在心血管疾病检查方法中具有重要临床应用价值。

目前一台彩色多普勒显像仪已包括了 B 型超声显像、M 型超声显像、频谱多普勒显像和彩色多普勒血流显像。新近的彩色多普勒显像仪还具有三维超声显像、彩色多普勒能量图及组织多普勒成像技术等新功能。

二、超声检查前患者的准备

1. 常规准备　超声检查前应就检查的必要性、安全性和检查步骤对受检者做必要的解释和说明，以缓解其紧张心理，配合检查。

2. 肝脏、胆囊、胆道及胰腺常规检查　通常需空腹进行 6~8 小时，要求检查前 1 天晚餐后禁食；必要时饮水 400~500 mL，使胃充盈作为透声窗，以使胃后方的胰腺及腹部血管等结构充分显示。

3. 胃肠检查　检查前需饮水及服胃造影剂，以显示胃黏膜及胃腔。必要时需口服甘露醇清洗肠道。

4. 腹部检查　检查前两日内应避免行胃肠钡剂造影和胆管造影，因钡剂可能干扰超声检查。

5. 早孕、妇科、膀胱及前列腺的检查　患者于检查前 2 小时饮水 400~500 mL 以充盈膀胱。经阴道检查子宫、附件时，检查对象应为已婚，检查前排空尿液，一般在非月经期检查，必要时月经期亦可检查。

6. 心脏、大血管、外周血管、浅表器官、组织和颅脑检查　一般无需做特殊准备，检查前需患者签署知情同意书。

7. 婴幼儿检查　不合作者，可予水合氯醛灌肠，待安静入睡后再进行检查。

8. 超声引导下穿刺　包括：①疑有出血者，术前检测血小板计数、凝血酶原时间及活动度。②禁食 8~12 小时。③向受检者说明与检查有关的并发症，征得受检者或其亲属知情同意、签字后方可进行检查。

9. 经食道超声心电图检查　前禁食禁饮 8 小时以上，检查后 2 小时内禁饮。检查前患者需签署知情同意书。

10. 超声造影　一般无需做特殊准备。

三、超声检查在临床的应用

超声检查作为一种方便、经济、无创的检查方法，不仅能观察脏器的解剖结构和形态，而且能检测其功能和血流状态，已经广泛应用于内科、外科、妇产科和儿科等临床各科，成为许多脏器、软组织器官病变首选的影像学检查方法。

（一）心脏与大血管的超声检查

超声在心脏、外周血管、颈部血管、脑血管方面的常规检查已较成熟。心脏方面可以准确诊断先天性心脏病、瓣膜病、冠心病、心肌病、肺心病等多种心脏疾病。近年来，超声心电图发展了多种定量评价心肌功能和血流动力的变化的新技术，为心脏功能评价提供了更加敏感准确的指标。

1. 正常声像图　心脏是由心外膜、心肌和心内膜3层结构形成。心壁显示为中低回声光带，呈节律性运动，心腔内血液显示为无回声。心脏超声检查先从二维超声心动图(B超)开始，常用声窗有：胸骨旁、心尖部、剑突下和胸骨上窝，通过密集的声束实时显示心脏不同断面，成像形象、直观，且具有多种检测功能。二维超声常用切面包括胸骨旁左室长轴切面，胸骨旁主动脉瓣水平短轴切面，胸骨旁二尖瓣水平短轴切面、胸骨旁乳头肌水平短轴切面，心尖四腔心切面、心尖五腔心切面(图9-43)。在实时成像基础上，启动M型超声心动图，超声在心脏结构中传播时，在各个界面上发生反射，以强弱不等的点状回声显示在扫描线上，显示主动脉瓣、主动脉壁、二尖瓣前、后叶，左心室体部前、后径，室间隔和左心室后壁的运动变化和测量有关数据。彩色多普勒血流成像主要用于观察心脏和大血管内血流的起源、方向、路径、时向、流速等信息；频谱多普勒包括脉冲波多普勒和连续波多普勒两种，前者主要用于心腔和大血管正常血流速度的定位测量，而后者主要用于测量异常的高速血流。多普勒超声心动图是心血管超声检查的重要组成部分，对大多数心脏疾病能做出明确诊断。

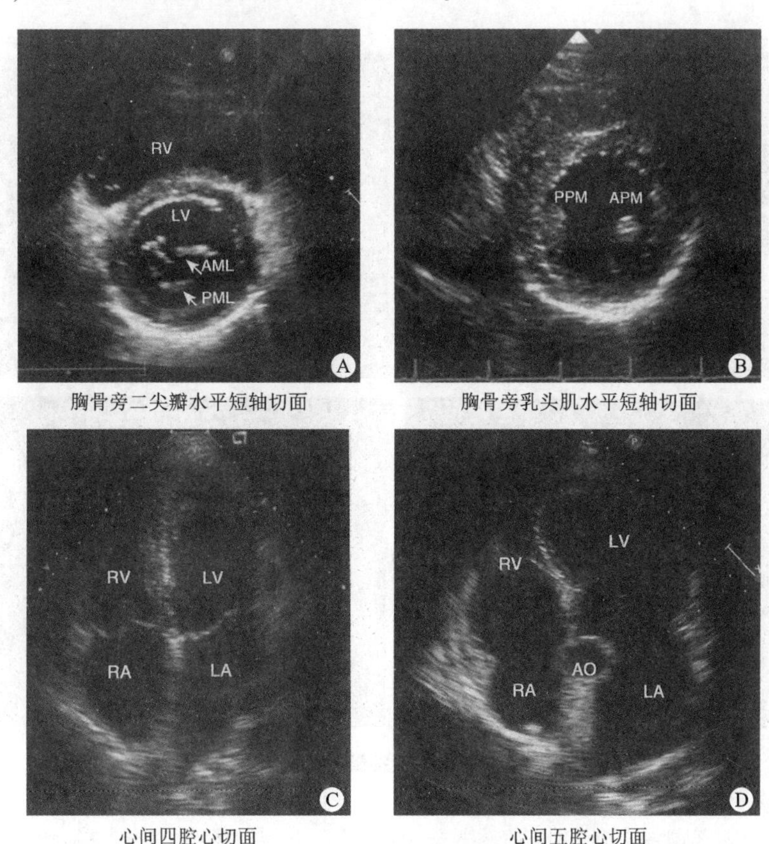

图9-43　正常二维超声心动图

A. AML：二尖瓣前叶；PML：二尖瓣后叶；LV：左心室；RV：右心室。
B. PPM：后内侧乳头肌；APM：前外侧乳头肌。
C. LV：左心室；RV：右心室；LA：左心房；RA：右心房。
D. AO：主动脉；LV：左心室；RV：右心室；LA：左心房；RA：右心房

2. 异常声像图

(1)二尖瓣狭窄：①M型超声：心动图显示二尖瓣活动曲线表现为瓣叶增厚，回声增强，EF斜率减慢，A峰逐渐消失，失去双峰曲线转为“城墙样”曲线(图9-44-C)；二尖瓣前后叶呈同向运动；左房、右室增大。②二维超声：超声心动图显示二尖瓣膜尤其是瓣尖增厚、交界粘连、活动受限、左房增大，单纯二尖瓣狭窄时左心室正常或变小，合并二尖瓣返流时，左心室可增大。左心房血流缓慢，可见云雾影或血栓形成。胸骨旁左室长轴切面形成特征性的舒张期圆顶样运动(图9-44-A)。胸骨旁二尖瓣短轴切面显示二尖瓣交界融合，是风湿性二尖瓣狭窄特征性改变，舒张期开放呈“鱼口样”改变(图9-44-B)。③多普勒超声检查：二尖瓣瓣口血流变窄，颜色以红色为主，中心流速高，因此颜色为蓝色。彩色多普勒显像可见舒张期二尖瓣口的花彩血流信号(图9-44-D)，连续多普勒显示压力减半时间延长。④脉冲多普勒：通过“距离选通”来取样分析某定点部位的血流频谱。脉冲多普勒吸取血流信号是通过取样容积的位置和大小来进行的。⑤频谱多普勒：可通过测量压力半降时间计算狭窄瓣口面积，即测量舒张期左心房与左心室之间最大压差值下降一半所需的时间。二尖瓣狭窄程度判断(表9-1)。

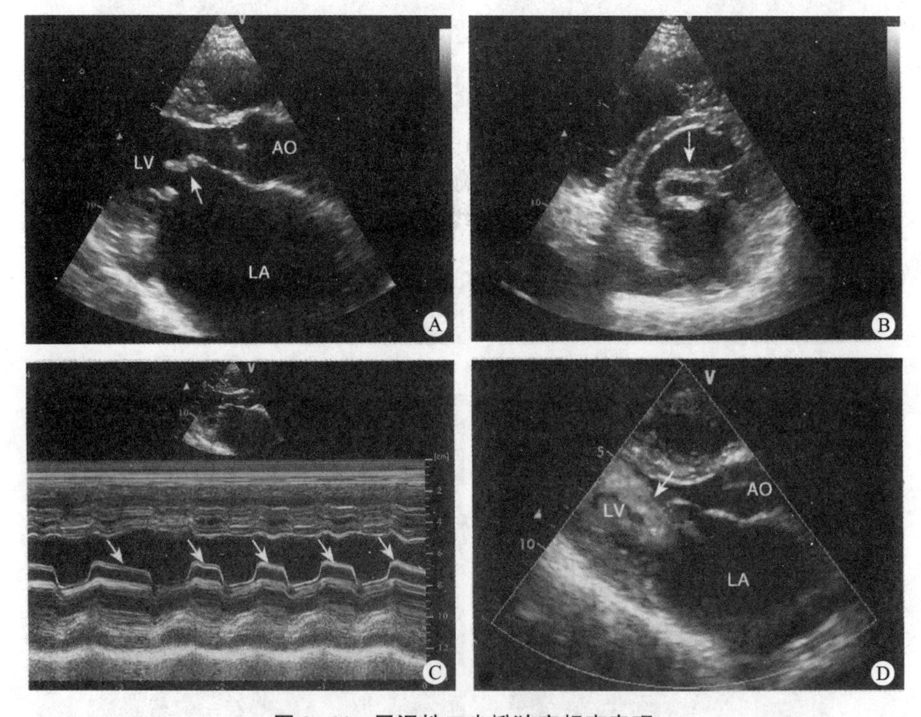

图9-44 风湿性二尖瓣狭窄超声表现

A. 左室长轴显示舒张期二尖瓣前叶开放呈圆顶状“↑”；B. 舒张期开放呈“鱼口样”改变“↑”；C. M型超声心动图显示二尖瓣前后叶呈同向运动，呈典型城墙样改变“↑”；D. 彩色多普勒显示舒张期通过二尖瓣口的花彩高速血流信号“↑”

表 9-1　超声心动图对二尖瓣狭窄程度的评估

狭窄程度	瓣口面积/cm^2	平均压差/mmHg
轻度	1.5~2.0	<5
中度	1.0~1.5	5~10
重度	<1.0	>10

(2)二尖瓣关闭不全：①M 型超声心动图：二尖瓣活动曲线表现为二尖瓣活动增强，EF 斜率增快，室间隔运动增强，二尖瓣脱垂时，可见 C-D 段呈"吊床样"改变。②二维声像图：尖瓣瓣缘增厚，回声增强，收缩期可见关闭裂隙或收缩期瓣叶局部脱向左心房侧，伴或不伴腱索断裂，或瓣叶见条索样或团块状赘生物回声，或伴有节段性室壁运动异常的瓣叶活动受限，或可见二尖瓣前叶裂等。黏液样变表现为瓣叶松散、冗长、瓣叶整体脱入左心房侧。③彩色多普勒超声检查：收缩期二尖瓣左房侧的异常分流信号，可为中心性或偏向性返流信号。大量偏心性返流信号表现为反流束沿左房壁或房间隔达到左心房的顶部。根据返流深度及返流束与左房面积比值，可粗略地分为轻、中、重返流。④频谱多普勒：于左心房内可探测到收缩期高速返流频谱，重度二尖瓣返流时可于肺静脉内探测 A 波倒置。

(3)先天性心脏病：

1)房间隔缺损(atrial septal defect，ASD)：房间隔缺损是指房间隔组织的任一部分呈不连续状态，出现中断现象，引起心房水平分流，ASD 是先天性心脏病中较常见的一种心脏畸形。根据缺损部位可分为多种类型，卵圆孔在成人中仍有 20%~25%未完全闭合，因不引起两个心房间的显著血流分流而不易显示。

显示 ASD 的主要切面为：胸骨旁四腔心切面、主动脉根部大动脉短轴切面、心尖四腔心切面、剑突下双心房切面及四腔心切面。对于儿童及身穿条件良好的成年人，剑突下双房切面是显示房间隔缺损的最佳切面，可完整的显示房间隔各个部分及房间隔回声中断的部位和范围(图 9-45)。①M 型超声心动图：房间隔回声带连续中断，室间隔运动异常，左室后壁呈同向运动。当合并肺动脉高压时，肺动脉瓣曲线 EF 段平坦，"a"波消失。②二维声像图：房间隔回声带中断，断端处回声可增宽，呈 X"火柴头"形状，并随心脏搏动而左右摆。右房、右室扩大，室间隔走向平直或略向左室膨出。③彩色多普勒超声检查：可见红色为主的血流束自左房穿过房间隔回声中断处进入右心房，并向三尖瓣口延伸。三尖瓣口和肺动脉口彩色亮度增加，色彩增多。⑥经食管超声检查：对于声窗条件不佳经胸二维超声显示不清的患者，或存在各种使右心房压力升高导致心房水平分流信号不明确时，应选择经食管超声检查。

2)室间隔缺损(ventricular septal defect，VSD)：胚胎时期心脏室间隔发育异常导致缺损，形成两心室间异常分流，称为室间隔缺损，是最常见的先天性血管畸形，可单独存在，亦常为其他复杂心脏畸形的组成部分。①M 型超声心动图：主要表现为左心房增大，左心室增大，左心室室壁运动加强。当合并肺动脉高压时，肺动脉瓣曲线 EF 段平坦，"a"波消失。②二维声像图：室间隔回声带中断，断端处回声增宽。左室、左房扩

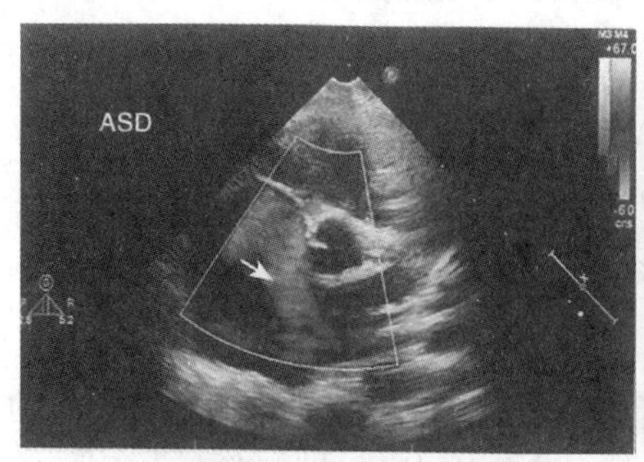

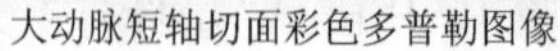
大动脉短轴切面彩色多普勒图像

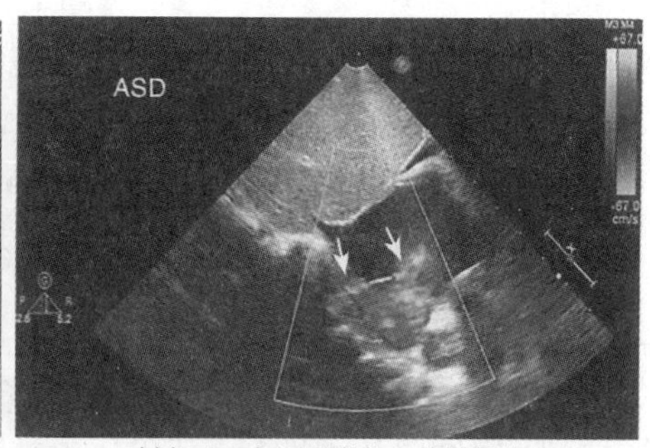

剑突下双房切面彩色多普勒图像

图 9-45　房间隔缺损超声表现

大，室壁活动幅度增大。右室流出道及肺动脉增宽。伴肺动脉高压时，肺动脉显著增宽。③彩色多普勒超声检查：收缩期可见红色为主的血流束自左心室穿过室间隔缺损处进入右心室，在右心室内形成五彩镶嵌的湍流。在伴有肺动脉高压时，收缩期见红色左向右分流信号，舒张期见蓝色右向左分流信号(图 9-46)。

3)动脉导管未闭：动脉导管未闭是胎儿期开放的动脉导管于出生后 3 个月不能自然闭合，为常见的先天性心脏病，多见于早产儿和高原地区。本病可单独存在，也可与多种心脏畸形并存。①M 型超声心动图：伴肺动脉高压时可显示肺动脉瓣曲线呈“W”型或“V”型，左室壁运动幅度明显增大。②二维声像图：直接征象示肺动脉分叉处或左肺动脉起始部与降主动脉之间异常管样结构，顺时针旋转探头示肺主动脉与降主动脉近长轴图像，亦可显示连通两腔的管样结构。部分患者于胸骨上窝切面示主动脉弓降部与肺主动脉之间出现异常管样结构。根据其结构，形态确定其类型。间接征象：二维超声示左心房增大，肺动脉增宽，提示左心容量负荷增大及肺血流量大，伴重度肺动脉高压者，可见右心房扩大及右室壁增厚。③彩色多普勒超声检查：显示经动脉导管进入肺动脉的红色为主的多彩血流束沿主肺动脉外侧上行，同时主肺动脉内侧部分为蓝色血流。若主肺动脉压差大，则出现以舒张期为主的双期，未闭动脉导管越粗，五彩镶嵌的血流束就越宽。④多普勒频谱：无明显肺动脉高压时，频谱形态呈双期或连续的高速湍流频谱，呈阶梯样，流速一般大于 4 m/s；当出现肺动脉高压时，分流速度下降，频谱失去连续性呈台阶状。

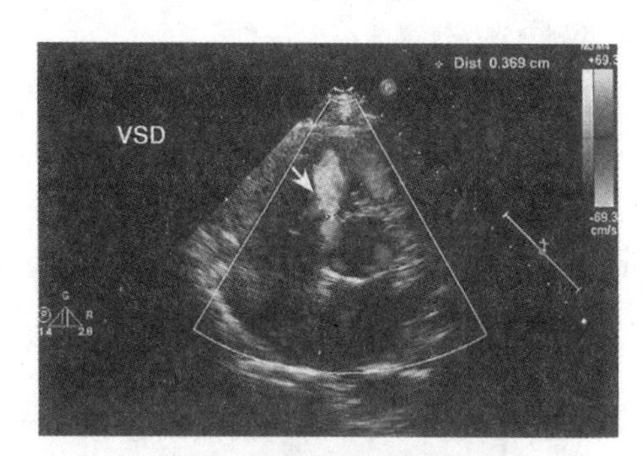

图 9-46　室间隔缺损超声表现

VSD：大动脉短轴切面彩色多普勒图像

4)法洛四联症(图 9-47)：占先天性心脏病的 10%，占发绀型先天性心脏病的 50%。其超声心电图显示：① M 型超声心动图：主动脉前移，主动脉前壁与室间隔回声连续中断，室间隔回声位于主动脉前后壁之间，右室腔扩大，右室壁肥厚，左心房、左心室内径变小。②二维声像图：在心底短轴断面上可见右心室流出道变窄，肺动脉瓣细小和肺动脉内径变细。在左室长轴上可见主动脉内径增宽，主动脉前壁与室间隔连续中断，室间隔残端位于主动脉前后壁中间，即主动脉骑跨。③彩色多普勒超声：检查可见心室水平低速双向分流；心尖四腔心切面可以显示主动脉左右骑跨于室间隔缺损之上，判断骑跨率。此切面也可测量室间隔缺损的大小；胸骨旁短轴切面调整主动脉短轴切面可以完整显示室间隔缺损的大小及部位，测量室间隔缺损大小。右室流出道狭窄的连续多普勒频谱是倒匕首形。轻度顺时针旋转探头显示主肺动脉长轴，尽量探查左右肺动脉分支，以此判断肺动脉的发育情况。连续多普勒可测量肺动脉前向血流速度。

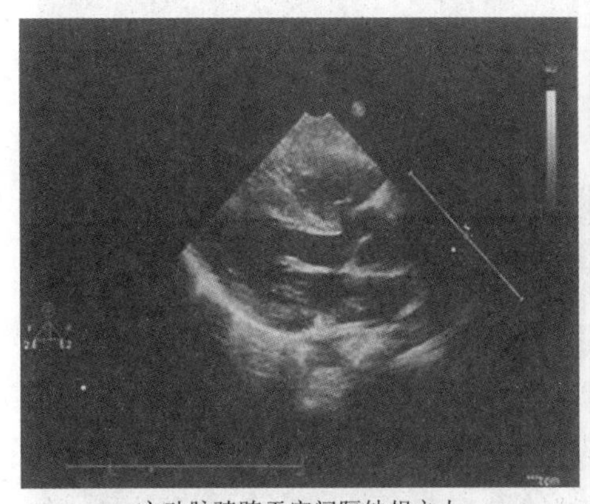

主动脉骑跨于室间隔缺损之上

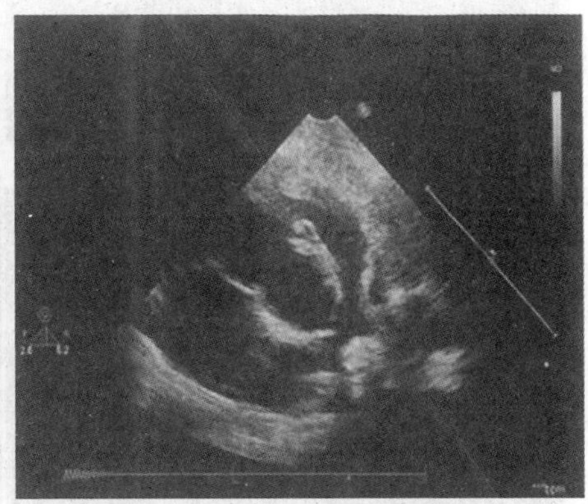

膜周部朝向流出道的室间隔缺损

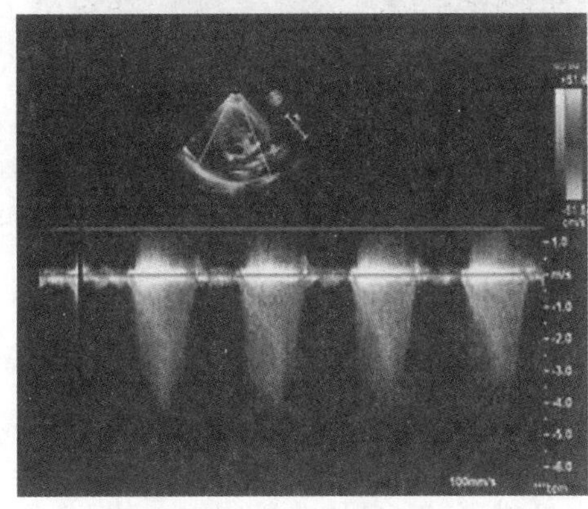

“匕首”形右室流出道频谱

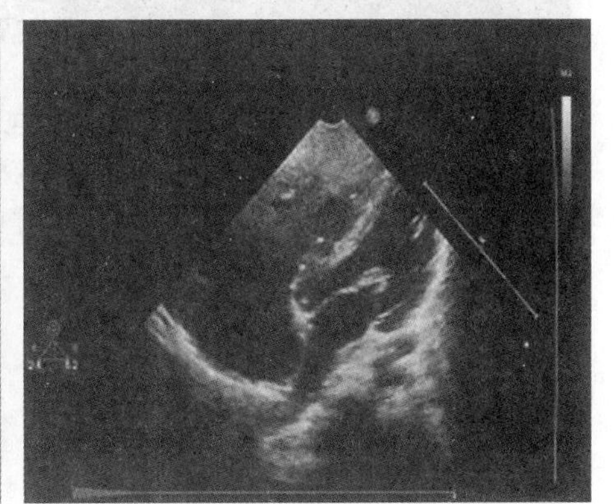

胸骨旁四腔心切面显示右心室增大

图 9-47 法洛四联症超声表现

（4）心包积液：正常心包腔内含有 10~30 mL 的液体，主要起润滑作用，当各种原因引起心包腔内液体积聚>50 mL 时称为心包积液。心包壁层和脏层之间可见无回声区，可随体位变化而改变。根据无回声区宽度可半定量评估积液量：①少量心包积液：左室长轴切面显示左室后壁，心包腔无回声区宽度为<10 mm，右室前部及心尖部心包腔内未显示无回声区（图 9-48-A），积液量为 50~200 mL；②中量心包积液：左室后壁心包腔

无回声区宽度为 10~20 mm，右室前壁前方及心尖部心包腔内无回声区宽度为 5~10 mm（图 9-48-B），积液量为 250~500 mL；③大量心包积液：整个心脏被无回声区包绕且宽度>20 mm（图 9-48-C、图 9-48-D），积液量>500 mL。心脏可出现“摇摆征”，即整个心脏在液囊中前后或左右摇摆。超声心动图对心包积液的诊断准确率极高。

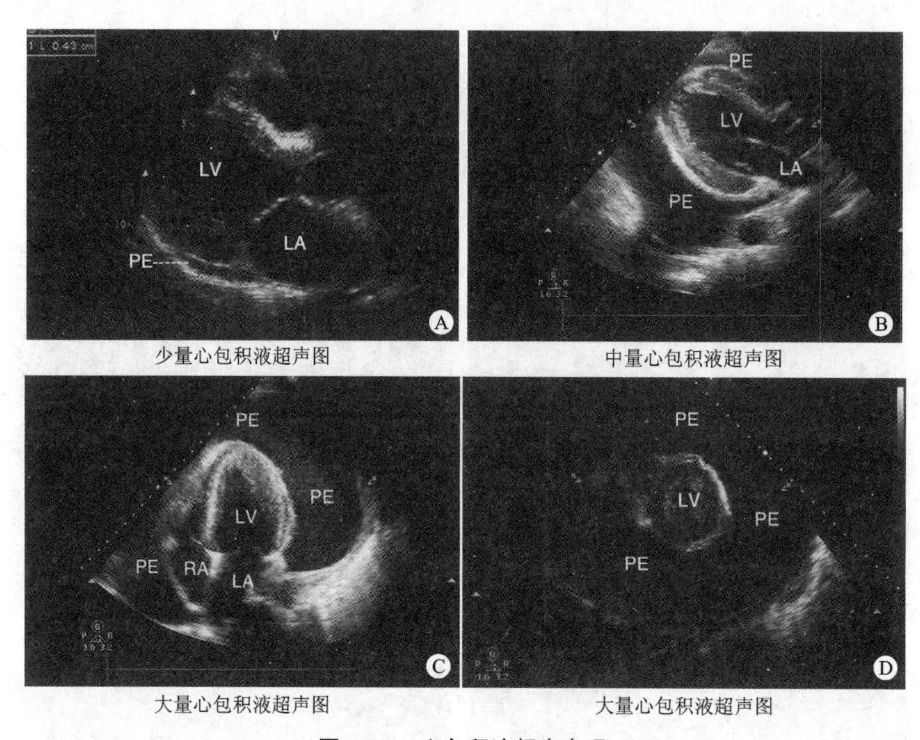

图 9-48　心包积液超声表现

PE：心包积液。A. 左室长轴切面示左室后壁心包腔内窄条无回声区；B. 左室长轴切面示左室后壁心包腔内较多无回声；右室前壁心包腔内较多无回声；C. 心尖四腔切面见整个心脏被大量无回声包绕；D. 左室短轴切面见心包腔内大量无回声包绕心脏

（二）肝、胆、胰、脾的超声检查

1. 正常声像图

（1）肝、脾：①正常肝脏：切面轮廓清晰，被膜光滑，呈细线样回声。其大小、形态因体形、身长而略有差异，肝脏大部分位于右上腹部，肝上界多位于第 5、6 肋间，下界右肋缘下平静呼吸探测不到。肝左叶上腹纵切呈类三角形，剑突下不超过 5 cm，右叶肋下斜切呈类扇形，最大斜径 10~14 cm。肝实质呈均匀一致弥漫分布的细点状中低水平回声，有时可见稍疏、散在的略高光点及短小线状回声。②门静脉与肝静脉、肝动脉：门静脉和肝静脉在声像图上可清晰显示，前者管壁较厚，回声较强，主干内径小于 1.4 cm，于第一肝门汇入肝脏后分为左、右两支；肝静脉管壁较薄，回声较弱，左、中、右三支肝静脉呈放射状汇集于第二肝门区，汇流至下腔静脉；肝动脉与门静脉及胆管伴

行，借助彩色可显示(图 9-49)。③脾脏：在左侧 9~11 肋或腋后线区可见脾脏，呈弯月形态，脾脏轮廓被膜光滑，脾脏被膜为强回声，实质回声均匀且低于肝脏，个体差异较大，脾脏厚度小于 4 cm，长径小于 10~11 cm，脾静脉内径 0.7 cm 左右(图 9-50)。

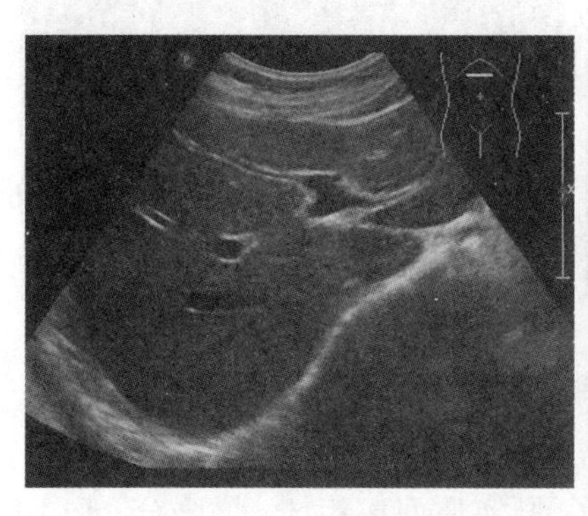
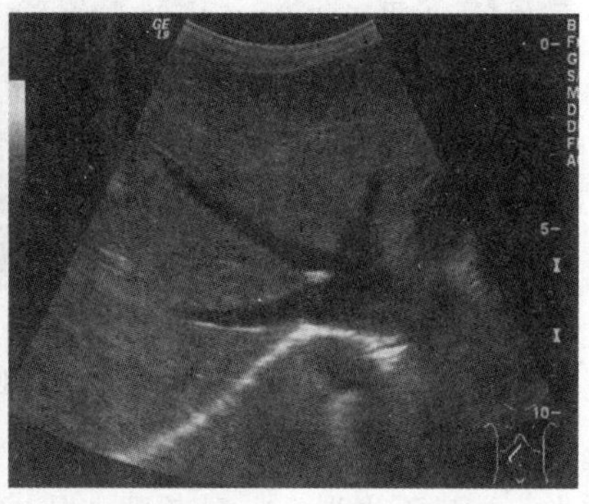

图 9-49　正常肝脏超声表现

(2)胆管系统：胆管系统是肝脏排泌的胆汁输入到十二指肠的管道结构，可分为胆囊和胆管两大部分。①胆囊：不同个体间胆囊大小差异较大，形态多变，空腹状态下正常胆囊切面呈梨形、长茄形或椭圆形，轮廓清晰，长径一般不超过 9 cm，前后径不超过 4 cm，胆囊壁光滑，厚度为 0.2~0.3 cm，囊内均匀无回声，后方回声增强(图 9-51-A)。②胆管：以肝门为界分为肝内胆管及肝外胆管。肝内胆管由毛细胆管、小叶间胆管及左右肝管组成，三级以上胆管正常情况下往往不能清晰显示。肝外胆管由肝总管、胆总管及胆囊组成，可分为上、下两段。上段位于门静脉前方，与门静脉平行形成双管结构，其内径小于或等于门静脉的 1/3；下段由于气体干扰经常不能显示。肝外胆管内径一般为 5~8 mm，部分胆囊切除术后患者及老年人肝外胆管会稍增宽，一般不超过 10 mm(图 9-51-B)。

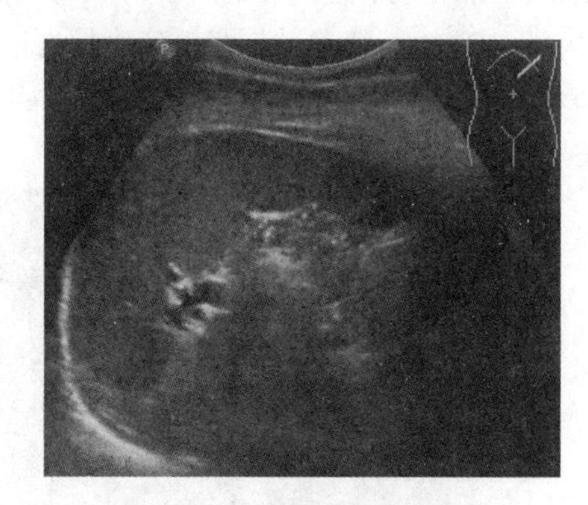

图 9-50　正常脾脏超声表现

(3)胰腺：胰腺位于中上腹部，是一个无包膜的腹膜后脏器。长 12~15 cm，宽 3~4 cm，厚 1.5~2 cm。分为头、颈、体及尾 4 个部分。正常胰腺表现为横跨脊柱及其大血管的蝌蚪型、哑铃型或腊肠型实性结构，边缘光滑，轮廓整齐，其实质呈细小、均匀的点状回声，正常胰腺声像图横切扫查时，中间可见横行的胰管，宽 2~3 cm。随着年龄的增长，胰腺组织萎缩、纤维组织增生以及脂肪浸润，胰腺的回声亦逐渐增强。

2. 常见病声像图

(1)肝硬化：肝硬化是一种以肝组织弥漫性纤维化、假小叶和再生结节形成为特征的慢性肝病。肝硬化声像图表现为：①肝脏形态失常，早期增大，晚期右叶缩小，左叶、

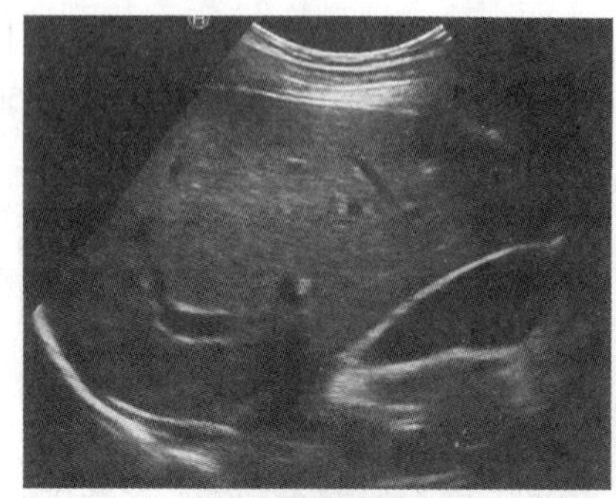

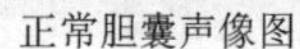

正常胆囊声像图

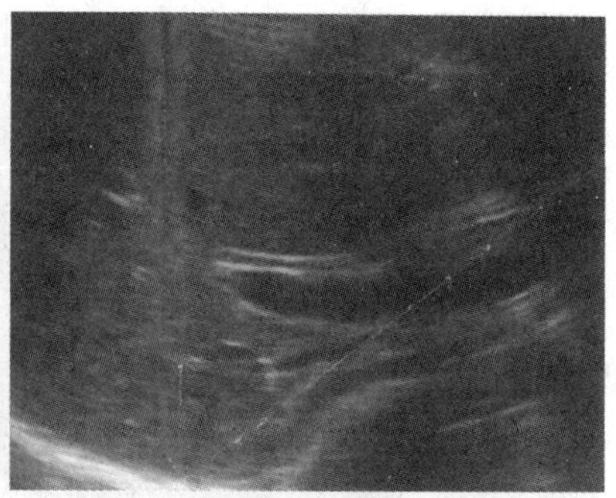

正常胆总管声像图

图 9-51　正常胆管系统超声表现

尾状叶增大，被膜不光滑，典型者呈齿状。②肝实质回声粗糙，增强分布不均，呈短线状、弧线状、类似鳞片状或苔藓样、网格状改变，严重者呈结节样(图 9-52)。③肝静脉变细或粗细不均，迂曲，走向不清。④门脉高压征象：门脉主干内径大于 1.4 cm、左支矢状部>10 mm，脾静脉扩张，脐静脉再通，脾肿大，厚度大于 4 cm，伴腹水时，腹腔内可形成不规则液性暗区。⑤继发改变：胆囊受累，水肿，呈“双边”样改变。

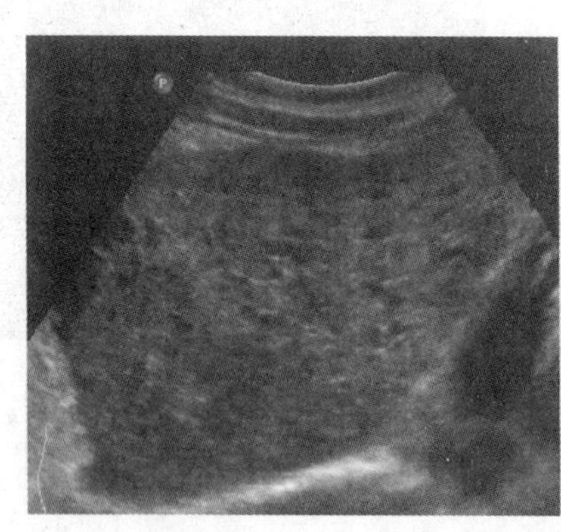

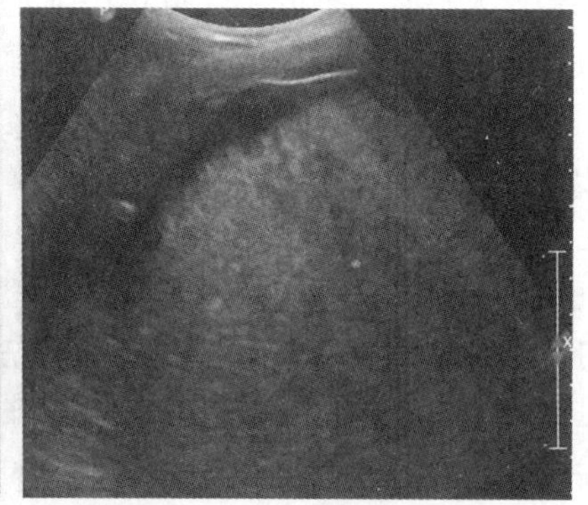

图 9-52　肝硬化超声表现

肝回声粗糙，肝内显示大小不等低回声结节，肝被膜不光滑，肝周可见无回声暗区

(2)肝癌：肝细胞癌在我国常见，超声检查可检出早期小肝癌，并可作出确切定位，为手术和其他治疗提供帮助。肝癌的原发征象表现为肝内出现实质性肿块，局限性或散在多发，肝癌声像图复杂多样，按其病变区回声分为：①高回声型：占大多数，表现实质内可见单发、多发境界较清晰、边缘不规则的高回声结节，周围多伴有低回声晕。②低回声型：表现为圆形或近似圆形，边界清楚低回声结节，有时周围可见高回声环状包膜。③等回声型：病变区内回声与周围正常肝组织相似，需多方向仔细扫查方可辨其边界。④混合型：病变区强回声内间以不规则低回声或无回声区，多在病变发生坏死、液化或出血时出现。肝硬化肝癌可呈低回声，中等回声或高回声，小肝癌回声多均匀，边界清

楚，有低回声晕环。大肝癌回声不均，可伴液化坏死。彩色多普勒（CDFI）显示肝动脉扩张，流速增高、血流色彩丰富、鲜艳，瘤周有血管绕行，瘤内彩色血流信号杂乱，呈斑片状、斑点状、短条状（图 9-53-A），频谱多普勒可检测到高速高阻力动脉频谱。

肝癌的继发征象：多伴肝硬化，肝脏肿大、外形不规则，肝脏边缘角变钝，接近肝包膜肿瘤可向表面突出形成“驼峰征”；癌肿结节周围管道结构受压移位、扭曲或狭窄或闭塞；晚期可在门静脉、下腔静脉、肝静脉、胆管内发现癌栓或在胸、腹腔内出现脾大、胸水、腹水等转移征象（图 9-53-B）。

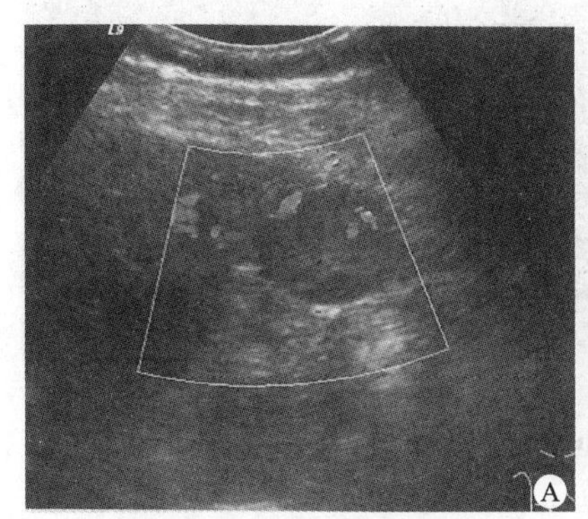
CDFI病灶周边及内部血流信号

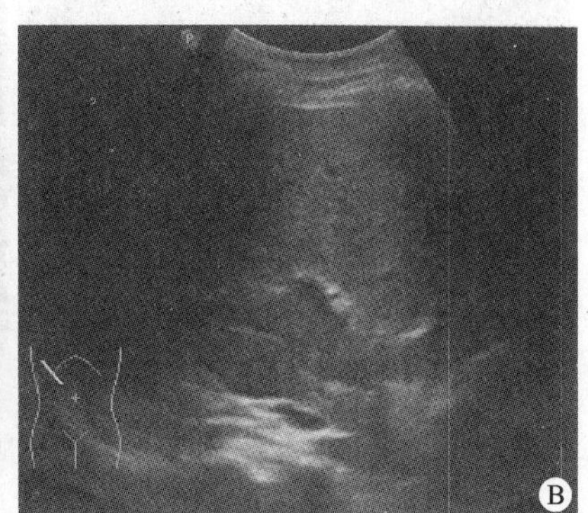
门脉右支癌栓

图 9-53　肝细胞性肝癌超声表现

（3）肝血管瘤：肝血管瘤为血管的先天性畸形，是肝脏最常见的良性肿瘤，以成年女性多见。声像图可分为大小不等高回声、低回声、无回声或混合回声，周边回声增强，边界清楚，内部多呈筛网状结构，后方回声可增强，大的或靠近肝包膜血管瘤探头加压可见其变形。以高回声血管瘤最常见。彩色多普勒（CDFI）多数血管瘤内部因其血管细小流速极低不显示血流信号，部分内部可见血流信号，且少数内部可见丰富血流信号。

（4）脂肪肝：正常肝脏含脂肪约 5%，当肝内脂肪大量增加，肝细胞内出现大量脂肪颗粒时，称为脂肪肝。声像图表现：肝弥漫性增大，形态饱满，表面平整，边缘变钝。实质回声密集、增强，呈雾状，称“亮晶”肝；深部回声减弱。肝内管腔显示模糊或不显示。中度以上脂肪肝远场有衰减，严重者增大增益也不能显示远场肝脏及被膜；肝内管道结构显示不清。当脂肪肝呈局限性分布时，可表现为肝内局限性低回声或高回声区，易误诊为肝癌。

（5）急性胆囊炎：急性胆囊炎为常见的急腹症之一，是由结石梗阻、细菌感染、胰腺返流等因素造成的一种化脓性炎症。临床主要表现为右上腹绞痛和胆囊区压痛。单纯性胆囊炎胆囊稍大，囊壁略厚而粗糙。形成化脓性胆囊炎后则可见：①胆囊体积增大，张力增高，前后径往往超过 4 cm，囊壁模糊增厚，胆囊壁弥漫性增厚，其间出现弱回声暗带，呈现“双边影”。②胆囊内透声不良，囊内可见疏散或密集的细小或粗大“云雾状”回声，为胆囊蓄脓的表现。③常伴有胆囊结石，可于胆囊颈管处嵌顿。④胆囊发生穿孔时，可见胆囊局部膨出或缺损，在胆囊周围可见局限性积液。

(6)慢性胆囊炎：慢性胆囊炎既可以由急性胆囊炎反复发作迁延而成，也可以是原发性的慢性炎症改变。轻者无明显的声像图特征，仅有囊壁稍增厚，壁厚度一般超过3 mm(图9-54-A)。部分病例合并充满型胆囊结石，胆囊壁低回声与结石强回声及结石声影构成囊壁—结石—声影三联征，即"影三联"征(图9-54-B)。胆囊与周围组织粘连萎缩时，胆囊轮廓及囊腔模糊不清，多数胆囊丧失收缩功能。

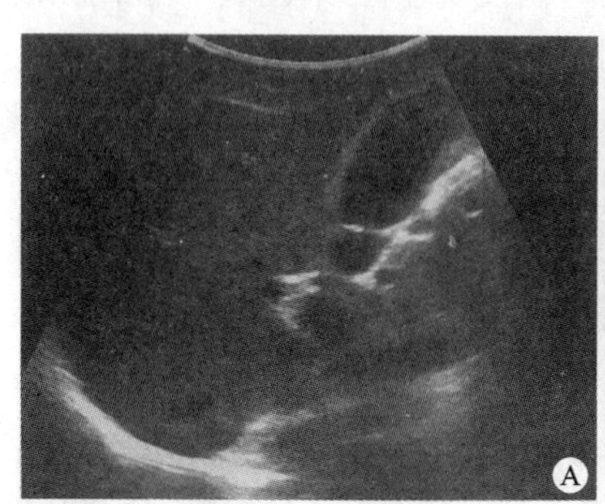

慢性胆囊炎超声表现

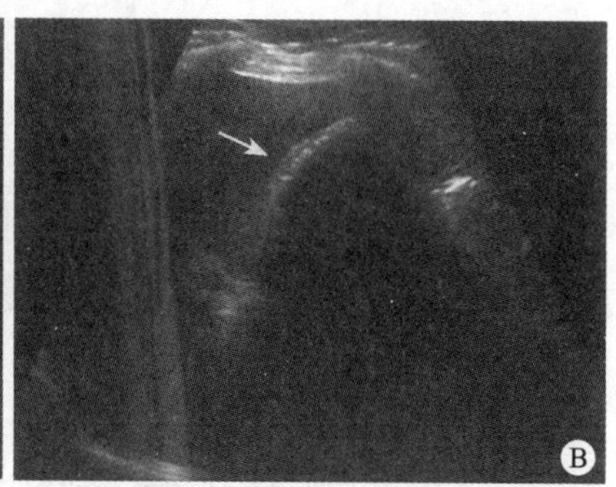

充满型胆囊结石"满型胆囊"征超声表现

图9-54　慢性胆囊炎超声表现

(7)胆囊结石：胆石症是最常见的胆管系统疾病，其发病率在急腹症中仅次于阑尾炎。超声诊断胆囊结石的准确率极高，达95%以上。典型胆囊结石的声像图为：①胆囊腔内有一个或数个强回声团。②在强光团后方伴有声影，其宽度与结石大小一致。③改变体位时强光团依重力方向移动(图9-55)。

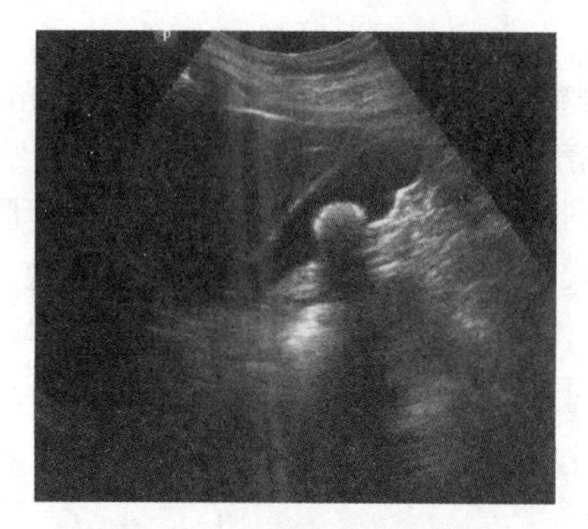

图9-55　胆囊结石超声表现

胆囊内强回声并后方声影

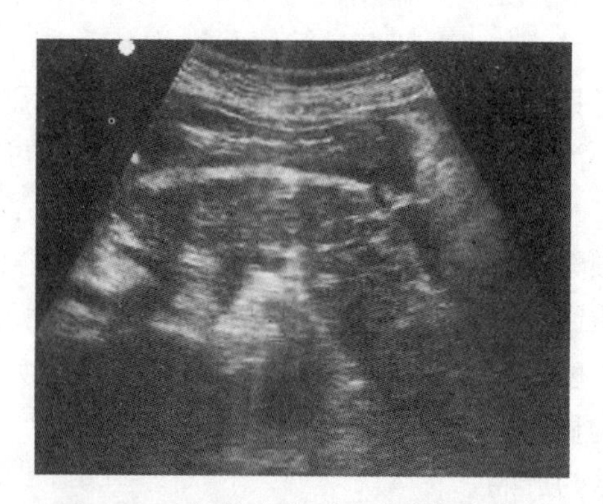

图9-56　急性水肿型胰腺炎超声表现

(8)急性胰腺炎：急性胰腺炎为最常见的胰腺疾病之一，也是一种较严重的急腹症。临床以急性上腹痛、恶心、呕吐、发热和血胰酶增高为特点。可以分为水肿型和坏死型两种类型。

1)急性水肿型胰腺炎：①胰腺体积增大，形态饱满，也可表现为胰腺局部肿大，多见于胰头和胰尾；②胰腺回声均匀，减低，后方回声可轻度增高，当胰腺回声明显减低似囊性改变时，则可能转化为出血坏死型胰腺炎。③胰腺周围偶可见少量无回声区。④上腔静脉、门静脉、脾静脉等可受压变窄。⑤超声表现明显滞后于临床症状或血尿淀粉酶异常(图9-56)。

2)急性出血坏死型胰腺炎：①胰腺肿大明显，形态不规则，边缘不清。②胰腺回声增粗，不均匀，可见斑片样强回声，低回声或无回声。③胰腺周围常伴积液、积脓或假性囊肿，渗出较多时可在双侧肾旁显示囊性回声，囊内透声差。④胰腺周围静脉血管受压明显。⑤可伴有胸腔积液、腹水。

(三)肾脏、膀胱、前列腺的超声检查

1. 正常声像图

(1)肾：正常肾脏位于腹膜后脊柱两旁的肾窝内，肾的轮廓清晰、被膜光滑，长10~12 cm，宽5~6 cm，厚3~5 cm。前后外三面稍圆隆，呈带状强回声。外周肾实质呈低回声，间有少许散在点状回声；肾锥体呈弱回声；中央部为肾盂、肾盏、肾内血管及脂肪构成的肾窦区，呈不规则的高回声区，其宽度因人而异，一般占肾宽度的1/2~2/3(图9-57)。

(2)膀胱：充盈时横切面呈圆形、椭圆形或四方形，纵切面略呈三角形。膀胱壁呈强回声带，显示清晰，有良好的连续性。膀胱内尿液为无回声区。膀胱充盈时，壁呈较薄的光滑带状高回声内部呈均匀无回声，横断面呈圆形，椭圆形或类四方形，纵断面略呈三角形；排尿后，壁增厚，内部无回声(尿液)应基本消失(图9-58)。

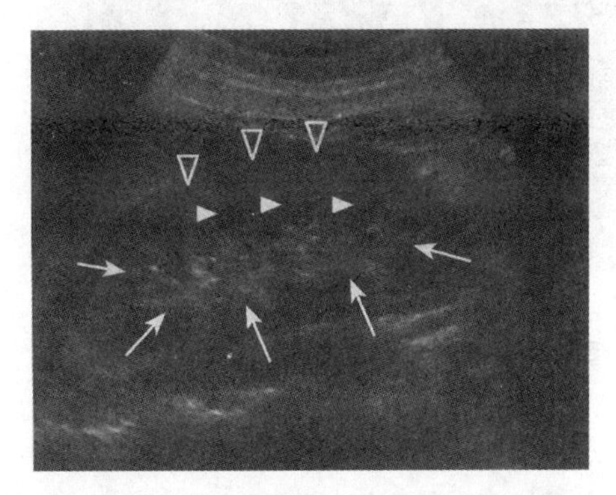

图9-57 正常肾脏长轴切面灰阶超声表现

肾窦“↑”；肾皮质“▽”；肾椎体“▲”

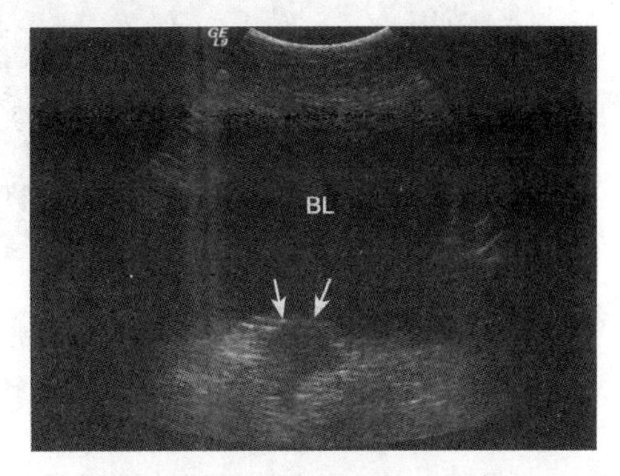

图9-58 右侧输尿管壁内段灰阶超声表现

BL：膀胱；右侧输尿管壁内段“↑”

(3)前列腺：可经腹壁、直肠或会阴部探查。经腹壁探查时，横切面呈左右对称而圆钝的三角形或栗子形。包膜整齐而明亮，实质呈均匀低回声。其上下径为3 cm，前后径为2 cm，左右径为4 cm(图9-59)。彩色血流图显示前列腺内部无或稀疏的点状血流信号。

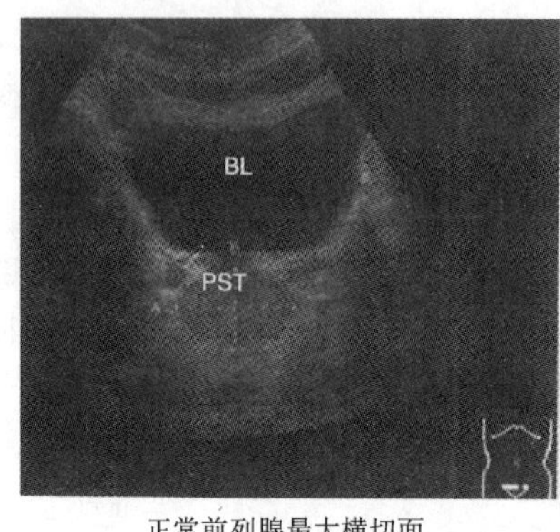

正常前列腺最大横切面　　与正中矢状切面的灰阶图像

图 9-59　正常前列腺超声表现

BL：膀胱；PST：前列腺

2. *常见病声像图*

(1)肾结石：X线腹部平片表现为位于肾窦区圆形、卵圆形、桑葚状或鹿角状高密度影，密度可均匀一致，也可浓淡不均或分层。桑葚状、鹿角状和分层均为肾结石的典型表现。侧位片上，肾结石与脊柱影重叠，借此可与胆囊结石、淋巴结钙化等鉴别(图 9-60)。

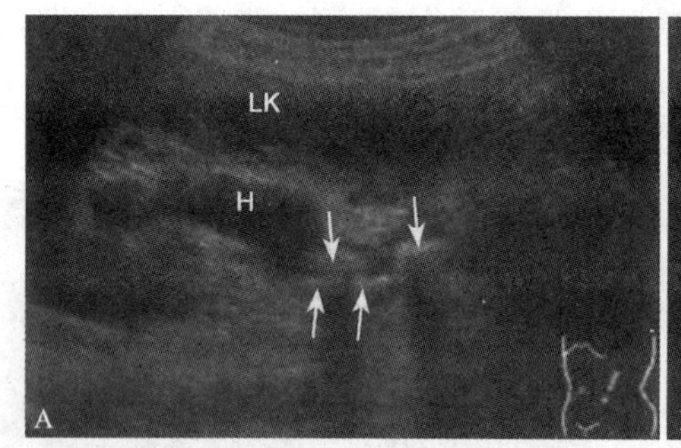

肾输尿管移行部多发结石伴轻度肾积水

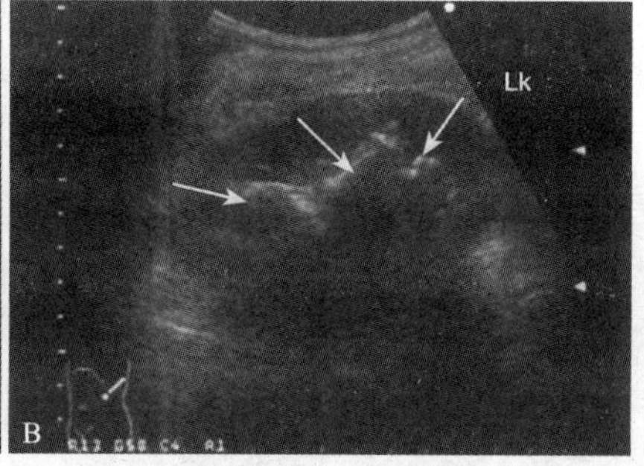

鹿角状肾结石声像图

图 9-60　肾结石超声表现

LK：左肾；H：肾积水；肾结石"↑"

(2)肾积水：肾积水是指尿路梗阻导致肾盂肾盏内尿液滞留、肾脏增大及肾实质萎缩等。梗阻可以发生在尿路的任何部分，梗阻原因可为结石、肿瘤或外压性疾病等。超声易诊断，表现为肾窦强回声分离扩张，其内出现前后径超过 1.5 cm 的长条形、椭圆形无回声区，呈饱满感，多个液腔互相通连。①轻度肾积水肾外形及肾实质无改变；②中度肾积水，肾盂、肾盏扩张并与扩张输尿管相通形成手套状或烟斗状无回声区；③重度肾积水肾窦区被巨大无回声区所代替，肾实质受压变薄，肾体积明显增大。常伴输尿管结石，梗阻以上输尿管扩张。

(3)膀胱结石：膀胱结石常继发于下尿路梗阻，男性多于女性。前列腺增生是最常见的膀胱结石发病原因。声像图表现为膀胱无回声区内出现单个或多个点状或团块状强回声光团，其后伴有声影。强回声团可随体位改变而移动。合并感染者，膀胱壁局限性增厚，表面粗糙。彩色多普勒(CDFI)显示结石所产生的闪烁伪像。

(4)前列腺增生：前列腺增生发生于中、老年男性。因尿道周围的内腺增生，压迫尿道造成下尿路梗阻。声像图表现为前列腺各径线均增大，以前后径增大更为重要，严重者可突入膀胱腔内。前列腺断面呈圆形或接近球形，大多数外形规整，左右对称。内外腺比例异常，由正常时的1∶1变为(2.5~7)∶1。多数患者在前列腺内出现单个或多个中低回声的增生结节。常合并前列腺钙化斑，本病常与前列腺结石并存，部分病例可伴发残余尿增多或尿潴留(图9-61)。

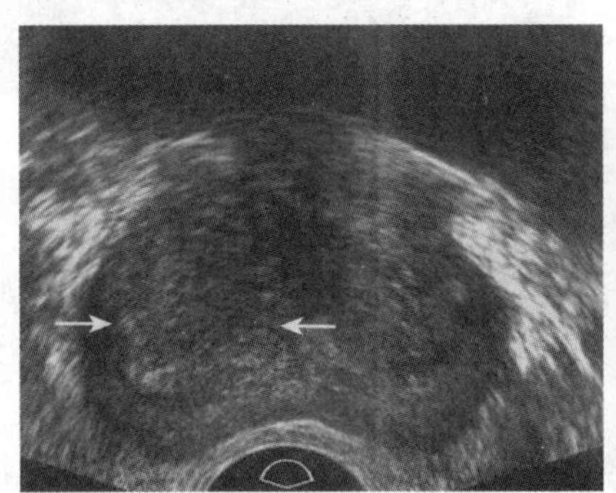

良性前列腺增生灰阶声像图
移行区内增生结节“↑”

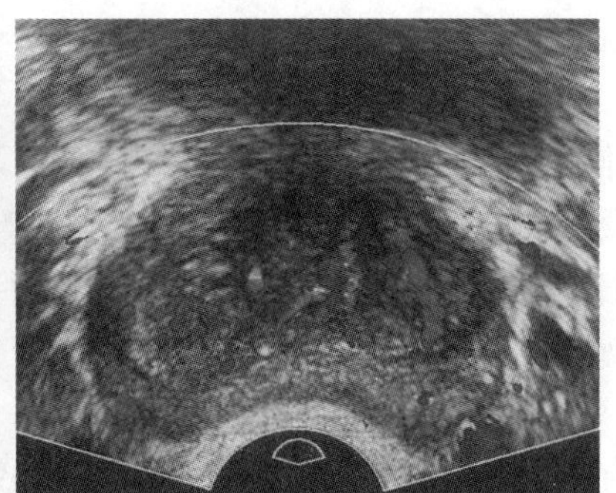

良性前列腺增生彩色血流图
腺体内对称性分布血流信号

图9-61　前列腺增生超声表现

(四)子宫、卵巢的超声检查

1. 正常声像图

(1)子宫：膀胱适当充盈或阴道超声检查，纵切面子宫一般呈倒梨形，横切面呈椭圆形，两侧为宫角，轮廓清晰，被膜光滑，子宫体为均质实性结构，肌层呈均匀低回声区，子宫内膜呈高回声，中央可见呈强回声表现的宫腔内膜线。成年女性子宫长径为5.5~7.5 cm，前后径3~4 cm，横径4~5 cm。内膜回声及厚度随月经周期改变：①月经期：内膜较薄(厚度0.1~0.4 cm)，回声多均匀。②增殖期：内膜基底层呈线状高回声，内膜厚度为0.4~0.8 cm。③分泌期：内膜腺体分泌，血管增殖，回声增强，内膜全层呈中高回声。分泌期内膜厚度为0.7~1.4 cm。

(2)卵巢：卵巢呈扁椭圆形，正常卵巢大小约4×3×1 cm，周围皮质呈低回声，皮质内可见大小不等，边界清楚，壁薄的圆形无回声区，为卵泡回声；成熟卵泡可凸向卵巢表面，有时成熟卵泡内可见一小而壁薄的无回声区，为卵丘回声。卵泡大小随月经周期变化，月经第5天起超声图像可显示卵泡，于一侧或两侧卵巢内见数个小卵泡；随着月经周期推移，卵泡渐增大，当一侧卵巢内出现直径达1.0 cm以上的卵泡并迅速发育者，为优势卵泡，而其他卵泡则逐渐萎缩(一般非优势卵泡直径不超过1.1 cm)。优势卵泡

的生长速度为每日 2~3 mm，直径达 1.8~2.5 cm 时即成为成熟卵泡。排卵前有时可见位于卵泡一侧的卵丘，预示可能在 36 小时内排卵。

2. 常见病声像图

(1) 子宫肌瘤：子宫肌瘤是女性生殖器官最常见的肿瘤，多发生于中年女性。子宫肌瘤的声像图表现多样，与其发生部位、体积和是否合并变性有关(图 9-62)。

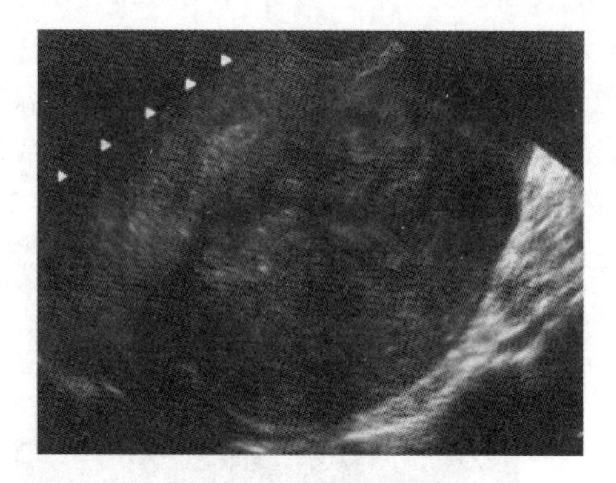

图 9-62　子宫肌瘤图像

浆膜下子宫肌瘤，内部呈旋涡状低回声

主要表现有：①子宫增大或出现局限性隆起，致子宫切面形态失常。②肌瘤结节一般呈圆形低回声或等回声区或分布不均的强回声，等回声结节周围可见低回声晕。③黏膜下肌瘤或肌壁间肌瘤可推压宫腔，使宫腔内膜回声线移位或变形。④浆膜下肌瘤可使膀胱产生压迹与变形。⑤彩色多普勒(CDFI) 显示周围环行或半环行血流信号，内部可见血流信号。如果子宫肌瘤体积迅速增大，而且血流异常丰富时，应警惕肌瘤恶性变或子宫肉瘤的可能。

3. 正常妊娠子宫的诊断

(1) 早孕超声：诊断早孕的依据是在宫腔内(或其他部位)发现妊娠囊。正常妊娠囊位于宫腔中上部，周边为一完整、厚度均匀的强回声环，厚度不低于 2 mm，一般在妊娠第 5 周时即可显示，第 6 周时妊娠囊的检出率达 100%，声像图表现为圆形或椭圆形光环，其内呈无回声；第 7 周妊娠囊内可见胚芽回声；第 8 周可发现原始心管搏动(图 9-63)。

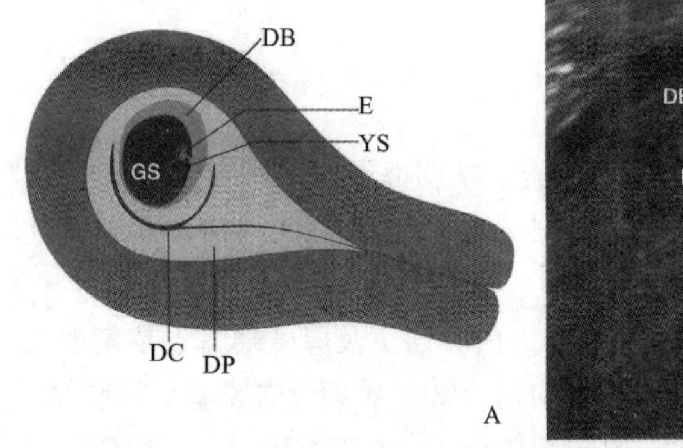

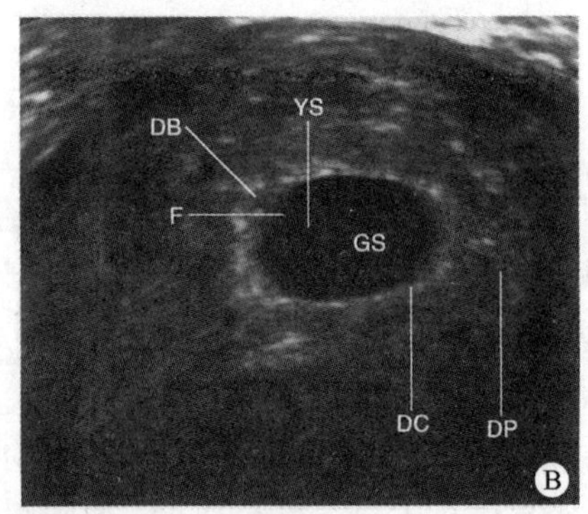

图 9-63　妊娠双环征

A. 双环征示意图，妊娠囊(黑色圆球)深入并挤压宫腔线，灰色代表增厚的蜕膜组织；B. 经阴道超声显示双环征，宫腔为潜在的腔隙。DP：壁蜕膜；DC：包蜕膜；DB：底蜕膜，该处增厚，将来发育成胎盘；GS：妊娠囊；YS：卵黄囊；F：胚芽；E 胚胎

(2) 中晚期妊娠：超声容易诊断，超声检查多系要求明确妊娠有无异常或评定胎儿生长发育情况与孕龄，估计或做胎儿生理评分，以便采取相应措施。

(五)其他

1. 乳腺　乳腺超声检查可以采用从上至下、从外向内做一系列横扫和纵切扫查或以乳头为中心作环状扫查，或由外向中心(乳头)，由中心向外做放射状扫查，观察乳腺腺体组织、导管和间质(脂肪)的二维超声表现，以乳腺中脂肪组织回声作为等回声，分别描述乳腺中不同组织的回声强度。在二维超声观察的基础上，叠加彩色多普勒超声检查可以观察组织和病灶内部血管是否存在、血管的走向和分布；利用脉冲多普勒超声可测量动脉血流峰值流速和阻力指数。

2. 甲状腺　高频超声可探查病灶并判断物理特性，初步鉴别病灶的良、恶性。正常甲状腺左右侧叶上下径4~6 cm，左右径1.5~2 cm，峡部前后径0.2~0.4 cm，若侧叶前后径大于2 cm，可诊断甲状腺肿大。甲状腺癌的声像图表现为：①实性不均质低回声，小的癌灶回声常低于颈前肌肉回声，较大的癌灶回声有所增强，但低于正常腺体回声。②边缘毛刺，不规整。③形态不规则，较大的恶性肿瘤常出现此征象，而较小者可表现为形态规则。④纵横比>1，前后径较大。⑤微小钙化(针尖样钙化)。⑥癌症内部血流信号分布不规则，可见穿支血管，周边环绕血管小于1/2圈。⑦超声造影多表现为不均匀低增强。

3. 眼　眼球位置表浅，结构精细，高频超声检查可对内膜(视网膜、脉络膜)性病变、眼内或眶内肿瘤性病变及眼外伤等多种疾病进行诊断。由于线阵探头检查面积较大，一般在一个切面可以将眼球自周边到后极部完全显示。

第三节　核医学检查

预习案例

患者，女，42岁。因多食、消瘦、畏热、多汗、心悸3个月入院。

患病以来精神状态可，但情绪易激动、性情急躁、失眠、思想不集中，体重减轻6公斤。大小便正常。查体：T 36.8℃，P 112次/分，R 20次/分，Bp 114/70 mmHg，心律齐，眼球突出、双手颤抖、甲状腺Ⅱ度肿大。

初步考虑甲状腺功能亢进，拟行核磁共振检查甲状腺摄^{131}I率测定。

思考

1. 如何指导患者进行检查前的准备？
2. 你认为该患者存在哪些健康问题？依据是什么？

一、概述

核医学(nuclear medicine)是利用放射性核素对疾病进行诊断、治疗和科学研究的医学学科，分为基础核医学和临床核医学。核医学作为临床核医学的重要组成部分，主要包括放射性核素显像、脏器功能测定与体外免疫分析。本节主要介绍射性核素显像与脏器功能测定部分。

(一)核医学显像原理

放射性核素显像(radionuclide imaging)是根据放射性核素示踪原理，利用放射性核素或其标记化合物在体内代谢分布的特殊规律，从体外获得脏器和组织功能结构影像的一种核医学技术。用于脏器、组织或病变显像的放射性核素或其标记化合物称为显像剂。

脏器和组织显像的基本原理是放射性核素的示踪作用：不同的放射性核素显像剂在体内有特殊的分布和代谢规律，能够选择性聚集在特定的脏器、组织或病变部位，使其与邻近组织之间的放射性分布形成一定程度浓度差，而显像剂中的放射性核素可发射出具有一定穿透力的γ射线，再利用γ相机、单光子发射计算机断层仪或正电子发射计算机断层等放射性核素在体外接收放射性核素衰变过程中发射出的γ射线，以一定的方式成像，可显示脏器或组织的位置、大小、形态及其血流、代谢、功能的变化。采用适当的数学模型或公式，对数据进行定量分析，即可显示脏器或组织的位置、大小、形态及其功能变化。因此，放射性核素显像为一种功能显像的方法。

(二)核医学仪器

1. 单光子发射计算机断层仪(Single Photon Emission Computed Tomography, SPECT)

SPECT主要利用注入人体的发射单光子放射性核素为探测对象。图像采集时，SPECT的探头借助运动机架围绕身体或受检器官旋转360°或180°进行完全视角或有限角度的放射性探测，从多角度、多方位采集一系列平面影像，然后利用专用的计算机软件处理可以获得符合临床要求的各种断层图像(横断面、冠状面及矢状面)。

2. 正电子发射计算机断层(Positron Emission Computed Tomography, PET)

(1)PET基本机构及原理：PET的基本结构与其他核医学影像设备相似，都是由探测器(探头)、电子学系统、计算机数据处理系统、显示记录装置、扫描机架和同步检查床等部分组成，但其显像的原理、探测器的结构以及性能指标要求等，都与SPECT有很大的区别。它采用正电子核素标记的药物为示踪剂引入机体后定位于靶器官，这些正电子核素在衰变过程中发射正电子，这种正电子在组织中运行很短距离，即与周围物质中的自由电子相互作用，发生湮没辐射，发出方向相反、能量相等的两个γ光子，利用放射性核素显像仪器在体外接收放射性γ射线，再经计算机处理出三维断层图像。

(2)PET-CT：PET-CT是由PET和多排螺旋CT组合而成，在同一个机架内有PET探测器、CT探测器和X线球管，共同利用一个扫描床、图像采集和图像处理工作站。如果受检者在CT和PET扫描期间体位保持不变，重建的PET和CT图像在空间上是一致的。

PET-CT 实现了 PET 功能代谢影像与 CT 解剖结构影像同机融合。一次成像即可获得 PET 图像、CT 图像及 PET 与 CT 的融合图像，使 PET 的功能代谢影像与螺旋 CT 的精细结构影像两种技术取长补短，优势互补，提高了诊断效能，同时采用 X 线 CT 采集的数据代替棒源透射扫描对 PET 图像进行衰减校正，大大缩短了 PET 扫描时间。

(3)PET-MRI：PET-MRI 一体机是最新研制成功的高端影像融合设备，实现了在同一个设备上同时进行 PET 和 MRI 信号采集，并通过一次扫描得到融合 PET 和 MRI 信息的全身成像。PET-MRI 同时兼备 MRI 高空间分辨率和高组织分辨率的特点，与 PET 的高探测灵敏度和高示踪特异性相结合，具有高度互补性，同时 MRI 成像软件可保证多次扫描的定位一致性，便于治疗前后的随访观察，从而为临床诊断的准确性提供了最为可靠的保障。由于 MRI 不存在放射线损伤，可以反复多次进行检查，这对于危重患者、放射线过敏患者和儿童等特殊群体来说，无疑是最为理想的影像学检查手段。

(4)小动物 PET：小型动物比人体小很多，所以小型 PET 的空间分辨率等主要指标远高于临床应用的 PET。小动物 PET 主要应用于生命科学基础研究，应用小动物 PET 可进行新药试剂的实验应用和新药物研发，了解实验动物体内药物提供过程和不同基因治疗效果。以动物作模型，研究人的疾病和尝试不同的新治疗方法，研发新放射性示踪剂作为临床影像诊断的探针。

(三)现代核医学

1. 放射性药物　是指含有放射性核素及其标记化合物、用于医学诊断和治疗的一类特殊药物。目前全世界应用的显像药物中，最常用的是^{99m}Tc 及其标记的化合物，广泛用于心、脑、肾、骨、肺、甲状腺等多种脏器疾患的检查。特别是显像药物的商品化，各种显像药物都有配套商品试剂盒供应，更是大大促进了核医学显像的发展，治疗用放射性药物种类也很多，^{131}I 仍是治疗甲状腺疾病最常用的放射性药物，^{89}锶($^{89}SrCl_2$)等放射性药物在骨转移癌及缓解疼痛治疗中也取得了较为满意的效果，其他治疗性放射性药物还有钇(^{90}Y)玻璃微球，其用于肝动脉介入治疗原发性肝癌或转移性肝癌取得了长足进展。

2. 核医学仪器　是核医学工作必不可少的条件，它包括核医学诊疗工作中所使用的各种放射性探测仪器、显像仪器。1958 年 Anger 发明了第一台 γ 照相机(γ camera)，为核医学显像技术的应用奠定了基础，γ 照相机成为最基本的显像仪器。20 世纪 60 年代推出了 SPECT，实现了全身显像和断层显像，从而大大提高了图像的空间分辨率和诊断的灵敏度及准确性，加速了临床核医学的发展。

3. 放射性核素靶向治疗　安全、经济且疗效肯定，已成为治疗疾病的一种有效手段。放射性核素治疗始于 20 世纪 40 年代中后期，当时主要用于内分泌、血液系统疾患的治疗。经过几十年的发展，经典的^{131}I 治疗甲状腺功能亢进症和分化型甲状腺癌及其转移灶、^{131}I-MIBG 治疗嗜铬细胞瘤等仍然是目前临床治疗的有效手段，还有$^{89}SrCl_2$、^{153}Sm 治疗转移性骨肿瘤等。

(四)辐射生物效应和卫生防护

放射性核素在用于医疗实践、服务于患者的同时，与传统的放射性检查一样，对患者和工作人员存在一定的电离辐射影响。核医学放射卫生防护应遵循防护总的原则和措施，即辐射防护的正当化原则，辐射防护的最优化原则，个人剂量限制原则等。注意防止一切有害的确定性效应，限制随机性效应的发生率，使一切具有正当理由的照射尽量做到合理的低水平。

核科学技术在给我们带来难以取代益处的同时，如果防护不当也会产生潜在的辐射危害。因此，必须注意预防内照射，对放射性物质进行围封、隔离、防止扩散；讲究个人防护；做好放射废物处理；注意患者和公众人群的辐射安全防护，防范放射事故，其防护措施包括：①时间：尽量缩短接触时间；②距离：尽量远离放射源；③设置屏蔽：在人体与放射源之间设置屏蔽，使射线逐步衰减和被吸收是一种安全而有效的措施。⑤特殊人群使用：相同条件下，不同个体和不同器官、组织、细胞对辐射反应存在差异；一般而言，胚胎期较胎儿期敏感，幼年较成年敏感，年轻时较老年敏感；代谢旺盛或经常分裂的细胞对辐射较敏感。由于儿童对辐射较为敏感，所以一般情况下，放射性检查不作为首选，小儿所用的放射性活度必须较成人少。育龄期妇女原则上妊娠期不用放射性药物，未妊娠的育龄妇女在需要进行放射性检查时，要将时间安排在妊娠可能性不大的月经开始后 10 天内进行，即世界卫生组织提出的“十日法则”。哺乳期妇女应慎用放射性检查。

(五)核医学检查前的准备

1. 常规准备

(1)做好检查前心理护理，检者说明该项检查的目的及其临床意义，取得理解和配合。同时解释该核素检查的必要性、优点和安全性，消除患者对核素检查的畏惧心理。在检查治疗完成后应当注重嘱咐受检者相关放射防护和排泄物的处理方法，避免亲属不必要的辐射或放射性的污染。

(2)检查前糖尿病患者需测血糖，注射胰岛素。对自身血管条件不好的患者预先埋置静脉留置针，以减少工作人员与放射线接触的时间。

(3)检查腹、盆腔部位前要先清洁肠道、排空膀胱。

(4)疼痛或烦躁者检查前需使用止痛药或镇静药。

(5)显像中保持平卧安静，身体不能移动。全身骨骼显像患者在静脉注射后宜适量饮水。

2. 脑血流灌注显像准备

(1)器官封闭：注射显像剂前 1 小时口服过氯酸钾 400 mg，封闭甲状腺、脉络丛和鼻黏膜，减少显影剂吸收和分泌，减少对脑灌注图像的干扰。服用显像剂后饮水 200 mL 加以稀释，减少药物腐蚀性等不良反应。使用^{133}氙显像时，接通呼吸机，并将呼吸面罩戴在口鼻上，适当加压确保其封闭性。

(2)视听封闭：令受检者安静、闭目带黑色眼罩和耳塞 5 分钟后，注射显像剂，并继续封闭 5 分钟，保持周围环境安静，以减少声音、光线等对脑血流灌注和功能的影响。

(3) 被检查者保持体位不变和安静，平卧于检查床上直到检查结束，对于检查时不能保持体位不变或保持安静的患者或患儿，需应用镇静药。检查前空腹，保持室内安静。

(4) 相对禁忌证：脑压升高性疾病是介入试验的相对禁忌证。

3. 脑葡萄糖代谢显像准备

(1) 检查前禁食 4~8 小时。

(2) 视听封闭：同脑血流灌注显像。注射显像剂后继续保持安静 45 分钟后进行 PET 显像。

4. 心肌灌注显像

(1) 检查前 2 日停服 β 受体阻滞药及抗心绞痛药物。

(2) 检查当日空腹 4 小时以上。

(3) 99Tc—MIBI 显像时带脂餐，于注射显像剂后 30 分钟服用，促进胆汁的排空，减少肝胆对心肌影像的干扰。

5. 心肌灌注负荷试验

(1) 运动试验前 48 小时患者尽可能停用 β 受体阻滞药及硝酸酯类药物。

(2) 检查当日空腹或餐后(清淡饮食)3 小时为宜。

(3) 运动过程中应持续心电图监测，达到极量、次级量心率或其他运动试验的终止指标时静脉注射显像剂，之后患者应以同样或较低的运动量继续运动 2 分钟。

(4) 药物负荷试验前 48 小时内停用双嘧达莫及氨茶碱类药物，检查当天忌服咖啡类饮料。

(5) 药物负荷检查前需建立静脉通道，并配备氨茶碱类药物，以备出现严重不良反应时抢救用，用药全程需监测、记录血压和心电图。

6. 心肌代谢显像准备

(1) 检查当日空腹至少 12 小时。

(2) 显像前监测患者血糖水平，血糖高于正常者或糖尿病患者应调节血糖水平至正常范围。

7. 甲状腺吸碘率测定准备

(1) 停用影响甲状腺摄碘的食物和药物(表 9-2)。

(2) 检查当日空腹，保证 ^{131}I 的充分吸收。

8. 肝胆动态显像准备　检查前禁食 4~12 小时。检查时间过长或使用完全静脉营养的患者，可能由于胆汁无法进入充盈的胆囊而造成胆囊不显影引起假阳性。检查前 30~60 分钟应缓慢静脉注射(3 分钟以上)胆囊收缩素，最大限度降低假阳性；检查前 6~12 小时停用对奥狄括约肌有影响的麻醉药物。

表 9–2　影响甲状腺摄碘率测定的食物和药物及停用时间

主要含碘物质和药品		对摄碘率的影响	停用时间
含碘食物	海带、紫菜、海蜇、海鱼虾等	抑制	2~4 周
含碘药品	复方碘溶液、碘化钾、碘酊、含碘片等，喹碘仿、中药如昆布、海藻、川贝、香附、木通、夏枯草、常山、丹参、连翘、黄药子等	抑制	2~8 周
	维生素 U	抑制	3 月以上
	碘造影剂	抑制	1 年以上
含溴药品	三溴片、普鲁本辛等	抑制	2~8 周
其他药品	抗甲状腺药物（硫脲类、他巴唑、甲亢平等）、甲状腺素、过氯酸盐、激素（肾上腺类固醇、ACTH、避孕药等）、长期服用抗结核药物（PAS 和异烟肼）	抑制	2~4 周
其因素他	抗甲状腺药物停药后反跳、治疗后数月内甲状腺增生、甲状腺停服 3~4 周后的甲状腺功能反跳、使用碳酸锂	增加	

9. 全身骨显像准备

（1）显像前 24 小时内不做消化道造影。注射骨显像剂后半小时饮水 1500 mL，多次排尿，促进显像剂的排出。对排尿困难的前列腺病患者，饮水量不宜超过 500 mL，以免出现尿潴留，影响骨盆显像。

（2）显像前排空尿液，注意不要污染衣裤及皮肤，以免造成假阳性结果；若发现污染，及时更换衣裤和擦洗皮肤。

（3）尿袋、引流袋需尽量排空、置于体侧。

（4）显像前去除受检者戴有的金属物品，如腰带、钥匙、项链、首饰、硬币、含金属成分的胸罩等），以防导致伪影响检查结果的判断，不能去除的需记录金属物品性质、位置，供分析影像时参考。

10. 肾动态显像和肾图检查准备

（1）尽可能在检查前 3 天停服任何利尿药物，前 2 天不进行静脉肾盂造影。

（2）检查前 30 分钟饮水 300 mL，检查前排尿，以减少因肾血流量减少及憋尿对结果的判断。

（3）采用“弹丸”式注射显像剂，注射的速度及显像剂的体积对检查结果影响较大。

二、核医学检查在临床的应用

（一）神经系统

1. 脑血流灌注显像（cerebral blood flow perfusion imaing）

脑血流灌注显像是目前临床最常用的脑显像方法之一，主要用于短暂性脑缺血发作和可逆性缺血性脑疾病的诊断；癫痫致痫灶的定位诊断；阿尔茨海默病（alzheimer disease，AD）和多发性脑梗死、痴呆的诊断与鉴别诊断；脑肿瘤手术及放疗后复发与坏死的鉴别诊断；脑功能研究等。正常图像表现为大小脑皮质、基底节神经核团、丘脑、脑干显影清晰，白质及脑室部位为淡影，左右两侧半球结构大致对称。断层影像上≥2个方向断面有一处或多处异常放射性减淡缺损或浓聚灶，病变范围大于2×2 cm；脑室及白质区域扩大，尾状核间距增宽，两侧丘脑、尾状核及小脑较明显不对称等均为异常。

2. 脑葡萄糖代谢显像

正常脑葡萄糖代谢显像与脑血流灌注影像相似。局部放射性异常增高或减低区皆为糖代谢异常。脑葡萄糖代谢显像主要用于癫痫灶定位；AD诊断和病情评估；脑胶质瘤诊断；锥体外系疾病的诊断；脑生理功能和智能研究；精神疾病研究以及脑外伤等。

（二）心血管系统

1. 放射性核素心脏功能显像

放射性核素心脏功能显像是核医学一项重要的检测技术，包括平衡法门控心血池显像（multiple gated cardiac blood pool imaging）和首次通过法放射性核素心血管造影。平衡法门控心血池显像是公认的测量左心室射血分数准确、重复性较好的影像诊断方法，具有操作简单、无创的优点。首次通过法放射性核素心血管造影在心室功能的评价、左向右分流定量分析中有一定的临床应用价值。

2. 心肌血流灌注显像原理及临床应用

心肌灌注显像是心肌显像中最常用的一种，也是核心脏病学中最重要的检查方法，主要通过核医学影像提供心肌的血流灌注情况及心肌细胞功能状态。心肌灌注显像是利用正常或有功能的心肌细胞选择性摄取某些碱性阳离子或核素标记化合物，心肌局部放射性药物的蓄积量与局部心肌血流量成正比的原理，通过核医学显像设备进行显像。正常心肌灌注显像左心室显影，右心室显影不明显。左心室各壁放射性分布均匀，心尖部心肌较薄，分布略稀疏，室间隔膜部因是纤维组织，呈稀疏缺损区，其余各心肌壁分布均匀。异常灌注图像表现为同一心肌节段在两个不同方向的断面上连续出现2个或2个以上层面的放射性分布稀疏或缺损区（图9-64）。心肌灌注显像主要应用于冠心病的早期诊断、危险程度分级及治疗疗效评估；非心脏手术术前心脏事件的预测；心肌病和心肌炎的辅助诊断等。

3. 心肌葡萄糖代谢显像

正常生理状况下，心肌细胞维持心脏收缩和稳定离子通道所需能量主要从脂肪酸氧化获取。而在碳水化合物饮食或葡萄糖负荷后，心肌细胞转以葡萄糖作为主要能量来源；心肌缺血时，心肌细胞脂肪酸氧化受抑制，主要以葡萄糖无氧酵解提供能量，如果缺血进一步加重，心肌细胞坏死、代谢停止。因此，脂肪酸代谢的减少和糖代谢的相对增加是心肌缺血的主要表现。糖负荷或空腹状态下静脉注射^{18}F-FDG后用PET或多功能SPECT可进行心肌糖代谢显像。正常糖负荷时心肌代谢显像图像与心肌血流灌注图像相似。而空腹状态下表现为心肌仅有少量放射性分布。异常图像包括灌注—代谢不匹配，心肌灌注显像呈现稀疏、缺损区，而代谢显像显示相应节段^{18}F-FDG摄取正常或相

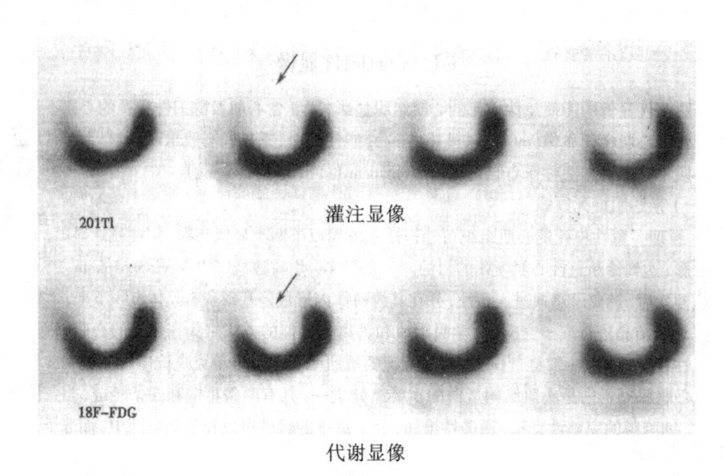

图 9-64　血流灌注影像与心肌代谢影像匹配(短轴)

对增加，标志着心肌缺血但心肌细胞仍然存活；灌注—代谢匹配，即心肌灌注显像呈现稀疏、缺损区，代谢显像显示相应节段^{18}F-FDG 摄取呈一致性稀疏或缺损，标志着心肌细胞无活性。主要用于冠心病心肌活性测定，通常在空腹状态下进行。

(三)内分泌系统

1. 甲状腺摄^{131}I 率测定

测定原理：碘是甲状腺合成甲状腺激素的主要原料，空腹口服放射性核素^{131}I 溶液后，其摄取速度、数量及在甲状腺内的停留时间与甲状腺的功能状态有关。应用甲状腺功能测定仪测定甲状腺内的放射性并计算摄^{131}I 率，可评价甲状腺的功能状态。

2. 甲状腺显像

甲状腺显像包括：甲状腺静态显像、甲状腺血流显像、甲状腺肿瘤阳性显像。其中最为常用的是甲状腺静态显像，它的原理是：正常甲状腺组织具有选择性摄取和浓聚碘的能力。将放射性^{131}I 引入人体后，即可被有功能的甲状腺组织所摄取。在体外用显像仪探测^{131}I 所发出的 γ 射线的分布情况，可观察甲状腺或有甲状腺功能组织的位置、形态、大小及功能状态(图 9-65)。

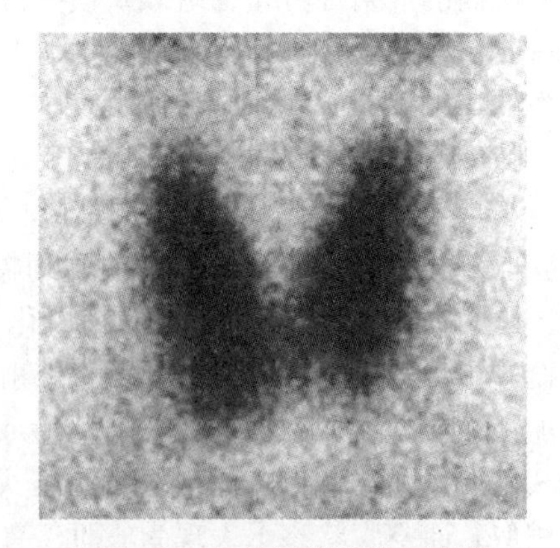

图 9-65　正常甲状腺静态显像

正常影像甲状腺位于颈前正中气管两侧，分为左右两叶及峡部，甲状腺内放射性分布均匀。异常影像表现为甲状腺位置、大小、形态及放射性分布异常。甲状腺显像图上的显像剂分布，可以反映结节的功能状态。根据甲状腺结节摄取显像剂的情况，可将结节分为四种类型，即“热结节”“温结节”“冷结节”“凉结节”(图9-66)。若病变区域放射性分布高于周围正常甲状腺组织，称为“热结节”，单发多见于高功能腺瘤；若病变区域放射性分布与周围正常甲状腺组织相似，称为“温结节”，多见于甲状腺腺瘤、结节性甲状腺肿等，温结节中甲状腺癌的发生率约为4%；若病变区域放射性分布低于周围正常甲状腺组织，称为“冷(或凉)结节”，多见于甲状腺腺瘤、甲状腺囊肿、腺瘤囊性变、甲状腺癌、结节性甲状腺肿等，单个“冷结节”“凉结节”的恶性发生率为7.2%~54.5%，多发“冷结节”“凉结节”的恶性发生率为0~18.3%。

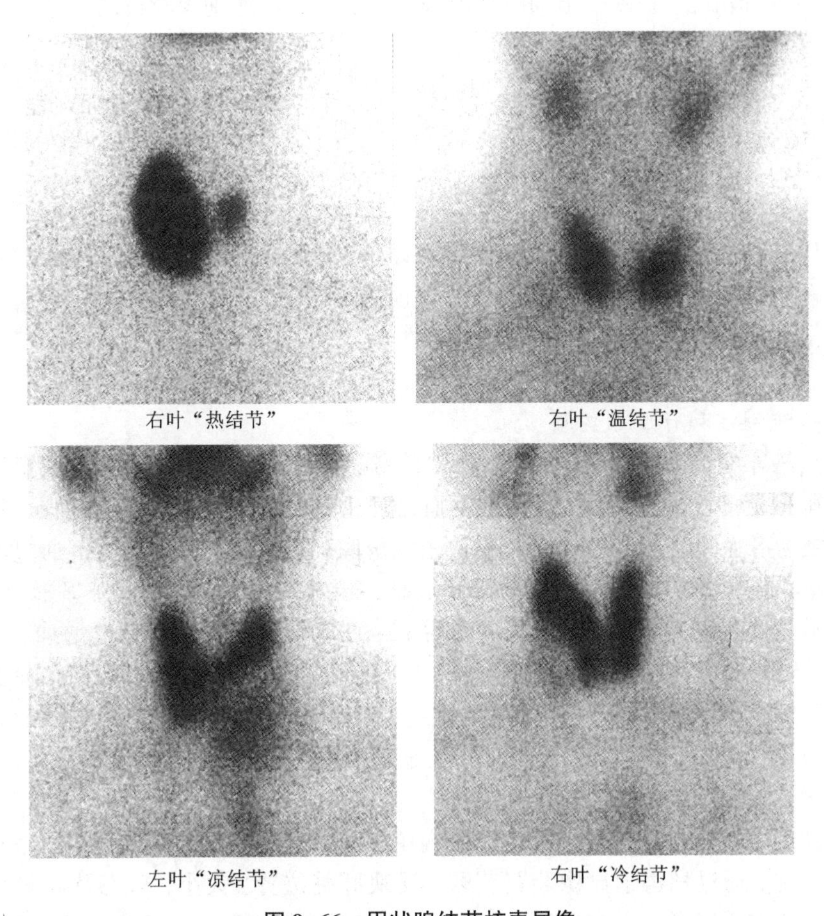

图9-66　甲状腺结节核素显像

甲状腺显像主要用于甲状腺结节功能的判定、异位甲状腺的诊断、甲状腺癌转移灶的探测、颈部肿块与甲状腺关系的确定、甲状腺质量的估计、亚急性甲状腺炎和慢性淋巴细胞性甲状腺炎的辅助诊断。

（四）呼吸系统

1. 肺通气显像原理

经呼吸道吸入一定量的放射性微粒或气体之后，由于微粒直径的不同，分别沉降在喉头、气管、支气管以及肺泡壁上，其在气道内的有效半减期为 1~8 小时，故采用 γ 照相机或 SPECT 显示气道及肺显像。当呼吸道某部位被阻塞，雾化颗粒不能通过阻塞部位，则阻塞部位以下呼吸道至肺泡出现放射性缺损区。采用此方法探测放射性气溶胶在呼吸道内的沉降情况，判断气道通畅情况及病变状态，以达到诊断目的。

2. 肺灌注显像原理

静脉注射直径大于肺毛细血管直径的显像剂与肺动脉血混合均匀，随血流随机一过性嵌顿在肺毛细血管或肺小动脉内。显像剂在肺内的分布与局部肺血流量成正比，通过体外探测肺内放射性分布进行肺显像即可反映局部肺血流灌注情况。

3. 肺通气与灌注显像

主要用于肺动脉血栓栓塞症诊断和疗效评价、慢性阻塞性肺疾病的诊断、肺动脉高压的诊断和肺切除术前术后肺功能的评价与预测。

（五）消化系统

1. 肝血流灌注和肝血池显像

肝脏血液丰富，双重血供，75%来自门静脉，25%来自肝动脉。肝血流灌注显像能够记录肝脏血流灌注的全过程，显像剂在血循环中达到平衡后，浓聚在肝脏血管腔和血窦中，称之为肝血池显像。“弹丸”式静脉注射显像剂后，依次可见显像剂通过心脏各房室、肺及左心显影后 2~4 秒腹主动脉开始显影，继续 2~4 秒双肾及脾脏显影，而肝区不出现明显放射性，此为动脉期。双肾显影后 12~18 秒，肝区放射性持续增加，并逐渐超过肾脏，为门静脉灌注所致，此为静脉期。30 分钟或更长时间后，显像剂在血液中充分混合，达到平衡。通过静态影像可观察到心、脾和肝等血池显像。此为平衡期。正常情况下肝区放射性分布均匀，强度一般低于心血池影和脾影。

2. 肝胶体显像

静脉注射的放射性胶体显像剂被肝脏内单核—巨噬细胞系统吞噬而存留较长时间而不被迅速排除，通过核医学显像装置获取，反映肝脏位置、大小、形态及放射性分布的肝影像，使肝实质显影。大多数肝内病变与正常肝组织不同，不具有单核—巨噬细胞，显示为放射性缺损区。

正常肝脏位置、大小和形态与肝脏大体解剖类似，内部放射性分布基本均匀。异常影像表现为位置、大小、形态及放射性分布异常（局限性稀疏或缺损、弥漫性稀疏或缺损、局限性浓聚）。肝胶体显像主要用于观察肝脏位置、形态、大小及功能状态；在以往肝内占位性病变的诊断中占有非常重要的地位，但随着 CT、彩超等仪器在临床的广泛应用，此方法已逐步被替代。

3. 肝胆动态显像

肝细胞能够选择性地摄取肝胆显像剂，并通过近似于处理胆红素的过程，将其分泌入胆囊，继而经由胆管系统排泄至肠道。应用肝胆动态显像还可观察药物被肝脏摄取、分泌、排出至胆管和肠道的过程，取得一系列肝、胆动态影像，从而了解肝胆系的形态、评价其功能。

异常影像包括显影时间、显影顺序和显影部位异常等。临床主要用于包括急、慢性胆囊炎的诊断；新生儿肝炎与新生儿胆管疾病的鉴别诊断；胆管先天性囊状扩张症的诊断；黄疸的鉴别诊断；胆总管梗阻的诊断；不完全性胆总管梗阻的诊断；胆管术后的评估等。

4. 消化道出血显像

正常情况下，静脉注射血池显像剂后，主要分布在心脏、肝、脾、肾脏及腹部大血管内，胃肠道不显影。当胃肠道局部有出血灶时，带有显像剂的血液可渗出至肠腔内，在局部出现放射性异常浓聚影，并随肠道蠕动向下段肠道移动。因而可进行消化道出血的定位诊断。消化道出血显像临床主要用于各种原因所致的下消化道出血和间隙性出血的定性、定位诊断。

(六)骨骼系统

正常影像成人全身骨骼显影清晰，放射性分布左右基本对称。中轴骨(颅骨、肋骨、胸骨、脊柱及骨盆)等部位由于含松质骨较多，血流分布较丰富，代谢较活跃呈放射性浓聚区，而四肢长管骨含密致骨较多，放射性分布相对较稀疏。若骨显像图像上出现放射性分布不均匀和不对称，与邻近或对侧相应正常骨骼部位比较，呈现局部或弥漫性放射性异常增高或减低区，即为异常骨显像。

全身骨显像探测转移性骨肿瘤是最常用而灵敏的方法。由于骨骼是恶性肿瘤好发转移部位，故早期发现转移灶的存在与否对于患者的治疗决策具有重要的影响。骨显像可较 X 线检查提早 3~6 个月发现骨转移灶，因此临床上全身骨显像被作为恶性肿瘤患者诊断骨转移灶时首选的筛选检查。因此，及时了解有无骨转移对于疾病的分期、治疗方案的选择及预后判定都具有重要意义。最常见的影像学特征为全身多处放射性异常浓聚，分布以中轴骨多见。骨显像还可用于探测不明原因骨痛是否由肿瘤骨转移引起；原发性骨肿瘤的诊断。恶性肿瘤患者全身骨显像(图 9-67-A)出现多发的、散在的异常放射性浓聚为骨转移的常见表现。转移性骨肿瘤的好发部位为脊柱、肋骨和骨盆等，如为单个的放射性浓聚(图 9-67-B)，虽然可能是恶性肿瘤骨转移的一个征象，但不能明确诊断为骨转移，许多良性病变也可以出现单个放射性浓聚，应密切随访观察。

在良性骨骼疾病方面，骨显像可用于成年人股骨头无菌性坏死的诊断，常见的影像表现为病变侧股骨头中心区呈放射性分布缺损，而周围由于骨的修复、重建等因素呈放射性分布浓聚区，即“炸面圈”样改变；还可用于儿童期特发性股骨头坏死的诊断；急性骨创伤的诊断；骨损伤后骨的存活状态检测；假体并发症的鉴别诊断；代谢性骨病包括骨质疏松、甲状旁腺功能亢进性骨病、畸形性骨炎(Paget 病)的诊断及一些骨关节疾病的诊断。

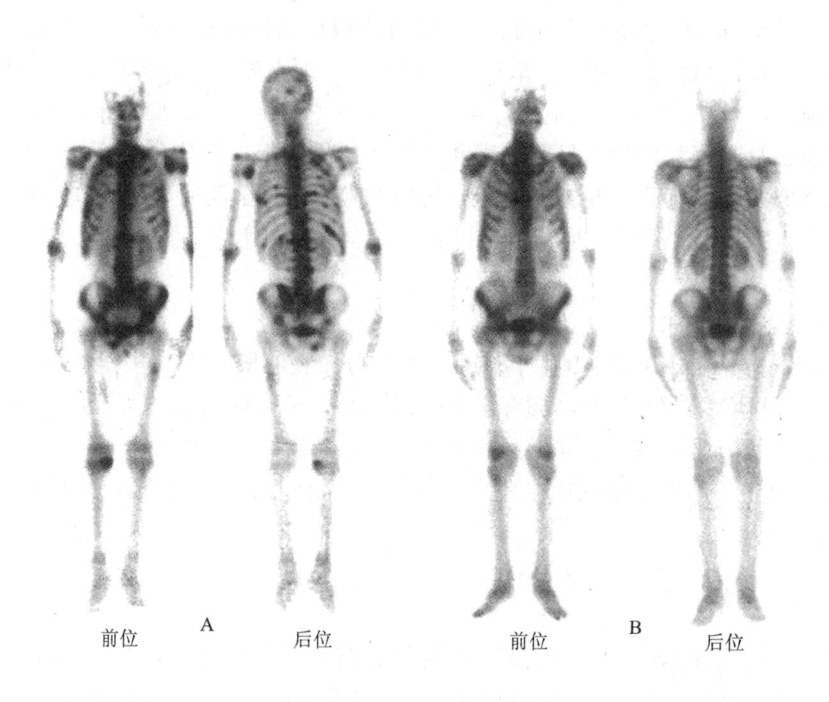

图 9-67　全身骨显像

A. 全身骨多处异常放射性浓聚；B. 椎体单个异常放射性浓聚

（七）泌尿系统

肾图是指肾动态显像药物到达和经过双肾的时间—放射性曲线，可以综合反映肾血流灌注、皮质功能和上尿路通畅情况。肾动态显像是泌尿系统疾病的常规核素检查方法，包括肾血流灌注显像和肾功能动态显像两部分。可为临床提供双肾血流、大小、形态、位置、功能及尿路通畅情况。

肾动态显像主要用于肾实质功能的评价、上尿路梗阻的诊断、肾血管性高血压的筛查、肾内占位性病变的鉴别诊断，以及肾移植。具有无创、安全、操作简单和提供信息全面等优点。尤其在判断肾功能方面敏感性高和准确性好，是泌尿系统最主要的核医学检查方法，也是临床最常用的检查项目之一。

（八）肿瘤

1. ^{18}F-FDG(18F-氟化脱氧葡萄糖)

^{18}F-FDG 作为葡萄糖类似物是临床上应用最多的肿瘤代谢显像剂。^{18}F-FDG 经静脉注射后，经细胞膜上的葡萄糖转运蛋白进入细胞内，在己糖激酶作用下磷酸化生成 6-磷酸-^{18}FDG。但与葡萄糖不同的是不能继续代谢，因而滞留在细胞内。绝大多数肿瘤细胞具有葡萄糖高代谢特点，因而摄取与滞留^{18}F-FDG 增加。应用 PET 或带符合探测功能的 SPECT 显像可获取肿瘤代谢的信息，灵敏度和特异性高于单纯利用解剖形态进行诊断的

CT 检查。配合多排螺旋 CT 还可同时获得病灶精确的解剖结构及毗邻信息，有效提高诊断的准确性。

正常情况下，脑部放射性明显聚集、肝脾可正常显影，肾脏、输尿管和膀胱因显像剂的排泄而显影，心肌显影较淡而不均匀显影或呈明显的左室心肌显影，胃肠道、肌肉内有一定放射性分布。代谢旺盛的恶性肿瘤呈放射性异常浓聚。^{18}F-FDG PET 肿瘤显像主要用于肿瘤的诊断与鉴别诊断；恶性肿瘤的分期；肿瘤生物调强适形放疗中的应用；恶性肿瘤放射治疗或化学治疗后疗效的监测；恶性肿瘤患者预后判断。主要应用范围为：肺癌、脑肿瘤、结直肠癌、淋巴瘤、黑色素瘤、乳腺癌、头颈部肿瘤及软组织骨骼肿瘤等。

2. 其他显像

^{67}Ga、^{99m}Tc-MIBI、^{201}Tl 等示踪剂可在肿瘤组织中积聚，也可用于肿瘤显像。在不能进行^{18}FDG 显像的医疗机构，肿瘤非特异性显像剂^{67}G、^{99m}Tc：-MIBI、^{201}Tl、^{99m}Tc(V)-DMSA 等示踪剂可在肿瘤组织中聚集，也可用于肿瘤显像；肿瘤前哨淋巴结显像可在术前明确肿瘤区域内淋巴引流的第一站淋巴结内有无肿瘤转移。这些显像方法在肿瘤的诊断与鉴别诊断、分期、治疗方案制定及疗效随访中具有一定的应用价值。

作为功能影像的重要代表，PET 通过标定特定分子，直接显示疾病的分子机制，结合 CT 的解剖学信息，在肿瘤临床诊治中的作用也从单纯的诊断，向预测性、特征化和个体化诊断发展。它在临床肿瘤学中的应用至少可被归纳为以下几个方面：①肿瘤的诊断与鉴别诊断；②肿瘤的临床分期与再分期；③肿瘤治疗疗效的判断以及检测肿瘤复发；④肿瘤的预后评价等。

本章小结

本章主要阐述了影像学检查，包括放射学检查、超声检查、放射学核素检查等。这些检查在现代医学实践中应用广泛且发挥重要的作用。影像学检查作为健康评估的一项重要内容，其检查范围覆盖了全身各系统，准确率高，是临床诊断不可或缺的检测手段。在此基础上形成的介入放射学，更使传统的影像诊断跨入集诊断与治疗为一体的综合临床学科。

通过本章的学习，应理解放射学检查方法成像的基本原理、方法和图像特点；能够熟悉常用检查的主要方法、主要用途，帮助患者选择合适的检查方法，指导患者做好检查前的各项准备，检查后的护理及相应的防护工作。

客观题测验

主观题测验

第十章 护理诊断与思维

护理诊断与思维PPT

微课：护理诊断与思维

学习目标

1. 掌握护理诊断的定义、组成与陈述方式；护理诊断的思维方法；具备独立提出初步护理诊断的能力。

2. 熟悉护理诊断的原则、思维步骤和注意事项。

3. 了解护理诊断的科学内涵，护理诊断与医疗诊断的区别。

第一节　概述

预习案例

患者，女，53岁，公司高管。

于2月16日下午停车时不慎误踩油门造成车辆失控冲撞路旁围栏，因损伤油箱造成车辆燃烧起火，面部、双上肢及腹部Ⅱ度～Ⅲ度烧伤，紧急送入急诊做基本处理后，立即进入手术室行伤口清创术并以人工皮覆盖，转入烧伤病房时身上有导尿管、鼻胃管、中心静脉导管留置，双上肢石膏固定。

该患者已婚，育有一子一女，其子女均已成家在外居住，患者与丈夫同住，经济状况小康。患者的父母10多年前已相继去世，父亲因糖尿病并发尿毒症死亡，母亲因脑出血死亡。患者此次住院期间，其子女每周都会来探视，给予鼓励或心理支持，家庭互动良好。

思考

1. 简述该病例护理诊断的思维分析过程应如何进行？
2. 目前该患者的主要护理诊断包括哪些？

一、护理诊断的概念

护理诊断(nursing diagnosis)是护士针对护理对象(包括个体、家庭、社区、群体等)的现存或潜在的健康问题或生命过程的反应所作出的临床判断。

护理诊断作为临床护士的基本实践活动，是在护理职能范围内，将经问诊、体格检查、实验室及其他检查取得的资料，结合护理理论与实践经验，经过分析、综合、推理，对被评对象现存的或潜在的健康问题(涉及生理、心理、社会适应等方面)的反应及其可能的原因所做出的判断；是护士为被评对象确立护理目标、制订护理计划、选择护理措施和进行护理评价的依据。

二、护理诊断的发展历程

护理诊断的概念最早于1951年由美国麦克马纳斯(Mc-Manus)首先提出；1953年，美国护士弗吉尼亚·福莱(Viginia Fry)引用护理诊断一词用于描述制定护理计划的步骤，以表明护士作出的临床判断以及对需要采取护理措施的患者的健康问题进行定义的重要性。但是，在此之后的二十年中有关护理诊断的思想并未得到响应与重视。直至20世纪70年代早期，美国护士发起了一场以“对患者的护理需要”“护理问题”“患者问题”进行正式分类和命名的护理诊断运动，由此护理诊断才得以发展，并开始应用于临床护理实践。

1973 年，美国护理协会(American Nursing Association，ANA)所出版的《护理实践标准》一书正式将护理诊断纳入护理程序中，并授权在护理实践中使用。同年，美国成立“全国护理诊断分类组”(National Conference Group for Classification of Nursing Diagnosis)，1982 年 4 月召开的第五次会议因有加拿大代表参加，“全国护理诊断分类组”更名为“北美护理诊断协会”(North American Nursing Diagnosis Association，NANDA)。该协会每两年举行一次会议，制定和修改护理诊断。1990 年 3 月，NANDA 出版了第一本杂志 *Nursing Diagnosis*。1995 年，我国卫生部护理中心召开全国第一次护理诊断研讨会，建议在我国医院中使用被 NANDA 认可的护理诊断名称。1998 年，NANDA 召开第十三次护理诊断会议，在原有 128 个护理诊断的基础上删除护理诊断“结肠性便秘”，同时增加 21 个新的护理诊断；2001—2002 年，NANDA 又提出 7 个新的护理诊断。目前被 NANDA 正式通过的护理诊断已达 155 个。

NANDA 致力于护理诊断的确定、修订、发展和分类工作。NANDA 对护理诊断的界定有如下科学内涵：

(1)护理专业人员有责任而且有能力在自己的专业领域中做出判断；

(2)向全社会展示护理专业职能，护理人员为护理对象解决健康问题；

(3)界定护理专业的服务范畴，从个体扩展到家庭和社区；

(4)护理诊断的性质与医疗诊断一致，都是做出临床判断的过程；

(5)护理诊断是确认和解决服务对象健康同题的关键，它不仅能确切地说明服务对象的健康问题，而且还能为选择护理措施提供依据；

(6)明确地界定了护理诊断是在护理职责范围之内。

三、护理诊断与医疗诊断的区别

医疗诊断是医学领域使用的名词，说明一种疾病或病理状态，用于指导治疗；医疗诊断侧重于对疾病本质做出判断，即对疾病做出病因、病理解剖和病理生理的诊断。护理诊断是护理领域使用的名词，说明个体或人群对现存的或潜在的健康问题的反应，用于指导护理；护理诊断侧重于对患者的健康问题或疾病的症状或反应做出判断。

例如“帕金森病”是医疗诊断，医生所关心的是该疾病的进一步治疗，而护士关心的是患帕金森病后所引起的躯体症状及反应，相应的护理诊断则可能是“身体移动障碍”“身体意象紊乱”和“知识缺乏”。再如，患者起床时忽觉头晕，医生的工作重点在于寻找引起眩晕的原因，做出相应的医疗诊断，而护士更关心的是患者可能因眩晕导致受伤，因而提出“有受伤的危险”这一护理诊断。此外，医疗诊断的数量较少，在疾病发展过程中相对稳定，保持不变；而护理诊断的数目则较多，常随患者的症状及反应变化而变化。同一种疾病，因人而异可有不同的症状或反应，因此也就有不同的护理诊断，可产生同病异护、异病同护的现象。

第二节　护理诊断的步骤

护理诊断是护理程序的第二步，在运用护理程序的过程中护理诊断是一个难点，同时也是护理程序的关键，起着承上启下的作用。护理诊断的确立是一个对健康评估所获得资料进行整理、分析、综合、推理、判断并最终得出符合逻辑结论的过程。只有正确实施护理诊断的操作过程，严格按照护理诊断的步骤及要求进行调查研究和分析判断，才能作出准确的护理诊断。一般包括三个步骤：收集资料、整理分析资料并形成假设、作出护理诊断。

一、收集资料

收集资料是进行护理诊断实践过程的第一步，也是人们对护理问题的感性认识阶段。应根据不同患者、不同阶段的护理需求收集资料，切忌盲目地采集不相关的资料。收集资料是作出护理诊断的基础，判断任何事物都不能凭空臆想，同样提出护理诊断也不能凭借想象，需要实事求是，以收集的资料为基础，以主、客观资料为依据。护理人员收集的资料是否全面、正确，将直接影响到护理诊断的准确性。护理人员通过询问、观察、测量来完成资料的收集，同时注意收集患者的心理和社会方面的资料，主要包括：

（一）掌握患者基本情况

护士应了解掌握患者的基本情况，如疾病诊断和病情的严重程度、用药情况、精神状态、生活自理情况等，做到心中有数，为主动护理观察打下基础。

（二）观察患者反应

护士应主动观察患者的病情变化、药物不良反应、心理状态、对于操作的反应等，及时发现护理问题，这是收集护理评估资料的重要途径，也是确定护理诊断重点方向的简捷有效方法。

（三）印象判断

印象判断是护士对护理问题的一种思维判断，是护理知识与经验在护士头脑中的直接反映，多用“可能是什么原因引起的”“可能与什么有关”来表示，如某患者便秘可能与饮食习惯有关。印象判断并不是一种结论性的护理诊断，它只是对护理问题外在表现的一种感性认识，是调查研究方向上的一种推测，比如该症状到底是由什么原因引起，属于哪一类的护理问题，印象判断不能给予一个准确的答复，它只是为了进一步明确调查方向，避免收集资料的盲目性。

（四）调查收集资料

调查收集资料是护士在印象判断的基础上，根据护理诊断的分类内容进行的一种有目的的护理评估过程。如考虑患者失眠可能是心理因素引起，则从心理护理诊断的角度，系统收集有关诊断的资料。调查收集资料的基本内容一般包括：症状特点、相应体征、辅助检查、病史、治疗史、个人史、社会史等。

护理诊断是护士在掌握了翔实资料的基础上进行的，收集资料时应特别注意资料来源的客观真实性，尽可能做到调查资料的全面性和系统性。客观、真实的资料才是判断过程中的可靠依据，也是作出正确护理诊断的先决条件和基础。

二、整理分析资料并形成假设

（一）核实资料

为了保证所收集的资料是真实、准确的，需要对资料进行核实，尤其要注意核实主观资料，澄清含糊的资料。

（二）资料分类

收集到的资料可能涉及各个方面，内容庞杂，需要采用适当的方法进行分类，以便护士顺利地从中发现问题，并且有助于判断资料是否全面，有无遗漏。常用分类方法包括：

1. 按 Maslow 人类基本需求层次理论　依据生理需求、安全需求、爱与归属的需求、自尊的需求、自我实现的需求进行分类。

2. 按 Gordon 的 11 个功能性健康型态分类法　依据健康感知与健康管理型态、营养与代谢型态、排泄型态、活动与运动型态、睡眠与休息型态、认知与感知型态、自我感知与自我概念型态、角色与关系型态、性与生殖型态、压力与应对型态、价值与信仰型态进行分类。

3. 按人类反应型态分类法　依据 9 个反应型态即交换、沟通、关系、价值、选择、移动、感知、认识、感觉进行分类。

4. 按 NANDA 护理诊断分类法　依据 13 类护理诊断即健康促进、营养、排泄、活动/休息、感知/认知、自我感知、角色关系、性、应对/应激耐受性、生活准则、安全/防御、舒适、成长/发展进行分类。

（三）形成假设

汇总分析问诊、体格检查、辅助检查等所得资料后，将有临床意义的发现按照以上分类法进行分类整合，并进一步寻找相关因素或危险因素，形成一个或多个诊断性假设。

三、作出护理诊断

对新出现的情况及检查结果不断进行反思，判断是否进一步支持原诊断，还是修订原诊断。如此不断验证和修订，直至作出最终的护理诊断。值得注意的是，护理对象对健康问题的反应会随其健康状况的变化而改变，因此要不断地重复评估，以维持护理诊断的有效性。

（一）护理诊断的组成

护理诊断由名称、定义、诊断依据和相关因素四部分组成。

1. 名称　是对护理对象健康问题的概括性描述。一般常用改变（altered）、受损或损伤（impaired）、增加（increased），减少或降低（decreased）、无效或低效（ineffective）、缺陷（deficit）、紊乱（disturbed）、功能障碍（dysfunctional）等来表述。类别分为：①现存的护理诊断，是对个人、家庭、社区目前正在经历的健康状况或生命过程的人类反应的描述，如“清理呼吸道无效”。现存的护理诊断由名称、定义、诊断依据和相关因素组成。②有危险的护理诊断，是对某些存在的危险因素，若不加以预防处理，护理对象较其他人更容易出现健康问题的临床判断。对于有危险的健康问题，观察和预防是护理干预的重点，如“皮肤完整性受损：与皮肤长期受压有关”。有危险的护理诊断由名称、定义和危险因素组成。③健康的护理诊断，是对个人、家庭或社区从特定健康水平向更高的健康水平发展所作的临床判断，而个人、家庭或社区具有促进其追求更高层次健康水平的潜能，如“母乳喂养有效”。健康的护理诊断仅包含名称部分而无相关因素。

2. 定义　是对护理诊断名称的内涵做出清晰、正确的描述和解释。NANDA 用定义的方式确定每一个护理诊断的特征，并以此与其他护理诊断相鉴别。如“家庭应对无效：无能性”的定义是：重要人物（家庭成员或其他主要人员）的行为使他（她）自己的能力以及被照顾者必须有效完成适应健康挑战任务的能力受损。“家庭应对无效：妥协性”的定义是：当被照顾者处理和控制健康挑战需要帮助时，通常最主要提供支持的人物（如家庭成员或朋友）所提供的支持、安慰、协助或是不足的、无效的，或是妥协的。可看出两者虽然都是家庭应对无效，但造成的原因不同，前者多是“不为”，后者是“为”，但力度和强度不足。

3. 诊断依据　是作出该护理诊断的判断标准。诊断依据是护理对象被诊断时必须存在的相应症状、体征以及有关的病史资料。NANDA 按诊断依据重要性将其分为主要依据和次要依据。主要依据是指形成某一特定护理诊断时必须出现的症状和体征，为护理诊断成立的必要条件；而次要依据是指在形成护理诊断时，大多数情况下会出现的症状和体征，但不是每个人都一定会有的经历，对形成护理诊断起支持作用，为护理诊断成立的辅助条件。例如护理诊断“体温过高”的主要诊断依据是体温高于正常范围，次要依据是皮肤发红、触之有热感，呼吸频率增快，心动过速，痉挛或惊厥。

4. 相关因素　是指影响个体健康状况，导致健康问题的直接因素、促发因素或危险因素。现存的护理诊断有相关因素，而有危险的护理诊断其相关因素常相同于危险因素（即导致患者对这种危险的易感性增加的因素）。一个护理诊断可以有多个相关因素，明确护理诊断的相关因素对有针对性地制定解决问题的措施十分必要。常见的相关因素可来自于病理生理方面、治疗方面（如药物的不良反应）、心理方面、情境方面等。如“体温过高”的病理生理因素可能是各种感染性疾病或非感染性致热疾病，治疗因素可能为药物或麻醉影响散热过程，导致体温升高；情境因素可能是在高温环境下暴露时间过长或剧烈运动等。

(二)护理诊断的陈述

护理诊断的陈述包括健康问题、症状和体征、相关因素(病因)三个部分。

1. PSE公式陈述法　多用于陈述现存的护理诊断。

P：问题(Problem, P)，即护理诊断的名称。

S：症状和体征(Symptoms and Signs, S)，还包括各类检查结果。

E：病因(Etiology, E)，即相关因素，通常情况用“与……有关”的格式描述。

举例：营养失调患者的护理诊断为“低于机体需要量(P)：消瘦(S)　与代谢率增高导致代谢需求大于摄入有关(E)”。

2. PE公式陈述法　多用于具有潜在危险的护理诊断，由于危险目前尚未发生，故没有症状和体征(S)。

举例：长期卧床患者的护理诊断为“有组织完整性受损的危险(P)　与长期卧床导致受压处局部组织血液循环障碍有关(E)”。

3. P公式陈述法　多用于健康的护理诊断。

举例：“寻求健康行为”“强暴创伤综合征”。

(三)合作性问题：潜在并发症

在临床护理工作中，护士常遇到某些无法用NANDA制订的护理诊断所涵盖的问题，而这些问题需要护士与其他健康保健人员尤其是医生共同处理才能解决，护理工作的重点在于监测，及时发现护理对象并发症的发生和病情变化情况。于是Lynda Juall Carpenito于1983年提出了合作性问题(collaborative problems)的概念。她把需要护士提供护理干预的问题分为两大类，一类是通过护士提供护理措施就可以解决的问题，属于护理诊断；另一类是需要护士提供监测，需运用医疗手段和护理措施共同处理才能解决的问题，属于合作性问题。合作性问题有其固定的陈述方式，即“潜在并发症(potential complication, PC)：……”或简写为“PC：……”。举例：“潜在并发症：大咯血”或“PC：大咯血”。值得注意的是，并非所有的潜在并发症都属于合作性问题，对于那些可以通过护理措施预防或处理的并发症，应属于有危险的护理诊断，那些护士不能通过护理措施预防和独立处理的并发症才是合作性问题。

(四)护理诊断书写注意事项

(1)护理诊断提出的护理问题要明确、具体，陈述要规范，一项护理诊断只针对一个问题。

(2)尽量使用NANDA认可的护理诊断名称，这样有利于护理人员之间的交流与探讨，有利于与国际接轨，有利于护理教学的规范化。如果在现有的NANDA认可的护理诊断中确实无法找到与之对应的护理诊断，可用护理问题的方式提出。

(3)贯彻整体护理观念，患者的护理诊断应包括生理、心理、社会各方面。

(4)明确找出护理诊断的相关因素，相关因素往往是造成问题的直接原因，也是护理计划中制定护理措施的关键，应使用“与……有关”的陈述方式。

(5)在护理诊断的陈述中避免临床表现与相关因素相混淆，如“睡眠型态紊乱：与易醒和多梦有关”，易醒或多梦是睡眠形态紊乱的表现形式之一，不是相关因素。

(6)避免使用可能引起法律纠纷的语句，如“皮肤完整性受损：与护士未及时给患者翻身有关”“有受伤的危险：与病房照明不足有关”，可能会引起法律纠纷，对护理人员造成伤害。

(7)避免价值判断，如“卫生不良：与懒惰有关”“社交障碍：与缺乏道德有关”之类的文字不宜使用。

四、护理诊断排序

一般情况下，患者常存在多个护理诊断或合作性问题，在实际工作中，我们需对这些护理诊断及合作性问题按重要性及紧迫性进行排序，从而确定解决问题的优先顺序。一般将威胁最大的问题放在首位，其他依次排列。护士可根据问题的轻重缓急采取行动和护理措施，做到有条不紊。

(一)首优问题

首优问题(high-priority problem)指会直接威胁患者生命，需立即采取行动予以解决的问题。常见的首优问题包括气道(airway)、呼吸(breathing)、心脏或循环(cardiac/circulation)的问题，以及生命体征异常的问题。如大咯血患者“有窒息的危险”，休克患者“体液不足”“心输出量减少”，若不及时处理，将威胁患者生命。紧急情况下可同时存在多个首优问题。

(二)中优问题

中优问题(medium-priority problem)指不直接威胁患者生命，但也能导致患者身体上的不健康或情绪上的变化等问题，需要护士及早采取措施，以免情况进一步恶化。如“活动无耐力”“皮肤完整性受损”“预感性悲哀”等。

(三)次优问题

次优问题(low-priority problem)指个人在应对发展和生活变化时所遇到的问题。这些问题虽然不如生理需要和安全需要问题迫切，但并非不重要，同样需要护士给予帮助，使问题得到解决，以使患者保持最佳健康状态。

注意，同一患者在不同阶段的护理诊断排序是不同的，护士需要根据患者的病情变化、预后和转归，及时确立相应的护理诊断排序，同时还要具备风险防范观念，掌握临床风险事件的基本特征、高危因素和处理程序，针对临床中潜在的危险因素及并发症建立有预见性的护理诊断和有效的护理措施。

第三节　护理诊断的思维方法

护理诊断过程是一个收集资料、科学分析、归纳总结、循证求据、科学运用逻辑思维和演绎推理的过程。确立护理诊断的思维方法，是正确进行护理诊断的关键。护理人员在进行护理诊断时，应从护理的宗旨出发，先了解患者的需要，再结合评估结果间的内在逻辑关系，判断个体有无功能和需要的矛盾，进而提出护理诊断。护理评估和科学思维是形成护理诊断的两大要素。通过有目的、有计划、系统地收集与护理问题相关的资料，根据这些资料对患者作出护理评估。科学思维包括比较与分类、分析与综合、归纳与演绎、评判性思维。简而言之，从护理评估中发现护理问题，运用科学思维分析问题进而解决问题，这就是护理诊断思维方法的核心思路。

课程思政

惯性思维“OUT”，评判性思维“GET”

有一个学者给他的学生们讲了一个故事：五金店里面来了一个哑巴，他想买一个钉子。他对着服务员左手做拿钉子状，右手做握锤状，用右手锤左手。服务员给了他一把锤子。哑巴摇摇头，用右手指左手。服务员给了他一枚钉子，哑巴很满意，就离开了。这时五金店又来了一个盲人，他想买一把剪刀。这时，学者就问：“这个盲人怎样以最快捷的方式买到剪刀呢?”一个学生说：“他只要用手作剪东西状就可以了。”其他学生也纷纷表示赞成。学者笑着说：“你们都错了，盲人只要开口讲一声就行。”学生们一想，发现自己的确是错了，因为他们都在用惯性思维思考问题。惯性思维常常是临床上不良事件的导火索，甚至引发惊天遽变。

评判性思维作为护士应对和判断患者护理状况并采取行动的基础能力，在现实护理工作中直接关系到护理工作的成败得失。有这样一个案例：患者，女性，22岁，未婚，经后20日因腹痛就诊。白细胞计数增高，下腹反跳痛明显，诊断为阑尾炎，等待收住院。护士看到患者脸色较差，虽然血压正常，但她还是建议医生给患者行尿妊娠试验，而医生认为已经问过病史，不考虑有宫外孕的可能。但此护士认为部分女性生理周期短，而且婚否与性行为无关，且年轻女性可能隐瞒病史，多做一项检查就可以多排除一种危险的可能。医生接受了护士的意见，让患者进行了尿妊娠试验检查，结果为阳性。随后立刻完善B超检查，最终被诊断为：宫外孕出血。患者20分钟后即出现血压下降，幸好此时已做好了各项术前准备以及备血。在此案例中，该护士成功地运用评判性思维于病情观察中，杜绝了一例误诊误治。

护理程序是解决问题的方法，评判性思维是解决问题的技巧和态度。

评判性思维可以应用于护理程序、护理操作、护理管理，可以规避惯性思维所带来的可能的安全隐患，如果护士能在工作和学习中应用评判性思维，那么就能全面地去评估解决问题，保障护理安全。

一、科学思维

思维是在社会实践的基础上，对感性材料进行分析和综合，通过概念、判断、推理的形式，形成合乎逻辑的理论体系，反映客观事物的本质属性和运动规律。思维过程是一个从具体到抽象，再从抽象到具体的过程，其目的是在思维中再现客观事物的本质，达到对客观事物的具体认识。科学思维是形成并运用科学认识活动对感性认识材料进行加工处理的方式与途径的理论体系；是真理在认识的统一过程中，对各种科学思维方法的有机整合，必须遵循三个基本原则：逻辑性原则、方法论原则、历史性原则。

（一）逻辑性原则

逻辑性原则是指遵循逻辑法则，达到归纳和演绎的统一。科学认识是一个从个别到一般，又从一般到个别的反复过程，是归纳和演绎的统一。归纳和演绎是辩证统一的，其客观基础是事物的个性与共性的对立统一，个性中包含共性，通过个性可以认识共性，同时掌握共性能更深刻地了解个性。归纳和演绎之间是相互依存、相互渗透的。

1. 归纳思维　是从个别或特殊的事物中概括出事物的共同本质或一般原理的逻辑思维方法，是从个别到一般的推理，其目的在于透过现象认识本质。

2. 演绎思维　与归纳思维相反，演绎思维是从一般到个别的推理，是根据一类事物共有的属性、关系、本质来推断该事物中个别事物也具有此属性、关系和本质的逻辑思维方法。

（二）方法论原则

方法论原则是掌握方法准则，实行分析与综合的结合，而分析与综合是抽象思维的基本方法。分析思维是把事物的整体或过程分解为各个要素，分别加以研究的思维方法和思维过程，其方法包括定性分析、定量分析、因果分析和系统分析。综合思维是把分解的各个要素结合起来，组成一个整体的思维方法和思维过程，通过对事物各种要素从内在联系上加以综合，从而正确认识整个客观对象。分析与综合是辩证统一的，分析思维与综合思维所关心和强调的角度不同，“认识部分才能更好地认识整体”和“认识整体才能更好地认识部分”是同一个原则的两个方面，整个认识过程应该是分析与综合的辩证结合过程。

（三）历史性原则

历史是指事物发展的历史和认识发展的历史，逻辑是指人的思维对客观事物发展规律的概括反映，即历史的东西在理性思维中的再现。历史性原则指符合历史观点，实现逻辑与历史的一致。

二、护理诊断思维步骤

护理诊断的本质，是对患者现存的和潜在的功能和需要的不平衡所做的一种专业描述。对于护理人员来讲，面对一位患者时，首先应运用护理专业思维模式收集、分析、整理资料，将患者所患疾病作为刺激因素来看待，关注个体在遭受疾病刺激后的健康状态，即哪个方面的功能出现了什么样的变化，是否能满足自身各种基本需要，是否能适应变化了的内外环境；如若不能，会表现出何种症状、体征、不适应的行为等(诊断依据)；然后将这些资料进行归类整理。第二步是具体分析发生了何种功能与需要之间的矛盾，在相应的类别中找到相符合的护理诊断；再根据所学知识和经验进一步收集资料进行分析判断，找出导致出现该问题的可能原因(相关因素)，从而正确地提出完整的护理诊断。

例如，一位风湿性心脏瓣膜病的患者主诉经常在日常活动后出现心慌、胸闷，护士观察到患者呼吸急促，下肢水肿明显，神情紧张，表情痛苦，情绪烦躁等。将这些资料按照 NANDA 护理诊断分类法进行分类，属于活动/休息、营养、应对/应激耐受性等范畴的健康问题，然后重点评估患者日常活动后心慌、气促、胸闷，并观察到患者的相应体征，初步认为是活动/休息范畴出现问题，说明患者有心功能不全，不能满足日常活动的需要，处于“活动无耐力”的状态；进一步收集病历资料，得知患者处于心功能Ⅲ级。根据所学专业基础知识进行分析，患者由于疾病导致心脏供血功能下降，血液循环障碍，不能满足日常活动时机体组织氧气及能量的需要，此时可提出护理诊断“活动无耐力：与心肌氧气的供需失调有关”“体液过多：与心功能Ⅲ级导致血液回流动力不足造成下肢水肿有关”“焦虑：与患者呼吸困难以及担心疾病预后有关”。

对本章学习初始提出的案例进行分析，详细阐述在临床护理实践中形成护理诊断的思维过程如下：

1. 护理诊断思维方法

(1)健康促进。

住院前：患者平时身体健康，偶尔患有感冒，从未手术或其他较严重疾病，当身体不适时，会自行到医院看病或拿药。

住院后：患者自 2 月 18 日因驾车不慎造成严重烧伤，入院后因怀疑有呼吸道灼伤，在手术后气管插管并内套管留置，全身伤口感疼痛且活动受到限制。患者曾想扯掉身上的管路，经由护理人员解释气管插管和内套管留置的目的及重要性，患者情绪逐渐缓和。

(2)营养。

住院前：患者三餐定时定量，一餐约吃一碗饭，没有特别偏好某种食物，每天喝约半瓶米酒，饮水量一天约 2000 mL，身高 160 cm，体重 55 kg，患者体重在理想体重范围内。

住院后：患者放置鼻胃管。手术后暂时禁食，遵医嘱由中心静脉导管给予输液，4 天后开始灌食配方饮食 900 kcal/d。2 月 27 日开始由口进食少量开水，并进食软质饮食，但因一餐进食量只有1/3，鼻胃管灌食仍持续，3月2日拔除鼻胃管后，进食量增加，一餐进食1000～1500 g，测体重70 kg，患者全身共25%Ⅱ度～Ⅲ度的烧伤伤口，且有大量渗出液。

(3)活动/休息。

住院前：患者常早上到邻近公园慢跑，工作上的事都及时有效处理。睡眠方面，患者一天睡6～8小时，没有午睡习惯，白天不会打磕睡，晚上10～11点入睡，不需借助药物，睡眠不易中断，可获得充分的休息。

住院后：患者双手因石膏固定不动，且有多处引流管留置，加之烧伤伤口疼痛，进食、沐浴、翻身均需护理人员协助，活动能力降低。睡眠方面，患者入院时因气管内套管留置造成不适难以入睡，显得焦虑，拔管后才渐有睡眠，但易中断；患者还说："全身伤口痛到一整晚都睡不着。"夜班护士发现患者一天平均只睡4～5小时，白天换完药后因感疲累，会睡眠1～2小时。

(4)感知/认知。

住院前：患者意识清楚，听觉、嗅觉、味觉、触觉及记忆力、计算能力正常。

住院后：因气管内套管留置，脸部因烧伤造成眼睛肿胀，耳朵则因纱布覆盖影响听力，伤口疼痛时因无法表达而不停扭动身体；当气管内套管拔除后，患者仍显躁动不安。

(5)自我感知。

住院前：患者未患此病前最关心自己在单位的工作能力与业绩，觉得自己是一名很负责的员工。

住院后：患者经过一系列的治疗，比较担心右手复健问题，怕不方便做事，对于脸部烧伤所造成的伤痕非常担心，对自己及未来充满担忧。

(6)角色/关系。

住院前：患者的主要社会支持系统是家人及关系较好的邻居、朋友，平时都会与家人或朋友外出旅行或做运动。

住院后：患者受伤后觉得自己活不下去了，如果不是家人及朋友的支持及鼓励，也不会撑到现在。住院期间与医护人员互动良好，可清楚表达自己的意愿，角色功能及关系互动良好。

(7)应对/应激耐受性。

住院前：患者的主要压力源为自己的工作，当工作上的事情不顺利时，会与同事、家人探讨解决的方法，不会逃避问题，会勇于面对。

住院后：患者的主要压力源为烧伤所带来的生命威胁及环境改变。患者烧伤后身心不适，处于陌生环境失去应有的控制，患者曾说："刚醒来时，还以为自己死了，因为全身不能动，也不能说话，连自己在哪里都不知道。"

(8)安全/防御。

住院前：患者全身皮肤完整。

住院后：患者全身共25%Ⅱ度～Ⅲ度的烧伤伤口。

(9)舒适。

住院前：患者身体健康，无疼痛。

住院后：患者烧伤伤口经常疼痛。主诉："全身伤口痛到一整晚都睡不着。"另外，患者伤口换药时也感疼痛，不时冒冷汗且面部表情呈痛苦状，跟护理人员说："每天换药、做各种治疗，真是痛得不如死了算了。"

2. 作出护理诊断

(1)体液不足：与烧伤伤口造成皮肤缺损导致细胞外液丢失有关。

(2)肢体活动障碍：与伤口疼痛、身体虚弱、局部活动受治疗限制有关。

(3)睡眠型态紊乱：与气管内套管留置造成不适、伤口疼痛影响休息有关。

(4)语言沟通障碍：与气管内套管留置有关。

(5)焦虑：与烧伤所带来的生命威胁及环境改变有关。

(6)有感染的危险：与烧伤伤口可导致高危险性感染有关。

(7)疼痛：与烧伤伤口、换药或清创术治疗有关。

护理人员需要依靠专业知识及临床护理工作经验对护理对象的现存或潜在的健康问题或生命过程的反应作出判断，在护理评估的基础上，提出正确的护理诊断，并根据患者病情分清主次，根据所提出的护理诊断制定计划，实施有效的护理措施。因此，护理人员应努力提高正确作出护理诊断的能力，丰富自身的临床经验，及时发现问题，探究问题的原因，发挥护理诊断在护理程序中的重要作用。

本章小结

本章主要阐述护理诊断及思维。护理诊断是护士针对护理对象(包括个体、家庭、社区、群体等)现存或潜在的健康问题或生命过程的反应所作出的临床判断。其过程包括收集资料、整理分析资料并形成假设、作出护理诊断共三个步骤。护理诊断由名称、定义、诊断依据和相关因素四部分组成，其陈述方式主要有 PSE、PE、P 公式陈述法。在实际工作中，护士需对护理诊断及合作性问题按重要性及紧迫性进行优先排序，确立护理诊断的科学思维方法是正确进行护理诊断的关键，运用科学思维分析护理问题进而解决问题是护理诊断思维方法的核心。

客观题测验

第十一章

健康评估书写记录

健康评估书写记录PPT

微课：健康评估书写记录

学习目标

1. 掌握健康评估书写记录的内容、格式与书写规范，并能正确规范地独立完成患者评估单的书写。

2. 熟悉电子护理记录的注意事项。

3. 了解健康评估书写记录的重要性。

第一节 健康评估记录的重要性

预习案例

患者，男，52岁，工人。头晕2年，近1个月加重，伴有恶心、呕吐，近3天有夜间阵发性呼吸困难。T 36.5℃，R 31次/min，P 98次/min，Bp 210/130 mmHg；神志清楚，皮肤黏膜苍白，眼睑轻度浮肿，颈静脉无明显怒张；心脏叩诊，心浊音界向左下扩大；肝肋下3 cm，轻度压痛。实验室检查红细胞2.1×10^{12}/L，血红蛋白57 g/L，血小板35×10^{9}/L；尿液比重1.012、酸性、蛋白(++)；尿沉渣镜检发现白细胞、红细胞和颗粒管型；酚红试验2小时未排出。血尿素氮28.6 mmol/L(80 mg/dL)，血钙1.82 mmol/L（7.3 mg/dL），血磷4.42 mmol/L(13.7 mg/dL)，血钾4.25 mmol/L。

患者于3年前曾诊断为“急性肾炎”，吸烟史已有二十年，每日饮酒约一两，无传染病史，无药物过敏史。

思考

1. 如何书写该患者的入院评估单？
2. 如何书写该患者的一般护理记录单？

护理文书是医疗文书的组成部分，健康评估记录则是护理文书的重要组成部分。健康评估记录是护理人员将通过问诊、体格检查和实验室及其他辅助检查获得的资料经归纳、分析和整理后形成的书面记录。临床上的健康评估记录既包括患者入院时的首次评估记录，也包括住院期间的护理记录。

健康评估记录同时也是涉及医疗保险、医疗纠纷及法律诉讼的重要资料。因此，书写完整而规范的健康评估记录是每个护士必须掌握的一项临床基本技能，应以肩负责任的精神和实事求是的态度认真对待。

一、指导临床护理实践

健康评估记录是对患者健康状况及其病情变化过程的客观记录，是制订或修订护理计划的重要依据，对评价治疗和护理措施的效果有着十分重要的意义。实时、准确、连续的健康评估记录可反映患者病情的动态变化，各班次护士可了解患者存在的健康问题及其病情变化，以及治疗与护理措施的有效性，能增强护理人员间的沟通与协作，维持护理的连续性、针对性和完整性，从而确保护理质量。

二、评价临床护理质量

健康评估记录质量的好坏不仅体现了护士的业务水平、工作能力和责任心，而且在很大程度上反映了临床护理活动的数量和医疗护理管理水平，能为医院等级评定、护士考核提供参考依据。

三、指导护理教学与科研

规范、完整的健康评估记录能及时、准确地记录某一疾病发生、发展和转归过程中的临床护理活动，是指导护理教学和科研实践的重要资料。在护理教学方面，健康评估记录充分体现了理论在实践中的具体应用，是最为真实的教学素材，可用于各种形式的临床护理教学案例，尤其适合于个案讨论教学或以问题为基础的教学。在护理科研方面，健康评估记录对回顾性研究有很大的参考价值，通过对一定数量的护理病历归纳与分析，可总结某一疾病的护理客观规律和成熟经验，进而促进循证护理的发展。

四、提供法律依据

健康评估记录是护理实施过程的真实记录，是护士护理活动的主要证明文件，具有法律效应。健康评估记录反映护理人员对患者进行护理活动的实际情况，成为保证护理活动中患者和护士合法权益的有效凭证性，是维护护患双方合法权益，处理医疗纠纷、医疗事故、伤害案件、保险理赔的重要的法律依据。2002 年国务院颁布施行的《医疗事故处理条例》及 2010 年国家卫生部下发的《病历书写基本规范》，进一步明确了护理病历的法律效力。因此，护理病历书写应准确无误，记录者须签全名，并对记录内容负相应的法律责任。

第二节　健康评估记录的要求

健康评估记录是护理病历的重要组成部分，也是涉及医疗保险、医疗纠纷及法律诉讼的重要文件。书写完整而规范的健康评估记录是每个护士必须掌握的一项临床基本功。因此，护理人员有必要明确健康评估记录书写的基本要求。

课程思政

患者住院期间外出突发脑出血死亡，医院赔偿 24 万元

2016 年 6 月 8 日，患者因脑梗死住入某院内科。6 月 13 日 18 时，患者外出后突然出现寒战、大汗等不适。急送回医院，查头颅 CT 示脑干出血，继续住院治疗，期间反复发生病情变化，共抢救 15 次，6 月 25 日经抢救无效死亡。

患者死亡后，家属院方各执一词：家属认为医护人员对脑梗死病情的危险性认识不足，同意患者回家，使患者未得到合理的治疗，与后来出现脑干出血有直接因果关系。院方称，医护人员曾反复劝阻患者勿外出，而患者擅自外出后经多次劝说未归。

于是，家属委托律师代为维权。律师详阅病历和询问家属治疗经过后发现被告对病历进行伪造、篡改和做虚假记录：①原告曾用手机拍摄原始“体温单”第1页，患者本在6月9日—12日14时外出，但仍有体温测量记录，而新的“体温单”第1页已删除以上体温记录。②护士黄某在6月8日护理记录中“患者擅自外出，经多次劝说未归”，但被告提供的《护士排班表》中6月8日和9日黄某补休清明假，从而认定被告未尽到告知患者住院期间外出有何风险及告知不得外出的义务。③6月13日晚上抢救至6月14日早上，患者多次检测血氧饱和度均为70%左右，护理记录中血氧饱和度的全部记录均为80%左右。④“出院记录”显示患者入院当天即诊断为“脑干出血、坠积性肺炎”，而事实是入院时患者无脑出血，亦无肺炎。综合其他过失问题，最后，原告方获得24万余元人身损害赔偿金。

从以上案例中不难看出，官司主要输在病历书写上。对病历进行伪造、篡改和做虚假记录是医疗文书中的最大禁忌。因此，临床护士务必认真评估，并真实、准确、客观、完整地记录。同时，应具备严格、严谨的法律意识和法律观念，保证患者安全的同时，也是对自己的保护。

护理之路应步步为营，大家更需谨言慎行。

一、内容客观真实、全面完整

内容客观真实是健康评估记录的一项重要原则，这不仅关系到护理病历的整体质量，更能体现护士的职业品德和作风。健康评估记录必须客观真实地反映护理对象的健康状况、病情变化以及实施护理计划后的结果等。健康评估各项记录须保持完整，不可漏记或丢失。因此，护士应认真仔细、全面系统地收集护理对象的有关资料，依据患者的实际情况和治疗进行客观、真实、完整的描述与记录，不掺杂个人的主观意见、臆想和虚构。不能以“我认为…”“患者主诉正常”等主观遐想代替真实而客观的描述。

二、用词准确，书写规范

健康评估记录内容应符合国务院颁布的《医疗事故处理条例》《护士条例》《病历书写基本规范》等法律法规、部门规章，符合医疗护理常规、规范和行业标准，融科学性、规范性、技术性、实用性和可操作性为一体，体现护理专业的特点和学科发展的水平。

健康评估记录要求所记录的资料准确无误，与其他病历资料做到有机结合，相互统一，避免重复和矛盾。书写护理文书应当客观、真实、准确、及时、完整、规范；应当使用中文（收治外籍患者除外），文字工整、字迹清晰、表达准确，不得随意涂改或粘贴；使用通用的医学词汇和术语表达病情和治疗护理情况，避免使用俗语和地方习语。通用的外文缩写和无正式中文译名的症状、体征、疾病名称等可以用外文书写。书写度量衡单位一律使用国家统一规定的名称和标准。使用阿拉伯数字书写日期(公历)和时间(北京时间)，采用24小时制记录(体温单上入院、出院等时间除外)。计量单位采用中华人民共和国法定的计量单位。书写内容力求精练、具有逻辑性，重点突出、条理清晰，不重复记录。

三、按规定格式及时记录

健康评估记录应按规定格式有效地记录，必须签全名。要随时反映护理对象的健康状况，并进行比较分析，避免健康评估记录与患者病情的客观事实出现偏差。此外，健康评估记录必须及时完成，不得拖延或提早，更不能漏记，以保证记录的时效性。一般新入院患者记录书写应在24小时内完成。因抢救急危患者，未能及时书写病历时，护士应在抢救结束后6小时内据实补充记录并加以注明。在抢救危重患者时，护士可将医生的医嘱及时间用专门小本记录下来。每种记录表格的眉栏包括姓名、科室、床号、住院病历号；底栏有页码，设置于各表格底部居中。对需取得患者(包括产妇等服务对象，下同)书面同意方可进行的护理活动，应当签署知情同意书。

四、字迹清晰，签名齐全

健康评估记录书写要求字迹工整，不得采用刮、粘、涂、擦等方式掩盖或去除原来的字迹。如果必须修改应用同色笔双线划在错字上再作修改，并签署全名和注明时间，要求保持原记录清晰可辨，署名处要求签全名以明确责任。护理文书由注册护士书写，也可以由实习护士、试用期护士书写，但应有本科室注册护士审阅并签名，署名方式是：老师姓名/学生姓名。进修护士由接收进修的医疗机构根据其胜任相关专科工作的实际情况进行认定后书写护理文书。规范录入护理文书，按有关要求及时打印并签名。已经完成录入打印并签名的护理文书不得修改。

第三节　健康评估记录内容与格式

一份完整有效的健康评估记录是有关护理对象的健康状况、护理诊断、护理计划、护理措施、预期目标及效果评价等护理活动动态的系统记录。健康评估记录的书写格式有直接填写式、表格式、混合式三种，临床多采用以表格为主，填写为辅的混合式评估记录表。表格式记录能较准确、全面地反映患者的情况，书写亦较简便、省时，符合临床护理工作节奏快的特点，而患者住院期间的护理记录则多采用填写式。

一、护理评估单

主要介绍入院评估单的内容与格式以及常见护理风险评估量表。

(一)入院评估单

入院评估单是患者入院后首次进行健康评估的记录，其内容包括患者一般资料、病史、体检、实验室及其他检查结果等，对其一般情况、健康情况、专科情况进行逐一评估，一般要求患者入院后 24 小时内完成。

1. 书写内容

(1)一般资料：包括患者姓名、性别、年龄、入院时间、入院方式及书写记录时间等，既往史(包括疾病、手术、输血等)、过敏史、家族史等。

(2)通过护理体检进行身体、心理、社会状况评估。

(3)其他相关实验室检查及器械检查、护理诊断等。

2. 书写格式

临床上多采用以表格为主，填写为辅的混合式评估记录，这是一种事先印制好的评估表格，可以指导护士全面系统地收集和记录患者的入院资料，避免遗漏。因其记录的方式以在预留的方框内"√"为主，必要时可添加简单的文字描述，可有效地减少书写时间和书写负担，使护士有更多的时间为患者提供直接护理。但因其形式固定，在一定程度上限制了使用者的主动性和评判性思维能力的发挥。入院评估单参照生理—心理—社会模式设计(表 11-1)。

(二)常用护理风险评估量表

经入院评估初筛后，对存在自理能力缺陷、跌倒/坠床、压疮、疼痛等高危风险(中度以上依赖、中度以上危险、中度以上疼痛)的患者，运用相关护理风险评估量表，对其某一项高危风险项目进行深入评估，将评估结果简要记录在护理记录单上；并根据患者实际，对该高危风险进行动态评估。

1. 日常生活能力评定推荐量表　Barthel 指数量表(表 11-2)。

2. 跌倒危险因素评估推荐量表　Morse 量表(表 11-3)。

3. 压疮危险因素评估推荐量表　Braden 量表(表 11-4)。

4. 疼痛评估推荐量表　疼痛评估量表(表 11-5)。

二、护理记录单

护理记录是指护士遵照医嘱和病情，对患者在住院期间健康状况变化和护理过程的客观记录。临床上，对病重、病危患者及病情发生变化、需要监护的患者都应有完整的护理记录单。内容包括：患者自觉症状、情绪、心理状态；病情变化、症状体征的改变、实验室及其他辅助检查结果；对护理诊断的修正或补充；护理措施与健康教育效果；患者亲属的希望和意见等，记录时间及签名。此外，医院还应注意依据专科护理特点、专科护理工作的实际需要合理编制或设计护理记录单的格式，遵循责任、安全、简化、实用的原则，保证患者安全和履行护士职责。

(一)一般护理记录单

一般护理记录单是指护士根据医嘱和病情，对一般患者住院期间护理过程的客观记录。

1. 记录对象　病情发生变化、需要监护的患者；需要观察某项症状、体征或其他特殊情况的患者，如术后患者、一级护理患者中病情不稳定者、特殊患者（如新生儿、老年人等）；接受特殊检查或治疗者，也包括病情稳定的一级、二级和三级护理的患者。

2. 记录内容　根据相应专科的护理特点书写，包括患者姓名、科别、住院病历号（或病案号）、床位号、页码、记录日期和时间、病情观察情况、护理措施和效果、护士签名等。根据患者病情决定记录频次，病情变化随时记录。根据临床实际，一般护理记录单可采用表格式；也可采用描述性记录方式，简要记录主要的护理过程。

3. 记录要求

（1）记录应体现个性化，有观察重点、针对性的护理措施与效果等。

（2）首页记录新入院、危重、抢救、手术、分娩后患者情况。在首页开始时应简述患者病情或者手术情况、给予的处置及效果。新入院患者当天记录，急诊入院患者当天每班记录。急诊入院患者根据病情至少连续记录 2 天，病危患者至少每班记录 1 次，病重患者至少每日记录 1 次，所有患者病情发生变化或意外情况时随时记录，记录时间应当具体到分钟。

（3）一般手术患者手术前要记录术前准备情况；术后当天要记录手术时间、麻醉方式、手术名称、患者返回病房时间、患者情况、生命体征、伤口及引流情况；术后前 3 天至少每日记录 1 次。

（4）特殊检查、特殊治疗、特殊用药、输血等应及时记录。

（5）病情稳定的一级护理患者每周至少记录 2~3 次，病情稳定的二、三级护理患者每周至少记录 1~2 次。

（6）记录后签全名。

4. 填写说明

（1）体温：单位为“摄氏度（℃）”，填写数字，不需填写单位。

（2）脉搏：单位为“次/分”，填写数字，不需填写单位。

（3）呼吸：单位为“次/分”，填写数字，不需填写单位。

（4）血压：单位为“毫米汞柱（mmHg）”，填写数字，不需填写单位。

（5）血氧饱和度：吸氧单位为“升/分（L/min）”，可根据实际情况在相应栏内填入数值，不需填写单位，并记录吸氧方式，如鼻导管、面罩等。

（6）意识：清醒、嗜睡、昏睡、浅昏迷、深昏迷。如患者使用镇静药无法判断意识状态，可在意识栏记录“镇静状态”。

（7）瞳孔：包括瞳孔大小和对光反射。记录以患者的解剖学位置的方向为准，大小用数字记录，单位为“mm”，记录于瞳孔标识的正下方。对光反射存在用“+”，对光反射迟钝用“±”，对光反射消失用“-”表示，记录于瞳孔标识的正上方。两侧瞳孔等大时，在瞳孔标识之间用“=”表示，如：$\overset{+}{\underset{mm}{0}} = \overset{+}{\underset{mm}{0}}$；两侧瞳孔不等大时，在瞳孔标识之间用“>”或“<”表示，如“0>0”表示右侧瞳孔大于左侧瞳孔；一侧眼球摘除（如左侧摘除）以“0-X”表示。

（8）出入量：单位为“毫升（mL）”，填写数字，不需填写单位。

1）入量：包括使用静脉输注的各种药物、口服的各种食物和饮料，以及经鼻胃管、肠管输注的营养液等。因故停止或更换液体时，应在入量栏记录丢弃量，在数字前加"-"(如-100)表示，并在病情观察栏说明原因。

2)出量：包括小便、大便、呕吐物、引流物等，需要时写明颜色、性状。大便的记录单位为克(g)，水分可忽略不计，如为水样大便或便血时单位为毫升(mL)，纳入出水量。

3)出入量总结：在入量的"项目"栏注明"日间小结"(如7：00—21：00的出入水量)或"24小时总结"(如7：00至次日7：00的出入量)。总入量填写入量栏内，总出量填写出量栏内，在其总数下用红墨水笔标识双横线(电子病历除外)，并将总出入量记录于体温单(前一日)的相应栏内。

(9)皮肤情况：根据患者皮肤出现的异常情况选择填写，可用完好、压疮、出血点、破损、水肿等，在病情观察栏内描述皮肤破损面积、深度等。

(10)管路情况：根据患者置管情况填写，如静脉置管、导尿管、引流管等，观察无异常用"-"表示，有异常用"+"表示，并在病情观察栏内写明具体情况、护理措施及效果。

(11)转科等交接记录：患者转科的交接情况直接记录在护理记录单上，交、接护士双人签名。

(12)病情观察、护理措施及效果：简要、客观记录护士通过见、问、听、查、交流等方法了解到的患者病情状况，主要记录阳性症状与体征，针对异常情况及根据医嘱和患者实际情况采取的护理措施及其效果。

5.一般护理记录单

一般护理记录单(表格式)参考样式及示例(表11-6和表11-7)。

(二)专科护理记录单

1.产科护理记录单　是指记录产妇产前、产时、产后相关情况的护理文书。

(1)产前护理记录内容与要求。

1)血压：一般情况下每日测量记录1次，妊娠合并症者遵医嘱执行。

2)胎心音：每4小时测听1次并记录或遵医嘱执行。

3)胎动计数：每日记录3次(早、中、晚)。

4)有特殊病情变化随时观察记录。

(2)产时护理记录内容与要求。

1)血压、脉搏：每4~6小时测量记录1次或遵医嘱执行。

2)宫缩状况：每小时观察记录1次，包括持续时间、强度、规律性以及间歇时间。

3)胎心音：潜伏期每1~2小时测听记录1次，活跃期每小时测听记录1次(宫缩频繁时应每15~30分钟测听记录1次)。

4)阴道指检或肛门指检：潜伏期每2~4小时检查记录1次，活跃期每1~2小时检查记录1次。

5)胎儿娩出、胎盘娩出均需测量记录血压。

6)产妇上产床后每5~10分钟测听记录胎心音1次(有条件者用胎儿监护仪监测)。

7)产妇出产房需观察记录血压、脉搏、阴道流血情况(颜色、性质、量)、宫底高度、宫缩状况(硬软度)、会阴伤口情况(渗血、红肿)、膀胱是否充盈等。

(3)产后护理记录内容与要求。

1)自然分娩产妇的产后护理记录：①产后2小时内每半小时测量记录1次血压、脉搏，从产房到母婴同室交接时测量记录1次，或遵医嘱执行；②产后2小时内每半小时观察记录1次子宫收缩状态、宫底高度、阴道流血情况、会阴伤口有无渗血与红肿等观察记录，产后3~6小时内每小时观察记录1次，产后7~12小时内每2~3小时观察记录1次；③产后4~6小时需观察记录第1次自解小便情况；④母乳喂养情况按医院要求记录；⑤有特殊病情变化应随时记录。

2)剖宫产产妇的术后护理记录：①术后6小时内每1小时监测记录1次(或心电监护6小时)血压、脉搏，或遵医嘱执行；②术后6小时内每1小时观察记录1次子宫收缩状态、宫底高度、阴道流血情况、腹部伤口情况、各类管路等情况观察记录，术后7~12小时内每2~3小时观察记录1次；以后每班观察记录1次，直至肛门排气；③拔除导尿管后需观察记录第1次自解小便情况；④母乳喂养情况按医院要求记录；⑤有特殊病情变化应随时记录

(4)产科护理记录单参考样式(表11-8~表11-10)。

2. 新生儿护理记录单

(1)母婴同室新生儿护理记录单：是指对新生儿从出生至出院期间护理过程进行客观记录的护理文书。

1)新生儿的面色、呼吸状态、皮肤是否完好或黄染、脐部有无渗血等观察记录：①出生2小时内每30分钟至1小时观察记录1次；②出生24小时内每4小时观察记录1次，24小时后有异常随时记录。

2)体温情况：①出生后4~6小时内应有复温观察记录；②出生后3天内每日测量记录3次，正常后改每日测量记录2次。

3)喂养与大小便情况：每班记录1次。

4)发生异常变化时随时记录。

5)母婴同室新生儿护理记录单参考样式(表11-11)。

(2)新生儿患儿护理记录单：是根据医嘱和病情，对新生儿患儿住院期间护理过程(病情观察、护理措施与效果、健康教育等)进行客观记录的护理文书。

1)同母婴同室新生儿护理记录单。

2)根据医嘱和结合患儿病情实际，决定记录内容及频次。

3)新生儿患儿护理记录单参考样式(表11-12)。

3. 手术护理记录单　是记录患者手术期间护理情况及所用器械、敷料清点等的护理文书。

(1)记录内容与要求。

1)手术期间护理情况记录包括入手术室患者意识，有无气管插管、留置引流管、输液、皮肤破损等情况；术中患者体位，有无使用电刀、止血带，有无预防患者低体温措施，有无体内植入物，有无标本等情况；术毕手术患者出室时间、去向、输液、管道、皮肤等相关内容。

2)器械、敷料清点记录由巡回护士和器械护士清点、记录并签名，如有两名以上的巡回护士时，每名护士需就所核对的不同时间段分别签名；无器械护士参加的手术，由巡回护士和主刀医师共同清点并签名。分别在手术开始前，关闭腹腔、胸腔、深部切口前与切口皮肤缝合前(即关闭腹腔、胸腔、深部切口后)3次仔细清点签名，术中追加敷料、器械应及时记录在加数栏内。注意术前清点、术中加数及关体腔前后清点应写明具体数量，不可用打“√”形式。

3)术中体内植入物(如人工关节、人工瓣膜、股骨头等)条形码，手术所用的无菌包灭菌效果监测指示卡的标识由护士粘贴于粘贴栏内。

4)术毕，巡回护士及时将手术护理记录单归入患者住院病历中。

(2)手术护理记录单参考样式(表11-13)。

4. 重症监护室护理记录单　是指对重症监护室患者护理过程(病情观察、护理措施与效果、健康教育等)客观记录的护理文书。

(1)根据医嘱及结合监护患者病情实际，决定监测记录的内容及频次。

(2)重症监护室(ICU、PACU、NICU、PICU、RICU、CCU等)护理记录单，由医疗机构根据相关专科实际进行规范。

5. 精神科护理记录单　是对精神疾病患者在住院期间精神症状、行为等病情和所采用的护理措施及效果进行客观记录的护理文书，一般采用表格式记录。

(1)记录内容与要求。

1)记录频次遵医嘱或视病情至少每周1次(住院时间在6个月以上者至少每2周记录1次)，病情变化时随时记录；入院、转科、出院时应有记录。

2)病情观察：

①有“自杀自伤”“伤人毁物”“逃跑”“行为紊乱”等企图或行为时用“√”表示。

②“与人接触”记录为“无法接触”“违拗”“不合作”“被动”“主动”“合作”。

③“治疗依从性”记录为“不合作”“被动合作”“违拗”“合作”。

④“自理程度”记录为“照料”“协助”“督促”“自理”。

⑤“饮食”记录为“拒食”“吞咽困难”“少食”“暴食”“正常”。

⑥“睡眠”记录为“失眠”“入睡困难”“间断睡眠”“早醒”“正常”。

⑦“大便”记录为“腹泻”“便秘”“便床”“正常”。

⑧“小便”记录为“失禁”“潴留”“便床”“正常”。

⑨需要具体记录的其他内容，如发热、输液、压疮等，可在“病情观察、护理措施及效果”栏内描述。

3)护理措施依据具体措施在相应栏内打“√”，简要描述护理效果。

4)患者病危(病重)除进行精神疾病患者护理记录外，还应遵循危重患者护理记录要求。

(2)精神科护理记录单参考样式(表11-14)。

三、护理计划单

护理计划是通过评估患者的健康状况及病情变化，根据护理诊断/合作性问题而设计的使患者尽快、尽好地恢复健康的计划，是临床进行护理活动的依据。

护理计划单则是对上述护理活动全面的书面记录。最初，在护理计划单的使用过程中，护士常重复书写大量常规的护理措施。后来为了减轻护士书写负担，将每种疾病最常见的护理诊断/合作性问题及相应的护理措施、预期目标等综合，形成不同病种的“标准护理计划”，并发展出“护理诊断项目表”。近年来，护理计划单在我国各医院临床应用的范围正在逐渐缩小。

护理计划单书写内容包括：确立护理诊断/合作性问题的时间、名称、预期目标、护理措施、效果评价、停止时间和护士签名（表 11-15）。

1. 护理诊断　护理人员应对各种评估资料进行综合、归纳作出护理诊断，有相关因素和诊断依据。

2. 优先次序　对于存在多个护理问题情况下，应根据其重要性及紧迫性确定排列的主次顺序。

3. 预期目标　包括长期目标和短期目标，应该是切实可行，可通过护理措施达到的预期结果。目标陈述的行为标准应该具体、可评价。

4. 护理措施　制定护理措施时应符合针对性、可行性、安全性、合作性、科学性的原则。

5. 评价　护理措施实施过程中，护理人员应关注患者及家属对护理效果的反馈，及时作出评价，停止实施已完成的项目；对效果不好的护理措施予以修订。若护理过程中出现新的护理问题，应及时采取相应的措施，满足患者护理需求。

四、健康教育计划表

健康教育（health education）是通过有计划、有组织、有系统的社会和教育活动，促使人们自愿地改变不良的健康行为和影响健康行为的相关因素，消除或减轻影响健康的危险因素，预防疾病，促进健康和提高生活质量。健康教育贯穿于临床护理工作中，通过向患者及其家属提供相关的疾病知识与护理技能指导，不仅能增强患者自我保健意识，提高其自我护理能力，还能有效发挥家庭等支持系统的作用，共同促进患者早日康复。

医院健康教育（hospital health education），又称临床健康教育（clinical heath education）或患者健康教育（patient heath education），是以患者为中心，针对到医院接受医疗保健服务的患者及其家属所实施的有目的、有计划、有系统的健康教育活动，其教育目标是针对患者个人的健康状况和疾病特点，通过健康教育实现疾病控制，促进身心康复，提高生活质量。医院健康教育依实施场所不同分为门诊教育、住院教育和家庭随访教育三类，本节仅介绍患者住院教育。

（一）健康教育计划表书写内容

1. 健康教育内容

患者住院教育是临床护理的重要内容，亦是一种有效、易行的非药物治疗手段。通过向患者及其家属提供相关的疾病知识与护理技能指导，增强患者的自我保健意识，提高自我护理能力，并有效发挥家庭等支持系统的作用，共同促进患者早日康复；健康教育也有利于增进护患沟通、理解和合作，是紧密联系护患关系的重要纽带。健康教育内容可涉及恢复和促进患者健康的各方面知识与技能，主要包括：①入院宣教；②疾病的诱发因素、发生与发展过程，可采取的治疗、护理方案，检查(操作)指导、术前指导、术后康复指导；③有关检查目的及其注意事项；④饮食与活动的注意事项；⑤用药指导；⑥疾病预防及康复措施、功能锻炼方法指导、预防疾病复发和复诊指导等。国内有医院将患者及其家属需要了解或掌握的有关疾病知识编制成标准健康计划，护理人员可参照标准健康教育计划为患者提供健康教育。

2. 健康教育方式

应根据患者的文化层次、认知能力、对有关知识和技能的需求、医院现有条件等具体情况而定。可采用讲解、示范、录像、提供书面或视听材料等方式进行 1 次或多次教育。

(二) 健康教育计划表书写格式

针对不同护理单元，健康计划的详细内容有相应的标准版本，以供护理人员参考使用；不同科室所采取的健康教育计划表应根据本科室疾病特点而有所侧重(表 11-16、表 11-17)。为简化程序、便于操作、保证健康教育效果，实际工作中护理人员可参照标准健康教育计划为患者提供健康教育。健康教育的内容应该是基本、简单、重要、有用，并多次重复，以加深患者印象或熟知某些知识或技能。

五、电子护理记录

随着医疗水平和信息技术的快速发展，"计算机管理系统"普遍应用于医院已成为医院现代化管理的基础。电子记录是通过电脑硬件和特殊的软件来收集、处理、分类、储存、打印、显示患者医疗活动信息的一个系统。电子护理记录不仅是一种电子化形式的文件记录，而且是处理护理信息的一种新的方法，利用电子设备保存、管理、传输和重现患者的医疗记录，有利于病历中的信息在不同平台的交流和共享。目前医疗信息软件在临床上逐步投入使用，传统的病历归档正逐渐被当今的网络管理所取代。

(一) 电子护理记录的优势

1. 字迹清晰

传统手工书写护理记录虽然有统一的书写格式和规范，但书写随意性较大，电子护理记录克服了字迹不清、潦草、涂改、纸张零乱等弊端，打印出来的护理记录整洁、格式规范。出现错字、漏字、漏记、格式错误时，均可及时在计算机上修改或补充，避免手工书写时的涂、刮、重抄等现象。

2. 提高护理工作效率

手写护理记录是护士记录零散、重复内容较多，不便于查阅；转抄时容易出现错误，甚至需重新抄写，无形中增加了护理工作量。电子护理记录模板的应用，可通过计算机的复制、粘贴等功能，大大缩短护理记录的时间，且避免以往手工书写时易错、涂改、重抄的弊端，从而提高护理工作效率。

3. 有利于护理管理

护理文件数量大，挤占空间，查询整理费时间，实行电子记录可使大量患者基本信息实现一次性输入，全院共享，避免重复劳动和大量手工作业。此外，通过网络直接查看各个病区的护理病历书写情况，护理管理者不到病房即可实现对各个病区的检查和指导。

4. 有助于护理研究

通过电子系统查阅患者的临床资料，能较全面、系统地了解患者的临床资料，为开展护理研究提供便利。如输入相应病种可统计此病患者的住院人数，查询相关的检查及治疗情况。

（二）电子护理记录的注意事项

（1）书写完护理记录离开电脑时，应及时关闭电脑操作页面，避免患者信息泄露。

（2）养成复制、粘贴后及时检查所书写的记录的习惯，避免写错、漏写的现象。避免因机械地拷贝模板的惰性行为，而导致同病种千篇一律，不能体现个体差异，造成不正确的临床判断。

（3）根据相关规定规范录入护理文书，按有关要求及时打印并签名。已完成录入打印并签名的护理文书不得修改。由于部分电子护理记录在出院时才打印，打印后应及时签名。

综上所述，电子护理记录系统具有较明显的经济效益和社会效益，但医院需要投入较大的人力物力推行实施，并不断完善电子记录的质量控制标准。另外，医护人员应加强信息安全与保密意识，增强法制观念，从而促进护理记录的规范化，提高护理病历的质量，最大限度地提高工作效率和管理效益。

表 11-1　入院患者护理评估单

科室：　　　　　病区：　　　　　床号：　　　　　住院号：
一般资料
姓名：　　　性别：□男　□女　　年龄：　　岁　民族：　　　籍贯： 住址：　　　　　　　　　　　　　　　　　　　　　联系电话： 入院时间：　　　　　　　　　入院诊断： 入院类型：□门诊　□急诊　□转入（转出科室：　　　　　） 入院方式：□步行　□扶行　□轮椅　□平车　□担架　其他： 资料来源：□患者　□家属　其他： 可靠程度：□可靠　□基本可靠　□不可靠　记录时间：

续表 11-1

健康史
主诉：
现病史：
日常生活状况
膳食种类：□普食　□半流质　□流质　□禁食　□鼻饲　□治疗膳食
进食方式：□正常　□鼻饲　□空肠造口　□全静脉营养　□其他
食欲：□正常　□增加　□亢进　□下降　□厌食
排尿：□正常　□尿失禁　□尿潴留　□排尿困难　□留置尿管　□其他
排便：□正常　□便秘(1 次/日；辅助排便：□无　□有)　□腹泻：(　次/日) □失禁　□造口(能否自理：□能　□否)　□其他
睡眠：□正常　□失眠(药物辅助：□有　□无)
吸烟：□无　□偶吸　大量：　支/日　已抽　年，已戒　年
饮酒：□无　□偶饮　大量：　两/日　已饮　年，已戒　年
药物依赖：□无　□有(药名/剂量：　)
既往史
既往健康状况：□良好　□一般　□较差
既往患病/住院史：□无　□有　描述：
传染病史：□无　□有　描述：
预防接种史：□无　□有　描述：
手术/外伤史：□无　□有　描述：
输血史：□无　□有　血型：　Rh 因子：□阴性　□阳性　□不详
过敏史：□无　□食物　描述：　□药物　描述：　□其他　描述： □不详
婚育史及月经史
婚姻史：结婚年龄：　配偶健康状况：□健在　□患病　□已故　□死因：
生育史：妊娠　次　顺产　胎　流产　胎　早产　胎　死产　胎
月经史：初潮　岁　经期　天　月经周期　天　绝经年龄　岁(或末次月经日期：　)

续表 11-1

家族史			
父：□健在　□患病　□已故　□死因：			
母：□健在　□患病　□已故　□死因：			
子女：□健在　□患病　□已故　□死因：			
兄弟姐妹：□健在　□患病　□已故　□死因：			
系统回顾			
头颅五官	呼吸系统	循环系统	消化系统
□正常/无异常 □视力障碍 □耳聋 □耳鸣 □眩晕 □鼻出血 □牙痛 □牙龈出血 □声嘶 □其他	□正常/无异常 □咳嗽 □咳痰 □咯血 □呼吸困难 □喘息 □长期低热 □盗汗 □消瘦史 □胸痛 □其他	□正常/无异常 □心悸 □活动后气促 □心前区疼痛 □下肢水肿 □晕厥 □血压升高 □其他	□正常/无异常 □食欲减退 □反酸 □嗳气 □恶心 □呕吐 □吞咽困难 □腹胀 □腹痛 □腹泻 □便秘 □呕血 □黑便 □黄疸 □其他
内分泌与代谢	造血系统	肌肉骨骼系统	神经系统
□正常/无异常 □食欲亢进 □畏寒 □怕热 □多汗 □烦渴 □多尿 □双手震颤 □体重改变 □毛发增多/脱落 □色素沉着 □性功能改变 □其他	□正常/无异常 □乏力 □头晕 □眼花 □皮肤黏膜苍白 □黄疸 □皮肤黏膜出血 □鼻出血 □淋巴结肝脾大 □骨痛 □其他	□正常/无异常 □关节疼痛 □关节红肿 □关节畸形 □脊柱畸形 □肢体活动障碍 □肌无力 □肌肉萎缩 □其他	□正常/无异常 □头痛 □头晕 □晕厥 □失眠 □意识障碍 □抽搐 □瘫痪 □皮肤感觉异常 □记忆力减退 □语言障碍 □其他

续表 11-1

心理评估

对自我的看法：□满意 □不满意 □其他
情绪：□镇静 □易激动 □焦虑 □恐惧 □悲哀 □其他
对疾病认识：□完全 □部分 □不认识 □未被告知
过去一年内重要生活事件：□无 □有 描述：
遇到困难最愿向谁倾诉：□父母 □子女 □其他
宗教信仰：□无 □佛教 □基督教 □伊斯兰教 □天主教 □其他

社会评估

家庭关系：□和睦 □冷淡 □紧张
婚姻状况：□未婚 □已婚 □离婚 □丧偶 □其他
居住情况：□独居 □和家人同住 □和亲友同住 □老人院 □其他
职业状况：□在岗 □下岗 □务农 □无业 □个体经营 □丧失劳动能力
文化程度：□文盲 □小学 □初中 □高中/中专 □大专 □大学及以上
社会交往情况：□正常 □较少 □回避
医疗费用支付形式：□公费 □医疗保险 □自费 □其他
住院顾虑：□无 □经济负担 □自立能力 □预后 □其他

体格检查

T： ℃ P： 次/分 BP： mmHg 身高： cm 体重： kg

全身状态

发育：□正常 □异常 描述：
营养：□良好 □中等 □不良
体型：□正常 □肥胖 □消瘦
面容：□正常 □病容 类型：
体位：□主动体位 □被动体位 □强迫体位 类型：
步态：□正常 □异常 类型：
意识状态：□清楚 □嗜睡 □模糊 □昏睡 □浅昏迷 □深昏迷 □谵妄
跌倒风险：□无 □有 危险度：
语言表达：□清楚 □含糊 □语言困难 □失语

皮肤黏膜

颜色：□正常 □发红 □苍白 □发绀 □黄染 □色素沉着/脱失
温度：□正常 □潮湿 □干燥
弹性：□正常 □减退
水肿：□无 □有 部位/程度：
完整性：□完整 □皮疹 □皮下出血 部位/范围：
　　　　□压疮 期，部位/范围：
□其他淋巴结：□正常 □肿大 部位/大小/数量/质地/活动度：

续表 11-1

头面部
眼睑：□正常　□水肿 结膜：□正常　□水肿　□出血 巩膜：□正常　□黄染 瞳孔：□正常　□异常　大小/形状：　　　对光反射：□正常　□迟钝　□消失 口唇：□红润　□发绀　□红肿　□苍白　□疱疹　□歪斜 口腔黏膜：□正常　□充血　□出血点　□糜烂溃疡　□疱疹　□白斑　□其他： 牙齿：□完好　□缺齿　□龋齿　□义齿 视力：□正常　□异常　描述： 听力：□正常　□异常　描述： 嗅觉：□正常　□异常　描述：
颈部
颈项强直：□无　□有 颈静脉：□正常　□充盈 气管：□居中　□偏移 肝颈静脉强直征：□阴性　□阳性
胸部
呼吸方式：□自主呼吸　□机械呼吸 呼吸节律：□规则　□不规则　描述： 呼吸困难：□无　□轻度　□中度　□重度　□极重度 呼吸音：□正常　□异常　描述： 啰音：□无　□有　描述： 心率：　　　次/分　心律：□齐　□不齐　描述： 杂音：□无　□有　描述：
腹部
外形：□正常　□膨隆　□凹陷　□胃型　□肠型 可触及包块：□无　□有　描述： 腹肌紧张：□无　□有　描述： 压痛：□无　□有　描述： 肝大：□无　□有　描述： 脾大：□无　□有　描述： 移动性浊音：□阴性　□阳性 肠鸣音：　　　次/分　□正常　□亢进　□减弱　□消失

续表 11-1

直肠肛门
□未查　□正常　□异常　描述：
外生殖器
□未查　□正常　□异常　描述：
脊柱四肢
脊柱：外形：□正常　□畸形　描述：　　活动：□正常　□受限 四肢：外形：□正常　□畸形　描述：　　活动：□正常　□受限
神经系统
疼痛：□无　□有　部位： 疼痛程度：□0 分(无痛)　□1~3 分(轻微痛)　□4~6 分(比较痛)　□9 分(非常痛)　□10 分(剧痛) 肌张力：□正常　□增强　□减弱 肢体瘫痪：□无　□有　描述：　　肌力：　级 病理反射：□阴性　□阳性 脑膜刺激征：□无　□有(□颈强直　□Kernig 征　□Brudzinski 征)
专科情况
吸氧：□无　□有　描述： 气管切开插管：□无　□有　描述： 留置导尿管：□无　□有　描述： 引流管：□无　□有　描述： 引流液(颜色：　　性质：　　量：　　) 造口：□无　□有　描述： 牵引：□无　□有　描述：
实验室及其他检查
1. 2. 3. 4. 5.
初步护理诊断
1. 2. 3. 4. 5.

表 11-2　Barthel 指数量表

姓名：　　性别：　　年龄：　　科别：　　床位：　　住院号：

项目	完全独立/分	部分帮助/分	极大帮助/分	完全依赖/分	评估日期					
进食	10	5	0	-						
洗澡	5	0	-	-						
修饰	5	0	-	-						
穿衣	10	5	0	-						
控制大便	10	5	0	-						
控制小便	10	5	0	-						
如厕	10	5	0	-						
床椅转移	15	10	5	0						
平地行走	15	10	5	0						
上下楼梯	10	5	0	-						
总分										
护士签名										
自理能力分级										
等级划分					总分划分标准/分					
重度依赖					≤40					
中度依赖					41~60					
轻度依赖					61~99					
无需依赖					100					

评估护士：　　　　评估时间：　　年　　月　　日　　时

表 11-3　Morse 量表

姓名：　　性别：　　年龄：　　科别：　　床位：　　住院号：

项目		分值	评估日期					
跌倒史/坠床史	无	0						
	有	25						
有超过一项医学诊断	1 项	0						
	1 项以上	15						

续表 11-3

项目		分值	评估日期					
使用助行具	无/卧床且不能主动转移	0						
	使用拐杖/手杖/助行器/轮椅	15						
	可以行走但需扶助家具	30						
静脉注射治疗/留置套管针	无	0						
	有	20						
步态	正常/卧床且不能主动转移	0						
	虚弱无力/慢行/跛行	10						
	功能受损(残疾/功能障碍)	20						
认知/意识状态	意识正常/量力而行	0						
	高估自己或忘记自己受限/躁动不安/谵妄	15						
总分								
护士签名								
跌倒风险分级								
等级划分			总分划分标准/分					
高度危险			≥45					
中度危险			25~44					
低度危险			1~24					
无危险			0					

评估护士：　　　　　　　　　　　　评估时间：　年　月　日　时

表 11-4　Braden 量表

姓名：　性别：　年龄：　科别：　床位：　住院号：

项目	1分	2分	3分	4分	评估日期					
感觉	完全丧失	严重丧失	轻度丧失	未受损害						
潮湿	持久潮湿	非常潮湿	偶然潮湿	很少潮湿						

续表 11-4

项目	1分	2分	3分	4分	评估日期					
活动度	卧床不起	可坐轮椅	偶然步行	经常步行						
体位改变	完全不能	严重限制	轻度限制	未受限制						
营养状态	恶劣	可能不足	适当	良好						
摩擦力和剪切力	有危险	潜在危险	无危险	-						
总分										
护士签名										

压疮风险分级	
等级划分	总分划分标准/分
极高危	≤9
高度危险	10~12
中度危险	13~14
低度危险	15~18
无危险	19~23

评估护士：　　　　　　　　　　　　　　评估时间：　年　月　日　时

表 11-5　疼痛评估量表

项目	0分	1分	2分
面部表情	表情自然/微笑	偶尔鬼脸表情，流泪，皱眉，皱额头	频繁鬼脸表情，流泪，皱眉，皱额头
活动运动	静卧，姿势正常	动作缓慢谨慎，通过动作寻求关注	不安，躁动和(或)退缩移动
保护动作	静卧，手指未指向身体某部分	紧绷，夹紧身体	僵直，僵硬
生理指标	生命体征平稳	以下几点中任一项： SBP>20 mmHg　HR>20/min	以下几点中任一项： SBP>30 mmHg　HR>25/min
呼吸情况	RR/SpO_2 平稳于基础值，适应呼吸机这	RR>基础值+10，SpO_2 降低5%，机械通气中度不同步	RR>基础值+20，SpO_2 降低10%，机械通气严重不同步

* 总分为0~10分，总分越高说明患者的疼痛程度越高

表 11-6　一般护理记录单(表格式)参考样式

姓名：　　　性别：　　　年龄：　　　科别：　　　床位：　　　住院号：

日期	时间	生命体征				血氧饱和度/%	意识	瞳孔	入量/mL		出量/mL			管道		其他		病情观察、护理措施及效果	签名
		体温/℃	脉搏/(次/分)	呼吸/(次/分)	血压/mmHg				名称	量	名称	量	颜色性状	名称	情况	卧位	皮肤		

注：本表为参考表，请结合本院特点设置记录项目

表 11-7　一般护理记录单(表格式)参考样式(示例)

姓名：　王勇　　性别：　男　　年龄：　55　　科别：　03　　床位：　08　　住院号：　663759

日期	时间	生命体征				血氧饱和度/%	意识	瞳孔	入量/mL		出量/mL			管道		其他		病情观察、护理措施及效果	签名
		体温/℃	脉搏/(次/分)	呼吸/(次/分)	血压/mmHg				名称	量	名称	量	颜色性状	名称	情况	卧位	皮肤		
7.01	10：30	36.6	88	17	118/81		清醒										√	患者，男，55 岁，体检发现甲状腺肿块伴钙化灶，于今日 9：30 步行入院。介绍病室环境及主治医生和责任护士，行入院宣教。告知配合完善术前准备，择期手术	
7.03	10：00																	术前准备已完善，拟明日在全麻下行甲状腺全切术	
7.04	07：30	36.5	80	18	120/80		清醒										√	术前针已执行，腕带信息正确，携带病历牌、术中用药青霉素钠 160 万 U 接入手术室	

续表 11-7

日期	时间	生命体征				血氧饱和度/%	意识	瞳孔	入量/mL		出量/mL			管道		其他		病情观察、护理措施及效果	签名
		体温/℃	脉搏/(次/分)	呼吸/(次/分)	血压/mmHg				名称	量	名称	量	颜色性状	名称	情况	卧位	皮肤		
7.04	16：20	36.6	84	17	122/83		清醒									平卧	√	于16：00由PACU返回病房，患者意识清醒，伤口敷料干燥，接伤口引流管于床旁无菌袋，接导尿管于床旁无菌引流袋，5% GNS 500 mL 静脉输液在续。给予中心吸氧 3 L/min，测血压、脉搏、呼吸 Q2 h	
7.04	18：20		86	20	125/86											平卧	√	静脉输液、中心吸氧在续，患者呼吸平顺，无诉不适	
7.04	20：20		86	20	128/86											平卧	√		
7.04	22：20		88	20	130/86											平卧	√	试喝冷开水无呛咳，助患者取半坐卧位	

注：本表为参考示例，结合本院特点设置记录项目

表 11-8　产前护理记录单参考样式

姓名：　　　性别：　　　年龄：　　　科别：　　　床位：　　　住院号：

日期	时间	生命体征				血氧饱和度/%	意识	瞳孔	入量/mL		出量/mL				胎膜破否	宫缩	宫口/cm	胎心音/(次/分)	其他		病情、护理措施及效果	签名
		体温/℃	脉搏/(次/分)	呼吸/(次/分)	血压/mmHg				名称	量	大便	小便	阴道流血	其他					卧位	皮肤		

注：本表为参考表，请结合本院特点设置记录项目

表 11-9　产时护理记录单参考样式

姓名：　　性别：　　年龄：　　科别：　　床位：　　住院号：

日期	时间	生命体征				血氧饱和度/%	意识	瞳孔	宫缩		宫口/cm	胎膜破否	羊水		阴道流血/mL	胎心音/(次/分)	病情、护理措施及效果	签名
		体温/℃	脉搏/(次/分)	呼吸/(次/分)	血压/mmHg				间隔/分	持续/秒			性状	量/mL				

注：本表为参考表，请结合本院特点设置记录项目

表 11-10　产后护理记录单参考样式

姓名：　　性别：　　年龄：　　科别：　　床位：　　住院号：

日期	时间	生命体征				血氧饱和度/%	意识	瞳孔	入量/mL		出量/mL				宫底高度(脐下几指)	宫缩	其他		喂哺技巧指导	病情、护理措施及效果	签名
		体温/℃	脉搏/(次/分)	呼吸/(次/分)	血压/mmHg				名称	量	大便	小便	阴道流血	其他			卧位	皮肤			

注：本表为参考表，请结合本院特点设置记录项目

表 11-11　母婴同室新生儿护理记录单参考样式

姓名：　　性别：　　年龄：　　科别：　　床位：　　住院号：

日期	时间	面色	体温/℃	呼吸/(次/分)	体重/kg	皮肤		脐部		喂养			大便/次	小便/次	温箱/℃		病情、护理措施及效果	签名
						颜色	状况	渗血	红肿	母乳/次	配方奶/mL	糖水/mL			入	出		

注：本表为参考表，请结合本院特点设置记录项目

表 11-12　新生儿患儿护理记录单参考样式

姓名：　　性别：　　年龄：　　科别：　　床位：　　住院号：

日期	时间	体温	心率	呼吸	血氧饱和度/%	血糖	箱温	面色	哭声	反应	吸吮	脐部	臀部	皮肤	经皮胆红素（mg/dL）	光疗	氧疗		呼吸支持			入量			出量		病情、护理措施及效果	签名
																	方式	流量/（L/分）	呼吸机模式	插管深度/cm	FiO_2/%	方式	种类	量	大便	小便		

注：本表为参考表，请结合本院特点设置记录项目

表 11-13　手术清点记录单参考样式

姓名：　　性别：　　年龄：　　科别：　　床位：　　住院号：

手术日期：　　年　　月　　日　　时　　手术名称：

输血：　　血型　　血液成分名称　　血量(mL)

器械名称	术前清点	术中加数	关体腔前	关体腔后	器械名称	术前清点	术中加数	关体腔前	关体腔后	器械名称	术前清点	术中加数	关体腔前	关体腔后
卵圆钳					阻断钳					电烧(头)				
巾钳					肺叶钳					花生米钳				
持针钳					心房钳					缝针				
组织钳					心耳钳					注射器				
大弯止血钳					哈巴狗钳					针头				
弯止血钳					气管钳					大纱垫				
直血管钳					剥离子					小纱垫				
蚊式钳					髓核钳					纱布				
直角钳					咬骨钳					纱条				
扁桃腺钳					骨刀、凿					棉片				
柯克钳					拉钩					棉签				
胃钳					刮匙					阻断带				
肠钳					脊柱牵拉器					棉球				
取石钳					腹腔牵拉器									
胆石刮					胸腔牵拉器									
胆管探子					有齿镊									

续表 11-13

器械名称	术前清点	术中加数	关体腔前	关体腔后	器械名称	术前清点	术中加数	关体腔前	关体腔后	器械名称	术前清点	术中加数	关体腔前	关体腔后
肾蒂钳					无齿镊									
输尿管钳					刀柄									
沙式钳					手术剪									
持瓣钳					吸引头									

手术器械护士签名：　　　　　　　　巡回护士签名：

注：本表为参考表，请结合本院特点设置记录项目

表 11-14　精神科护理记录单参考样式

姓名：　　性别：　　年龄：　　科别：　　床位：　　住院号：

日期	时间	病情观察											护理措施									其他病情、护理措施及效果	签名
		自杀自伤	伤人毁物	逃跑	行为紊乱	与人接触	治疗依从性	自理程度	饮食	睡眠	大便	小便	巡视	环境安全	心理疏导	督促工娱活动	督促自理	健康教育	保护性约束	保护性隔离	心理调节训练		

注：本表为参考表，请结合本院特点设置记录项目

表 11-15　护理计划单

姓名：　　　性别：　　　年龄：　　　科室：　　　住院号：　　　诊断：

日期	序号	护理诊断	预期目标	护理措施	签名	时间	评价	签名

表 11-16　内科健康教育计划表

姓名：　　　性别：　　　年龄：　　　科室：　　　住院号：　　　诊断：

教育内容		日期	教育对象		效果评价			签名
			患者	家属	未掌握	部分掌握	完全掌握	
入院教育	责任医生、护士 病室环境、设施 医院规章制度 标本留取方法 其他							
疾病指导	有利于疾病康复的心理指导 本疾病常见病因和诱因 本疾病症状特点 预防本疾病发展的相关措施 活动及功能锻炼 饮食禁忌 其他							
用药指导	所服药物名称及用法 服药时注意事项 静脉用药说明 特殊药物注意事项 其他							

续表 11-16

教育内容		日期	教育对象		效果评价			签名
			患者	家属	未掌握	部分掌握	完全掌握	
检查指导	本疾病常规检查目的及注意事项							
	项目 1							
	项目 2							
	其他							
出院指导	预防本疾病的自我保健知识 膳食营养 休息与活动 用药知识 随诊与复查注意事项 其他							

患者签名：　　　　家属签名：　　　　护士签名：

表 11-17　外科健康教育计划表

姓名：　　性别：　　年龄：　　科室：　　住院号：　　诊断：

教育内容		日期	教育对象		效果评价			签名
			患者	家属	未掌握	部分掌握	完全掌握	
入院教育	责任医生、护士 病室环境、设施 医院规章制度 标本留取方法 其他							
术前指导	有利于疾病康复的心理指导 本疾病常规检查目的及注意事项 项目 1 项目 2							
	术前训练：有效咳嗽咳痰、床上使用便器							
	术前准备：肠道准备、皮肤准备							
	其他							

续表 11-17

教育内容		日期	教育对象		效果评价			签名
			患者	家属	未掌握	部分掌握	完全掌握	
术后指导	卧位选择目的及配合 进食时间及种类							
	上下床活动的目的、时间及注意事项							
	各类导管的目的及注意事项							
	伤口管理方法							
	特殊治疗目的及注意事项							
	其他							
出院指导	预防本疾病的自我保健知识 膳食营养 休息与活动 用药知识 带管出院的注意事项 随诊与复查注意事项 其他							

患者签名：　　　　　　　　　　家属签名：　　　　　　　　　　护士签名：

本章小结

本章主要阐述了健康评估记录的内容、格式及要求。健康评估记录是护理文书的重要组成部分，可用于指导护理实践、评价护理质量及指导护理教学和科研，并为解决医疗问题提供重要的法律依据。书写基本要求包括：内容客观真实、全面完整；用词准确，书写规范；按规定格式及时记录；字迹清晰，签名齐全。目前，医院多采用表格式或混合式书写格式协助健康评估记录的书写，如入院护理评估单、护理记录单、护理计划单和健康教育计划表。随着计算机管理系统在医院的推广应用，电子护理记录逐渐取代传统记录。护理人员应充分认识健康评估记录的重要性，认真负责、实事求是地写好健康评估记录。

客观题测验

附　录

附录 1　155 项护理诊断(按 NANDA 护理诊断分类法Ⅱ分类)

领域	护理诊断
1. 健康促进	执行治疗方案有效 执行治疗方案无效 家庭执行治疗方案无效 社区执行治疗方案无效 寻求健康行为 保持健康无效 持家能力受损
2. 营养	无效性婴幼儿喂养型态 吞咽障碍 营养失调：低于机体需要量 营养失调：高于机体需要量 有营养失调的危险：高于机体需要量 体液不足 有体液不足的危险 体液过多 有体液失衡的危险

续附录 1

领域	护理诊断
3. 排泄	排尿异常 尿潴留 完全性尿失禁 功能性尿失禁 压力性尿失禁 急迫性尿失禁 反射性尿失禁 有急迫性尿失禁的危险 排便失禁 腹泻 便秘 有便秘的危险 感知性便秘 气体交换受损
4. 活动/休息	睡眠型态紊乱 睡眠剥夺 有废用综合征的危险 躯体活动障碍 床上活动障碍 借助轮椅活动障碍 转移能力障碍 行走障碍 娱乐活动缺乏 漫游状态 穿衣/修饰自理缺陷 沐浴/卫生自理缺陷 进食自理缺陷 如厕自理缺陷 手术后恢复延迟 能量场紊乱 疲乏 心输出量减少 自主呼吸受损 低效性呼吸型态 活动无耐力 有活动无耐力的危险 功能障碍性撤离呼吸机反应 组织灌注无效(肾、脑、心、肺、胃肠道、外周血管等)

续附录 1

领域	护理诊断
5. 感知/认知	单侧性忽视 认知环境障碍综合征 感知觉异常(视觉、味觉、嗅觉、听觉、运动觉) 知识缺乏(特定的) 急性意识模糊 慢性意识模糊 记忆受损 思维过程异常 语言沟通障碍
6. 自我感知	自我认同障碍 无能为力感 有无能为力感的危险 绝望 有孤独的危险 长期低自尊 情境性低自尊 有情境性低自尊的危险 身体意象紊乱
7. 角色/关系	照顾者角色紧张 有照顾者角色紧张的危险 父母不称职 有父母不称职的危险 家庭运行中断 家庭运行功能不全：酗酒 有亲子依恋受损的危险 母乳喂养有效 母乳喂养无效 母乳喂养中断 无效性角色行为 父母角色冲突 社交障碍
8. 性	性功能障碍 无效性性生活型态

续附录 1

领域	护理诊断
9. 应对/应激耐受性	迁居压力综合征 有迁居压力综合征的危险 强暴创伤综合征 强暴创伤综合征：沉默 强暴创伤综合征：复合性反应 创伤后综合征 有创伤后综合征的危险 恐惧 焦虑 死亡性焦虑 长期悲伤 无效性否认 预期性悲哀 功能障碍性悲哀 调节障碍 应对无效 无能力家庭应对 妥协性家庭应对 防卫性应对 社区应对无效 家庭有增强应对的愿望 社区有增强应对的愿望 自主性反射失调 有自主性反射失调的危险 婴幼儿行为紊乱 婴幼儿有行为紊乱的危险 有增强调节婴幼儿行为的愿望 颅内适应能力下降
10. 生活准则	有增进精神健康的愿望 精神困扰 有精神困扰的危险 抉择冲突(特定的) 不依从(特定的)

续附录 1

领域	护理诊断
11. 安全/防御	有感染的危险 口腔黏膜受损 有受伤的危险 有围手术期体位性受伤的危险 有摔倒的危险 有外伤的危险 皮肤完整性受损 有皮肤完整性受损的危险 组织完整性受损 牙齿受损 有误吸的危险 有窒息的危险 清理呼吸道无效 有外周血管神经功能障碍的危险 防护无效 有自伤的危险 自我伤害 有对他人施行暴力的危险 有自我暴力行为的危险 有自杀的危险 有中毒的危险 乳胶过敏反应 有乳胶过敏反应的危险 有体温平衡失调的危险 体温调节无效 体温过低 体温过高
12. 舒适	急性疼痛 慢性疼痛 恶心 社交孤立
13. 成长/发展	生长发展迟缓 成人丧失活力 有不成比例生长的危险 有发展迟滞的危险

附录 2　功能性健康评估问诊指南

功能性健康型态	问诊提纲
1. 健康感知与健康管理	
(1)健康感知	-对你来说，什么是健康？ -总体上你认为自己的健康状况如何？ -近一年来你的健康状况如何？
(2)健康感知与健康管理的影响因素	-与同龄人相比你的健康状况如何？
1)健康价值观	-健康是否重要？程度如何？ -健康状况由谁决定？ -谁应当承担你所需要的健康照顾？ -如果有人认为人们应对自己的健康负全部责任，你如何看待？ -如果有人认为健康与否是天命，你如何看待？ -遇到健康问题时，你会找谁？
2)健康咨询资源	-遇到健康问题时，你会怎么做？ -第一次生病，又不知该如何处理时，你会向谁咨询？
(3)影响健康的危险因素	-家中有无高血压、心脏病、糖尿病及癌症等家族史？
1)遗传因素	-是否吸烟、饮酒？如果是，每天的量是多少？
2)生活方式	-是否酗酒或吸毒？ -每日的活动量有多少？是否进行常规锻炼？方式、强度、频率和每次持续的时间是多少？ -饮食情况怎样？ -家庭经济状况怎样？收入和支出能否平衡？ -家庭和工作环境中有无影响健康的危险因素？
3)环境	
(4)健康维护行为	-采取哪些措施来维持健康？
1)为维护健康所采取的措施	-在维持健康方面，目前有哪些目标？准备做哪些改变？
2)进行自我检查的意识及能力水平	-成年女性：能否进行乳房自检？频次如何？ -高血压患者：能自测血压吗？频次如何？ -糖尿病患者：能自测尿糖、血糖吗？频次如何？
3)进行常规健康检查和预防接种情况	-通常你每隔多长时间参加一次健康检查？ -最后一次健康检查是什么时候？ -是否按计划接受免疫接种？
4)遵从医疗护理计划或健康指导情况	-哪些因素有利于你遵从健康指导？ -哪些因素妨碍你遵从健康指导？ -能否了解健康指导手册？ -视力如何？听力如何？

续附录 2

功能性健康型态	问诊提纲
2. 营养与代谢 (1) 营养	
1) 近 6 个月内体重有无增减、程度及其原因	–近期有无体重增加或减少？增加或减少多少？ –引起体重变化的原因是什么？ –是否采取减轻体重的措施？
2) 食欲	–食欲怎么样？
3) 膳食种类与饮食习惯	–知道自己的膳食类型吗？ –有无特殊的饮食需求或限制？ –平均每日进餐和饮水的种类与量？ –每日进餐的时间和地点？ –喜爱和不喜爱的食物有哪些？ –每日几餐？ –餐间进食点心吗？ –是否存在食物过敏？若存在，具体是对什么食物过敏？
4) 备餐与进食的能力	–备餐时有什么困难吗？ –进餐有什么困难吗？ –进餐时咀嚼、吞咽有困难吗？
5) 饮食知识	–是否熟悉平衡膳食对食物类型和量的要求？ –能列举一些高热量，或富含蛋白质、脂肪，或营养价值低的食物吗？
6) 与摄食有关的社会经济状况	–经济上有无能力购买牛奶、新鲜水果和蔬菜？ –经常独自在家进餐？或与人共餐？或外出就餐？
7) 有无罹患与物质摄取、消化、吸收、代谢和利用有关的疾病	–是否患有导致营养失调的疾病，如恶性肿瘤、糖尿病、甲状腺功能亢进症、进食障碍、神经性厌食或贪食、酒精成瘾、肝硬化、腹泻、抑郁症、肠道寄生虫病等？是否接受过胃肠手术？
8) 有无使用影响营养物质摄取、消化和吸收的药物，药物名称、用药时间、剂量及不良反应	–是否服用抗肿瘤、洋地黄、甲硝唑等可引起恶心、呕吐、腹痛或腹泻的药物？ –是否服用 H_2 受体拮抗药等可影响维生素 B_{12} 吸收的药物？
9) 日常体力活动情况 (2) 体液	
1) 每日出入液体量情况	–日常活动情况如何？何种类型？持续多长时间？
2) 有无与体液失衡发生有关的疾病病史	–每日饮水量是多少？食物含水量是多少？尿量和出汗情况如何？ –有无因昏迷、吞咽困难等所致水摄入不足？ –有无因多尿、糖尿病酮症酸中毒、高热大量出汗、过度换气、气管切开、严重呕吐或腹泻、大面积烧伤等致水丢失过多？
3) 有无与体液失衡发生有关的用药史	–有无水、钠摄入过多，蛋白质摄入过少，以及心、肝、肾脏疾病？
(3) 体温：询问有无导致体温失调的危险因素	–有无感染性疾病、脱水、皮肤功能障碍、颅脑疾病或外伤、内分泌或代谢性疾病、严重营养不良、暴露于过热或过冷的环境、年龄过大或过小等情况？

续附录2

功能性健康型态	问诊提纲
3. 排泄	
(1)排便型态	
1)日常排便型态	-每天排便几次？通常何时排便？
2)排便型态改变的类型及其严重程度	-近来排便次数、粪便量、颜色和性状有无变化？若有，改变程度如何？ -有无腹痛或腹胀？程度如何？
3)排便异常的危险因素	-有无肠道疾病、甲状腺功能亢进症、脊柱损伤、脑血管意外、脑损伤及腹部手术史？ -每天进食哪些食物，各类食物的量有多少？ -每天的活动量如何？ -最近工作是否特别繁忙？作息时间有无改变？ -最近有无精神紧张？ -是否因躯体活动不便而不能及时如厕？ -目前在服用哪些药物？
4)自护行为	
-便秘者	-每天饮水量有多少？ -每天进食多少蔬菜、水果和全谷类食物？ -是否进行规律锻炼和腹部按摩？ -是否使用泻药？一般在什么情况下使用？使用频率和剂量如何？ -是否选择了一些易消化且刺激性小的饮食？
-腹泻者	-是否使用止泻药物？是否在医生指导下使用？
(2)排尿型态	
1)日常排尿型态	-白天排尿几次？ -夜间排尿几次？ -每次尿量多少？尿色如何？
2)排尿型态改变的类型及其严重程度	-有无排尿次数明显增多？若有，其程度如何？ -有无尿急和尿痛？若有，其程度如何？ -有无排尿困难？若有，其程度如何？ -是否存在尿液无法控制而不自主地流出？若有，其程度如何？并继续下面的问题： -尿失禁是在什么情况下发生？ -发生前有无强烈的尿意？ -排尿的间隔是否规律，两次排尿期间能否保持干燥？ -尿液是否持续滴漏？
3)排尿异常的危险因素	-有无尿路感染、尿路结石、膀胱或尿道肿瘤、尿道外伤、前列腺肥大、中枢神经系统疾病、糖尿病等疾病史？ -每天摄入多少液体？是否有饮酒和饮用咖啡的习惯？ -有无精神紧张？ -是否每天清洗会阴部？有无便后清洗会阴部的习惯？ -是否因躯体活动不便而不能及时如厕？ -最近服用了哪些药物？

续附录 2

功能性健康型态	问诊提纲
4）自护行为	
-尿路感染者	-每天的饮水量是否达到 2 000 mL？ -是否增加了果汁、维生素 C 的摄入量？ -是否保持会阴部清洁？
-尿失禁者	-每天摄入多少液体？是否规定了饮水时间、量和如厕时间？ 压力性尿失禁者： -是否掌握了盆底肌锻炼的方法？ -是否经常进行盆底肌锻炼？ 反射性尿失禁者： -是否了解轻叩耻骨上区、摩擦大腿内侧、牵拉阴毛、按摩骶骨部包括肛门等激发排尿的技术？ -是否能正确地实施上述这些激发排尿技术？ 急迫性尿失禁者： -是否了解膀胱训练？ -有无实施膀胱训练？ 功能性尿失禁者： -是否已采用一定措施减少尿失禁的发生？ 完全性尿失禁者： -是否已采用有效的吸收性或收集性尿失禁用具？
-尿潴留	-是否能正确采用 Crede 手压法以促进排尿？
4. 活动与运动	
（1）活动与运动形式	-请描述一般情况下一天的活动情况。 -每天的休闲活动有哪些？ -是否每天进行常规锻炼？如果是，运动的类型、频度、持续时间及其强度如何？如果不是，是什么原因？
（2）日常生活活动能力	-能独立完成进食/饮水、沐浴、穿衣/洗漱、如厕、床上活动、转位、走动、上下楼梯、购物、烹饪、理家吗？ -是否需要借助辅助用具？
（3）活动耐力	-活动与运动后觉得气急吗？ -活动与运动后你否觉得疲乏无力？
（4）影响活动耐力的因素	-是否患有心血管疾病、呼吸系统疾病或骨、关节和肌肉、神经系统疾病？ -是否服用 β 受体阻滞药、降压药、地高辛等药物？

续附录 2

功能性健康型态	问诊提纲
5. 睡眠与休息	
(1) 日常睡眠型态	-每天睡眠总时数大约多少？ -从上床到入睡大约需要多少时间？ -早上几点醒来？ -夜间醒来几次？是什么原因导致你醒来？ -是否有午睡的习惯？一般午睡多少时间？
(2) 有无失眠及其特点	
1) 初筛有无失眠	-睡眠是否充足？ -有无夜间入睡困难，多醒或早醒？ -白天是否感到疲乏、嗜睡、精神不振、记忆力下降或注意力不集中？
2) 询问失眠的病程	-失眠持续多长时间了？
3) 询问是否存在与失眠相关的情景性因素	-有无精神紧张？ -是否从事日夜倒班工作或长期夜间工作？ -对目前的睡眠环境是否熟悉？ -睡眠时环境中有无噪音？是否太热或太冷？床褥是否舒适？ -晚上是否很难入睡？
4) 询问失眠发生的时间段，以判断失眠类型	-入睡后是否经常觉醒或惊醒？ -是否醒得很早？早醒后是否无法再入睡？ -白天保持觉醒状态有无困难，是否经常困乏思睡？
(3) 有无白日过度嗜睡及其原因	-白天在无强刺激作用下，是否很容易入睡？ -夜间睡眠时有无打鼾？有无睡眠呼吸暂停？晨起有无头痛？ -有无睡前运动、阅读、听音乐、洗脸、刷牙、沐浴等习惯？ -近来这些睡前习惯是否被打乱？
(4) 睡前习惯	-是否有饮用咖啡、可乐和烈酒的习惯？一般何时饮用？ -是否吸烟？一天大约吸几支？
(5) 咖啡因或烈酒摄入史、吸烟史和服药史	-最近服用了哪些药物？ -有无呼吸困难、尿频、肢体麻木或严重的皮肤瘙痒？ -心境如何？是否有抑郁和焦虑？
(6) 疾病史	-是否患有甲状腺功能亢进症等影响睡眠的疾患？
6. 认知与感知	
(1) 感知功能	
1) 视觉	-近来视力有无变化及其对生活有何影响？
2) 听觉	-有无听力异常？ -程度如何？ -对生活有何影响？ -是否使用助力用具？
3) 味觉	-近来有无味觉变化？

续附录 2

功能性健康型态	问诊提纲
4)嗅觉	-近来有嗅味觉变化
5)痛觉	-有无疼痛？部位？性质？程度？持续时间？加重或缓解的因素？
(2)认知功能	
1)思维能力	
-记忆力	-短时记忆：让被评估者重复一句话或一组由5~7个数字组成的数字串。 -长时记忆：让被评估者说出其家人的名字，当天进食哪些食品或叙述其孩童时代的事件。
-推理力	-根据被评估者年龄特征提出问题，如对6~7岁的儿童可问他，“木头做的东西丢在水中都会浮起来，现在这个东西丢在水里浮不起来，这个东西是什么做的”？如果儿童能回答：“是铁或石头”，表明他的演绎推理能力已初步具备；如果儿童回答：“是木头做的”，表明他的思维尚不具备演绎推理能力。
-洞察力	-让被评估者描述所处的情形，再与实际情形做比较看有无差异，如让被评估者描述其对病房环境的观察。对更深一层洞察力的评估则可让被评估者解释格言、谚语或比喻，如请个体解释他如何理解“每朵云彩都用金边勾勒”这句谚语的含义，洞察力较弱的人会按字面解释“每朵云彩周围都有一条金边”，而洞察力较强的人会将此与生活体验联系起来解释，即“任何貌似普通的事物都存在不同凡响的方面”。
2)语言能力	
-提问法	-提出由简单到复杂，由具体到抽象的问题，观察被评估者能否理解及回答是否正确。
-复述法	-说一些简单的词句，让被评估者复述。
-自发性语言法	-让被评估者陈述病史，观察其陈述是否流利，用字是否恰当，或完全不能陈述。
-命名法	-评估者取出一些常用物品，要求被评估者说出其名称。如不能，则让被评估者说出其用途。
-阅读法	-让被评估者诵读单个或数个词、短句或一段文字，或默读一段短文或一个简单的故事，然后说出大意。
-书写法	-包括自发性书写、默写和抄写。自发性书写是要求被评估者随意写出一些简单的字、数码、自己的姓名、物品名称或短句；默写是让被评估者写出评估者口述的字句；抄写是让被评估者抄写一段字句。

续附录 2

功能性健康型态	问诊提纲
3) 定向力	
-时间定向	-现在是几点钟？今天是星期几？今年是哪一年？
-地点定向	-现在住在什么地方？
-空间定向	-让被评估者找到一个参照物，描述环境中某物品的位置，如床旁桌放在床的左边还是右边？呼叫器在哪儿？
-人物定向	-叫什么名字？知道我是谁？
4) 意识状态	-可通过被评估者是否清醒、对问题和指令是否理解并作出正确的反应以及对周围环境刺激的反应等方面综合观察和判断其意识状态。
7. 自我概念	
(1) 身体意象	-对你来说，身体哪一部分最重要？为什么？ -最关注的健康问题是什么？ -最喜欢自己身体的哪部分？ -最不喜欢自己身体的哪部分？ -外表方面，你最希望自己什么地方有所改变？他人又希望你什么地方有所改变？ -对于身体意象有改变者，进一步询问：这些身体意象改变对你的影响有哪些？你认为这些改变使他人对你的看法有何改变？
(2) 社会认同	-从事什么职业？ -是政治或学术团体成员吗？ -家庭、工作情况如何？ -最引以为豪的个人成就有哪些？
(3) 自我认同与自尊	-你觉得你是怎样的一个人？如何描述你自己？ -与社会上绝大多数人相比，你处理工作和日常生活问题的能力如何？ -对自己的个性特征、心理素质和社会能力满意吗？不满意的是哪些方面？ -朋友、同事、领导如何评价你？ -总体来说，对自己满意吗？ -是否常有“我不错”的感觉？
(4) 自我概念的现存与潜在威胁	-目前有哪些事情让你感到最忧虑或痛苦？ -目前有哪些事情让你感到焦虑、恐惧、绝望？

续附录 2

功能性健康型态	问诊提纲
8. 角色与关系	
(1)个体的角色	
1)角色的数量	-从事什么职业？担任什么职务？ -目前在家庭和社会生活中担任什么角色？有哪些任务？
2)角色感知	-对自己所承担角色的权利和义务清楚吗？ -自己所承担的角色数量和责任是否合适？
3)角色满意情况	-对自己的角色行为是否满意？与自己的角色期望是否相符？ -是否感到压力很大、角色不能胜任？
4)角色紧张	-有无疲乏、头疼、心悸、焦虑、抑郁等反应？
(2)家庭角色与家庭关系	
1)家庭的组成与结构	-家庭成员有几个？人口组成如何？
2)家庭的角色结构	-家庭中各成员所承担的角色是什么？ -家庭各成员的角色行为是否符合家庭的角色期望？是否有成员存在角色适应不良？
3)家庭的沟通过程	-家庭是否和睦或快乐？ -家庭成员有想法或要求时是否会直截了当地提出来？听者是否认真？ -家庭中大事小事通常由谁做主？
4)过程家庭的权力结构	-家中有麻烦时，通常由谁提出意见和解决办法？ -对自己的社交范围、社交深度和人际关系满意吗？
(3)社会关系	-对家庭的社交范围、社交深度和人际关系满意吗？
(4)沟通	-能否清楚地表达自己的想法？
1)沟通技巧	-能否理解阅读材料的内容？ -听力、视力和语言能力有无障碍？
2)沟通辅助器具	-平时是否带眼镜或使用助听器，效果如何？
9. 性与生殖	
(1)性别认同与性别角色	-如何看待性与你自己的性别角色？ -目前你承担哪些与性别相关的角色？妻子、母亲、丈夫、父亲？ -你的健康状况是否限制你性别角色的表现？
(2)性与生殖的知识	-在性和生殖方面有什么疑问吗？ -是否知道在性和生殖方面应该注意什么？
(3)性行为及其满意度	-是否有性生活？是否满意？不满意的原因是什么？想如何改变？ -你是否有多个性伴侣？有无不洁性行为？
(4)性虐待	-在儿童时期或成年后是否曾遭受过性虐待？
(5)家族史	-你的母亲在怀孕期间有无服用己烯雌酚预防流产？ -有无乳房癌或卵巢癌的家族史？

续附录 2

功能性健康型态	问诊提纲
(6)生育史与生育能力	
1)女性	-曾否生儿育女？胎次？其中活胎、流产或早产次数？有无怀孕或分娩并发症？ -有无家庭生育计划？ -如何获得有关生育和计划生育等方面的知识？咨询的对象是谁？ -初潮年龄？月经周期？每次月经持续时间和月经量？有无不适？如何处理？ -绝经妇女：何时停经？
2)男性	-有无生殖系统手术史，如输精管结扎术？
(7)生殖系统检查史	
1)女性	-是否定期做妇科健康检查，如阴道脱落细胞涂片、乳房检查和乳房自检？ -两次检查的间隔时间有多久？ -最后一次检查的结果是什么？
2)男性	-询问睾丸自检的情况，并了解最后一次检查的结果。
10. 压力与应对	
(1)压力源	
1)询问 1 年内重大事件	-目前让你感到有压力或紧张焦虑的事情有哪些？ -近来你的生活有哪些改变？ -日常生活中让你感到有压力和烦恼的事情有哪些？ -由于疾病、住院、生活改变或家庭事件，你经历了哪些压力？
2)按压力来源逐条询问	-环境方面：所处的环境是否让你感到紧张不安或烦恼？什么原因？ -家庭关系方面：与家人关系如何？有无使你感到痛苦或烦恼？ -职业方面：是否感到工作压力很大，无法胜任？
(2)压力感知	-经济方面：经济状况如何？是否感到入不敷出？ -这件事对你意味着什么？如何看待？ -你认为自己是否有能力应对这件事？
(3)应对方式	-如果你无法控制这些事，会有什么感觉？ -通常采取什么方式缓解紧张或压力？ -请指出下列措施中最能描述你的压力应对方式的是哪些？如与他人交谈、想办法解决问题、抱怨他人、寻求帮助、从事体力活动、祈祷、试图忘却、用药或酗酒、睡觉，什么都不做、认命或其他等。
(4)压力缓解情况	-当你遇到困难时，你的家人、亲友和同事中谁能帮你？ -通常你能否解决你的问题和烦恼？ -你能否有效处理你目前的压力？ -你采取的措施是否有用？

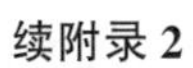

续附录 2

功能性健康型态	问诊提纲
11. 价值与信念	
(1) 文化	
1) 种族背景	-你居住在什么地方？ -你在那儿居住多长时间了？ -你的出生地在哪儿？ -你父母的出生地在哪儿？ -你属于哪个民族？ -你有什么特殊的民族传统或仪式需要我们注意？
2) 健康信念	-对你来说，健康意味着什么？ -对你来说，疾病意味着什么？ -当你生病时会向谁请教？ -你的文化中哪些健康活动对你来说很重要？
3) 民间验方	-许多人在感到不舒服时会使用民间验方，当你感到不舒服时，你是怎样做的？ -你的父母或祖父母使用哪种类型的民间验方？ -当你感到不舒服时，第一个去请教谁？获得的建议对你有效吗？ -你有没有使用过维持健康的民间验方？
(2) 精神世界	
1) 人生观	-你认为生活的意义和目标是什么？ -你是否会渴望生命维持系统？你对捐献器官怎么看？ -你是否有自然死亡声明？
2) 宗教信仰	-你有否因宗教信仰而禁食或必须吃某种食物？ -你有无因宗教信仰而必须禁止的事物？ -宗教信仰对你来说有多重要？ -最近有什么事改变了你的宗教信仰吗？ -有与你有同一宗教信仰的家庭成员吗？ -哪种宗教书籍或文章对你有帮助？
3) 精神支持	-当你需要精神支持时，谁会帮助你？ -你认为祈祷或沉思对你有帮助吗？

参考文献

[1] 万学红，卢雪峰. 诊断学[M]. 9 版. 北京：人民卫生出版社，2017.
[2] 尤黎明，吴瑛. 内科护理学[M]. 6 版. 北京：人民卫生出版社，2017.
[3] 孙玉梅，张立力. 健康评估[M]. 4 版. 北京：人民卫生出版社，2017.
[4] 王秀华，刘宇. 健康评估[M]. 长沙：中南大学出版社，2017.
[5] 姚树桥，杨艳杰. 医学心理学[M]. 北京：人民卫生出版社，2018.
[6] 李小妹. 护理导论[M]. 2 版，北京：人民卫生出版社，2007.
[7] 孙虹，张罗. 耳鼻咽喉头颈外科学[M]. 9 版. 人民卫生出版社. 2018.
[8] 杨培增，范先群. 眼科学[M]. 9 版. 人民卫生出版社. 2018.
[9] 葛均波，徐永健，王辰. 内科学[M]. 9 版. 人民卫生出版社，2018.
[10] 林果为，王吉耀，葛均波. 实用内科学(上下册)[M]. 15 版. 人民卫生出版社，2017.
[11] 吴孟超，吴在德. 黄家驷. 外科学(上中下)[M]. 7 版. 人民卫生出版社，2008.
[12] 贾建平，苏川. 神经病学[M]. 8 版. 人民卫生出版，2018.
[13] 周继如. 实用临床神经病学(上下册)[M]. 科学技术文献出版社，2015.
[14] 罗伯特·O·波诺(RobertO. Bonow)，道格拉斯·L·曼(Douglas L. Mann)，道格拉斯·P·兹普(DouglasP. Zipes)，彼得·利贝(Peter Libby). Braunwald 心脏病学(上下册)[M]. 陈灏珠译. 9 版. 人民卫生出版社，2016.
[15] 斯坦利·霍本菲尔德(美). 脊柱和四肢体格检查[M]. 裴斌，曾宪涛，王谦译. 北京科学技术出版社，2018.
[16] 中国高血压防治指南(2018 年修订版)[J]. 中国心血管杂志，2019，24(01)：24-56.
[17] 万学红，陈红. 临床诊断学[M]. 3 版，北京：人民卫生出版社，2015.
[18] 吕探云，孙玉梅. 健康评估[M]. 4 版. 北京：人民卫生出版社，2018.
[19] 万学红，卢雪峰. 诊断学[M]. 8 版. 北京：人民卫生出版社，2016.
[20] 刘成玉，罗春丽. 临床检验基础[M]. 5 版. 北京：人民卫生出版社，2015.
[21] 府伟灵，徐克前. 临床生物化学检验[M]. 5 版. 北京：人民卫生出版社，2015.
[22] 王兰兰，许化溪. 临床免疫学检验[M]. 5 版. 北京：人民卫生出版社，2015.
[23] 白人驹，徐克. 医学影像学[M]. 7 版. 北京：人民卫生出版社，2016.
[24] 姜玉新，张运. 超声医学[M]. 北京：人民卫生出版社，2016.
[25] 姜玉新，冉海涛. 医学超声影像学[M]. 2 版. 北京：人民卫生出版社，2016.

[26] 李少林，王荣福. 核医学[M]. 8 版. 北京：人民卫生出版社，2016.
[27] 范红，陈雪融. 简明临床血气分析[M]. 北京：人民卫生出版社，2016.
[28] 柴枝楠，张国强. 医学危急值判读与急救手册[M]. 北京：人民军医出版社，2012.
[29] 护理文书书写规范及管理规定[M]. 湖南科学技术出版社，2015.
[30] 王绍锋，刘旭东. 健康评估[M]. 2 版. 北京：科学出版社，2014.
[31] 刘成玉. 健康评估[M]. 3 版. 北京：人民卫生出版社，2014.